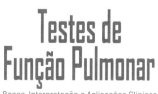

Testes de
Função Pulmonar

Bases, Interpretação e Aplicações Clínicas

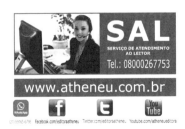

# Testes de Função Pulmonar

## Bases, Interpretação e Aplicações Clínicas

**Editor**

**Carlos Alberto de Castro Pereira**

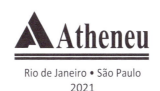

Rio de Janeiro • São Paulo
2021

*EDITORA ATHENEU*

| | |
|---|---|
| *São Paulo —* | *Rua Avanhandava, 126 - 8º andar* |
| | *Tel.: (11)2858-8750* |
| | *E-mail: atheneu@atheneu.com.br* |
| *Rio de Janeiro —* | *Rua Bambina, 74* |
| | *Tel.: (21)3094-1295* |
| | *E-mail: atheneu@atheneu.com.br* |

*CAPA:* Equipe Atheneu
*PRODUÇÃO EDITORIAL:* MWS Design

**CIP-BRASIL. CATALOGAÇÃO NA PUBLICAÇÃO**
**SINDICATO NACIONAL DOS EDITORES DE LIVROS, RJ**

P49t

Pereira, Carlos Alberto de Castro
Testes de função pulmonar : bases, interpretação e aplicações clínicas /
Carlos
Alberto de Castro Pereira. - 1. ed. - Rio de Janeiro : Atheneu, 2021.
368 p. : il. ; 23 cm.

Inclui bibliografia e índice
ISBN 978-65-5586-159-4

1. Pneumologia. 2. Pulmões - Fisiopatologia. 3. Testes de função respiratória.
I.
Título.

| | |
|---|---|
| 21-69672 | CDD: 616.24075 |
| | CDU: 616.24-072.7 |

Meri Gleice Rodrigues de Souza - Bibliotecária - CRB-7/6439
03/03/2021    03/03/2021

PEREIRA, C.A.C.
*Testes de Função Pulmonar – Bases, Interpretação e Aplicações Clínicas*

*© Direitos reservados à EDITORA ATHENEU – Rio de Janeiro, São Paulo, 2021.*

# Editor

## Carlos Alberto de Castro Pereira

*Doutor em Pneumologia pela Escola Paulista de Medicina da Universidade Federal de São Paulo – EPM-Unifesp. Laboratório de Função Pulmonar CDB Medicina Diagnóstica. Médico Assistente da Disciplina de Pneumologia – EPM-Unifesp.*

# Colaboradores

### André Luís Pereira de Albuquerque

*Pneumologista e Médico responsável pelo Laboratório de Função Pulmonar e Ergoespirometria do Hospital Sírio-Libanês – HSL. Orientador de Pós-Graduação em Pneumologia no Instituto do Coração do Hospital das Clínicas da Faculdade de Medicina da Universidade de São Paulo – InCor-HCFMUSP e no Hospital HSL.*

### Andréa Gimenez

*Doutora em Pneumologia pela Escola Paulista de Medicina da Universidade Federal de São Paulo – EPM-Unifesp. Laboratório de Função Pulmonar CDB Medicina Diagnóstica.*

### Carlos Alberto de Castro Pereira

*Doutor em Pneumologia pela Escola Paulista de Medicina da Universidade Federal de São Paulo – EPM-Unifesp. Médico Assistente da Disciplina de Pneumologia – EPM-Unifesp.*

### Diego Djones Brandenburg

*Médico na Unidade de Pneumologia Infantil do Departamento de Pediatria do Hospital de Clínicas de Porto Alegre – HCPA.*

### Eloara Vieira Machado Ferreira Alvares da Silva Campos

*Professora da Disciplina de Pneumologia na Escola Paulista de Medicina da Universidade Federal de São Paulo – EPM-Unifesp. Coordenadora do Setor de Função Pulmonar e Fisiologia Clínica do Exercício (SEFICE) – EPM-Unifesp.*

### Maria Raquel Soares

*Mestre em Ciências da Saúde pelo Instituto de Assistência Médica ao Servidor Público Estadual do Hospital do Servidor Público Estadual – IAMSPE-HSPE. Doutora em Pneumologia pela Escola Paulista de Medicina da Universidade Federal de São Paulo – EPM-Unifesp. Laboratório de Função Pulmonar CDB Medicina Diagnóstica. Médica Assistente do Serviço de Pneumologia – EPM-Unifesp.*

### Marina Buarque de Almeida

*Médica no Instituto da Criança do Hospital das Clínicas da Faculdade de Medicina da Universidade de São Paulo – ICr-HCFMUSP.*

### Mayra Caleffi Pereira

*Fisioterapeuta graduada pela Pontifícia Universidade Católica de Campinas – PUC-Campinas. Especialista em Terapia Intensiva pela Residência Multiprofissional em Saúde da Escola Paulista de Medicina da Universidade Federal de São Paulo – EPM-Unifesp. Mestre em Ciências da Saúde pelo Instituto de Ensino e Pesquisa do Hospital Sírio-Libanês – IEP-HSL. Doutora em Ciências pelo Programa de Pneumologia da Faculdade de Medicina da Universidade de São Paulo – FMUSP. Docente do Curso de Fisioterapia da Universidade São Francisco – USF.*

### Pauliane Vieira Santana

*Doutora em Ciências, área de concentração Pneumologia, pela Faculdade de Medicina da Universidade de São Paulo – FMUSP. Médica Intensivista da Unidade de Terapia Intensiva do A.C. Camargo Cancer Center.*

### Roberta Pulcheri Ramos

*Doutora em Pneumologia pela Escola Paulista de Medicina da Universidade Federal de São Paulo – EPM-Unifesp. Médica-Assistente do Grupo de Circulação Pulmonar e do Setor de Função Pulmonar e Fisiologia Clínica do Exercício (SEFICE) da EPM-Unifesp.*

# Agradecimento

*Aos pais da*
*Pneumologia Brasileira:*

*Professor Newton Bethlem*
*Professor Octávio Ribeiro Ratto*
*Professor Mário Rigatto*

*Aos muitos colegas*
*pneumologistas que*
*comungam da paixão*
*pela função pulmonar.*

# Dedicatória

*A todos, colegas,
pós-graduandos e residentes,
que ao longo destes anos
trabalharam arduamente
para tentar responder conosco
perguntas de pesquisas no
campo da função pulmonar.
À Taeko, minha esposa,
que me auxiliou em diversos
levantamentos e permitiu
que muitas horas fossem
roubadas de nosso convívio
para a Medicina.*

# Prefácio

O rápido crescimento dos testes de função pulmonar, especialmente a partir da metade do século passado, resultou no amplo conhecimento da epidemiologia das doenças pulmonares, especialmente as obstrutivas. Nos últimos anos, tornou-se claro que, além da espirometria, a utilização mais abrangente de diversos testes de função pulmonar, além da espirometria, acrescenta importantes informações de relevância clínica. Para ficarmos em dois exemplos, é impossível prescindir da medida da captação do CO em doenças difusas e da realização de teste cardiopulmonar de exercício na investigação de dispneia em muitos casos.

Nos últimos 20 anos, a preocupação com a qualidade dos exames de função pulmonar resultou em sugestões de padronização rigorosas, tornadas possíveis pela evolução dos computadores.

O presente livro tem a ambição de tentar abranger as bases subjacentes aos testes, iniciando pelos determinantes dos volumes e fluxos pulmonares, a técnica de cada um e sua aplicação nas situações mais encontradas na prática clínica. Algoritmos para interpretação separadamente para a espirometria e para testes mais completos, incluindo medida de volumes pulmonares e resistência de vias aéreas, são sugeridos no Capítulo 10 – Interpretação e Classificação de Gravidade. Por sua importância, os capítulos sobre a medida da captação do CO e os testes de exercício foram aprofundados. Mesmo assim, exames aparentemente simples, como a medida do pico de fluxo expiratório e o teste de caminhada de seis minutos, apresentam nuances relevantes para realização e interpretação.

A avaliação da "bomba respiratória", constituída pelos músculos envolvidos na ventilação, é detalhada por testes, dos mais simples aos mais complexos.

Em cada capítulo, os erros mais comuns encontrados na realização dos exames são salientados. A busca incessante da melhor qualidade dos testes deve ser o norte de cada laboratório de função pulmonar.

Um agradecimento especial ao Professor Paulo Rezinski, Diretor-Médico da Editora Atheneu, que não hesitou em apoiar este projeto, e ao corpo técnico altamente capacitado da Editora Atheneu, que viabilizou esta obra.

*Carlos Alberto de Castro Pereira*

# Introdução

Um em cada quatro brasileiros é acometido por doença respiratória. Além da apneia do sono, que afeta em torno de 30 milhões de brasileiros, as doenças obstrutivas somadas alcançam cerca de 25 milhões de brasileiros. O firme decréscimo do tabagismo no Brasil certamente terá grande impacto futuro.

Infelizmente, o país não foge à regra mundial – a maioria dos casos de DPOC permanece não diagnosticada. A espirometria ainda é largamente subutilizada em fumantes sintomáticos ou na suspeita de asma. Entretanto, está ficando claro que muitos pacientes encaminhados para testes de função pulmonar, com suspeita de DPOC, exibem espirometria normal, porém, outros testes, como medida de volumes pulmonares e medida da resistência das vias aéreas, podem evidenciar a presença de obstrução ao fluxo aéreo. Na suspeita de asma, o teste de broncoprovocação com metacolina, disponível há décadas, ainda é subutilizado no país.

A realização dos testes de função pulmonar difere criticamente dos demais exames realizados em medicina. Não basta apertar um botão ou inserir o sangue em uma máquina. Um técnico ou técnica altamente treinados, um paciente capaz de entender e realizar manobras respiratórias complexas e um especialista conhecedor das bases de fisiologia respiratória e dos testes de função são todos essenciais para realização e interpretação de exames de qualidade adequada. Para isso, tempo adequado deve ser reservado. Definitivamente, no laboratório de função pulmonar a paciência, o entusiasmo e tempo adequado para cada teste são essenciais.

No capítulo inicial, uma história dos testes funcionais de rotina é sumarizada, para que nunca esqueçamos dos pioneiros, alguns que se foram recentemente, como Robert Hyatt, John Cotes e Arthur Dubois. No Brasil, os pioneiros da função pulmonar, Mário Rigatto e Octávio Ribeiro Ratto, sempre serão lembrados. Com Mário Rigatto descobri que a física, uma paixão da adolescência, poderia ser associada à Fisiologia Respiratória, uma paixão da maturidade. Mário Rigatto introduziu no Brasil os testes de pequenas vias aéreas, hoje ressuscitados. Nosso primeiro estudo publicado sobre função pulmonar mostrou que existiam casos de asma com acometimento preferencial de grandes vias aéreas e outros com envolvimento de pequenas vias aéreas.

Em 2002, a Sociedade Brasileira de Pneumologia e Tisiologia (SBPT) publicou um suplemento especial sobre função pulmonar, e sempre fomos questionados por que esse documento não era objeto de atualização. A resposta era que sempre tínhamos perguntas novas para responder. Ao longo dos anos, esse objetivo foi mantido, embora, obviamente, as dúvidas nunca tenham cessado. Considero, entretanto, que avanços devem ser agora analisados e novas reflexões, levantadas.

No início deste século, a *Boehringer-Ingelheim* lançou um ambicioso projeto denominado "Respire e Viva". O objetivo era disseminar o diagnóstico da DPOC, e, para isso, um ônibus de dois andares, equipado com múltiplos espirômetros, percorreu o Brasil, de Porto Alegre a Recife, com inúmeros colegas participando do projeto em cada local. Mais de 30 mil testes foram aplicados. A elevada prevalência de espirometrias com obstrução ao fluxo aéreo, o encaminhamento desses casos para especialistas e a conscientização da população foram notáveis. Três espirômetros de fluxo computadorizados foram alocados no andar de baixo para testes de voluntários não fumantes e sem doenças cardiorrespiratórias por questionário padronizado. Os testes eram realizados por técnicos cuidadosamente treinados e supervisionados em cada exame pessoalmente. O resultado foi a derivação de valores de referência para a espirometria na população brasileira adulta em centenas de indivíduos. Depois, testes para medidas de volumes pulmonares por pletismografia, difusão do monóxido de carbono e espirometria em negros foram publicados. Também recentemente, foram derivados novos valores de referência para crianças, em um grande estudo nacional. A comunidade da pneumologia pediátrica abraçou a função pulmonar, e as particularidades da espirometria na infância; são objeto de capítulo à parte.

O que os estudos sobre valores de referência em adultos e crianças nos mostraram é que os valores de predição brasileiros diferem daqueles derivados de estudos aparentemente insuperáveis, como o projeto *Global Lung Initiative* (GLI), que coloniza rapidamente os aparelhos de função pulmonar e a mente impoluta de muitos colegas. Na GLI, o afã de incluir milhares de testes de inúmeros países, de qualidade altamente variável, tornou os limites de predição, críticos para a correta interpretação, muito largos, apesar da aplicação de "técnicas estatísticas sofisticadas" para derivação das equações. Defeitos congênitos graves são de difícil reparo.

A dispneia é um sintoma que tem as doenças respiratórias como a causa mais comum. Entretanto, não é raro se encontrar pacientes com dispneia submetidos até a cateterismo cardíaco, e que nunca foram avaliados por uma espirometria. Os testes de função pulmonar têm papel importante em casos de dispneia crônica, bem como o teste cardiopulmonar de exercício. Esse teste ocupa espaço crescente, embora ainda não tenha alcançado o destaque que merece.

Nos anos 1970-1980, houve uma explosão nos conhecimentos sobre os músculos respiratórios, liderados pelo grupo do Dr. Peter Macklem, de Montreal, o que se refletiu em estudos realizados no Brasil, nos anos 1980. Mais recentemente, o colega André Luís Pereira de Albuquerque montou um laboratório de músculos respiratórios na Universidade de São Paulo – USP, e diversos estudos publicados pelo grupo atestam o renascimento da área no Brasil.

Escrever bons artigos de revisão e capítulos de livros não é uma tarefa para neófitos. Diversos critérios de aceitação precisam ser preenchidos para que alguém se dedique a esse imenso desafio. O autor deve trabalhar na área diuturnamente, fazer e publicar estudos originais, preferivelmente ter e orientar teses na área, e ter conhecimento amplo e crítico da literatura específica, além de participar de congressos e cursos no Brasil e no exterior. Muitos dos estudos sobre função pulmonar que realizamos ao longo destes anos contaram com o trabalho incansável de residentes interessados e pós-graduandos obstinados. Uma extensa pesquisa bibliográfica no *PubMed* foi realizada para atualização de cada capítulo, e muitos conhecimentos novos foram incorporados.

Um grande reconhecimento ao meu inesquecível orientador de pós-graduação no primeiro estudo sobre valores de referência para a espirometria no Brasil, Jorge Nakatani, que infelizmente se foi prematuramente. Dedicação, disponibilidade, conhecimento e caráter raros.

Diversos colegas atuaram como "revisores externos", lendo e melhorando o material redigido. A todos, o meu agradecimento.

A partir dos primeiros casos na China, em dezembro de 2019, enfrentamos mundialmente uma situação de pandemia da COVID-19, doença transmitida pelo vírus SARS-COV-2. O exercício da nossa profissão se tornou crítico no Brasil em meados de março de 2020 e, como em outros países, a rotina dos laboratórios de função pulmonar teve obrigatoriamente de ser reestruturada para uma agenda reduzida e maior tempo para a realização dos exames com inclusão de protocolos específicos de desinfecção entre cada paciente, treinamentos e cuidados de proteção para a equipe técnica.

No entanto, se a quarentena imposta pelo avanço do novo coronavírus nos trouxe uma boa dose de angústias e incertezas, ela também abriu uma pausa em nossa vida e trabalho, levando-nos a repensar nossos projetos e ter tempo para escrever o livro, já planejado por vários anos. Atitude benéfica que salvou o espírito e distraiu o pensamento em um momento tão aflitivo.

É impressionante o crescimento no número de laboratórios de função pulmonar no Brasil nos anos recentes. Esperamos que o presente livro, fruto de uma vida dedicada à área, destinado a pneumologistas, clínicos, fisioterapeutas respiratórios e técnicos de função pulmonar seja útil para interpretação e aplicações dos testes de função pulmonar.

*Carlos Alberto de Castro Pereira*

# Lista de Siglas e Abreviaturas Mais Utilizadas

AAL – Linha axilar anterior

ARR – Analisadores de resposta rápida

ATS – American Thoracic Society

BPTS – Temperatura corporal e a pressão saturada com vapor d'água

BTS – British Thoracic Society

$C(a-v)O_2$ – Diferença arteriovenosa de oxigênio

Cco – Captação de monóxido de carbono

Cdin – Complacência dinâmica

CF NYHA – Classe funcional pela *New York Heart Association*

CI – Capacidade inspiratória

CO – Monóxido de carbono

$CO_2$ – Dióxido de carbono

$CO_2$ – Gás carbônico

COHb – Carboxiemoglobina

CPT – Capacidade pulmonar total

CPUE – "Volume pulmonar utilizável no esforço"

CRF – Capacidade residual funcional

CRFplet – Capacidade residual funcional pletismográfica

Curva de PV – Curva de pressão volume

Curva PV – Curva pressão-volume

CV – Capacidade vital lenta

CVEF – Capacidade vital expiratória forçada (o mesmo que CVF)

CVF – Capacidade vital forçada

CVF% – Capacidade vital forçada em porcentagem do previsto

CVIF – Capacidade vital inspiratória forçada

DB – Respiração profunda

DC – Débito cardíaco

DCAM6 – Distância de caminhada em seis minutos

DCO – Difusão de monóxido de carbono

DD – Disfunção diafragmática

DMCI – Diferença mínima clinicamente importante

DPI – Doença pulmonar intersticial

DPOC – Doença pulmonar obstrutiva crônica

DVC – Distúrbio ventilatório combinado

DVI – Distúrbio ventilatório inespecífico

DVR – Distúrbio ventilatório restritivo

ECG – Eletrocardiograma

EIC – Espaço intercostal

EMG – Eletromiografia

ERS – *European Respiratory Society*

ES – Esclerose sistêmica

FC – Frequência cardíaca

$FEF_{25\%-75\%}$ – Fluxo expiratório forçado entre 25 e 75% da capacidade vital

$FEF_{50\%}$ – Fluxo expiratório forçado em 50% da capacidade vital

$FEF_{75\%}$ – Fluxo expiratório forçado em 75% da capacidade vital forçada

FPI – Fibrose pulmonar idiopática

GEVA – Condutância específica das vias aéreas

GLI – *Global Lung Initiative*

HAPI – Hipertensão arterial pulmonar idiopática

Hb – Hemoglobina

HP – Hipertensão pulmonar

HPTEC – Hipertensão pulmonar tromboembólica crônica

HRB – Hiper-responsividade brônquica

IC – Insuficiência cardíaca

IC95% – Intervalo de confiança de 95%

IMC – Índice de massa corpórea

LFA – Limitação ao fluxo aéreo

LIP – Limite inferior do previsto

LL – Limiar de lactato

MCL – Linha médio-clavicular

mL – Mililitros

mm – Milímetros

MRC – *Medical Research Council*

MVV – *Maximal voluntary ventilation*

$N_2$ – Nitrogênio

$O_2$ – Oxigênio

OUES – Inclinação da eficiência da captação de oxigênio (*Oxygen Uptake Efficiency Slope*)

P0.1 – Medida da pressão de oclusão das vias aéreas

PaCO – Pressão alveolar do monóxido de carbono

$PaCO_2$ – Pressão parcial arterial de $CO_2$

PAD – Pressão arterial sistêmica diastólica

PAS – Pressão arterial sistêmica sistólica

Pbc ou Pbo – Pressão de boca

PCCO – Pressão capilar média do monóxido de carbono

PCr – Fosfocreatinina

PCR – Ponto de compensação respiratório

Pdi – Pressão transdiafragmática

PDU – Paralisia diafragmática unilateral

$P_{EF}CO_2$ – Pressão expiratória final de $CO_2$

Pel – Pressão de recuo elástico

PEMAX – Pressão expiratória máxima

Pes – Pressão esofágica

$P_{ET}CO_2$ – Pressão expiratória final de $CO_2$

$P_{ET}O_2$ – Pressão expiratória final de $O_2$

PFE – Pico de fluxo expiratório

Pga – Pressão gástrica

PIMAX – Pressão inspiratória máxima

Pplet – Pressão pletismográfica

$P_{SR}$ – Pressão de retração elástica do sistema respiratório

QB – Respiração tranquila

RER – Razão da troca respiratória

REVA – Resistência específica das vias aéreas

Rexp – Resistência expiratória

$RFC_1$ – Recuperação da frequência cardíaca no 1º minuto

Rinsp – Resistência inspiratória

Rva – Resistência das vias aéreas

SNIP – Pressão inspiratória nasal durante o fungar

$SpO_2$ – Saturação periférica de oxigênio

TC – Tomografia de tórax

TCAM6 – Teste de caminhada de seis minutos

Tdi – Final de uma expiração silenciosa

Tdi-max – Final de uma inspiração máxima

TECP – Teste de exercício cardiopulmonar

$TEF_{25\%-75\%}$ – Tempo expiratório forçado entre 25 e 75% da capacidade vital

TExp – Tempo expiratório

*Twitch* – Estímulo magnético do nervo frênico

VA – Volume alveolar

VC ou VAC ou $V_c$ – Volume corrente

VC – *Vital capacity*

Vc – Volume do leito capilar pulmonar

$\dot{V}CO_2$ – Produção de $CO_2$

$\dot{V}E$ – Ventilação minuto

$\dot{V}E/\dot{V}CO_2$ – Equivalente ventilatório para dióxido de carbono

$\dot{V}E/\dot{V}O_2$ – Equivalente ventilatório para oxigênio

$VEF_1$ – Volume expiratório forçado no primeiro segundo

$VEF_1\%$ – Volume expiratório forçado no primeiro segundo em porcentagem do previsto

VEFt – Volume expiratório forçado em uma determinada unidade de tempo

VEFt% – Volume expiratório forçado em uma determinada unidade de tempo em porcentagem do previsto

$V_{EM}/V_C$ – Volume do espaço morto como fração do volume corrente

VEMS – Volume expiratório máximo em um segundo

VGT – Volume de gás torácico

VI – Volume inspirado

VM – Ventilação mecânica

$\dot{V}O_2$ – Consumo de oxigênio

$\dot{V}O_2/HR$ ou $\dot{V}O_2/FC$ – Pulso de oxigênio

$\dot{V}O_{2PICO}$ – Consumo de oxigênio no pico do exercício

VOE – Ventilação oscilatória durante o exercício

VPEF – Volume pulmonar expiratório final

VPFI – Volume pulmonar inspiratório final

VR – Volume residual

VRE – Volume de reserva expiratório

VRExt – Volume retroextrapolado

VRI – Volume de reserva inspiratório

VVM – Ventilação voluntária máxima

VVM%/CV% – Índice da velocidade aérea

WR – Carga

ZOA – Zona de aposição

# Sumário

1. **Breve História dos Testes de Função Pulmonar, 1**
   *Carlos Alberto de Castro Pereira*

2. **Determinantes Fisiológicos dos Volumes e Fluxos Pulmonares, 13**
   *Carlos Alberto de Castro Pereira*

3. **Valores de Referência, 27**
   *Carlos Alberto de Castro Pereira*

4. **Aspectos Técnicos da Espirometria, 39**
   *Maria Raquel Soares ♦ Carlos Alberto de Castro Pereira*

5. **Pico de Fluxo Expiratório, 69**
   *Carlos Alberto de Castro Pereira*

6. **Volumes Pulmonares, 79**
   *Carlos Alberto de Castro Pereira*

7. **Resistência das Vias Aéreas por Pletismografia, 99**
   *Carlos Alberto de Castro Pereira*

8. **Prova Broncodilatadora, 113**
   *Carlos Alberto de Castro Pereira ♦ Andréa Gimenez*

9. **Medida da Captação do Monóxido de Carbono – Difusão do Monóxido de Carbono ou Fator de Transferência, 131**
   *Carlos Alberto de Castro Pereira*

10. **Interpretação e Classificação de Gravidade, 165**
    *Carlos Alberto de Castro Pereira ♦ Maria Raquel Soares*

**11.** Relatório Final, 191
*Maria Raquel Soares ◆ Carlos Alberto de Castro Pereira*

**12.** Teste de Broncoprovocação com Metacolina, 203
*Carlos Alberto de Castro Pereira ◆ Maria Raquel Soares*

**13.** Espirometria em Pediatria, 221
*Marina Buarque de Almeida ◆ Diego Djones Brandenburg*

**14.** Teste de Exercício Cardiopulmonar, 233
*Eloara Vieira Machado Ferreira Alvares da Silva Campos ◆ Roberta Pulcheri Ramos*

**15.** Teste de Caminhada de Seis Minutos, 265
*Maria Raquel Soares*

**16.** Função dos Músculos Respiratórios, 283
*André Luís Pereira de Albuquerque ◆ Mayra Caleffi Pereira
◆ Pauliane Vieira Santana*

Apêndice 1 – Questionário Respiratório, 300

Apêndice 2 – Questionário para Realização de
Teste de Broncoprovocação, 301

Apêndice 3 – Formulário para Realização do
Teste de Caminhada de 6 Minutos, 302

Apêndice 4 – Valores de Referência para Função Pulmonar no Brasil, 303

Apêndice 5 – Laboratórios de Função Pulmonar
na Pandemia de 2020, 307

Índice Remissivo, 311

# Breve História dos Testes de Função Pulmonar

Carlos Alberto de Castro Pereira

## Espirometria

O volume de ar que um homem pode inalar durante uma respiração única profunda foi medida pela primeira vez, por Borelli, em 1679. Trabalhos posteriores mostraram que esse volume variava em média em adultos entre 3,3-4,9 L. O gás que sai dos pulmões a 37 °C sofre um resfriamento no equipamento de mensuração e, portanto o volume é reduzido. A necessidade dessa correção, para as condições corporais (BTPS), foi reconhecida por Goodwin em 1788. A maior contribuição para a compreensão dos volumes pulmonares foi dada por Hutchinson em 1846.[1] John Hutchinson, médico, inventou o espirômetro (Figuras 1.1 e 1.2). Ele cunhou o termo capacidade vital, isto é, a capacidade para a vida, e mostrou que a capacidade vital se relacionava diretamente com a estatura e inversamente com a idade. A Capacidade Vital (CV) foi definida como *"a maior expiração voluntária após a maior inspiração voluntária"*. Em seu estudo ele relatou a medida da CV em 2.130 indivíduos, e mostrou que a CV era menor nas mulheres, indivíduos obesos e na presença de doenças pulmonares. Ele reconheceu que reduções na CV eram preditoras de morbidade e mortalidade prematuras e tornou-se consultor de companhias de seguros em Londres. Hutchinson mostrou que a medida da CV era mais sensível para a detecção da tuberculose do que a ausculta pelo estetoscópio (o qual tinha sido inventado por Laennec, 30 anos antes). Ele mudou-se para a Austrália e faleceu nas ilhas Fiji, onde foi erguida uma estátua em sua homenagem pela Sociedade Torácica da Austrália e Associação Torácica Britânica em 1990.

Confirmando a previsão de Hutchinson, em 1980 foi relatado que a CV era um indicador prognóstico poderoso de sobrevida no estudo Framingham, no qual foram avaliados 5.209 homens acima de 30 anos de idade[2]. Esses dados foram confirmados em outros dois grandes estudos[3,4]. Um outro estudo longitudinal de 874 homens voluntários acompanhados por 24 anos, também mostrou que a razão $VEF_1/CVF$ relacionada ao valor previsto também se associou com a mortalidade por todas as causas, mesmo em não fumantes, mostrando que o distúrbio funcional pulmonar é por si só um preditor da mortalidade total, e pode contribuir para diversas doenças.[5]

Em 1915, Peabody reconheceu a relação entre a CV e a dispneia de esforço. A Capacidade Respiratória Máxima (MRC), a máxima quantidade de ar que um indivíduo pode mobilizar em um minuto, posteriormente denominada Ventilação Voluntária Máxima (VVM) – medida em frações de minuto e extrapolada para 60 segundos – foi descrito por Hermannsen, em 1933,

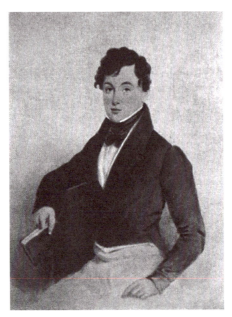

**Figura 1.1.** *Retrato de John Hutchinson.*
Fonte: Baseada em https://en.wikipedia.org/wiki/John_Hutchinson_(surgeon).

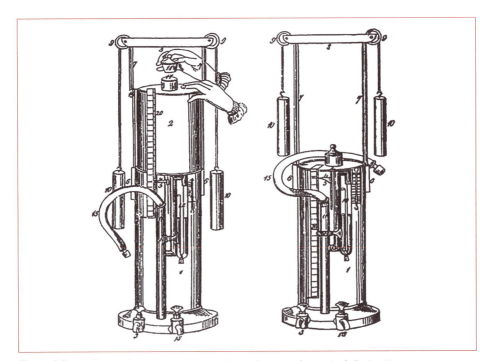

**Figura 1.2.** *Espirômetro de Hutchinson, à esquerda sendo esvaziado e vazio, à direita. Note os contrapesos e as torneiras para troca da água.*
Fonte: Baseada em Gibson GJ. Breathe 2005;1:207-215.

após introduzir um elemento de tempo no registro das manobras respiratórias[6] (Figura 1.3). A VVM foi usada para estimar a eficiência, como um grupo, dos vários fatores envolvidos com a ventilação. Em uma pessoa normal, a VVM excede por muitos litros a ventilação observada no exercício mais extenuante (Robinson, 1938). A VVM foi por muitos anos utilizada de rotina nos laboratórios de função pulmonar e sua correlação com a limitação ventilatória e dispneia em doenças pulmonares amplamente reconhecida. Sua aplicação, especialmente na avaliação pré-operatória de risco em cirurgias pulmonares, perdurou por longo tempo.

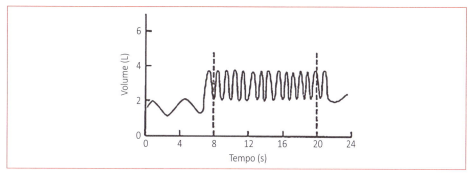

**Figura 1.3.** *Medida da Ventilação Voluntária Máxima (Hermannsen, 1933).*
*Fonte: Modificada de https://quizlet.com/390273793/6-respiratory-lab-flash-cards/*

Em 1965, Hyatt relatou que é difícil saber se a CRM foi alcançada, devido à necessidade de grande colaboração para um bom teste.[7] Além de cansativo, ponderou que o significado fisiológico do teste seria de difícil avaliação. Além disso, a excelente correlação com o $VEF_1$ tornou esta medida obsoleta. A partir desta década o teste tornou-se menos popular.

Dos anos 1930 em diante, o número crescente de pacientes com asma e DPOC (como decorrência do tabagismo que explodiu 20 anos antes, durante a Primeira Guerra Mundial) chamou a atenção para outras doenças, além da tuberculose. Nos anos 1940, o conceito de medir a taxa de volume exalado foi introduzido, fruto da observação de que indivíduos com asma, enfisema, bronquite crônica e portadores de outras doenças obstrutivas, expiravam em uma taxa menor do que os indivíduos normais.

Mais de 100 anos depois de Hutchinson, Tiffeneau e PinelliI publicaram os primeiros resultados do registro da manobra expiratória forçada no *Paris Medicale*, no dia 27 de dezembro de 1947.[8] Eles observaram que durante o exercício, ambos, o volume corrente e a frequência respiratória tendiam a aumentar – a frequência respiratória situando-se em torno de 30 respirações por minuto. Eles então propuseram medir o volume máximo que pode ser expirado em um espaço de tempo correspondente à duração usual da fase expiratória durante o exercício (~1s) (Figura 1.4). Eles utilizaram o termo CPUE, que em francês significa "*volume pulmonar utilizável no esforço*" e propuseram que esse volume deveria ser o observado no primeiro segundo da expiração forçada. Para este propósito eles utilizaram um espirômetro de água com rápida rotação. Em 1949, Tiffeneau et al. propuseram a relação CPUE/VC para caracterizar a presença de obstrução ao fluxo aéreo e a CPUE para classificar a gravidade, em valores absolutos.[9] Tiffeneau e Pinelli repetiram as medidas após utilização de agentes broncodilatadores e broncoconstritores e logo entenderam que variações no tônus e calibre brônquico tinham um efeito importante na CPUE.

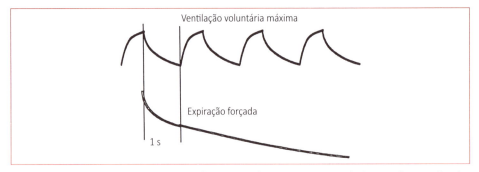

**Figura 1.4.** *Fundamentação para a adoção do VEF$_1$, com base na VVM ou ventilação em esforço moderado.*
Fonte: Baseada em Wise RA. Spirometry. American Thoracic Society. Postgraduate course 8. Pulmonary Function Testing, Chicago, 1998.

Nos anos 1954-1955, um grupo de investigadores franceses concordou em substituir o termo CPUE por VEMS, ou volume expiratório máximo em um segundo, o que foi largamente adotado.[10] Em 1956, um grupo de pesquisadores da Sociedade Torácica Britânica sugeriu que os volumes expiratórios deveriam ser designados pelo intervalo de tempo determinado, nascendo daí o VEF$_1$. Para cálculo da relação, tanto a divisão pela CVF ou pela CV (obtida durante a expiração) foram tidas como aceitáveis.[11]

A despeito destas observações e estudos, a contribuição dos investigadores franceses permaneceu grandemente ignorada.

Os estudos clássicos de Baldwin, Cournand e Richards, nos anos 1940, levaram à classificação das anormalidades ventilatórias e o reconhecimento dos padrões restritivo e obstrutivo.[12]

Em 1951, Edward Gaensler, formalmente treinado como cirurgião torácico, em Boston, nos Estados Unidos,[13] desenvolveu um espirômetro com medidas precisas do tempo expiratório forçado, e mediu a CVF, VEF$_1$, VEF$_2$ e VEF$_3$ e demonstrou que o VEF$_1$ exibia a melhor correlação com a VVM (r = 0,88) (Figura 1.5).

Gaensler propôs ainda a caracterização dos distúrbios ventilatórios pelo chamado índice de velocidade aérea, a divisão da VVM%/CV%. Na obstrução ao fluxo aéreo a razão está reduzida, e na restrição, elevada.

Em 1951, Cara propôs que uma boa manobra expiratória forçada deveria ser obtida com esforço máximo por tempo adequado. Ele também insistiu para que fatores de correção para pressão barométrica e temperatura fossem aplicados.

Os espirômetros naquela época tinham uma inércia grande, e contrapesos eram necessários para reduzir a resistência durante e a expiração. De qualquer modo, a aceleração durante os primeiros milésimos de segundo era tão grande que um registro acurado desta porção do traçado com um espirômetro era incerta. Leuallen e Fowler propuseram medir o fluxo médio no meio da expiração forçada;[14] nascia assim o fluxo médio-expiratório forçado, mais tarde renomeado de FEF$_{25\%-75\%}$ (Figura 1.6).

Outras duas observações merecem ênfase. Primeiramente, Schiller and Lowell em 1954[15] observaram que na asma e no enfisema a CV lenta era maior que a forçada. Em segundo lugar, Franklin et al. em 1955[16] observaram um aparente paradoxo: em pacientes com doença pulmonar obstrutiva um esforço máximo às vezes resulta em menores fluxos expiratórios em comparação ao um esforço submáximo.

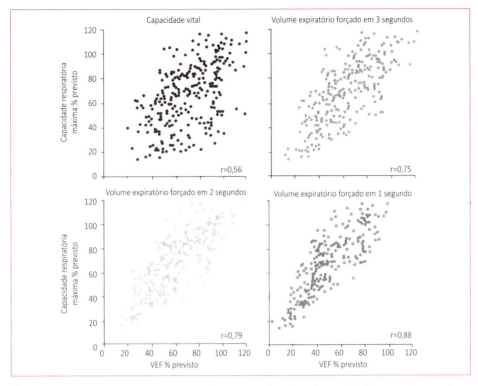

**Figura 1.5.** *Correlação entre a VVM e CV, e volumes expiratórios forçados no primeiro, segundo e terceiro segundos da expiração forçada (Gaensler, 1951).*
Fonte: Baseada em Gibson GJ. Breathe 2005;1:207-215.

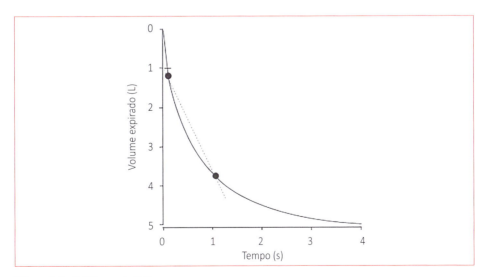

**Figura 1.6.** *O $FEF_{25\%-75\%}$ da CVF.*
Fonte: Modificada de Leuallen EC, Fowler WS. Maximal midexpiratory flow. Am Rev Tuberc 1955; 72: 783–800. Desenho baseado em Gibson GJ. Breathe 2005; 1:207-215.

Em 1956, a Sociedade Médica Britânica, reconhecendo a necessidade de uma terminologia padronizada na área, convocou um grupo de especialistas para um consenso. O comitê sugeriu os parâmetros $VEF_1$, VVM, CV e CVF, usados até hoje.

As curvas de fluxo-volume máximas foram primeiramente descritas em 1960, e deram uma elegante síntese visual tanto do fluxo expiratório máximo como do fluxo inspiratório máximo.

A espirometria é um teste importante, mas não podia ser plenamente utilizada por não ser a tecnologia suficientemente sensível para medida do fluxo instantâneo. Uma avaliação mais precisa do comportamento dinâmico dos pulmões se tornou possível após a descrição do pneumotacógrafo por Fleisch em 1925 (Figura 1.7). Alfred Fleisch, um fisiologista suíço, desenvolveu um dispositivo simples para medida dos fluxos e volumes. Ele empregou 90 tubos pequenos (2 mm de diâmetro) colocados em paralelo para garantir que o fluxo fosse laminar, de maneira que o fluxo seria proporcional à diferença de pressão em dois pontos ao longo do tubo. Medindo-se a queda de pressão pela conhecida resistência do sistema, o fluxo é obtido. Em voluntários, ele demonstrou a utilidade do equipamento mostrando os fluxos expiratórios e inspiratórios dinâmicos com integração simultânea para obtenção dos volumes.

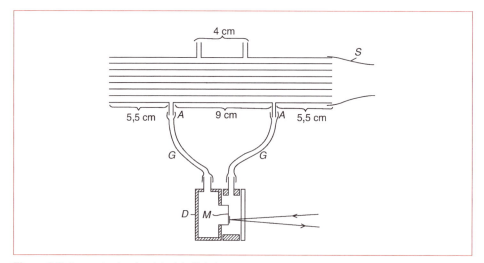

**Figura 1.7.** *Pneumotacógrafo original de Fleisch.*
*Fonte: Reproduzida de Pleugers Arch.,209 (1925); copyright 1925 by Springer-Verlag, Berlin.*

A curva fluxo-volume foi introduzida por Robert Hyatt et al. em 1958.[17] Ele observou, após os estudos de Don Fry, que os fluxos expiratórios eram dependentes muito mais dos volumes pulmonares do que da pressão transpulmonar, estabelecendo que a curva de fluxo-volume máxima seria reprodutível. Reconhecendo que a limitação do fluxo expiratório causava achatamento destas curvas, ele percebeu que o gráfico do fluxo contra o volume permitiria a identificação visual dessa anormalidade.

A inspeção das curvas de fluxo-volume permite uma caracterização instantânea do tipo de distúrbio espirométrico e mostra com precisão o esforço expiratório inicial adequado, pela observação do pico de fluxo precoce e abrupto. A curva volume-tempo, por sua vez, permite caracterizar melhor o fim da manobra forçada, ao demonstrar claramente um platô no último segundo da expiração (Figura 1.8). Ambas devem acompanhar os registros dos testes espirométricos.

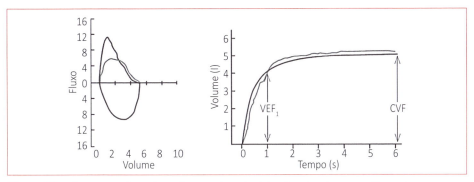

**Figura 1.8.** *Esforço expiratório máximo (em preto) e submáximo (em cinza) em curva fluxo-volume e na curva volume-tempo. O esforço submáximo é evidente na curva de fluxo-volume.*
Fonte: Arquivo pessoal do autor.

Na Figura 1.9, são mostrados os "*pais da espirometria*".

A disseminação do uso da espirometria e a necessidade de uma padronização dos procedimentos levou a Sociedade Americana do Tórax (ATS) a reunir um grupo de cientistas em 1977 e à publicação em 1979, após revisões, do primeiro Consenso sobre espirometria.[18] A ATS voltou a atualizar padronizações em 1987 e em 1995.[19,20] Na Europa, uma padronização

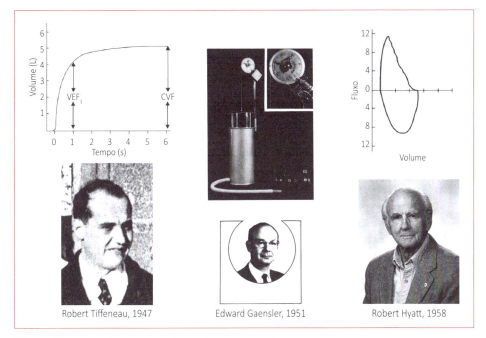

**Figura 1.9.** *Curvas volume-tempo e fluxo-volume e os pioneiros.*
Fonte: Compilação do autor, baseada em:
- https://iasi.medecine.weebly.com/uploads/5/4/8/2/5482113/exploration_fonctionnelle_respiratoire.pdf.
- Gaensler EA. Analysis of the ventilatory defect by timed capacity measurements. Am Rev Tuberc 1951; 64:256–278.
- Wu TD, McCormack MC, Mitzne W. The history of Pulmonary Function Testing. Humana Press, 2018, pp 15-42.

foi proposta em 1983 e atualizada em 1993, com apoio da Sociedade Respiratória Europeia (ERS).[21,22] Em 2005, a ATS e a ERS somaram esforços e harmonizaram as recomendações.[23] Novas recomendações pela ATS/ERS para a espirometria foram publicadas em 2019.[24]

No Brasil, consensos sobre espirometria foram publicados pela Sociedade Brasileira de Pneumologia em 1996 e em 2002.[25,26]

## Volumes pulmonares

Tentativas de medida de volumes pulmonares datam do século 19, tanto por medida de diluição de gases, como por um pletismógrafo primitivo desenvolvido por Pflüger em 1882 e denominado pneumômetro, usando o princípio da Lei de Boyle-Mariotte.[27]

Coube a Robert Darling, em 1940, a estimativa dos volumes pulmonares pelo método de lavagem múltipla de nitrogênio, o qual não difere grandemente do que é atualmente realizado, exceto pelos cálculos atualmente computadorizados.[28]

Diversos gases não difusíveis foram tentados como marcadores para medida da capacidade residual funcional em circuito fechado, por diluição, com diversas dificuldades. Em 1941, George Meneely propôs o uso de hélio para esta medida em circuito fechado.[29] Um absorvente de $CO_2$ e a adição periódica de $O_2$ ao sistema para equilibrar o consumo de $O_2$ foram integrados ao equipamento. O teste descrito é semelhante ao utilizado até hoje.

Em 1956, Arthur Dubois foi convidado pelo famoso laboratório de função pulmonar dirigido por Julius Comroe, na universidade da Pensilvânia, para colocar em funcionamento o pletismógrafo corporal, que estava esquecido por incapacidade de se resolver problemas para seu funcionamento. Dubois resolveu os dilemas em uma semana.

O pletismógrafo mede as variações de volume do corpo todo e é essencialmente uma caixa rígida na qual o paciente senta enquanto pequenas variações de pressão na cabine podem ser medidas, à medida que o indivíduo realiza manobras respiratórias. O princípio básico é a Lei de Boyle, isto é, a pressão e o volume do gás são inversamente relacionados em temperatura constante. Em resumo, para medir o volume pulmonar, o paciente realiza um esforço inspiratório contra a via aérea fechada, e o discreto aumento resultante do volume pulmonar reduz o volume livre de ar na cabine aumentando assim sua pressão. Ao mesmo tempo, o aumento de volume do pulmão resulta em uma redução da pressão na via aérea; das mudanças das duas pressões e do volume na caixa, o volume do pulmão pode ser derivado. O cálculo é simplificado pela visualização das duas pressões nos eixos x e y de um osciloscópio[30] (Figura 1.10).

A resistência das vias aéreas é medida de maneira similar. O paciente é convidado a realizar manobras respiratórias rápidas e superficiais e, durante a inspiração, à medida que o gás alveolar se expande, a pressão da caixa sobe discretamente. Isso permite o cálculo da pressão alveolar. A diferença entre a pressão alveolar e a pressão medida na boca dividida pelo fluxo é igual à resistência das vias aéreas.[31,32]

Quais eram as dificuldades técnicas a serem resolvidas? Quando um indivíduo respira dentro de uma câmara fechada, a pressão da câmara é alterada por três fatores: o aumento da temperatura como resultado do calor corporal, a mudança no número das moléculas de gás à medida que o $O_2$ é consumido e o $CO_2$ eliminado, e quaisquer mudanças do volume de uma parte do gás. Essa última é a única variável de interesse, o resto sendo ruído. A contribuição de Dubois foi mostrar que a razão entre o sinal e o ruído poderia ser grandemente melhorado pelo simples expediente de fazer com que o indivíduo respirasse rápida e superficialmente, tornando as condições do gás inspirado e expirado semelhantes, e mantendo a glote aberta.

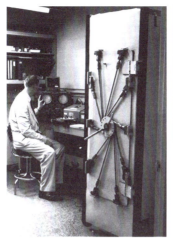
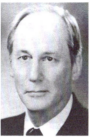

**Figura 1.10.** *Arthur Dubois e o pletismógrafo.*
Fonte: Reproduzida de J Clin Invest. https://doi.org/10.1172/JCI22992.

### Difusão do monóxido de carbono

Sem dúvida, a figura central na medida da capacidade de difusão pulmonar foi Marie Krogh (Figura 1.11). Ela trabalhava em Copenhague, no laboratório do famoso fisiologista Christian Bohr. No início do século vinte, Bohr e Haldane acreditavam que os pulmões poderiam secretar oxigênio. Marie Krogh e seu esposo, August Krogh, mostraram em 1909, por meio de experimentos com o CO, que o processo de transferência do gás alveolar para o sangue poderia ser inteiramente explicado por simples difusão das moléculas. Marie Krogh, após testes em diversos indivíduos, publicou seu histórico artigo em 1915.[33]

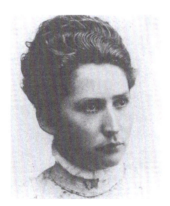

**Figura 1.11.** *Marie Krogh 1904.*
Fonte: Reproduzida de https://perfusiontheory.com/oxygen-pressure-field-theory/session-1-understanding-the-oxygen-pressure-field-using-the-krogh-cylinder-model/3/.

Uma das conclusões do estudo foi que a *"difusão se mostrou suficiente para explicar a troca gasosa entre o ar alveolar e o sangue em todos os casos que foram investigados em suficiente detalhe, ambos em baixa pressão de oxigênio e durante o trabalho muscular mais pesado"*.

Nos anos 1950, Robert Forster e Colin Ogilvie, trabalhando no laboratório de Julius Comroe, padronizaram o método de medida da DCO para uso clínico, introduzindo um gás traçador na mistura para medir a diluição do CO, derivando valores de referência e demonstrando sua utilidade em diversas condições.[34,35] Desde 1987, tanto a ATS quanto a ERS publicaram diretrizes para a medida da difusão do CO, sendo a última em 2017.[36-40]

## Referências bibliográficas

1. Hutchinson J. On the capacity of the lungs and on the respiratory functions, with a view to establishing precise and easy method of detecting disease by the spirometer. Med Chir Trans 1846; 29: 137–252.

2. Kannel WB, Lew EA, Hubert HB, et al. The value of measuring vital capacity for prognostic purposes. Trans Am Life Ins Med Dir of Am 1980; 64: 66.

3. Lange P, Nyboe J, Appleyard M, Jensen G, Schnohr P. Spirometric findings and mortality in never-smokers. J Clin Epidemiol. 1990; 43:867-873.

4. Mannino DM, Holguin F, Pavlin BI, et al. Risk factors for prevalence of and mortality related to restriction. Int J Tuberc Lung Dis 2005; 9:613-21.

5. Beaty TH, Newill CA, Cohen BH, Tockman MS, Bryant SH, Spurgeon HA. Effects of pulmonary function on mortality. J Chronic Dis. 1985;38:703-10.

6. Hermannsen J. Untersuchungen uber die maximale Ventilations grosse (Atemgrenzwert). Z Ges Exp Med 1933;90: 130.

7. Hyatt, RF: Dynamic lung volumes in Handbookof Physiology. Washington DC, American Physiological Society, 1965, pp 1381-1395.

8. Tiffeneau R, Pinelli A. Air circulant et air captif dans l'exploration de la fonction ventilatrice pulmonaire. Paris Med 1947; 133: 624–628.

9. Tiffeneau R, Bousser J, Drutel P. Capacité vitale et c capacité pulmonaire utilisable à l'effort. Critères statique et dynamique de la ventilation pulmonaire. Paris Méd 1949;39: 543–547.

10. Brille D, Cara M. Evolution de la terminologie utilisée em physiopathologie respiratoire. Poumon Coeur 1955; 11: 835–842.

11. Gandevia P, Hugh Jones P. Terminology for measurements of ventilatory capacity. A report to the Thoracic Society. Thorax 1957; 12: 290–293.

12. Baldwin ED, Cournand A, Richards DW Jr. Pulmonary insufficiency; physiological classification, clinical methods of analysis, standard values in normal subjects. Medicine (Baltimore). 1948; 27:243-78.

13. Gaensler EA. Analysis of the ventilatory defect by timed capacity measurements. Am Rev Tuberc 1951; 64:256–278.

14. Leuallen EC, Fowler WS. Maximal midexpiratory flow. Am Rev Tuberc 1955; 72: 783–800.

15. Schiller IW, Lowell FC. Pulmonary function in bronchial asthma. J Allergy 1954; 25: 364–378.

16. Franklin W, Michelson AL, Lowell FC, Schiller IW. Clinical value of a tracing of forced expiration. I. Pulmonary disease. N Engl J Med 1955; 253: 798–808.

17. Hyatt, R. E., Schilder, D. P., and Fry, D. L.: Relationship between maximum expiratory flow and degree of lung inflation, J. Appl. Physiol., 1958,13:331-336.

18. ATS Statement. Snowbird workshop on standardization of spirometry. Am Rev Respir Dis. 1979; 119:831-838.

19. Standardization of spirometry -1987 update. Statement of the American Thoracic Society. Am Rev Respir Dis. 1987; 136:1285-1298.

20. Standardization of Spirometry, 1994 Update. American Thoracic Society. Am J Respir Crit Care Med. 1995; 152:1107-1136.

21. Quanjer PH. Standardized lung function testing: report working party standardization of lung function tests. Bull Eur Physiopathol Respir 1983;19(Suppl 5):1–95.

22. Quanjer PH, Tammeling GJ, Cotes JE, Pedersen OF, Peslin R, Yernault JC. Lung volumes and forced ventilatory flows. Eur Respir J 1993; 6(Suppl 16):5–40.

23. Miller MR, Hankinson J, Brusasco V, et al. Standardisation of spirometry. Eur Respir J. 2005; 26:319-338.

24. Graham BL, Steenbruggen I, Miller MR, et al. Standardization of Spirometry 2019 Update. An Official American Thoracic Society and European Respiratory Society Technical Statement. Am J Respir Crit Care Med. 2019; 200:e70-e88.

25. Pereira CAC, Lemle A, Algranti E, Jansen JM, Valença LM, Nery LE, et al. Consenso sobre espirometria. J Pneumol 1996; 22, 34p.

26. Pereira CAC. Espirometria. J. Pneumol. 2002;28(supl.3):1-82.

27. Pflüger, E. Das pneumonometer. Pflügers Arch. Gesamte Physiol. Menschen Tiere. 1882; 29:244–246.

28. Darling, R. C., Cournand, A., and Richards, D. W., Jr., Studies on the intrapulmonary mixture of gases. III. An open circuit method for measuring residual air. J. Clin. Invest. 1940; 19: 609-618.

29. Meneely GR, Kaltreider NL. The volume of the lung determined by helium dilution. Description of the method and comparison in with other procedures. J Clin Invest 1949; 28:129-139

30. DuBois, A.B., Botelho, S.Y., Bedell, G.N., Marshall, R., and Comroe J.H, Jr. A rapid plethysmographic method for measuring thoracic gas volume: a comparison with a nitrogen washout method for measuring functional residual capacity in normal subjects. J. Clin. Invest. 1956; 35:322–326

31. DuBois, A.B., Botelho, S.Y., and Comroe, J.H., Jr. A new method for measuring airway resistance in man using a body plethysmograph; values in normal subjects and in patients with respiratory disease. J. Clin. Invest. 1956; 35:327–335

32. DuBois, A.B. 2000. Airway resistance. Am. J. Resp. Crit. Care Med. 162:345–346.

33. Krogh M. The diffusion of gases through the lungs of man. J Physiol (Lond) 1915; 49:271-300.

34. Forster RE, Fowler WS, Bates DV, Van Lingen B. The absorption of carbon monoxide by the lungs during breathholding. J Clin Invest 1954; 33:1135-45.

35. Ogilvie CM, Forstet RE, Blakemore WS, Morton JW. A standardized breathholding technique for the clinical measurement of the diffusing capacity of the lung for carbon monoxide. J Clin Invest 1957; 36:1-17.

36. Single breath carbon monoxide diffusing capacity (transfer factor). Recommendations for a standard technique. Statement of the American Thoracic Society. Am Rev Respir Dis. 1987; 136:1299-1307.

37. Cotes JE, Chinn DJ, Quanjer PH, Roca J, Yernault JC. Standardization of the measurement of transfer factor (diffusing capacity). Report Working Party Standardization of Lung Function Tests, European Community for Steel and Coal. Official Statement of the European Respiratory Society. Eur Respir J 1993; 6: Suppl. 16, 41–52.

38. American Thoracic Society. Single-breath carbon monoxide diffusing capacity (transfer factor). Recommendations for a standard technique: 1995 update. Am J Respir Crit Care Med 1995; 152: 2185–2198.

39. MacIntyre N, Crapo R, Viegi G, et al. Standardisation of the single-breath determination of carbon monoxide uptake in the lung. Eur Respir J 2005; 26: 720–735.

40. Graham BL, Brusasco V, Burgos F, et al. 2017 ERS/ATS standards for single-breath carbon monoxide uptake in the lung. Eur Respir J. 2017; 49:1600016.

# Determinantes Fisiológicos dos Volumes e Fluxos Pulmonares

## 2

Carlos Alberto de Castro Pereira

### Volumes pulmonares

Os volumes pulmonares estáticos dos pulmões são mostrados na Figura 2.1. O volume total de ar contido nos pulmões, após uma inspiração máxima, é a capacidade pulmonar total (CPT). É composta da soma do volume de ar que um indivíduo pode expirar completamente a partir da inspiração máxima, (capacidade vital, CV), e do volume que permanece nos pulmões após a expiração máxima, denominado volume residual (VR).

O volume de ar corrente (VAC) é o volume de ar que é respirado para dentro e para fora dos pulmões na respiração normal.

A capacidade residual funcional é o volume de ar contido no pulmão após uma expiração normal (CRF). A CRF é composta da soma do VR e do volume de reserva expiratório (VRE). A CRF representa o volume de gás que mantém a troca gasosa, na ausência de renovação do gás alveolar.

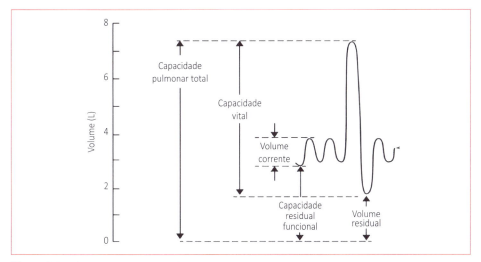

**Figura 2.1.** *Volumes e capacidades pulmonares.*
*Fonte: Pereira CAC, Holanda MA. Medicina Respiratória. Editora Atheneu, 2013.*

## Complacência pulmonar

A complacência pulmonar é uma medida que expressa as propriedades elásticas do sistema, uma medida da capacidade de distensão dos pulmões. A distensibilidade pulmonar é expressa pela curva estática de pressão-volume, também denominada de curva de complacência dos pulmões. A complacência pulmonar (C) é definida como a variação de volume pulmonar ($\Delta V$) resultante da mudança na pressão de distensão do pulmão ($\Delta P$) igual a 1 cm de $H_2O$. As unidades da complacência são mL(ou L)/cm$H_2O$ (C = $\Delta V/\Delta P$). Um pulmão altamente complacente é um pulmão altamente distensível. Um pulmão com complacência baixa é um pulmão rígido, o qual não é facilmente distendido.

Durante a inspiração, pela contração dos músculos inspiratórios, ocorre queda da pressão intrapleural e alveolar, com entrada do ar do ambiente para as áreas de troca gasosa.

A diferença entre a pressão alveolar e pleural é a pressão transpulmonar. A pressão transpulmonar é considerada, por convenção, positiva, quando expressa uma tendência do sistema respiratório para se esvaziar, como ocorre em um balão cheio de ar. A pressão transpulmonar, portanto, aumenta com o aumento do volume pulmonar (Figura 2.2). A linha gerada, entretanto, é curvilínea e não linear, isto é, em baixos volumes pulmonares o pulmão se distende facilmente, mas em volumes pulmonares elevados, grandes aumentos na pressão transpulmonar produzem apenas pequenas mudanças no volume pulmonar.

A complacência pulmonar (Cp) estática é usualmente medida ao nível da CRF + 0,5 L, isto é, no VAC usual. A Cp normal neste volume é de 200 mL/cm$H_2O$, isto é, 2,5 cm de variação de pressão são necessários para expandir o pulmão em 500 mL. Pulmões altamente complacentes têm uma curva de PV inclinada para cima e para a esquerda, ocorrendo o contrário com pulmões mais rígidos (Figura 2.3).

A complacência pulmonar ou distensibilidade é o inverso da elasticidade ou pressão de recuo ou retração elástica (Pel). Complacência é a facilidade com que algo é estirado, enquanto retração elástica é a tendência para resistir ou se opor ao estiramento.

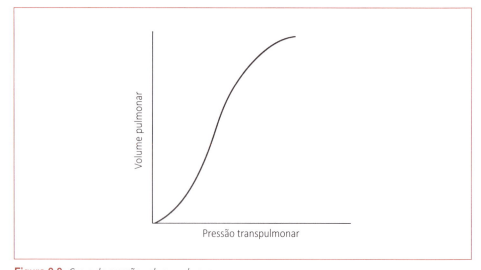

**Figura 2.2.** *Curva de pressão-volume pulmonar.*
Fonte: Pereira CAC, Holanda MA. Medicina Respiratória. Editora Atheneu, 2013.

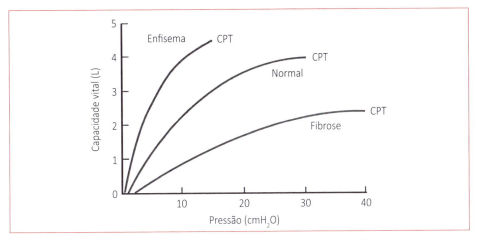

**Figura 2.3.** *Curvas de pressão-volume dos pulmões em normais, pacientes com enfisema e pacientes com fibrose pulmonar.*
Fonte: Modificada de: https://basicmedicalkey.com/mechanics-of-breathing/

## Complacência da parede torácica

Quando os pulmões são removidos, ou quando o ar penetra no espaço pleural no pneumotórax (Figura 2.4), a caixa torácica se expande, de acordo com a curva de pressão-volume própria e o pulmão colapsa em torno do hilo. A curva de PV da caixa torácica é relativamente plana em baixos volumes pulmonares, isto é, a parede torácica é rígida em baixos volumes pulmonares. A curva também é plana em altos volumes pulmonares.

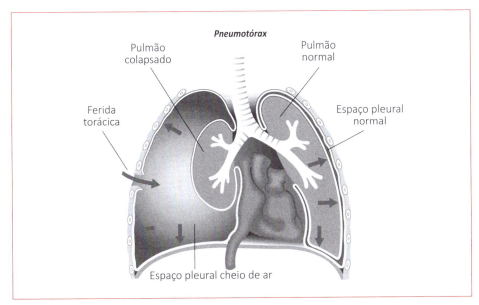

**Figura 2.4.** *Colapso pulmonar por pneumotórax traumático.*
Fonte: Modificada de: https://sleepandlungcare.com.au/pneumothorax-collapsed-lung/

### Complacência combinada, pulmonar e parede torácica[1]

Os pulmões e a caixa torácica são estruturas elásticas, isto é, elas tendem a retornar à sua configuração prévia quando uma força distensora é removida. Ao final de uma expiração habitual em um indivíduo normal, o volume dos pulmões (CRF) representa a posição neutra do sistema respiratório como um todo. Os músculos respiratórios estão relaxados e não existe uma força atuando por meio do sistema, isto é, a pressão alveolar é igual à pressão atmosférica ambiente. Existe, contudo, um balanço de forças passivas atuando individualmente por meio dos pulmões e da caixa torácica. A CRF corresponde à posição neutra (relaxada) do sistema respiratório como um todo, dado que os pulmões e a caixa torácica estão acoplados, mas nenhum dos componentes está em situação neutra, de volume relaxado. Daí que a pressão pleural na CRF é negativa. Como descrito antes, quando o cirurgião abre o tórax, ou quando ar penetra na pleura por pneumotórax, os pulmões e a caixa atingem seu volume relaxado, isto é, a caixa torácica se expande e o pulmão colapsa em torno do hilo (Figura 2.4).

Quando as curvas de PV do pulmão e da caixa são combinadas, obtemos uma curva diferente de cada componente individual (Figura 2.5). A pressão de retração elástica do sistema respiratório ($P_{SR}$) é simplesmente a soma algébrica dos seus componentes, os pulmões ($P_P$) e a caixa torácica ($P_{CT}$), isto é, **$P_{SR} = P_P + P_{CT}$**. O termo *"caixa torácica"* neste contexto inclui ambos: a caixa costal e o abdômen, desde que este é deslocado pela descida do diafragma a cada inspiração.

Na CRF as forças elásticas do pulmão e da caixa torácica são iguais e opostas e a pressão elástica do sistema é zero. O volume de repouso da caixa torácica situa-se em torno de 60% da CPT. Acima desse volume, as forças elásticas do pulmão e da caixa tendem fortemente a esvaziar o sistema, e maior pressão deve ser gerada para a expansão do sistema. Note-se que na CPT, a Pel do pulmão situa-se em torno de 30 cm de $H_2O$ e é maior que a Pel da caixa torácica. A CPT, portanto, é fortemente influenciada pelas propriedades elásticas do pulmão. Na

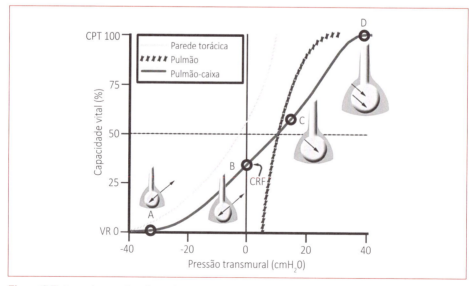

**Figura 2.5.** *Curva de pressão-volume do sistema respiratório.*
*CRF = capacidade residual funcional.*
Fonte: Pereira CAC, Holanda MA. Medicina Respiratória. Editora Atheneu, 2013.

CPT, a força gerada pelos músculos inspiratórios é insuficiente para vencer a Pel combinada dos pulmões e da caixa torácica.

No volume residual, uma quantidade significativa de ar permanece nos pulmões. À medida que o VR é atingido, a caixa torácica torna-se tão rígida que a força gerada pelos músculos expiratórios é incapaz de reduzir mais o volume. Nesse ponto, o pulmão tem ainda uma Pel positiva, desde que a posição de repouso do pulmão é o colapso total, como ocorre quando a caixa torácica é aberta. Portanto, o VR ocorre quando a força dos músculos expiratórios é insuficiente para causar uma maior redução no volume da caixa torácica. Esse modelo, entretanto, se aplica a indivíduos jovens com pulmões normais. Em indivíduos com mais idade, as vias aéreas se fecham nas bases pulmonares ao longo da expiração, no caminho entre a CRF e o VR, sendo então esse o maior determinante do volume residual. O volume residual é determinado em doenças por um ou mais de três mecanismos: 1) Redução na complacência da caixa torácica, por exemplo, por deformidade como na cifoescoliose; 2) Perda de força dos músculos expiratórios e; 3) Fechamento precoce das vias aéreas por obstrução, o mecanismo mais comum. Isoladamente, o aumento do volume residual ou da relação VR/CPT não é, portanto, sinônimo de aprisionamento de ar por obstrução ao fluxo aéreo. As doenças intersticiais difusas afetam mais a CV do que o VR, que também podem resultar em elevação da relação VR/CPT.

Em doenças pulmonares obstrutivas, o volume corrente se desloca para volumes mais elevados, pelo aprisionamento de ar, especialmente se o tempo expiratório se encurta como no exercício (hiperinsuflação dinâmica). A respiração em volume pulmonar mais elevado gera aumento do trabalho respiratório e dispneia.

As complacências do pulmão e da caixa torácica estão fisicamente em série e, portanto, para se obter a complacência combinada, as recíprocas das complacências devem ser somadas. Como as complacências do pulmão e da caixa na CRF são semelhantes (0,2 L/cmH$_2$O cada), a complacência resultante é de 0,1 L/cmH$_2$O, isto é, para expandir o sistema em condições estáticas em 0,5 L, são necessários 5 cmH$_2$O.

As complacências do pulmão e da caixa são afetadas por diversas doenças respiratórias. No enfisema, a complacência é elevada, enquanto na fibrose pulmonar é reduzida (Figura 2.3). A complacência da caixa torácica também pode ser afetada. A complacência da caixa é reduzida na obesidade, na cifoescoliose e em diversas outras condições.

Em qualquer condição que reduza a complacência do sistema, é necessária maior pressão transpulmonar para produzir mudanças no volume pulmonar, o que aumenta o trabalho respiratório e resulta em dispneia.

Pelo exposto, nota-se que a CV é determinada por múltiplos fatores. De maneira simples, pode ser afetada por redução de um ou mais dos seus componentes (como o VRE na obesidade ou redução da complacência em doenças intersticiais), por doenças obstrutivas que resultam em aprisionamento de ar, ou ainda por fraqueza dos músculos respiratórios ou anormalidades na complacência da parede torácica. A redução da CV, portanto, é inespecífica para caracterizar o tipo de distúrbio ventilatório, se obstrutivo, restritivo ou combinado.

## Mecânica respiratória dinâmica[2,3]

A mecânica respiratória dinâmica estuda os aspectos mecânicos do sistema respiratório em movimento. Para introduzir o ar até os alvéolos, três forças precisam ser vencidas: 1) A retração elástica dos pulmões e da caixa torácica; 2) A resistência de atrito das vias aéreas e dos tecidos dos pulmões e da caixa torácica e 3) A inertância ou impedância da aceleração do sistema respiratório.

As forças elásticas dependem do volume pulmonar e não são afetadas pelo movimento. A inertância depende do fluxo, negligenciável na respiração em volume corrente usual. Portanto, a maior força a ser vencida para gerar o fluxo é a resistência friccional. Pela Lei de Poiseulle, em tubos circulares retos, o fluxo é dado por: $\dot{V} = P\pi r^4/8\, nL$, em que P é a pressão de propulsão, r é o raio, n é a viscosidade e L é o comprimento. Desde que a resistência (R) = $\Delta P/\dot{V}$, temos que $R = 8\, nL/\pi R^4$. As unidades de resistência são $cmH_2O \cdot L^{-1} \cdot s^{-1}$. Observe que o raio é o maior determinante da resistência. Se o raio é reduzido à metade, a resistência aumenta 16 vezes. Se, contudo, o comprimento é duplicado, a resistência aumenta apenas duas vezes. Embora a resistência individual das vias aéreas menores seja maior, à medida que as vias aéreas se dividem, a área de secção transversal aumenta, pelo maior número de vias aéreas sucessivas, o que faz com que a resistência das pequenas vias aéreas (< 2 mm de diâmetro) seja responsável apenas por 10% a 20% da resistência total.

Devido a isso, a medida da resistência das vias aéreas não é considerada um teste muito sensível para detectar obstrução ao fluxo em pequenas vias aéreas. A resistência das vias aéreas varia de 0,5 a 2,5 $cmH_2O/L/s$.

Além da resistência das vias aéreas, uma pressão extra deve ser gerada pelos músculos respiratórios para vencer a resistência pulmonar, que é de ~ 1 $cm/H_2O/L/s$. Dois fatores são responsáveis pelo tamanho das vias aéreas. O músculo liso e as forças elásticas tendem a contrair as vias aéreas e reduzir a área de secção transversal. A tendência para essa constrição é oposta pela tração radial exercida sobre as vias aéreas menores pela força elástica gerada pelos alvéolos circunjacentes.

O volume pulmonar é o fator determinante mais importante da resistência das vias aéreas, porque o comprimento e o diâmetro das vias aéreas aumentam com o aumento do volume pulmonar e diminuem com a redução do volume pulmonar (Figura 2.6). Em baixos volumes pulmonares a resistência aumenta rapidamente. A recíproca da Rva é chamada de condutância, expressa em matemática pela letra G (Gva = 1/Rva).

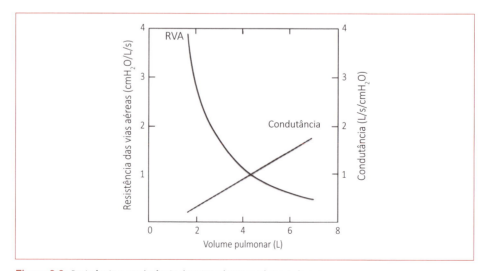

**Figura 2.6.** *Resistência e condutância das vias aéreas e volume pulmonar.*
*Fonte: Pereira CAC, Holanda MA. Medicina Respiratória. Editora Atheneu, 2013.*

A condutância específica das vias aéreas (GEVA) é a Gva dividida pelo volume pulmonar no qual ela foi medida. Quando a condutância é desenhada contra o volume pulmonar, a relação torna-se linear.

Outra maneira de expressar a resistência das vias aéreas em relação ao volume é multiplicá-los, obtendo-se assim a resistência específica das vias aéreas (REVA). A condutância específica das vias aéreas é expressa em L.s.cmH$_2$O$^{-1}$ Como regra geral, para a GEVA, valores abaixo de 0,12 caracterizam obstrução ao fluxo aéreo. Para a REVA, como esperado, esse valor situa-se acima de 8,5 (1/0,12).

## Complacência dinâmica e constantes de tempo

A complacência estática já foi discutida anteriormente. Ela é medida considerando-se a mudança da pressão necessária para variar o volume estático entre dois pontos. Já a complacência dinâmica (Cdin) é a mudança no volume dos pulmões dividida pela pressão de distensão durante o curso de uma respiração. Nessa situação um extra de pressão é necessário, já que a resistência das vias aéreas, além das forças elásticas, está envolvida.

Em normais, a complacência estática e a dinâmica são semelhantes. Já quando a frequência respiratória se eleva, a complacência dinâmica é maior que a estática, devido à maior liberação de surfactante e menor tensão superficial alveolar.

Em indivíduos com obstrução ao fluxo aéreo, com o aumento da frequência respiratória, menos ar penetra nas unidades terminais, devido ao tempo inspiratório curto, resultando em queda da complacência dinâmica. Igualmente nas doenças pulmonares parenquimatosas difusas, as áreas afetadas se expandem menos com o aumento da frequência respiratória. Portanto, nas doenças obstrutivas e restritivas, é comum a redução da complacência dinâmica (Figura 2.7).

Constante de tempo caracteriza a resposta de um sistema no tempo. Esse conceito é largamente aplicado em física e em engenharia. Matematicamente, a constante de tempo é

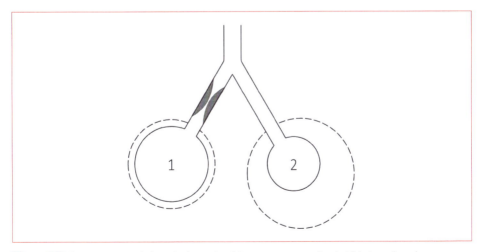

**Figura 2.7.** *Com o aumento da frequência respiratória, o menor tempo inspiratório impede o pleno enchimento da unidade 1 (linha tracejada), resultando em menor ΔV/ΔP (queda da complacência dinâmica). Na expiração a unidade 1 irá ter retardo da expiração (linha contínua).*
Fonte: Modificada de: Davidson AC. Thorax 2002;57:1079-1084.

definida como o tempo que um instrumento ou sistema leva para alcançar 63,2% da resposta estabilizada. Alvéolos supridos por vias aéreas com resistência aumentada têm constantes de tempo longas. À medida que a frequência respiratória aumenta, esses alvéolos terão tempo insuficiente para inflar e para se esvaziar, gerando progressivo aprisionamento de ar (hiperinsuflação dinâmica). No sistema respiratório, as constantes de tempo são definidas pelo produto entre τ (tau) = complacência pulmonar × Rva, e têm unidades de segundos. Um pulmão mais complacente, como ocorre no enfisema, irá atingir a fração de 63,2% da resposta máxima em um tempo maior, e, portanto, as constantes de tempo serão longas; nesses casos, a Cdin também será menor.

Variação no padrão de esvaziamento de diferentes unidades pulmonares altera a forma da curva expiratória (Figura 2.8), o mais comum sendo a observação de uma concavidade exagerada em relação ao esperado para a idade. A inclinação da parte descendente da curva de fluxo-volume máxima tem unidades de tempo$^{-1}$ (*i.e.*, litros por segundo dividido por litros), e quanto mais curto o tempo de esvaziamento pulmonar maior a inclinação da curva. A taxa de esvaziamento de uma unidade pulmonar depende, portanto, de sua constante de tempo, o que irá ser influenciada pela complacência e resistência da via aérea que serve a unidade. Uma baixa resistência ou uma baixa complacência resulta em esvaziamento rápido, enquanto complacência ou resistência elevada retarda o esvaziamento. Esse retardo terá maior evidência mais para o final da expiração, desde que essas unidades demorarão mais tempo para esvaziamento. A presença de uma concavidade exagerada ao final da expiração é um indicativo de doença obstrutiva.

O exemplo mais dramático da influência das constantes de tempo sobre a curva expiratória forçada é aquele observado após estenose acima de 50% de um brônquio-fonte, resultando em uma típica curva bifásica (Figura 2.9). O mesmo pode ser observado após transplante pulmonar em pacientes com doença pulmonar obstrutiva.

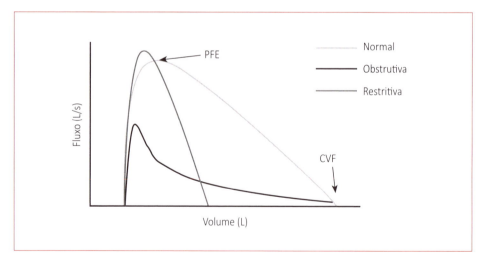

**Figura 2.8.** *Inclinação dos ramos descendentes das curvas de fluxo volume em jovem normal (convexa para o eixo de volume), e paciente com obstrução ao fluxo aéreo resultando em curva com concavidade exagerada para o eixo de volume e restrição, com rápido esvaziamento pulmonar.*
PFE = pico de fluxo expiratório; CVF = capacidade vital forçada.
Fonte: Modificada de https://getasthmahelp.org/documents/Saba_spirometry-and-particle-size.pdf

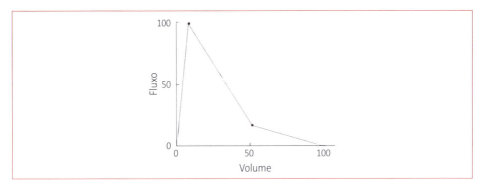

**Figura 2.9.** *Desenho esquemático de curva de fluxo-volume bifásica em portador de estenose de brônquio-fonte.*
Fonte: Arquivo pessoal do autor.

## Limitação ao fluxo expiratório[4,5]

A manobra expiratória máxima é mais bem expressa pela curva de fluxo-volume. Sua aplicação clínica depende de sua reprodutibilidade, a qual, por sua vez, é influenciada pelo esforço gerado durante a manobra. Entretanto, se os fluxos aumentassem com o esforço sem limite, os resultados seriam muito variáveis. Felizmente, os fluxos expiratórios são máximos (e caem com a redução do volume pulmonar), excedido um nível de esforço relativamente modesto. Isto é denominado limitação ao fluxo expiratório e está demonstrado na Figura 2.10.

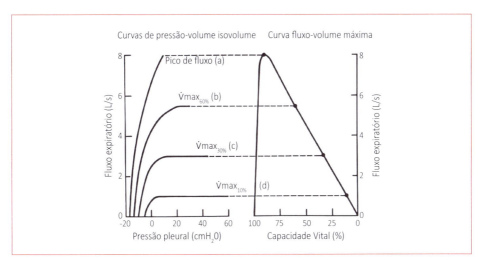

**Figura 2.10.** *Fluxos expiratórios e dependência do esforço. Um indivíduo normal realiza esforços expiratórios e inspiratórios máximos, partindo de diferentes volumes. O fluxo é registrado no eixo vertical e o esforço, medido pela pressão pleural, é medido no eixo horizontal. Em a o esforço é iniciado em inspiração máxima, isto é, ao nível da CPT. Nota-se que o fluxo não atinge um platô, isto é, partindo-se da CPT, o fluxo máximo, (pico de fluxo), poderá aumentar se o esforço for maior. Em b, c e d, observa-se que ultrapassado um determinado esforço expiratório, o fluxo atinge um platô, cada vez mais precoce à medida que o esforço parte de menores volumes. A partir do ponto b, diz-se que o esforço é independente do esforço, embora um esforço mínimo deva ser realizado para atingir o fluxo máximo naquele volume pulmonar.*
Fonte: Modificada de Murray JF. The normal lung, ed 2, Philadelphia, 1986, WB Saunders.

A limitação ao fluxo expiratório é geralmente explicada pela teoria do ponto de igual pressão, que afirma que o aumento do esforço expiratório, embora aumente a pressão pleural e favoreça maior fluxo, também resulta na aplicação dessa mesma pressão sobre as vias aéreas intrapulmonares, impedindo o aumento do fluxo com maior esforço. No início da expiração pela maior Pel do pulmão, o segmento compressível estaria nas vias aéreas centrais, providas de cartilagens e, portanto, resistentes à compressão, e o aumento do esforço pode aumentar o fluxo (Figura 2.11). Daí se observa que o pico de fluxo expiratório é dependente do esforço, mas é muito útil na manobra expiratória forçada para mostrar que o esforço no início da manobra foi máximo.

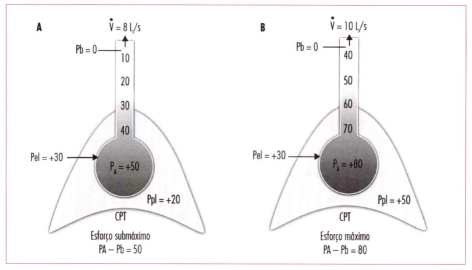

**Figura 2.11.** *Fluxo expiratório e dependência do esforço na manobra expiratória forçada. O esforço submáximo* **(A)** *resulta em menor fluxo no início da expiração em comparação ao esforço máximo* **(B)**.
Fonte: Pereira CAC, Holanda MA. Medicina Respiratória. Editora Atheneu, 2013.

O ponto na via aérea no qual as pressões internas e externas tornam-se iguais é denominado ponto de igual pressão. Com o progressivo esvaziamento pulmonar, e queda da Pel, esse ponto se desloca das vias aéreas centrais para as vias aéreas periféricas, sujeitas à compressão.

O segmento de via aérea dos alvéolos até o ponto de igual pressão é denominado segmento a montante, e do ponto de igual pressão até a boca de segmento a jusante. O termo jusante vem do latim "*jusum*" que significa vazante. A locução adverbial **a jusante** remete para o lado de baixo ou descendente: na direção da foz. É usado para fazer referência a um ponto mais baixo. Faz referência ao lado que vaza a maré. A locução adverbial **a montante** faz referência à direção da nascente, remete para o ponto mais alto (nascente). Pela teoria de ponto de igual pressão, a pressão de saída do gás alveolar em determinado volume é a soma da pressão pleural (dependentes da pressão positiva pleural em decorrência do esforço expiratório) e mais a Pel dos pulmões naquele volume, isto é, a pressão de saída no segmento a montante é a soma da Ppl + Pel. A pressão no ponto de igual pressão é por definição a Ppl. Como R=ΔP/V̇, se calcularmos a resistência das vias aéreas até o ponto de igual pressão teremos que R= (Ppl + Pel) - Ppl/V̇ anulando-se a Ppl, pelos sinais invertidos, temos que R=ΔP/V̇. Trocando-se os valores temos que: $\dot{V}$ = Pel/Rva. Na Figura 2.12 demonstra-se que o aumento do esforço em determinado volume pulmonar (no caso 60% da CVF) não eleva o fluxo medido ao nível da boca. Pelo exposto fica claro que os fluxos mais terminais refletem a permeabilidade das vias aéreas mais periféricas, devido à redução do segmento a montante, pelo deslocamento do ponto de igual pressão durante a expiração forçada.

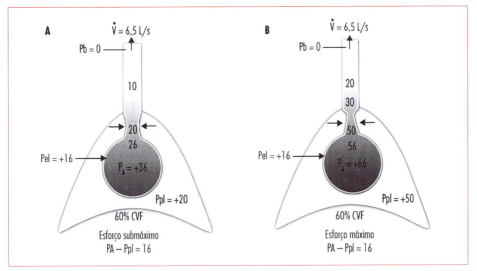

**Figura 2.12.** *Fluxo expiratório e dependência do esforço na manobra expiratória forçada. O esforço submáximo (A) resulta em mesmo fluxo em comparação ao esforço máximo (B) em volumes pulmonares submáximos.*
Fonte: Pereira CAC, Holanda MA. Medicina Respiratória. Editora Atheneu, 2013.

O fluxo expiratório será reduzido por condições que reduzem a Pel pulmonar (por exemplo, enfisema), ou aumentam a Rva (por exemplo, asma) ou ambos (Figura 2.13). No enfisema, a complacência pulmonar está elevada e a Pel reduzida; os bronquíolos estão flácidos pela perda da força de distensão dos alvéolos circunjacentes. Na asma (e na DPOC), as vias aéreas têm menor calibre por broncospasmo, hipersecreção de muco e edema de parede. Na fibrose pulmonar, a Pel está elevada, e o calibre dos brônquios elevado pela maior força de tração radial, o que pode resultar em fluxos supranormais se comparados aos fluxos medidos no mesmo volume de indivíduos normais.

Embora o conceito do ponto de igual pressão seja didático, a limitação ao fluxo aéreo é melhor explicada pela **teoria de velocidade da onda em tubos**.[6] O calibre das vias aéreas aumenta dramaticamente em direção aos alvéolos, daí a pequena resistência das vias aéreas periféricas agrupadas (Figura 2.14). Em tubos flácidos, como as vias aéreas, o fluxo máximo que pode ocorrer em qualquer ponto é relacionado ao produto da velocidade de propagação de uma onda de pressão ao longo do tubo (a velocidade da onda no tubo, como a onda de pulso), e a área de secção transversal do tubo naquele ponto. Esse fluxo máximo teórico é chamado velocidade da onda de fluxo, $\dot{V}\text{vo} = [1/d \cdot dPtm/dA]^{1/2} \cdot A^{3/2}$, em que d é a densidade do gás, A é a área de secção transversal naquele ponto, e a dPtm/dA é relacionada à elasticidade do tubo. Quanto maior esse valor mais rígido é o tubo (dPtm = derivada pressão transmural). Na expiração a velocidade de propagação da onda aumenta pela maior rigidez das vias aéreas centrais, porém

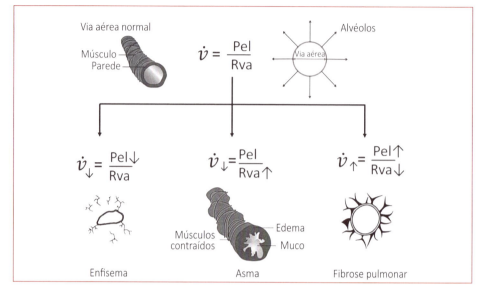

**Figura 2.13.** *Variações do fluxo expiratório por mecanismos diversos.*
Fonte: Arquivo pessoal do autor.

a área tem papel maior, e assim a V̇vo cai em direção à boca. Já o fluxo expiratório se eleva à medida que a área de secção transversal das vias aéreas cai, pelo efeito Bernoulli (quando o gás passa de um tubo mais largo para um mais estreito existe aceleração do fluxo) (Figura 2.14). Acima de determinado valor, o fluxo alcança a velocidade de propagação da onda. Acima desse fluxo máximo, um ponto de estrangulamento se forma, e o fluxo é limitado.

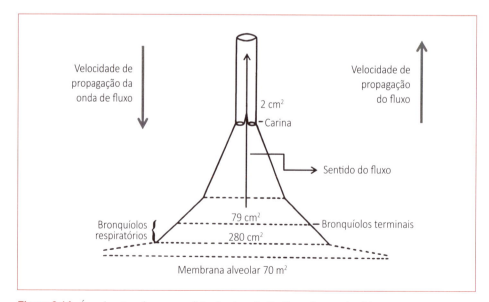

**Figura 2.14.** *Área das vias aéreas, superfície alveolar e limitação ao fluxo expiratório.*
Fonte: Modificada de Horsfield, Brit J Dis Chest 1974;68:145.

Estudos de ambos, indivíduos normais e asmáticos, mostraram que o pico de fluxo expiratório é provavelmente limitado pelo mecanismo de limitação da onda de fluxo. Em menores volumes pulmonares, ambos, a limitação da velocidade da onda e a compressão dinâmica nas pequenas vias aéreas provavelmente contribuem na determinação do fluxo expiratório máximo.

## Referências bibliográficas

1. Rahn H, Otis AB, Chadwick LE, Fenn WO. The pressure-volume diagram of the thorax and lung. Am J Physiol 1946; 146:161-168.
2. Leff AR, Schumaker PT. Lung mechanics: Dynamics. In: Respiratory Physiology. Basics and aplications. Saunders, 1993, p. 24-46.
3. Gibson GJ. Respiratory mechanics. In: Clinical Tests of Respiratory Function. Hodder Arnold, London, 3º Ed, 2009; p3-52.
4. Mead J, Turner JM, Macklem PT, Little JB. Significance of the relationship between lung recoil and maximum expiratory flow. J Appl Physiol. 1967; 22:95-108.
5. Pride NB, Permutt S, Riley RL, Bromberger-Barnea B. Determinants of maximal expiratory flow from the lungs. J Appl Physiol. 1967; 23:646-62.
6. Dawson SV, Elliott EA. Wave-speed limitation on expiratory flow-a unifying concept. J Appl Physiol. 1977; 43:498-515.

# Valores de Referência

Carlos Alberto de Castro Pereira

## Introdução

O passo mais importante no diagnóstico de anormalidades da função pulmonar é definir se os indivíduos estão dentro ou fora de uma faixa de referência.[1] Valores de referência devem ser obtidos da mesma população na qual os testes serão aplicados, desde que variam extensamente, de acordo com os países de derivação.[1,2] O diretor do laboratório de função pulmonar é responsável pela seleção dos valores de referência apropriados. As equações selecionadas para os diversos testes de função pulmonar devem constar de rotina nos relatórios de função pulmonar, para que o colega especialista avalie sua adequação.

São chamados valores de referência aqueles obtidos em indivíduos saudáveis, com índices antropométricos e características étnicas semelhantes aos indivíduos testados.[3] Os indivíduos saudáveis selecionados para derivação dos valores de referência nunca devem ter fumado e não devem ter doenças cardiorrespiratórias atuais ou pregressas. Para isso, um questionário epidemiológico respiratório validado deve ser aplicado.[4]

Os valores de referência são influenciados pelo sexo (homens tem pulmões maiores que as mulheres), estatura (indivíduos mais altos tem maiores volumes pulmonares e fluxos), idade (os valores espirométricos caem com a idade em adultos) e origem étnica (indivíduos pretos e pardos tem menores valores de função pulmonar pela menor relação tronco/membros).[5] O peso corporal é um determinante menos importante dos valores previstos de função pulmonar, de modo que em geral o peso não entra nas equações de referência. Entretanto, reduções de volume pulmonar podem ser atribuídos à obesidade em diversos indivíduos. O mais comum é a redução do VRE e da CRF, de modo que o IMC deve sempre constar dentre as variáveis antropométricas para facilitar a interpretação da função pulmonar.[6] Deve-se notar que as equações de previstos para espirometria em geral excluem obesos.

Em alguns sistemas de função pulmonar, quando se entra a raça negra na identificação do paciente, o sistema usa uma equação para brancos, subtraindo 12% do valor previsto. Isto é incorreto, desde que esse número não é fixo e a diferença pode ser menor.[7]

Cada paciente deve explicitar o grupo étnico a que pertence (cor autorreferida); os técnicos de função não devem determinar o grupo étnico do indivíduo a ser testado, baseado em características subjetivas

## Espirometria ao longo da vida

Os volumes pulmonares e os fluxos expiratórios máximos aumentam progressivamente durante a infância e geralmente se correlacionam bem com a estatura. A razão $VEF_1/CVF$ tende a ser maior em crianças do que em adultos, frequentemente se aproximando de 1,0 nas crianças. Até a puberdade, os volumes pulmonares aumentam progressivamente, aproximadamente em proporção à estatura, porém, em torno da puberdade existe um aumento marcado de todos os índices, especialmente em meninos. Contudo, o estirão de crescimento da função pulmonar da puberdade fica alguns meses atrás do estirão do crescimento corporal, e a função continua a aumentar após a cessação do crescimento somático, alcançando valores de pico em torno de 18 a 20 anos em mulheres e um pouco mais tarde em homens, em torno de 25 anos. Entretanto, na faixa de 18 a 25 anos, o padrão varia entre indivíduos, dependendo também da força dos músculos respiratórios.[8]

O declínio da CVF e do $VEF_1$ leva em conta em geral o coeficiente com a idade derivado de estudos transversais. Por essas equações, o $VEF_1$ declina 20-25 mL/ano, a partir do seu valor máximo. Pelas variações populacionais, diferentes fatores podem afetar a função pulmonar, de maneira que extrapolação desses dados para variações longitudinais, em um determinado indivíduo, não é provavelmente válida. Dados de estudos longitudinais sugerem que, embora a CVF e o $VEF_1$ mostrem perda com a idade, a magnitude desse declínio é menor em comparação ao sugerido por equações transversais, existindo um platô após o pico funcional, com o maior declínio ocorrendo em uma idade mais tardia[8] (Figura 3.1).

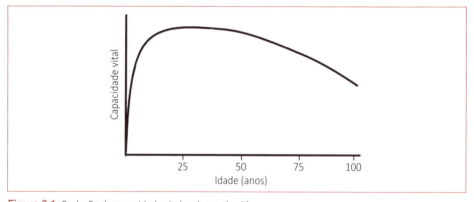

**Figura 3.1.** *Evolução da capacidade vital ao longo da vida.*

Mesmo quando a idade, estatura, sexo e etnia são levados em consideração, a faixa prevista para as medidas de função pulmonar permanece ampla. Isso significa que grandes mudanças com progressão de doença ou em resposta a tratamento podem facilmente ocorrer enquanto os valores do paciente permanecem na faixa prevista. Portanto, sempre que possível, as variações de função pulmonar devem levar em conta valores prévios do paciente (basais), e não os valores previstos.

## Equações de referência

Na ausência de valores populacionais locais, recomendava-se no passado que fosse feita uma comparação de valores obtidos em uma amostra de indivíduos saudáveis com equações de previstos disponíveis. A equação de referência que resultasse na soma dos resíduos (observado – predito) mais próximo de zero seria a mais adequada para o laboratório. No Brasil em 1982, Dias et al. avaliaram 44 indivíduos com idade entre 20 e 30 anos, e concluíram que os valores teóricos que mais se aproximavam eram os sugeridos por Knudson, embora diferenças estatisticamente significantes fossem encontradas no estudo para vários parâmetros.[9,10] Demonstrou-se posteriormente que para validar escolha de equações de referência por esse método, deve-se incluir número maior de indivíduos com características antropométricas variáveis.[11,12]

No Brasil, valores de referência para espirometria na população adulta foram derivadas para a raça branca pela primeira vez em 1992, por meio de espirômetros de fole.[13]

Em 1996, estudo realizado na África do Sul demonstrou que os valores obtidos por espirômetros de fole eram menores em comparação aos obtidos por espirômetro eletrônico de fluxo.[14] A partir destes achados um novo estudo brasileiro foi realizado com espirômetros computadorizados de fluxo. No estudo foram incluídos 643 indivíduos, avaliados em oito grandes centros, de Porto Alegre a Recife. Foram incluídos 270 homens com idade entre 26 e 86 anos, e 373 mulheres com idade entre 20 e 85 anos. Todos os testes incluídos na análise final preencheram critérios rigorosos de aceitação e reprodutibilidade, incluindo diferença ente os dois maiores picos de fluxo < 10%.[15] À semelhança do estudo sul-africano, os valores foram significativamente maiores em comparação àqueles obtidos em 1992, por espirômetros de fole.[13]

Em 2017, estudo relatou valores de referência em uma amostra do Rio de Janeiro, obtidos por um único espirômetro de fole utilizado por vários anos.[16] Como esperado, os valores obtidos foram baixos, atingindo, por exemplo, diferença média de mais de 0,50 L para a CVF no sexo masculino, em comparação aos valores sugeridos em 2007 e a valores de referência de outros estudos.[15,16]

Estudo de validação mostrou a consistência das equações desenvolvidas no Brasil, em 2007, e confirmou que os valores propostos por Knudson subestimam de maneira significativa os valores esperados.[10,17] Apenas 86 homens foram incluídos por Knudson et al. na faixa etária entre 25 e 85 anos e, diferentemente de outros investigadores, os dados espirométricos apresentavam acentuada assimetria. O limite inferior de 95% foi marcadamente diferente quando definido pelo erro padrão de estimativa (EPE), em comparação ao 5º percentil dos resíduos. A CVF aumentou nesse estudo 84 mL/cm de estatura no sexo masculino, sendo a média da literatura 56 ml/cm. Definitivamente essa equação deve ser abandonada.

Em 1993, Quanjer et al. compilaram valores derivados por várias equações na Europa, e sugeriram que os mesmos fossem adotados como referência por todo o continente Europeu (equações denominadas ECCS, *European Community for Steel and Coal*, para serem aplicadas incialmente em mineiros de carvão).[18] Com a derivação de novos valores de referência, em diversos países da Europa, tornou-se claro que as equações propostas por Quanjer et al. subestimavam os valores previstos, o mesmo sendo observado em comparação com a equação brasileira de 2007.[17,19]

Em 2012, uma proposta de equações para adoção universal foi sugerida por Quanjer et al., denominadas *Global Lung Initiative* (*GLI*).[20] No total, 74.187 indivíduos não fumantes de 26 países de cinco continentes foram incluídos em equações derivadas pela combinação de diversos estudos. Testes "discrepantes" (escore $z \leq 5,0$ ou > 5,0) foram excluídos. Isto significa que a dispersão de dados ainda permaneceu grande, desde que os programas estatísticos consideram discrepantes casos com escore $z \leq 3$ ou > 0,3. A qualidade das curvas não foi avaliada. No estudo *GLI* um novo modelo estatístico foi proposto (*LMS*), em substituição aos modelos tradicionais. Nesse modelo, a distribuição da população normal em cada ponto é descrita por: *mu*, a mediana, *sigma*, o coeficiente da variância e *lambda*, um índice de assimetria. O resultado não é uma equação per si, mas um conjunto de tabelas, lidas pelo computador. O método cria um valor previsto contínuo por meio das idades. De acordo com Quanjer, a *GLI* produziu valores de referência espirométricos que seriam mais generalizáveis em diversas populações pela utilização de dados de diversas fontes. Contudo, maior número de indivíduos avaliados não necessariamente significa que os valores são ideais para descrever as características espirométricas de um determinado grupo étnico.

Por esse modelo estatístico, os resíduos têm uma mediana próxima de zero, e uma dispersão menor em comparação àquelas observadas nos modelos lineares, porém as diferenças embora estatisticamente significantes, são muito pequenas e de relevância prática questionável.[16,21]

Comparando a equação *GLI,* com os dados derivados da amostra brasileira utilizada para derivação de valores de referência de 2007, foi observado que tal equação resulta em valores menores no sexo masculino, tanto para os valores previstos, quanto para seus limites inferiores.[22] No sexo feminino, os valores previstos são bastante semelhantes. Já a relação $VEF_1/CVF$ e seu limite inferior é significativamente maior na amostra brasileira em ambos os sexos, o que resulta em menor sensibilidade para o diagnóstico de distúrbio obstrutivo pelo uso da *GLI*. Por exemplo, em um homem de 65 anos de idade com estatura de 170 cm, o limite inferior do valor previsto pela equação brasileira é 0,70, enquanto pelo *GLI* é 0,65. Em uma mulher de 65 anos de idade com 165 cm de estatura, o limite inferior brasileiro é igualmente 0,70 e, pelo *GLI*, 0,66.

Valores diferentes dos propostos pela *GLI* foram encontrados em outros países, incluindo limites inferiores mais elevados para a relação $VEF_1/CVF$ em normais e subestimativa de diagnóstico de limitação ao fluxo aéreo.[23,24]

Com base nos "métodos estatísticos sofisticados" utilizados, na grande amplitude das faixas etária incluídas e no grande número de indivíduos testados, há uma insistência constante do comitê ligado à *GLI* para larga adoção das equações por eles sugeridas.[25,26]

Quanjer et al. publicaram um estudo desqualificando a utilização do $FEF_{25\%-75\%}$ e do $FEF_{75\%}$ para detecção de obstrução precoce ao fluxo aéreo.[27] Esses achados não são surpreendentes, dado a ampla variação dos dados incluídos, e os limites inferiores muito baixos, chegando a 20% em idades mais avançadas.

Prata et al. em 2018, publicou pela primeira vez no Brasil, valores de referência para indivíduos de cor negra, confirmando que os valores são menores em comparação aos observados na cor branca, porém com diferenças menores do que a literatura norte-americana sugere. Esses valores devem ser aplicados mais amplamente no Brasil.[28]

Recentemente, foi publicado um grande estudo brasileiro sobre valores de referência em Pediatria, envolvendo 1.990 crianças.[29] Os dados confirmam que as equações sugeridas pela GLI diferem significativamente, principalmente em não brancos. À semelhança do observado em adultos, a adoção das equações *GLI* irá reduzir a sensibilidade para diagnóstico de obstrução ao fluxo aéreo, desde que os limites inferiores para a relação $VEF_1/CVF$ são significativamente menores pela *GLI*.

Nas Figuras 3.2 e 3.3, são desenhados os valores previstos obtidos por diversas equações ainda usadas em alguns laboratórios de função no Brasil como referência. As equações com maiores valores previstos são as sugeridas por Crapo, Hankinson, a equação brasileira de 2007 e as derivadas pela *GLI*.[15,20,30,31] Resultam em valores previstos bem menores as equações derivadas por Quanjer (ECCS, 1993), as de Knudson e as de Rufino.[10,12,16]

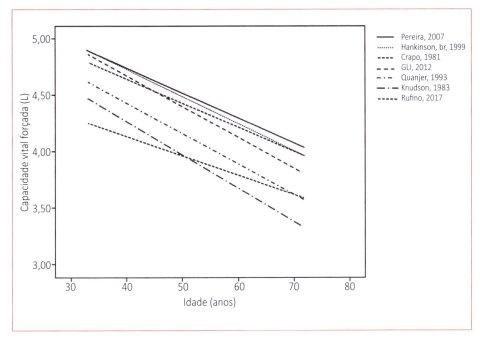

**Figura 3.2.** *Valores previstos de acordo com diversos autores no sexo masculino para indivíduos com 170 cm de estatura.*

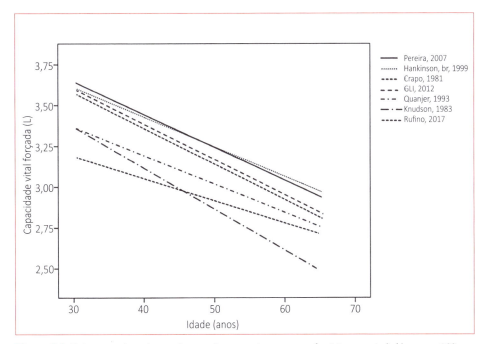

**Figura 3.3.** *Valores previstos de acordo com diversos autores no sexo feminino para indivíduos com 160 cm de estatura.*

Crapo et al. avaliaram 122 indivíduos do sexo feminino e 123 do sexo masculino em *Salt Lake City* (altitude 1.400 m).[30] Esses valores eram tidos como elevados, por serem derivados na altitude; entretanto a altitude que afeta os valores de função pulmonar situa-se acima de 1.800 metros. As equações derivadas no Brasil incluíram indivíduos com até 85 anos de idade. Em alguns sistemas quando idades superiores a esta são inseridas, os valores previstos brasileiros não se tornam disponíveis, porém quando se insere a equação de Crapo surgem valores previstos. Isso é equivocado, desde que apenas dois homens (e nenhuma mulher) tinha idade acima de 85 anos no estudo de Crapo.[30]

Hankinson et al. derivaram valores para espirometria em 7.429 indivíduos não fumantes, de 8 a 80 anos em uma amostra aleatória da população nos Estados Unidos.[31] Os valores foram menores para a cor negra, mas semelhantes entre os hispânicos e os caucasianos, quando corrigidos para a estatura. Essas equações, também referidas como NHANES 3, são largamente utilizadas na América do Norte e foram incorporadas na *GLI*. Como visto nas Figuras 3.2 e 3.3, a equação que mais se aproxima da prevista para a população brasileira de cor branca, de 2007, é a equação de Hankinson para caucasianos. Entretanto, à semelhança do observado com a *GLI*, o LIP para a relação $VEF_1/CVF$ é mais elevado na amostra brasileira, e isto se alarga com a idade, o que torna a equação de Hankinson menos sensível para diagnóstico de LFA (ver *Capítulo 10 – Interpretação e Classificação de Gravidade*).

Comentários sobre as demais equações comparadas nas Figuras 3.2 e 3.3 foram citadas anteriormente.

### Limites inferiores

Os valores biológicos como estatura, CVF e outros, se colocados em ordem, irão seguir uma curva de distribuição denominada "normal" ou Gaussiana. A forma da curva de distribuição normal é caracteristicamente em forma de sino. A dispersão da CVF com a idade observada na população brasileira é mostrada em mulheres na Figura 3.4.

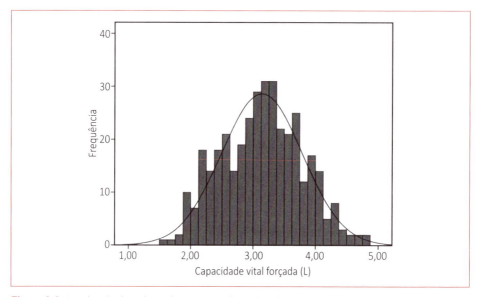

**Figura 3.4.** *Distribuição dos valores da CVF em mulheres brasileiras adultas no Brasil (n = 373).*

A variação dos dados em torno da média é avaliada por medidas chamadas de dispersão, das quais a mais comum é o desvio-padrão (DP). Uma propriedade da curva normal é que conhecendo-se a média e o DP, pode-se calcular o quanto os valores distam da média. A média ± 1 DP engloba 68,2% dos indivíduos da amostra (34,1% em cada lado da média), e a média ± 2 DP engloba 95,4% dos valores da amostra (47,7% em cada lado da média). É usual se descrever os resultados de diversas variáveis como $X \pm 2DP$, o que significa, na prática clínica, que qualquer observação fora dessa faixa será anormal (Figura 3.5). Entretanto, em espirometria o interesse jaz apenas nos limites inferiores e não nos superiores, e quando se utiliza apenas um dos limites (teste unicaudal), o valor da $X$ -1,645 $X$ DP irá incluir 95% acima desse valor, considerando-se, portanto, os 5% abaixo deste valor como reduzidos. O escore z (valor observado – média/desvio padrão), portanto, expressa o quanto, em múltiplos do desvios-padrão o indivíduo dista da média, e será considerado anormal se menor que -1,645 (ex -2,45). Outra maneira de estimar o limite inferior é colocar as diferenças individuais entre o valor observado e a média (resíduos) em ordem crescente, e determinar o limite inferior pelo 5º percentil. Esse método é preferido por muitos por não presumir uma distribuição normal "perfeita" dos dados. Quando a distribuição dos valores em torno da média segue uma curva normal, o 5º percentil e o escore z são muito semelhantes. Nessa situação, a opção por um desses dois métodos é indiferente.

As equações usadas para predição dos valores normais são denominadas **equações de regressão**. Essas equações fazem uma predição ou correlação baseada em um conjunto de relações estatísticas. Em geral, as equações são calculadas para cada sexo e cor. A seguir, a variável (ex-CVF) é desenhada contra as variáveis antropométricas, em geral estatura e idade (Figura 3.6). Daí resulta uma equação multivariada, na qual o coeficiente de estatura é positivo (quanto de volume a CVF aumenta com cada unidade de estatura) e o coeficiente de idade é negativo (quanto de volume da CVF cai com cada ano de idade). Uma constante, o intercepto, deve ser subtraída deste valor para se chegar ao cálculo final. Como exemplo, a CVF prevista obtida em adultos no Brasil no sexo masculino segue a equação: CVF (L) = estatura $\times$ 0,0517 – idade $\times$ 0,0207 – 3,18.

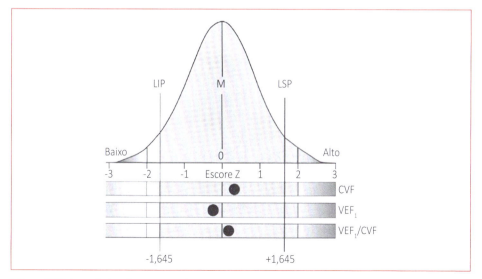

**Figura 3.5.** *Curva de distribuição normal e escore z.*
*LIP = limite inferior do previsto; LSP = limite superior do previsto.*

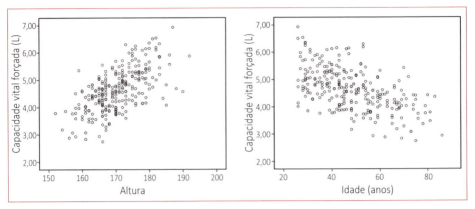

**Figura 3.6.** *Gráficos de dispersão dos valores individuais da CVF contra estatura e idade no sexo masculino em adultos brasileiros de cor branca (n = 270).*

Nem todos os indivíduos de mesma estatura e idade e sexo irão ter os pulmões de mesmo tamanho. As técnicas de regressão pressupõem que os valores de função pulmonar variam simetricamente (distribuição normal) em torno de cada valor médio, expresso pela linha de regressão (Figura 3.7). A diferença entre cada valor medido e o esperado, derivado pela linha de regressão, é chamada resíduo. Quanto mais próximo os resíduos se situarem da linha de regressão, mais estreita será a faixa dos valores previstos. Se a dispersão é constante, ao longo da linha de regressão, o limite inferior será estabelecido pela subtração de um valor fixo do valor previsto (Figura 3.8A). Em adultos, por exemplo, a CVF e o VEF$_1$ no sexo masculino, tem valores de dispersão uniformes, independentes do valor previsto. Disso, resulta que o limite inferior não pode ser estabelecido por uma percentagem fixa, como 80% do previsto para CVF e VEF$_1$ em adultos, uma simplificação ultrapassada.[32]

Se a dispersão em torno da regressão se reduz à medida que o valor previsto cai, de maneira proporcional, os resíduos se ajustarão melhor à distribuição normal por transformação

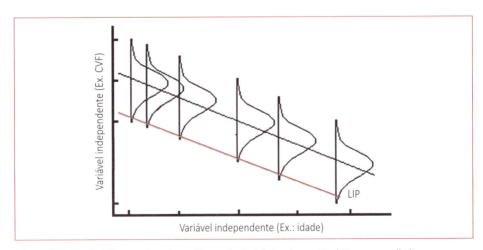

**Figura 3.7.** *Distribuição gaussiana dos resíduos e limite inferior do previsto (LIP, em vermelho).*

logarítmica das variáveis. Nessa situação, o limite inferior é uma percentagem fixa e independe do valor previsto (Figura 3.8B). Os valores espirométricos em crianças e os fluxos em adultos derivados na população brasileira se ajustaram melhor a esse modelo.[15,28,29] O valor previsto para o $FEF_{25\%-75\%}$ em adultos brancos do sexo masculino é expresso por equação logarítmica: $FEF_{25\%-75\%} = 2,7183^{(3,933 - \log n \text{ idade} \times 0,687)}$. Nessa situação, o limite inferior é fixo: Previsto x 0,59 ou aproximadamente 60% do previsto. Se uma equação linear for utilizada, o LIP cairia para valores muito baixos com o avançar da idade, retirando a sensibilidade do parâmetro. Esse é um dos motivos que levou à crença generalizada de que os fluxos não auxiliam na detecção da limitação ao fluxo aéreo.

Quando as equações lineares explicam as variáveis e sua dispersão de maneira semelhante às equações não lineares mais complexas, são preferíveis, por sua simplicidade.

Um valor situado no limite inferior do normal significa que 95% da população saudável de referência têm um valor acima deste. Entretanto, isso não significa que a pessoa sendo avaliada é doente. Para isso, deve ser considerada a probabilidade pré-teste da doença. O questionário respiratório destina-se a avaliar a probabilidade pré-teste. Um valor próximo ao limite inferior pode ser valorizado como anormal na presença de achados indicativos da condição investigada. Obviamente, valores bastante abaixo do limite inferior têm maior valor preditivo positivo para doença (Figura 3.9).

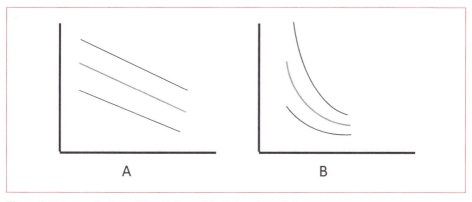

**Figura 3.8.** *Regressão linear (A) e não linear (B) e limites de predição.*

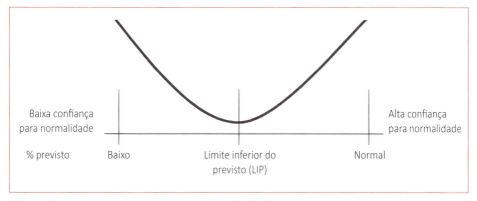

**Figura 3.9.** *Confiança no estabelecimento de normalidade de acordo com a distância do LIP.*

## Referências bibliográficas

1. Pellegrino R, Viegi G, Brusasco V, Crapo RO, Burgos F, Casaburi R, et al. Interpretative strategies for lung function tests. Eur Respir J.2005; 26:948-68.

2. Johnston R. https://www.pftforum.com/blog/category/prediction-equations/

3. Gräsbeck R. The evolution of the reference value concept. Clin Chem Lab Med. 2004; 42:692-7.

4. Aguiar VA, Beppu OS, Romaldini H, Ratto OR, Nakatani J. Validade de um questionário respiratório modificado (ATS-DLD-78) como instrumento de um estudo epidemiológico em nosso meio. J Pneumol. 1988;14:111-6.

5. Becklake MR. Concepts of normality applied to the measurement of lung function. Am J Med. 1986;80;1158–1164.

6. Jones RL, Nzekwu MM. The effects of body mass index on lung volumes. Chest. 2006; 130:827-33.

7. Pellegrino R, Viegi G, Brusasco V, Crapo RO, Burgos F, Casaburi,R, et al. Interpretative strategies for lung function tests. Eur Respir J. 2005; 26:948–968.

8. Gibson GJ. Normal variation. In: Clinical Tests of Respiratory Function. 3th Ed. Hodder Arnold, London, 2009; p 132-146

9. Dias RM, Souza RB, Coutinho ZP. Comparação de equações de regressão de teóricos das curvas volume-tempo e fluxo-volume. J Pneumol 1982; 8:218-225.

10. Knudson RJ, Lebowitz MD, Holberg CJ, Burrows B. Changes in the normal maximal expiratory flow-volume curve with growth and aging. Am Rev Respir Dis. 1983; 127:725-34.

11. Jensen RL, Crapo RO, Flint AK. Problems in selecting representative reference values for spirometry [abstract]. Am J Respir Crit Care Med 2002; 165:A200.

12. Quanjer PH, Stocks J, Cole TJ, Hall GL, Stanojevic S; Global Lungs Initiative. Influence of secular trends and sample size on reference questions for lung function tests. Eur Respir J 2011; 37:658–664.

13. Pereira CAC, Barreto SP, Simões JG, Pereira FWL, Gerstler JG, Nakatani J Valores de referência para espirometria em uma amostra da população brasileira adulta. J Pneumol. 1992; 18:10-22.

14. Louw SJ, Goldin JG, Joubert G. Spirometry of healthy adult South African men. Part I. Normative values. S Afr Med J. 1996; 86:814-9.

15. Pereira CAC, Rodrigues SC, Sato T. Novos valores de referência para espirometria forçada em brasileiros adultos de raça branca. J Bras Pneumol. 2007; 33:397-406.

16. Rufino R, Costa CH, Lopes AJ, Maiworm AI, Maynard K, Silva LMRA, Dias RM. Spirometry reference values in the Brazilian population. Braz J Med Biol Res. 2017;50: e5700.

17. Duarte AA, Pereira CA, Rodrigues SC. Validation of new brazilian predicted values for forced spirometry in caucasians and comparison with predicted values obtained using other reference equations. J Bras Pneumol. 2007; 33:527–535

18. Quanjer PH, Tammeling GJ, Cotes JE, Pedersen OF, Peslin R, Yernault JC. Lung volumes and forced ventilatory flows. Report Working Party Standardization of Lung Function Tests, European Community for Steel and Coal. Official Statement of the European Respiratory Society. Eur Respir J Suppl. 1993; 16:5-40.

19. Degens P, Merget R. Reference values for spirometry of the European Coal and Steel Community: time for change. Eur Respir J. 2008; 31:687-8.

20. Quanjer PH, Stanojevic S, Cole TJ, Baur X, Hall GL, Culver BH, et al. Multi-ethnic reference values for spirometry for the 3-95-yr age range: the global lung function 2012 equations. Eur Respir J. 2012; 40:1324-43.

21. Martínez-Briseño D, Gochicoa-Rangel L, Torre-Bouscoulet L, et al. Comparing Spirometric Reference Values from Childhood to Old Age Estimated by LMS and Linear Regression Models. Arch Bronconeumol. 2020; S0300-2896(20)30020-X.

22. Pereira CA, Duarte AA, Gimenez A, Soares MR. Comparison between reference values for FVC, FEV1, and FEV1/FVC ratio in White adults in Brazil and those suggested by the Global Lung Function Initiative 2012. J Bras Pneumol. 2014; 40:397–402.

23. Backman H, Lindberg A, Odén A, Ekerljung L, Hedman L, Kainu A et al. Reference values for spirometry - report from the Obstructive Lung Disease in Northern Sweden studies. Eur Clin Respir J. 2015; 2.

24. Chaiwong W, Pothirat C, Liwsrisakun C, Phetsuk N, Bumroongkit C, Deesomchok A, et al. Effect of the Application of the Global Lung Initiative 2012 Spirometry Reference Equation on the Diagnosing and Classifying Degree of Airway Obstruction in Thai Adults Aged 40 to 80 Years Old. Medicina (Kaunas). 2019; 55:295.

25. Haynes JM, Kaminsky DA, Stanojevic S, Ruppel GL. Pulmonary Function Reference Equations: A Brief History to Explain All the Confusion [published online ahead of print, 2020 Mar 10]. Respir Care. 2020; respcare.07188.

26. Cooper BG, Stocks J, Hall GL, Culver B, Steenbruggen I, Carter KW, et al. The Global Lung Function Initiative (GLI) Network: bringing the world's respiratory reference values together. Breathe (Sheff). 2017;13: e56-e64.

27. Quanjer PH, Weiner DJ, Pretto JJ, Brazzale DJ, Boros PW. Measurement of FEF25%-75% and FEF75% does not contribute to clinical decision making. Eur Respir J. 2014; 43:1051-1058.

28. Prata TA, Mancuzo E, Pereira CAC, Miranda SP, Sadigursky LV, Hirotsu C, Tufik S. Spirometry reference values for Black adults in Brazil. J Bras Pneumol. 2018; 44:449-455.

29. Jones MH, Vasconcellos PCV, Lanza FC, Silva DCFMF, Pitrez PM, Olmedo APBF, et al. Valores de referência de espirometria para crianças brasileiras. J Bras Pneumol 2020; 46; e 20190138.

30. Crapo RO, Morris AH, Gardner RM. Reference spirometric values using techniques and equipment that meet ATS recommendations. Am Rev Respir Dis. 1981; 123:659-664.

31. Hankinson JL, Odencrantz JR, Fedan KB. Spirometric reference values from a sample of the general U.S. population. Am J Respir Crit Care Med. 1999; 159:179–187.

32. Miller MR, Quanjer PH, Swanney MP, Ruppel G, Enright PL. Interpreting lung function data using 80% predicted and fixed thresholds misclassifies more than 20% of patients. Chest 2011; 139:52-59.

# Aspectos Técnicos da Espirometria

Maria Raquel Soares ♦ Carlos Alberto de Castro Pereira

## Introdução

A espirometria (do latim *spirare* = respirar + *metrum* = medida) é a medida do ar que entra e sai dos pulmões. Pode ser realizada durante respiração lenta ou durante manobras respiratórias forçadas. Neste capítulo, serão abordadas as manobras de capacidade vital lenta (CV) e a capacidade vital forçada (CVF) e seus componentes. A interpretação e a prova broncodilatadora será objeto de outros capítulos.

A espirometria é um teste que auxilia na prevenção, permite o diagnóstico e a quantificação dos distúrbios ventilatórios. É um exame que deve ser parte integrante da avaliação de pacientes com sintomas respiratórios ou doença respiratória conhecida.

A espirometria é um exame peculiar em medicina, posto que exige a compreensão e colaboração do paciente, equipamentos exatos e emprego de técnicas padronizadas aplicadas por pessoal especialmente treinado. Os valores obtidos devem ser comparados a valores previstos adequados para a população avaliada e sua interpretação deve ser feita à luz dos dados clínicos e epidemiológicos.[1,2]

A Figura 4.1 apresenta um algoritmo das etapas para obtenção das curvas até à interpretação da espirometria.

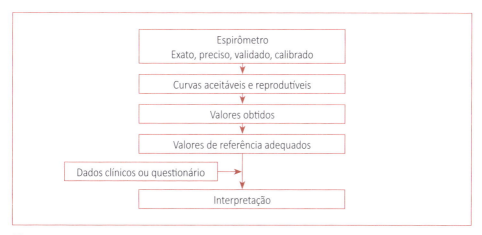

**Figura 4.1.** *Etapas para obtenção até interpretação da espirometria.*

A responsabilidade para a realização, acurácia e interpretação da espirometria é prerrogativa dos pneumologistas. Um estudo envolvendo em torno de 30 mil exames na Suíça realizados em cuidados primários mostrou que apenas 34% dos exames tinham três testes aceitáveis e dois reprodutíveis, com diferenças entre os melhores valores de CVF e do Volume Expiratório Forçado no Primeiro Segundo ($VEF_1$) ≤ 150 mL.[3] Em um estudo espanhol controlado, enfermeiras após treinamento realizaram 4.581 testes, avaliados por telemedicina. Um grupo discutia semanalmente com o centro coordenador os testes e eventuais correções, e o outro grupo não. No primeiro grupo, em torno de 70% conseguiram testes considerados adequados e no segundo grupo em torno de 60%. Testes considerados adequados incluíam aqueles com diferenças de CVF e $VEF_1$ de até 200 mL.[4]

## Indicações

A espirometria pode ser indicada por uma larga variedade de razões.[5] As principais estão listadas na Tabela 4.1.

**Tabela 4.1.** Indicações da espirometria

| |
|---|
| • Diagnóstico em pacientes que apresentam sinais ou sintomas pulmonares |
| • Quantificar as manifestações de várias doenças sobre os pulmões |
| • Avaliação pré-operatória |
| • Seguimento da evolução das doenças pulmonares e monitorização após intervenções terapêuticas |
| • Monitorizar a função pulmonar em exposições ocupacionais e ambientais que envolvem agentes de risco |
| • Avaliação de disfunção ou incapacidade |
| • Derivação de valores de referência e levantamentos epidemiológicos |

Espirometria é frequentemente **diagnóstica** em pacientes que apresentam sinais ou sintomas pulmonares tais como: cianose, dispneia, aperto no peito, sibilância, tosse, expectoração crônica; sons respiratórios anormais ou reduzidos, anormalidades da parede torácica; alterações na radiografia ou tomografia de tórax e nas medidas dos gases arteriais ou na oximetria de pulso, e em casos de policitemia.

A espirometria também é útil para **quantificar** as manifestações de várias doenças sobre os pulmões tais como: DPOC, asma, doenças intersticiais, ICC e doenças neuromusculares. A gravidade do distúrbio funcional encontrado tem valor prognóstico em diversas condições.[6-8] Outras indicações incluem avaliação pré-operatória e procedimentos tais como transplante de pulmão e cirurgia redutora de volume. Na **avaliação pré-operatória**, espirometria é essencial em candidatos à ressecção pulmonar (lobectomia, pneumonectomia), em outros procedimentos torácicos com esternotomia, em procedimentos cirúrgicos de abdômen superior, em sintomáticos respiratórios com história pregressa de asma, na presença de doença pulmonar definida e em candidatos à cirurgia bariátrica.[9,10]

A espirometria também é comumente empregada para **monitorização** após intervenções terapêuticas. O exemplo mais comum é avaliação da resposta a broncodilatadores. Variáveis espirométricas (CVF e $VEF_1$, especialmente após administração de broncodilatador) são os parâmetros básicos para acompanhar o curso das doenças pulmonares obstrutivas.[1]

A medida da CVF é também básica para o acompanhamento de doenças intersticiais e neuromusculares. Nas doenças intersticiais, a medida da difusão de monóxido de carbono (DCO), deve sempre acompanhar a espirometria.

A espirometria é largamente utilizada para monitorizar a função pulmonar em **exposições** ocupacionais e ambientais que envolvem agentes de risco. Análise das evidências mostra que embora o **rastreamento de todos os fumantes** para detecção de DPOC pelo uso da espirometria encontre uma porcentagem de casos, não muda os desfechos de maneira custo-efetiva.[11] Contudo, em fumantes individuais, uma busca detalhada por meio de questionário específico pode detectar sintomáticos que se beneficiarão do diagnóstico precoce de DPOC, com implicações terapêuticas de impacto relevante. DPOC deve ser suspeitada e espirometria indicada, na presença de um ou mais dos indicadores abaixo em indivíduos com mais de 40 anos de idade: dispneia, tosse crônica, expectoração crônica, infecções recorrentes do trato respiratório inferior, presença de fatores de risco (o mais comum sendo o tabagismo), história familiar de DPOC ou fatores presentes na infância como infecção respiratória ou baixo peso ao nascimento.[12]

A utilidade do uso de medidas de função pulmonar (espirometria e medidas da DCO) para monitorização de possível toxicidade pulmonar por fármacos em indivíduos assintomáticos é limitada.[13]

Avaliação da **disfunção ou incapacidade** frequentemente incorpora a espirometria, bem como medidas funcionais são largamente utilizadas em programas de reabilitação.

**Outras aplicações** da espirometria incluem a derivação de valores de referência e levantamentos epidemiológicos.

## Contraindicações

A manobra da capacidade vital forçada que é realizada na espirometria aumenta as pressões intratorácica, intra-abdominal e intracraniana.[14,15]

Riscos potenciais da espirometria estão relacionados principalmente a pressões máximas geradas no tórax e seu impacto sobre o abdômen, órgãos torácicos, retorno venoso, pressão arterial sistêmica e expansão de parede torácica e pulmão. Doenças transmissíveis ativas, como a tuberculose (TB), a hepatite B e a contaminação pelo HIV, também devem ser levadas em consideração. Embora esses riscos sejam mínimos para a maioria dos pacientes, riscos potenciais associados ao teste devem sempre ser ponderados em relação ao benefício de obter informações sobre a função pulmonar.

Em 2011, Cooper et al. revisaram a base de evidências para as contraindicações descritas em documentos prévios a fim de sugerir novas recomendações.[14] Os autores ponderam que o gerenciamento de riscos é composto por dois componentes: a probabilidade de um evento acontecer e a gravidade das consequências para o paciente se o evento acontece.

Uma revisão recente de 20 anos, de 186 mil testes de função pulmonar, em uma instituição terciária, constatou que incidentes de segurança do paciente ocorreram em cinco de cada 10 mil testes de rotina de função pulmonar (excluindo testes de exercício e de broncoprovocação) sendo considerados procedimentos de baixo risco.[15]

Os procedimentos cirúrgicos que podem ser afetados pelo teste da função pulmonar incluem as seguintes categorias: cirurgia abdominal, cirurgia ocular, cirurgia torácica, cirurgia de ouvido e cirurgia cerebral. Até o momento não há ensaios clínicos randomizados publicados nessa área. As recomendações são feitas por meio das informações de pequenos estudos em cada área. Nos casos de cirurgias recentes, sempre levando em consideração o tempo de cicatrização do tecido em questão e a evidência de complicações perioperatórias. São, portanto, consideradas contraindicações relativas e estão resumidas na Tabela 4.2.[14,16,17] Aneurismas de aorta tanto torácicos como abdominais não são mais considerados contraindicações para realização de espirometria.[16,17]

**Tabela 4.2.** Contraindicações relativas à espirometria

| |
|---|
| **Por condições gerais:** |
| • Demência ou confusão mental |
| • Dor oral ou facial pela peça bucal |
| **Por aumento da demanda miocárdica ou alterações na pressão arterial:** |
| • Infarto agudo do miocárdio em uma semana |
| • Hipotensão sistêmica ou hipertensão grave |
| • Arritmia atrial/ventricular significativa |
| • Insuficiência cardíaca não compensada |
| • Hipertensão pulmonar não controlada |
| • *Cor pulmonale* agudo |
| • Embolia pulmonar clinicamente instável |
| • História de síncope relacionada à expiração forçada/tosse |
| **Por aumento da pressão intracraniana/intraocular:** |
| • Aneurisma cerebral |
| • Cirurgia cerebral dentro de quatro semanas |
| • Concussão recente com sintomas contínuos |
| • Cirurgia ocular (uma semana a seis meses dependendo da cirurgia) |
| **Por aumentos nas pressões sinusal e do ouvido médio:** |
| • Cirurgia sinusal ou cirurgia do ouvido médio ou infecção dentro de uma semana |
| **Por aumento da pressão intratorácica e intra-abdominal:** |
| • Presença de pneumotórax (duas semanas) |
| • Cirurgia torácica em quatro semanas |
| • Cirurgia abdominal dentro de quatro semanas |
| • Gravidez tardia |
| • Incontinência de estresse |
| • Dor torácica ou abdominal |
| **Por problemas de controle de infecção:** |
| • Infecção respiratória ou sistêmica transmissível ativa ou suspeita, incluindo tuberculose |
| • Condições físicas que predispõem à transmissão de infecções, como hemoptise, secreções significativas ou lesões orais ou sangramento oral |

*Fonte: Baseada em Graham, 2019.[16]*

As contraindicações para espirometria do ponto de vista de infecção são multifatoriais e devem ser avaliadas caso a caso. O uso de filtro bacteriológico descartável acoplado aos equipamentos de função pulmonar modernos, praticamente anula esse risco de transmissão. O número de casos documentados de transmissão de infecção pelo teste de função pulmonar é muito pequeno, mas o potencial de risco é real. Devem ser tomadas precauções extras em pacientes com suspeita de tuberculose, hemoptise, lesões orais ou outras doenças infecciosas transmissíveis conhecidas. As possíveis precauções incluem reservar equipamentos com o único objetivo de testar pacientes infectados ou testá-los no final do dia afim de permitir tempo para desmontagem e desinfecção do espirômetro, com os devidos processos de higiene preconizados.[18] Frente a casos cada vez mais frequentes de TB multirresistente, a antiga permissão de realização de função pulmonar após 15 dias de uso de tuberculostáticos em pacientes diagnosticados com TB não procede mais. O risco *vs.* benefício deve ser avaliado em todo caso diagnosticado ou suspeito de TB e, se mantida a indicação, seguir as precauções descritas anteriormente.

Em 2020, surgiu a COVID19, doença transmitida pelo vírus SARS-COV-2, por meio da inalação de gotículas de saliva e de secreções respiratórias que ficam suspensas no ar quando a pessoa portadora do vírus tosse ou espirra. Os testes de função pulmonar, que podem resultar em alta geração de aerossóis e espalhar gotículas de um indivíduo infectado (mesmo que sejam assintomáticos), passaram a apresentar desafios únicos durante a pandemia de COVID-19. A contaminação cruzada de equipamentos, salas de teste, áreas de espera e corredores pode resultar em transmissão viral para a equipe e outros pacientes, particularmente pacientes vulneráveis.[19] Esse problema ainda se perpetuará por um bom tempo, até o momento que uma vacina venha a ser aprovada e toda a população mundial possa ter acesso. Desse modo, sociedades internacionais, assim como a Sociedade Brasileira de Pneumologia e Tisiologia, sugeriram uma nova rotina de trabalho nos laboratórios de função pulmonar (Ler apêndice no final do livro).

Por ser uma doença recente, ainda não existe na literatura até o momento estudos sobre métodos de desinfecção que possam garantir a realização de exames de função pulmonar com isenção completa de risco. A estratégia sempre dependerá de preferências institucionais, recursos e prevalência local. Isso levou a tempos de teste mais longos, necessidade de mais itens de consumo, resultando na reorganização da prática diária e desacelerando o fluxo de pacientes avaliados.

## Capacidade vital lenta

A CV é a mudança de volume medido na boca entre as posições de plena inspiração e expiração completa, sem esforço máximo. Deve ser medida antes da manobra da CVF. O gráfico selecionado deve ser sempre mostrado no relatório final.

A medida da CV lenta é importante. As subdivisões da CV – capacidade inspiratória (CI) e volume de reserva expiratório (VRE) – são usados no cálculo do volume residual (VR) e da capacidade pulmonar total (CPT).

A medida da CI tornou-se relevante nos últimos anos como indicativa de hiperinsuflação pulmonar na fase pré-broncodilatador e de melhora na capacidade de exercício quando seu valor melhora pós-broncodilatador[20] (ver *Capítulo 8 – Prova Broncodilatadora*).

A medida pode ser feita de duas maneiras:[21]
- Capacidade vital inspiratória (CVI) – A medida é realizada de maneira relaxada, partindo da posição de plena expiração até a inspiração máxima.
- Capacidade vital expiratória (CVE) – A medida é feita de modo semelhante, a partir da posição de plena inspiração até a expiração máxima.

As manobras de CV lenta expiratória e inspiratória são mostradas na Figura 4.2.

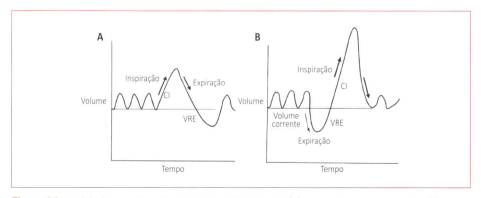

**Figura 4.2.** *Medida das manobras de capacidade vital expiratória (A) e capacidade vital inspiratória (B).*
*CI = capacidade inspiratória; VRE = volume de reserva expiratório.*

**Uma manobra de CV lenta pode ser considerada aceitável se os seguintes critérios são preenchidos:**[16,22,23]

1) O volume expiratório final das três respirações que imediatamente precedem a manobra de CV não deve variar mais 100 mL. A variação do nível expiratório final usualmente indica que o indivíduo não está respirando de maneira consistente próximo à capacidade residual funcional (CRF), ou que um vazamento está presente. Mesmo se o nível expiratório final é constante, o volume corrente usualmente aumenta quando o indivíduo é solicitado a respirar por meio de peça bucal com clipe nasal. O aumento do volume corrente pode mudar a CI ou o VRE, dependendo do padrão respiratório que o indivíduo assume.

2) O indivíduo deveria expirar até o VR e então inspirar sem interrupção até a CPT (CV inspiratória), ou inspirar até a CPT e expirar até o VR (CV expiratória). Um platô de volume deve ocorrer ao final da expiração e inspiração máximas (variação de 25 mL no último segundo ou tempo expiratório > 15 segundos). A CI e o VRE devem ser obtidos da mesma manobra, aquela com maior valor de CV. A ATS/ERS e outros autores sugerem que a CI seja calculada como a média dos valores das três curvas aceitáveis, mas os sistemas de espirometria não realizam esse cálculo.[16]

3) Pelo menos três manobras de CV aceitáveis deveriam ser obtidas. Os volumes destas tentativas deveriam diferir < 150 mL. Se os valores de CV não estão dentro de 150 mL, a manobra deve ser repetida.

4) Critérios para reprodutibilidade foram sugeridos para a diferença CV-CVF. A CV não deveria diferir mais de 100, 150 ou 200 mL da maior CVF, de acordo com diferentes sugestões.[16,22,23] Entretanto, em um estudo que avaliou valores de referência para espirometria e volumes pulmonares no Brasil, em 122 indivíduos de cada sexo, a CVF foi significativamente menor em comparação à CV.[24,25] O 90º percentil da diferença foi de aproximadamente 300 mL no sexo masculino e 150 mL no sexo feminino. Portanto, um valor fixo para ambos os sexos não pode ser utilizado para caracterizar diferença significativa entre CV e CVF. A CVF é influenciada pela compressão do gás intratorácico e fechamento das vias aéreas, os quais são influenciados pelo volume e força muscular (maiores no sexo masculino) resultando em maiores diferenças entre CV e CVF. No estudo brasileiro, as diferenças acima de 200 mL foram mais frequentemente encontradas em homens mais jovens e com maiores valores de CVF, corroborando os dados já citados. Em outros estudos populacionais, essa diferença também aumentou com a idade.[26,27]

Indivíduos com obstrução importante ao fluxo aéreo tem mais frequentemente CVF menor do que a CV, mas a diferença deve ser interpretada com os cuidados já referidos.

## Capacidade vital forçada

Capacidade vital forçada é o volume de ar expirado de maneira forçada após uma manobra inspiratória máxima, e a quantidade de ar exalada durante o primeiro minuto dessa manobra é o $VEF_1$.

A curva fluxo-volume mostra que o fluxo é máximo (Pico de Fluxo Expiratório – PFE) logo no início da expiração, próximo à CPT, havendo redução dos fluxos à medida que o volume pulmonar se aproxima do VR. Os fluxos no início da expiração, próximos ao PFE, representam a porção esforço-dependente da curva, porque podem ser aumentados com maior esforço por parte do paciente. Os fluxos após a expiração dos primeiros 30% da CVF são máximos após um esforço expiratório modesto e representam a chamada porção relativamente esforço-independente da curva.

A CVF é o teste de função pulmonar mais importante porque durante a expiração existe um limite para o fluxo máximo que pode ser atingido em qualquer volume pulmonar. Como esta curva define um limite para o fluxo, ela é altamente reprodutível em um dado indivíduo e, mais importante, o fluxo máximo é muito sensível na maioria das doenças comuns que afetam os pulmões. Todo exame de espirometria deve ter a visualização concomitante das curvas de fluxo-volume e de volume-tempo, seja durante a execução, seja no relatório final.

Um esforço inicial submáximo será claramente demonstrado na curva fluxo-volume, mas será bem menos evidente na curva volume-tempo. Já a detecção de um fluxo constante próximo ou igual a zero no final da curva expiratória forçada será facilmente perceptível na curva de volume-tempo e será menos evidente na curva fluxo-volume. Provém daí a importância da avaliação da curva fluxo-volume para verificar a colaboração do paciente no início da manobra expiratória e da curva volume-tempo para análise dos critérios do final do teste. Uma vez treinado, o paciente pode reproduzir razoavelmente o esforço máximo expiratório inicial.

Muitos equipamentos portáteis são disponíveis para medir o fluxo máximo isoladamente durante uma expiração forçada. O PFE neste caso é expresso em L/min e não em L/s como na espirometria (ver *Capítulo 5 – Pico de Fluxo Expiratório*).

Após o término da expiração forçada solicita-se ao paciente que faça uma inspiração máxima, sendo o conjunto denominado alça fluxo-volume. Os parâmetros principais obtidos são o $VEF_1$ e a CVF, porém outros parâmetros podem ser derivados destas curvas (Figura 4.3A). Dentre eles, deve constar no relatório numérico os fluxos instantâneos: PFE, Fluxo Expiratório Forçado em 50% da CVF ($FEF_{50\%}$) e Fluxo Expiratório Forçado em 75% da CVF ($FEF_{75\%}$). O equivalente ao $FEF_{50\%}$ derivado da curva de volume tempo é o $FEF_{25\%-75\%}$, que deriva o fluxo médio após a expiração de 25%-75% da manobra da CVF (Figura 4.3B). Embora os fluxos no meio da curva, como o fluxo expiratório em 50% da CVF ($FEF_{50\%}$), sejam grandemente esforço-independentes, eles dependem em grande parte do volume pulmonar e do tamanho das vias aéreas, sendo estas duas variáveis frouxamente inter-relacionadas (disanapse)[28,29] (ver *Capítulo 8 – Prova Broncodilatadora*). Como resultado, a faixa normal para estes fluxos é bem maior do que as medidas esforço-dependentes, como o $VEF_1$ e o PFE.

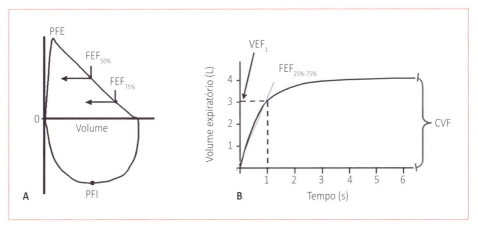

**Figura 4.3.** *Capacidade vital forçada. Curva fluxo-volume* **(A)** *e curva volume-tempo* **(B)**.

Na literatura, os valores de referência para os fluxos são na quase totalidade das vezes derivados por equações lineares ou outras inadequadas, o que amplia muito sua variabilidade, e resultam na conclusão de que são inúteis na interpretação da espirometria.[30] Os fluxos instantâneos devem ser derivados por equações logarítmicas.[31] Pelo uso de equações adequadas e por sua alta sensibilidade, os fluxos médios e terminais podem ser isoladamente anormais nas fases iniciais de distúrbios obstrutivos.[32,33] Antes do advento da curva fluxo-volume foi descrito o $FEF_{25\%-75\%}$, com o intuito de evitar as porções inicial e final da curva volume-tempo, na época imprecisas.[34] Posteriormente, com o desenvolvimento da curva fluxo-volume, os fluxos passaram a ser medidos diretamente no volume de interesse, por exemplo, FEF em 50% da CVF ($FEF_{50\%}$).[35] Os fluxos são habitualmente expressos nos pontos onde determinados volumes já foram eliminados, com a percentagem subscrita referindo-se à CVF, por exemplo: $FEF_{75\%}$ refere-se ao fluxo instantâneo máximo após a expiração de 75% da CVF. Alguns sistemas de espirometria europeus ainda mantêm a numeração inversa, isto é, o $FEF_{75\%}$ seria aquele ponto no qual 75% da CVF está para ser eliminada (atual $FEF_{25\%}$). Estes sistemas também chamam o $FEF_{25\%-75\%}$ ainda de MMEF, de "*maximal-mid expiratory flow*".

O cálculo do fluxo médio na porção média da curva expiratória é simplesmente o volume expirado dividido pelo tempo requerido entre os pontos 25% e 75%.

Os fluxos são dependentes da retração elástica e do calibre das vias aéreas naquele ponto, sendo estes dependentes do volume pulmonar. A retirada de um pulmão normal, irá reduzir os fluxos à metade aproximadamente. Já em um caso de fibrose pulmonar com CVF = 50% do previsto, a elevada retração elástica e a queda da resistência das vias aéreas pelo efeito da tração da fibrose sobre os brônquios, pode resultar em fluxos normais ou mesmo elevados. A influência do volume sobre os fluxos pode ser reduzida, dividindo-se os fluxos pela CVF, como $FEF_{25\%-75\%}$/CVF ou pelo cálculo do tempo para expiração do $FEF_{25\%-75\%}$, ($TFEF_{25\%-75\%}$) que também corrige para o volume (ver *Capítulo 10 – Interpretação e Classificação de Gravidade*).

O $FEF_{25\%-75\%}$, como os demais fluxos, deve ser selecionado da curva com maior soma de CVF e $VEF_1$.[22]

Os dados registrados pelo computador permitem o cálculo do $VEF_t$ e o $VEF_t\%$ e suas relações como $VEF_3$/CVF ou $VEF_3$/$VEF_6$ (ver *Capítulo 10 – Interpretação e Classificação de Gravidade*).

O armazenamento pelo computador de várias curvas fluxo-volume permite posteriormente sua superposição e comparação, o que é extremamente útil para avaliação da colaboração do paciente e para avaliar a resposta ao broncodilatador e durante os testes de broncoprovocação. Frequentemente também a curva fluxo-volume prevista é desenhada para comparação visual.

## Calibração e controle de qualidade

Para uma espirometria de qualidade, quatro pontos especiais devem ser levados em consideração: 1) A obtenção dos dados antropométricos corretos; 2) acurácia e precisão do equipamento; 3) um paciente colaborativo capaz de realizar testes aceitáveis e reprodutíveis, e; 4) um técnico altamente motivado para conseguir o máximo do indivíduo testado.[10]

Todo exame na área médica deve ter acurácia e precisão. Acurácia ou exatidão reflete o grau de concordância entre o resultado da medida e o valor real da grandeza medida. Precisão é sinônimo de reprodutibilidade, isto é, os valores obtidos são iguais quando repetidos. Um espirômetro ou outro equipamento pode ser preciso, isto é, mostra resultados reprodutíveis, porém inacurados. O equipamento, portanto, precisa ser preciso (ou exato) e acurado.

A calibração do espirômetro é usualmente realizada pelo fabricante. Ela estabelece a relação entre o fluxo ou o volume medido pelo espirômetro e o fluxo e o volume atual. Uma verificação da calibração é diferente da calibração no sentido que o espirômetro é testado para verificar se os resultados se encontram em uma faixa aceitável. A acurácia do volume do espirômetro deve ser checada diariamente com a seringa de três litros. Os limites máximos aceitos são de ± 2,5% para o sistema e ± 0,5% para a seringa, de modo que com uma seringa de 3,00 L, a faixa aceitável varia entre 2,91 e 3,09 L.[16] Se um filtro é usado nos testes a checagem de calibração deve incluir a inserção do filtro. Durante o procedimento para verificação da calibração, o fluxo zero deve permanecer estável, isto é, nenhum fluxo deve ocorrer no sensor. Um pequeno erro na estimativa do fluxo zero irá acarretar erro de leitura no volume, particularmente na CVF, para mais ou para menos.[36]

A seringa deve ser testada anualmente.

A seringa de calibração é usada para realização de pelo menos três manobras diferentes em diferentes fluxos variando entre 0,5 (muito lento) e 12 (muito rápido) L/s. Isso corresponde a tempos de injeção de aproximadamente 6 segundos e menos de 0,5 segundo. O processo de injeção de um volume conhecido (ex.: 3 L) em diferentes velocidades assegura que o equipamento é linear na faixa dos fluxos usados. Se o espirômetro não consegue medir o volume da seringa de calibração dentro de ± 3,0%, o equipamento não deve ser utilizado até à revisão. Os testes de calibração devem ser registrados. Atualmente dispomos de aparelhos modernos, de boa qualidade e que possuem *softwares* avançados com tutoriais de auxílio da calibração (teste diário com seringa de volume) e ajustes de temperatura e pressão. Qualquer alteração no funcionamento é prontamente detectada e, ainda podemos contar com a assistência técnica se necessário. No entanto, vale considerar sempre avaliar a acurácia e a precisão de um espirômetro por meio de **controles biológicos**.

Controles biológicos são medidas repetidas (avaliação semiquantitativa) de dois a três indivíduos disponíveis sem doença respiratória, não fumantes, a cada 15 dias. A princípio a média e a variabilidade das medidas são estabelecidas por medidas diárias obtidas por 7-10 dias e seu valor médio e desvio-padrão é calculado e registrado. Os resultados de determinado controle biológico devem se situar no intervalo da média ± 2 DP.[37] Embora os parâmetros funcionais exibam variabilidade, todos os aspectos do teste são avaliados e podem ser comparados entre datas dos testes de um mesmo voluntário. Esse tipo de teste pode ser utilizado inclusive para comparar espirômetros de diferentes laboratórios.

Os técnicos de função pulmonar devem ter seu desempenho testado constantemente, e reuniões com o responsável pelo laboratório devem ser frequentes para checagem e correção de eventuais erros.

## BTPS

Quando um paciente sopra em um tubo de espirômetro, o ar exalado proveniente dos pulmões está a 37 ºC e saturado com vapor d'água. À medida que o ar penetra no espirômetro existe uma redução de volume pela queda de temperatura. Esse efeito é mais evidente em espirômetros de volume, e pouco relevante em espirômetros de fluxo, embora os cálculos levem em conta sempre a temperatura corporal e a pressão saturada com vapor d'água (BTPS). Idealmente a temperatura deve ser medida internamente no espirômetro.[16]

A pressão barométrica deve ser baseada na média anual de cada localização, que pode ser obtida sabendo-se a altitude. A aplicação de fator de correção diário para a pressão atmosférica não é necessária. O fator de correção é menor do que os erros potenciais da medida de pressão. A aquisição de um barômetro é, portanto, dispensável. Como exemplo, a pressão atmosférica em São Paulo varia em torno de 700 mmHg (760 m de altitude).[22]

## Atividades que devem ser evitadas antes do teste da função pulmonar

Todos os indivíduos devem evitar as atividades listadas na Tabela 4.3 antes do teste, e essas orientações, juntamente com instruções sobre a suspensão de medicamentos, devem ser dadas ao indivíduo no momento da marcação do exame.[16,22,38] Broncodilatadores de ação curta devem ser suspensos por 4 horas, de ação prolongada por 12 horas antes dos testes e os de ultralonga ação por 24 horas antes, se o objetivo for a verificação da presença de obstrução reversível.[39] Se a finalidade do exame for encontrar máxima função pulmonar, ou se a suspensão resultar em dispneia acentuada, broncodilatadores podem ser mantidos.

**Tabela 4.3.** Atividades que devem ser evitadas antes do teste de espirometria

| |
|---|
| • Uso de fumo e cigarro eletrônico dentro de 1 hora antes do teste (para evitar broncoconstrição aguda devido à inalação de fumaça) |
| • Consumir substâncias intoxicantes dentro de 8 horas antes do teste (para evitar problemas de coordenação, compreensão e capacidade física) |
| • Realização de exercícios vigorosos dentro de 1 hora antes do teste (para evitar potencial broncoconstrição induzida pelo exercício) |
| • Vestir roupas que restrinjam substancialmente a expansão torácica e abdominal (para evitar restrições externas à função pulmonar) |

*Fonte: Baseada em Graham, 2019.[16]*

O técnico deve registrar o tipo e a dosagem de qualquer medicamento que possa alterar a função pulmonar e quando os medicamentos foram administrados pela última vez. O técnico deve também observar e registrar sinais ou sintomas, como tosse, chiado no peito, dispneia ou cianose.

As próteses dentárias, se bem ajustadas, podem ser mantidas. Um estudo de 2001, relatou que os resultados da espirometria, geralmente, eram melhores com as dentaduras mantidas, mas, em outro estudo maior, de 2018, a CVF foi em média 0,080 L mais alta quando as dentaduras eram removidas.[40,41] Deve-se considerar o que é mais confortável e o melhor adaptado para o indivíduo que irá realizar o exame.

## Dados antropométricos

A **idade** e o **sexo** devem ser registrados corretamente. A idade deve ser calculada usando a data de nascimento e a data do teste. A idade deve ser informada em anos com uma casa decimal. O sexo do nascimento é o que deve ser incluído nas informações do indivíduo ao realizar a espirometria. Os indivíduos devem ser informados que, embora sua identidade de gênero seja respeitada, prevalece a informação do sexo ao nascimento, que é o determinante do tamanho previsto do pulmão. A entrada incorreta de sexo ao nascimento pode levar a diagnóstico e tratamento incorretos.[16]

A **estatura** é o fator mais importante na determinação dos valores previstos para variáveis espirométricas e sua medida deve ser rigorosa e sem sapatos. A estatura idealmente deve ser medida por um antropômetro, já que este permite a liberdade das mãos do observador para posicionar o indivíduo. Os calcanhares devem estar juntos e o indivíduo deve estar o mais ereto possível com os calcanhares, panturrilhas, nádegas e dorso em contato com o antropômetro. Quando esta posição é alcançada, o observador alinha a cabeça com as mãos para que a margem orbital inferior esteja alinhada com o meato auditivo externo e a região occipital esteja em contato com o antropômetro (Figura 4.4).[22] A medida da estatura pode ser dificultada se o indivíduo não conseguir ficar totalmente ereto. Quando isso acontece, devemos medir a envergadura. A envergadura é a medida entre a ponta dos dedos dos braços estendidos horizontalmente e pode ser usada como uma estimativa da estatura biológica quando existe deformidade espinhal ou sempre que não for possível medir a estatura. Para realização da medida, o indivíduo estende e abduz o braço esquerdo completamente. A semienvergadura é o comprimento da ponta do dedo mais longo ao centro da fúrcula esternal. A distância é medida com uma fita métrica e então duplicada para a estimativa da estatura. Em crianças a envergadura estima com precisão a estatura. Na população brasileira adulta a estatura final deve ser calculada dividindo-se a estatura obtida pela duplicação da envergadura por 1,03 nas mulheres e 1,06 nos homens.[42]

Para a medida do **peso**, o indivíduo deve retirar além do calçado, também as roupas pesadas. O índice de massa corporal (IMC) = Peso/est$^2$ é considerado o melhor indicador de obesidade e o *software* de qualquer aparelho faz esse cálculo automaticamente. O IMC deve constar sempre nos dados relatados.

Todos os indivíduos devem ser informados da necessidade de relatar a **raça ou etnia**.[43] De acordo com dados da Pesquisa Nacional por Amostra de Domicílios de 2015, 45,11% dos brasileiros se declaram brancos, 45,06% pardos, 8,86% pretos, 0,47% amarelos e 0,38% indígenas.[44] A raça pode ser autodeclarada ou caracterizada pela ancestralidade genética. Um

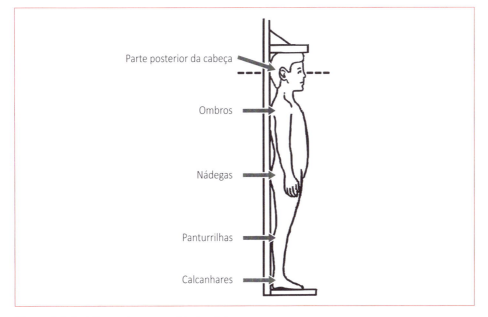

**Figura 4.4.** *Posição correta para medida da estatura.*

grande estudo norte-americano que avaliou a raça pela ancestralidade genética demonstrou que indivíduos com maior carga de ancestralidade africana têm menores valores espirométricos, quando corrigidos para idade, sexo e estatura.[45] Em uma coorte brasileira, com 2.869 indivíduos seguidos desde o nascimento e avaliados funcionalmente aos 30 anos de idade, homens e mulheres com maior ancestralidade africana tiveram menores valores para a CVF e para o $VEF_1$ corrigidos para a estatura e outros fatores.[46] Diferenças antropométricas (em particular a relação menor do tronco com a estatura em pé na raça negra) e fatores ambientais tais como nutrição e influências socioeconômicas podem contribuir para estas diferenças.

## Questionário respiratório

A interpretação correta da função pulmonar, incluindo desde a espirometria até testes mais complexos, exige informação clínica relacionada à doença pulmonar ou à suspeita clínica. A disponibilidade dessa informação é importante em muitos casos para uma interpretação adequada da espirometria, principalmente quando os valores encontrados se situam próximos do limite inferior do previsto (LIP). Por exemplo, uma medida de $VEF_1$ situada no LIP ou redução isolada dos fluxos terminais terá interpretação diferente para um indivíduo sem história de tabagismo assintomático em *check-up* e para um tabagista sintomático respiratório.[23] Assim como uma CVF pouco acima do LIP, pode sugerir que houve perda de função pulmonar em um paciente com fibrose pulmonar. Enfim, na suspeita clínica de doença pulmonar, sintomas respiratórios, ou significante carga tabágica (> 20 maços-ano), valores limítrofes provavelmente já indicam presença de doença. Essa informação também pode auxiliar na indicação de testes posteriores mais complexos que venham a elucidar melhor o padrão encontrado na espirometria e o diagnóstico. O médico que solicita o exame deve deixar claro o objetivo do teste e relatar os achados clínico-radiológicos que podem influenciar a interpretação dos dados. No entanto, nem sempre essas informações estão disponíveis na rotina de um laboratório de função pulmonar.

Um questionário ordenado e sistemático, com perguntas que possam ser rapidamente respondidas pelos pacientes ou familiares, antes dos testes, é muito valioso. A maioria das perguntas pode ser respondida como sim ou não ou por circulação da resposta apropriada. Pode ser preenchido pelo próprio paciente antes do teste, após a administração do broncodilatador, ou após findo o exame. Familiares podem ajudar na seleção das respostas. O técnico deve rever o questionário e perguntas eventualmente não respondidas devem ser completadas.

Alguns sistemas de função permitem a introdução direta de perguntas, mas os questionários são em geral limitados e disponíveis apenas em inglês. Questões relevantes incluem a determinação da carga tabágica, grau de dispneia, a presença de outros sintomas respiratórios como tosse crônica e sibilância, a presença de doenças cardiopulmonares previamente diagnosticadas, presença de doenças sistêmicas com possível envolvimento pulmonar, cirurgias torácicas prévias, uso de broncodilatadores e exposições ocupacionais relevantes. A carga tabágica pode ser calculada e introduzida no sistema. É obtida pela multiplicação do número de maços fumados por dia pelo número de anos de tabagismo. Por exemplo, um indivíduo que fumou 40 cigarros por dia (2 maços) por período de 30 anos possui uma carga tabágica de 60 maços-ano (2 × 30). A tradução correta do inglês para *pack-years* é **maços-ano** e não anos-maço.

O questionário sugerido pelas diretrizes de função pulmonar da SBPT, de 2002,[22] se baseia no questionário ATS-DLD, de 1978.[47] Esse questionário foi traduzido e validado no Brasil em 1988.[48] A dispneia foi avaliada pela escala do MRC (*Medical Research Council*), a mais comumente utilizada na prática clínica.[49]

O questionário sugerido e adaptado, conforme já discutido, está disponível no apêndice final do livro.

## Procedimento do exame

### Preparação do paciente

Uma explicação breve e simples deve ser dada a todo paciente a ser testado. Não se deve questionar a indicação e o pedido feito pelo médico. A seguinte explicação funciona bem: *"Eu vou pedir para você soprar em uma máquina para ver o tamanho dos seus pulmões e a velocidade de esvaziamento do ar soprado. Não machuca, não dói, mas irá exigir de você colaboração e muito esforço"*.[11]

O indivíduo deve repousar 5 a 10 minutos antes do teste. O ambiente deve ser calmo e privado. O teste deve ser realizado em posição sentada, em cadeira com braços e fixa. A saturação periférica de oxigênio ($SpO_2$) deve ser medida antes do teste. A estabilidade da frequência cardíaca entre cinco batimentos assegura que o sinal é confiável. Pacientes com $SpO_2$ < 85% devem receber oxigênio (de fonte própria ou fornecido pelo laboratório) entre as manobras e enquanto se aguarda o efeito do broncodilatador.

### Orientações técnicas

Quatro etapas distintas fazem parte da manobra de CVF: 1) inspiração máxima, 2) expiração explosiva, 3) manutenção da expiração com esforço máximo até por 15 segundos se os critérios para final de curva não forem preenchidos antes e 4) inspiração máxima até retornar ao volume pulmonar máximo prévio.[16]

A Figura 4.5 apresenta uma ilustração das fases da manobra completa da espirometria.

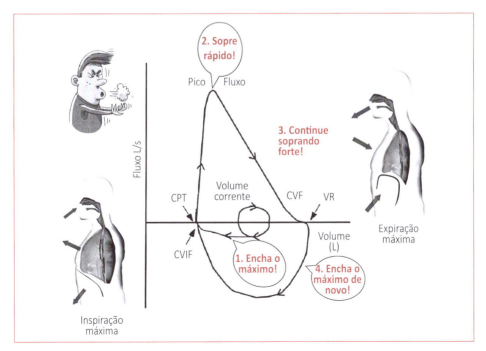

**Figura 4.5.** *Manobra completa da espirometria – fases.*

O procedimento deve ser descrito cuidadosamente, com ênfase na necessidade de evitar vazamentos em torno da peça bucal e da necessidade de inspiração máxima seguida de expiração rápida e sustentada e nova inspiração máxima até que o técnico ordene a interrupção.[22]

O técnico deve demonstrar a técnica apropriada com um bocal e seguir o procedimento descrito na Tabela 4.4.[10]

**Tabela 4.4.** Procedimentos para manobras da CVF

| |
|---|
| **Lave as mãos ou use um desinfetante aprovado para as mãos.** *(O uso de luvas descartáveis não elimina a necessidade de lavar as mãos ou higienizar, mas se luvas forem usadas, um novo par será necessário para cada paciente.)* |
| **Prepare o paciente**<br>• Uso de desinfetante para as mãos<br>• Confirmar a identificação do paciente, idade, sexo ao nascer, raça/etnia<br>• Medir peso e altura sem sapatos<br>• Perguntar sobre as atividades listadas na Tabela 4.1, uso de medicamentos e quaisquer contraindicações relativas indicadas na requisição; observar e registrar sintomas respiratórios |
| **Instrua e demonstre o teste**<br>• Posição do bocal e do clipe nasal<br>• Postura correta com o pescoço reto ou a cabeça ligeiramente inclinada<br>• Inspire rapidamente até que o pulmão fique completamente cheio<br>• Expire com o máximo esforço até que o pulmão fique completamente vazio<br>• Durante a expiração não inclinar a cabeça para baixo, manter na posição<br>• Finda a expiração, inspire com o máximo esforço até que o pulmão fique completamente cheio<br>• Confirme se o paciente entende as instruções e está disposto a cumprir |
| **Como realizar manobra**<br>• Peça ao paciente que assuma a postura correta<br>• Coloque clipe nasal, tubete na boca e feche bem os lábios ao redor do bocal<br>• Respire normalmente<br>• Inspire completa e rapidamente com uma pausa máxima de 2 segundos na CPT<br>• Expire de maneira explosiva, com o máximo esforço até que não seja possível expelir mais ar, mantendo uma postura correta<br>• Durante a expiração não inclinar a cabeça para baixo, manter na posição<br>• Inspire com o máximo esforço até que o pulmão fique completamente cheio<br>• Repita as instruções conforme necessário, treinando vigorosamente<br>• Repita para um mínimo de três manobras, geralmente não mais que oito para adultos<br>• Verifique a aceitação de cada curva e a reprodutibilidade do PFE, $VEF_1$ e CVF e execute mais manobras conforme necessário |

*Fonte: Baseada em Graham, 2019.[16]*

• Fase 1. Inspiração máxima

O indivíduo deve ser informado de que a inspiração máxima não é natural e que ele precisará fazer um esforço para isso. Atenção especial deve ser dada ao fato de que a maior parte da variabilidade nos resultados obtidos pela espirometria está relacionada à: 1) inspiração inadequada e variável até à capacidade pulmonar total (CPT); 2) término prematuro da expiração. Reduções no PFE e no $VEF_1$ foram demonstradas quando a inspiração é lenta e/ou há uma pausa de 4 a 6 segundos na CPT antes do início da expiração, por efeito de relaxamento de estresse.[50,51] Portanto, é importante que a inspiração anterior seja rápida e qualquer pausa na inspiração total seja mínima (< 2 segundos). Entretanto, não se pode orientar o paciente com as palavras *"enche-sopre"* sem um intervalo, desde que neste caso a inspiração pode ficar incompleta. A melhor instrução seria: *"eeeenche e sopre forte"*. O técnico deve estar em posição de visualizar o indivíduo e a tela do dispositivo de teste simultaneamente, para ajudar a garantir o máximo esforço no tempo adequado. Durante as manobras o técnico deve instruir o indivíduo usando frases como *"mais, mais, mais"* ou *"continue, continue, continue"*.

- Fase 2. Expiração máxima

Após inspiração máxima, sem hesitação, o indivíduo deve ser estimulado vigorosamente para que o esforço seja "explosivo" no início da manobra expiratória. Dessa manobra inicial é que o PFE será derivado, variável muito importante a ser considerada para a qualidade do exame. É necessário, portanto, uma perfeita orientação para o indivíduo realizar corretamente a manobra do PFE. Muitos indivíduos nunca fizeram espirometria e podem não saber como realizar essa manobra inicial de "sopro explosivo". Como sugestão, o técnico pode criar uma analogia para explicar essa fase *(ex.: apagar uma vela distante com um sopro bem forte)*. Enfim, cada técnico deve criar para si o melhor jeito de orientar na rotina a execução completa da manobra, lembrando que dessa orientação vai depender uma curva de boa qualidade para interpretação. Entretanto, durante a realização para se atingir o pico de fluxo, o paciente não deve tossir ("PFE de tosse"), o que resultará em valores de PFE falsamente elevados. Explicar ao paciente que o sopro deve ser forte, mas não se deve tossir para isso ser alcançado.

Vale considerar que nem todo indivíduo consegue fazer um PFE precoce e pontiagudo e ainda assim a curva fluxo-volume pode ser aceitável e reprodutível. Porém, importante realçar que isso se trata de uma exceção, habitualmente observada em crianças, mulheres jovens e em indivíduos com fraqueza muscular respiratória. Nesses casos, o PFE é mais arredondado e tardio. Mas, a manobra somente será aceitável se tivermos a certeza de que o indivíduo está executando o esforço de maneira correta e as curvas são reprodutíveis.

- Fase 3. Final da expiração

Durante a expiração, o técnico deve observar o indivíduo e estimular positivamente para que o esforço seja mantido pelo tempo necessário. A imitação simultânea da manobra por parte do técnico, bem como a visualização do gráfico por parte do paciente pode ser de auxílio. Telas de incentivo podem ser de auxílio em crianças. O platô do final da curva é geralmente sinalizado pelo sistema, com base em um fluxo < 25 mL no último segundo expirado. Apesar do sinal de término de curva, pode-se estimular o paciente a fazer um esforço final adicional, se em manobra anterior a CVF estava maior. Em pacientes com obstrução ao fluxo aéreo, o platô pode não ser atingido até 15 segundos de expiração. A manutenção de tempo acima de 15 segundos é desconfortável e irá mudar pouco a interpretação.

Alguns pacientes apresentam episódios de tosse ao final da expiração. Isso deve ser anotado pelo técnico que deve verificar se isso afetou a reprodutibilidade das medidas da CVF.

Exemplos ilustrativos referentes ao final da curva são mostrados na Figura 4.6.

Alguns indivíduos, com doença pulmonar restritiva ou indivíduos jovens ou crianças, podem esvaziar os pulmões rapidamente e não serem capazes de manter um platô expiratório por um segundo ou atingirem o platô precocemente. O técnico precisa reconhecer o padrão do gráfico fluxo-volume e de volume-tempo de restrição e distingui-lo de um término precoce da expiração (Figura 4.7).

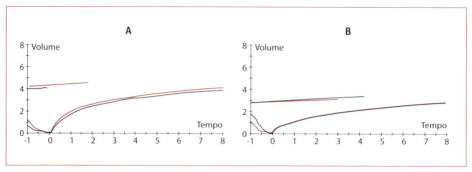

**Figura 4.6.** *Curvas de volume-tempo em dois pacientes com obstrução ao fluxo aéreo. (A) O tempo expiratório antes do broncodilatador (cinza) foi de 9 segundos, porém, o platô ao final da expiração não foi atingido (teste não aceitável). (B) O tempo expiratório antes do broncodilatador (cinza) foi de 13 segundos, e o platô ao final da expiração foi atingido (teste aceitável).*

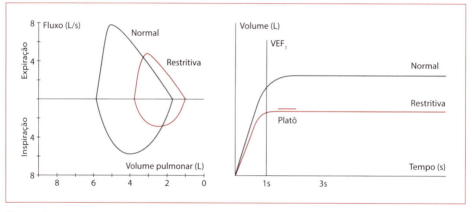

**Figura 4.7.** *Curva fluxo-volume e volume-tempo em distúrbio ventilatório restritivo com platô de final de curva precoce, antes de 3 segundos de expiração (aceitável).*

- Fase 4. Inspiração máxima após expiração forçada

Ao concluir a expiração forçada, o indivíduo deve inspirar rapidamente até encher novamente os pulmões. Isso fornecerá a medida da capacidade vital inspiratória forçada (CVIF), que é um esforço máximo para retornar à CPT e "fechar" a alça fluxo-volume. A comparação da CVF com a CVIF fornecerá informação ao técnico sobre se o indivíduo iniciou a expiração forçada após inspiração anterior máxima. A diferença entre CVF e CVIF deve ser menor que 150 mL ou 5% da CVF, a que for maior.[52] É importante que a inspiração completa antes e depois da expiração forçada seja treinada com igual vigor para que uma comparação válida possa ser feita. Exemplo de inspiração adequada e de inspiração submáxima são mostrados na Figura 4.8. Entretanto, pode ocorrer diferença entre a CVF e a CVIF em idosos, obesos, doentes com obstrução ao fluxo aéreo, indivíduos com pulmões grandes, de elevada estatura e com grande força muscular expiratória ("variante do normal"). Se os valores da CVIF são maiores que os valores da CVF, porém reprodutíveis, devem ser ignorados como indicativos de inspiração submáxima. Nesses casos, se a CV for medida, ela também será maior que a forçada. A interpretação da diferença entre CV ou CVIF e CVF é aprofundada no *Capítulo 10 – Interpretação e Classificação de Gravidade.*

Entretanto, quando curvas inspiratórias forçadas não forem obtidas, e a curva expiratória for adequada, o teste deve ser interpretado, e não considerado inaceitável, exceto se houver suspeita de obstrução de vias aéreas centrais.

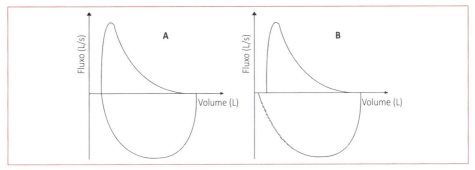

**Figura 4.8.** *(A) Curva fluxo-volume onde o ponto final da alça inspiratória coincide com o ponto inicial da expiração máxima, mostrando que a inspiração precedente foi máxima na escala de volume. (B) Curva fluxo-volume em que a capacidade vital inspiratória forçada excede a CVF expiratória. Isso pode indicar inspiração incompleta na manobra antes da expiração máxima anterior, porém pode ser encontrada em idosos, obesos, indivíduos com pulmões grandes, jovens do sexo masculino de elevada estatura os com grande força muscular expiratória ("variante do normal") e em doentes com obstrução ao fluxo aéreo. Uma diferença significativa deve exceder 150 mL no sexo feminino e 300 mL no sexo masculino e deve ser reprodutível.*

## Critérios de aceitação e reprodutibilidade

Na espirometria os valores obtidos devem preencher critérios de aceitação e reprodutibilidade.[22] Um teste de espirometria de boa qualidade precisa ter, *no mínimo*, três curvas aceitáveis e duas reprodutíveis.[53] Se não preenchidos esses critérios, o teste pode ser mal interpretado. Esses critérios foram desenvolvidos, portanto, como medidas objetivas para determinar se um esforço máximo foi alcançado, a partir de medidas aceitáveis de $VEF_1$ e CVF. No entanto, em raros casos, as manobras que não atendem a todos os critérios podem ser as melhores que o indivíduo pode fazer naquela ocasião e, embora as medidas de $VEF_1$ e/ou CVF não sejam tecnicamente aceitáveis, elas podem ser clinicamente úteis em algum aspecto e devem ser discutidas com o médico assistente. Assim, antes da realização do exame, é imprescindível que o técnico instrua e demonstre o teste para o indivíduo (Tabela 4.4) e na sequência deve verificar a aceitação e a reprodutibilidade das curvas obtidas de cada manobra.[16,18,22,23] Importante atentar para os artefatos que não podem constar nos testes (Tabela 4.5).

**Tabela 4.5.** Artefatos que não podem conter nos testes

| |
|---|
| • Tosse no início ou até o 1º segundo da expiração |
| • Oscilações de fluxo após o PFE |
| • Vazamento |
| • Obstrução da peça bucal |
| • Fechamento da glote |
| • Ruído glótico |
| • Erro do ponto zero |
| • Respiração extra |

## Critérios de aceitação

A aceitação pode ser determinada pela confirmação direta na curva fluxo-volume e na curva volume-tempo.

Para a **fase inicial da manobra, observa-se sempre a curva fluxo-volume.** A inspeção da curva fluxo-volume pode também ser valorizada como um critério de aceitação do início satisfatório de um teste. Como já relatado, o indivíduo deve fazer uma inspiração máxima até à CPT e o início do sopro deve ser abrupto, sem hesitação. O início da expiração forçada, para fins de tempo, é determinado pelo método de retroextrapolação (Figura 4.9). No ponto do PFE no gráfico volume-tempo, uma tangente é desenhada na maior inclinação, o que corresponde ao PFE, e sua interseção na abscissa define o "tempo zero", que se torna o início de todas as medidas cronometradas. O volume retroextrapolado (VRExt) foi um dos primeiros critérios sugeridos para avaliar o esforço expiratório inicial e consiste no volume de gás que já foi expirado do volume pulmonar máximo até o tempo zero e está incluído nas medidas de $VEF_1$ e CVF. Para garantir que o $VEF_1$ provenha de um esforço máximo, o **VRExt deve ser de até 5% da CVF ou 100 mL** e não mais **5% ou 150 mL**, como proposto em Diretrizes anteriores.[16,54] As manobras com grandes VRExt(s) não devem ser aceitas, pois são quase sempre resultado de hesitação excessiva no início da manobra de CVF. A utilização apenas do VRExt para julgar esforço satisfatório durante a porção inicial da manobra da CVF é de difícil entendimento e pode ser insuficiente. A ATS nunca reconheceu, em seus diversos consensos, incluindo o de 2019, que o PFE deve ser empregado como indicador do esforço expiratório inicial.[10,12] Uma manobra de capacidade vital deve ser realizada com esforço máximo. Um esforço expiratório máximo irá comprimir as vias aéreas e estreitá-las, o que aumenta a resistência ao fluxo.[55] Um esforço submáximo não irá comprimir tanto as vias aéreas e pode produzir fluxos expiratórios mais altos por períodos de tempo mais longos. Por estas razões, os esforços máximos tendem a ter os maiores valores de PFE, mas também podem ter um $VEF_1$ menor do que um esforço submáximo. Isso é mais evidente na presença de obstrução ao fluxo aéreo e em indivíduos

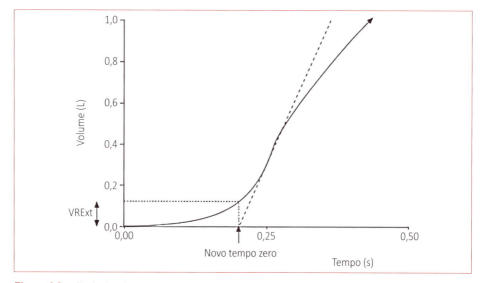

**Figura 4.9.** *Cálculo do volume retroextrapolado.*

normais com pulmões grandes e músculos expiratórios em vantagem mecânica ou mais fortes.[22] Parece evidente que a seleção do melhor $VEF_1$ deve levar em conta os valores do PFE. A SBPT sugere, desde 2002, que o $VEF_1$ seja o maior selecionado dentre todas as curvas (pelo menos três) que tenham < 10% de diferença do maior PFE. Isso significa que nem sempre o maior valor do $VEF_1$ será automaticamente o selecionado para o relatório final. Em nosso laboratório, as curvas com valores de PFE < 90% do máximo são deletadas da seleção final, para que o sistema não escolha um falso $VEF_1$ maior.

Esse critério foi utilizado no estudo brasileiro para derivação de valores previstos, em 2007.[31] Nesse estudo, preenchidos esses critérios, em 99% dos casos em adultos, a **relação PFE (L/s) / $VEF_1$ (L) foi > 2,0**. Essa relação é um outro critério simples para o técnico rapidamente ver se o esforço inicial foi adequado.

O tempo para se atingir o PFE deve ser < 150 ms (0,15 segundo) e esse valor deve também constar na análise de cada curva e no relatório final.[56]

Um exemplo da importância dos diversos critérios de aceitação de início das curvas expiratórias é mostrado nas Figuras 4.10 e 4.11.

Com relação aos **critérios de aceitação da fase final da manobra expiratória, a curva volume-tempo deve ser observada**. Anteriormente se sugeria que o tempo expiratório (TExp) deveria ser de no mínimo seis segundos para todos os testes em adultos.[22,54]

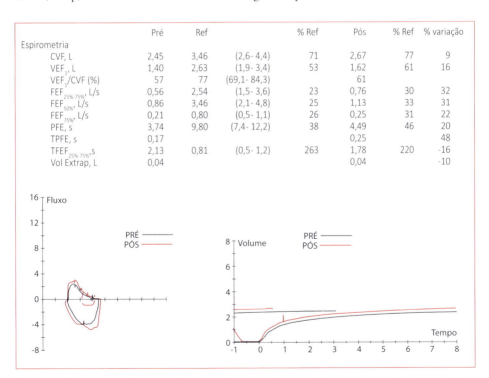

**Figura 4.10.** *Homem de 79 anos de idade com diagnóstico de asma. Critérios de aceitação pré-BD do início de curva: Volume retroextrapolado adequado (0,04 L), PFE/$VEF_1$ > 2, (2,7, adequado), porém tempo até atingir PFE elevado (PFET) > 0,15 segundo (0,17 segundo). Critérios de final de curva com platô após tempo expiratório de 12 segundos. Após o broncodilatador, o tempo até atingir PFE elevado (PFET) continua elevado (0,25 segundo).*

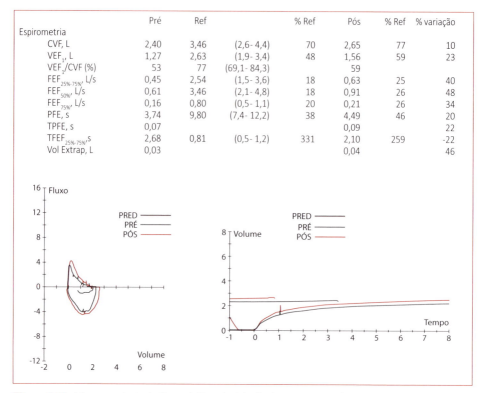

**Figura 4.11.** *Mesmo paciente da Figura 4.10, após deleção de curvas inaceitáveis. Critérios de aceitação pré-BD do início de curva: Volume retroextrapolado adequado (0,03 L), PFE/VEF$_1$ > 2, (2,9, adequado), agora com tempo até atingir PFE (PEFT) adequado (< 0,15 segundo) (0,07 segundo). Critérios de final de curva com platô após tempo expiratório de 12,5 segundos. Após broncodilatador o tempo para atingir o PFE também agora é aceitável (0,09 segundo). Note que após a deleção das curvas inaceitáveis a morfologia das curvas fluxo-volume antes e após BD são mais semelhantes; os valores de VEF$_1$ caíram em comparação ao teste inadequado, pelo melhor esforço expiratório. Houve resposta significativa após BD.*

Crianças, adultos jovens e indivíduos com doenças restritivas quase sempre esvaziam mais rapidamente os pulmões A sugestão atual é que a curva seja aceita se o critério de platô ao final da expiração for alcançado, independentemente do tempo expiratório.[16] O platô no final da curva volume-tempo deve ser evidente por pelo menos um segundo, sendo sinalizado pelo computador quando o fluxo do ar exalado atinge uma velocidade < 25 mL/s no último segundo.

Indivíduos com doenças obstrutivas demorarão mais tempo para expirar todo o ar, necessitando, portanto, de um TExp maior, que é de fundamental importância técnica para que o valor da CVF não seja subestimado nesses casos.

O fechamento da glote pode terminar prematuramente a manobra expiratória, tornando-a inaceitável para a CVF, devendo o técnico reorientar e repetir. No entanto, se essa observação for reprodutível em indivíduos jovens (o que pode acontecer com certa frequência), a manobra deve ser aceita. Esta e outras curvas eventuais aceitáveis são mostradas na Figura 4.12.

Curvas inaceitáveis (erros) são mostradas nas Figuras 4.13 a 4.16.

Aspectos Técnicos da Espirometria 59

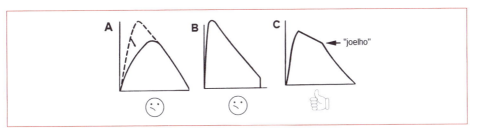

**Figura 4.12.** Curvas possivelmente variantes do normal. **(A)** Quase sempre indica esforço submáximo, mas ocasionalmente, é reprodutível e válida, especialmente em mulheres jovens, não fumantes. Esta curva é chamada "em arco-íris". **(B)** Curva com bom esforço inicial, mas com interrupção precoce, por fechamento da glote ou interrupção da expiração. Ocasionalmente a curva é reprodutível, e esta curva pode ser normal em adolescentes e jovens não fumantes. **(C)** Esta curva com um "joelho" é uma variante normal que é frequentemente vista em não fumantes, especialmente em mulheres jovens.
Fonte: Modificada de Hyatt, 2003.

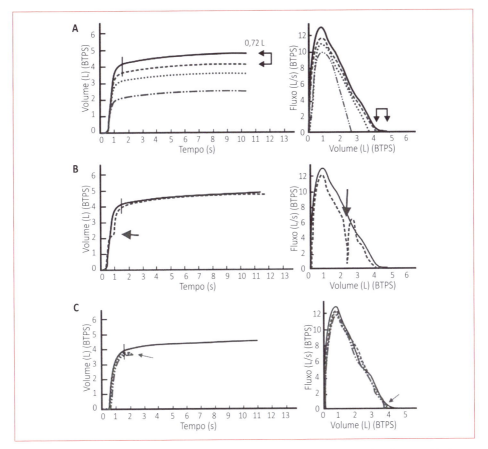

**Figura 4.13.** Erros na espirometria (1). **(A)** Inspirações submáximas – a inspiração de volumes variáveis resulta em diferentes valores para a CVF. **(B)** Tosse no primeiro segundo – evidente na curva FV. **(C)** Término precoce – CVF subestimada, evidente na curva de VT.
Fonte: https://www.cdc.gov/niosh/docs/2012

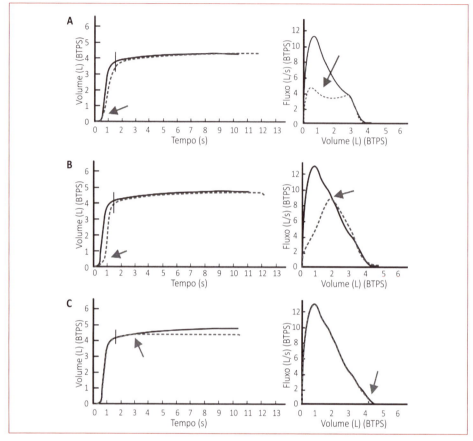

**Figura 4.14.** *Erros na espirometria (2). **(A)** Esforço variável – note a detecção evidente na curva FV e pouco evidente na curva VT. **(B)** Hesitação inicial, com volume retroextrapolado excessivo – note novamente a melhor detecção na curva FV. **(C)** Interrupção do fluxo – fluxo interrompido, em geral por fechamento da glote, melhor visualizado na curva VT, mas ao final da curva de FV há queda abrupta do fluxo.*
*Fonte: https://www.cdc.gov/niosh/docs/2012*

### Critérios de reprodutibilidade

Para aceitação final do exame, os seguintes critérios de reprodutibilidade devem ser preenchidos: **os dois maiores valores de VEF$_1$ e CVF devem diferir menos de 150 mL, idealmente menos de 100 mL**, segundo publicações mais recentes.[53,57]

Outro critério de reprodutibilidade considerado pela SBPT desde a diretriz de 2002 é que as **manobras devem ter PFE dentro de 10% do maior PFE obtido em manobras prévias**.[22] A importância de assegurar que o esforço expiratório inicial é máximo é de extrema importância para a reprodutibilidade do teste. O VEF$_1$ foi altamente reprodutível em quase 6.000 fumantes quando o PFE foi reprodutível em um estudo.[13,14] Em outro estudo, o VEF$_1$ selecionado da curva com maior PFE não foi mais reprodutível do que o maior VEF$_1$ retirado de qualquer curva, porém os autores incluíram no critério de aceitação das curvas um tempo mínimo para o alcance do PFE.[58]

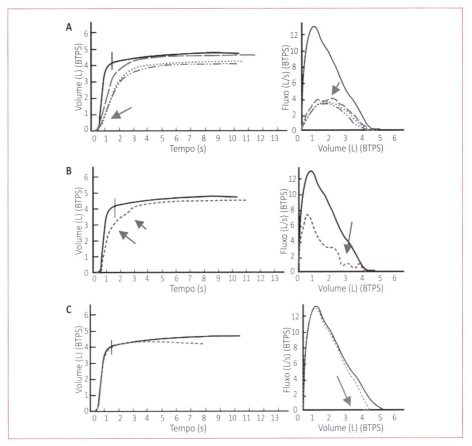

**Figura 4.15.** *Erros na espirometria (3).* **(A)** *Esforço submáximo – note a detecção evidente na curva FV e menos evidente na curva VT.* **(B)** *Obstrução parcial da peça bucal – pode decorrer de intrusão da língua, dentadura ou mordida do tubete.* **(C)** *Vazamento – pode ocorrer no espirômetro, mangueira ou em torno da peça bucal.*
Fonte: https://www.cdc.gov/niosh/docs/2012

A reprodutibilidade do PFE deve também ser observada comparando-se os testes pós-e pré-broncodilatador. Se o indivíduo faz um esforço menor após o broncodilatador, o $VEF_1$ pode se elevar falsamente (ver *Capítulo 8 – Prova Broncodilatadora*).

Os critérios de reprodutibilidade devem ser aplicados apenas após a obtenção de manobras aceitáveis. O técnico deve excluir imediatamente após a realização as curvas inaceitáveis. Se isso não é realizado pode ocorrer que três manobras aceitáveis não sejam obtidas para o médico dar o laudo.

A obtenção de resultados aceitáveis e reprodutíveis é o melhor indicador de exatidão que o paciente realizou o $VEF_1$ e a CVF máximos que ele era capaz de realizar. A necessidade de que os valores de uma manobra expiratória forçada adicional sejam próximos do valor máximo torna menos provável que o indivíduo tenha valores maiores do que aqueles obtidos da melhor curva.[16,22]

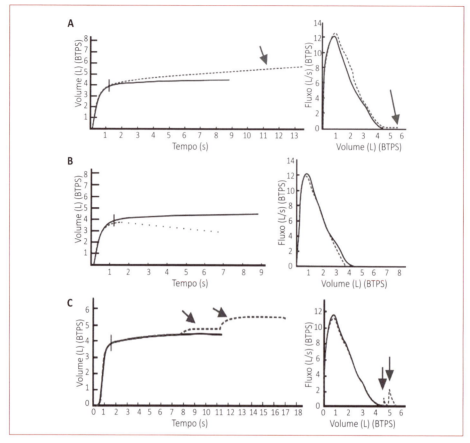

**Figura 4.16.** *Erros na espirometria (4).* **(A)** *Erro do fluxo zero positivo – ocorre em espirômetros de fluxo, "não zerados" antes da manobra. Um valor constante se soma, e na curva VT não aparece platô. Aparece uma "cauda longa" na curva FV.* **(B)** *Erro do fluxo zero negativo – ocorre em espirômetros de fluxo, "não zerados" antes da manobra. Um valor constante é subtraído, e na curva VT o volume é sempre decrescente, sem platô.* **(C)** *Respirações extras – eleva a CVF. Use clipe nasal e ajuste bem os lábios em torno do tubete. Fonte: https://www.cdc.gov/niosh/docs/2012*

Os maiores valores de CVF e o $VEF_1$ podem ser obtidos de manobras diferentes, mas ainda existem programas que escolhem apenas "a melhor curva" dentre as diversas obtidas. O sistema deve disponibilizar a obtenção de "curvas compostas". Das curvas **aceitáveis,** os fluxos serão retirados daquelas com maior soma de CVF e $VEF_1$.

### Número máximo de manobras e seleção de testes

Embora possa haver algumas circunstâncias em que mais de oito manobras consecutivas de CVF possam ser necessárias, oito geralmente são um limite superior prático para a maioria dos adultos.[16] Após várias manobras expiratórias forçadas, a fadiga pode começar a afetar os pacientes, e manobras adicionais seriam de pouco valor agregado. O número de tentativas deve levar em conta que três curvas aceitáveis e duas reprodutíveis são necessárias e que existe um efeito de aprendizado com a repetição das manobras.[22] Em raras circunstâncias, os pacientes podem apresentar uma redução progressiva no VEF$_1$ ou CVF a cada manobra (Figura 4.17). Se o VEF$_1$ de um teste aceitável cair abaixo de 80% do valor inicial, o procedimento de teste deve ser encerrado no interesse da segurança do paciente.[10] No laudo, deve ser comentado que reprodutibilidade não foi atingida por queda progressiva do VEF$_1$ com a repetição das manobras, indicando broncospasmo. O VEF$_1$ e a CVF selecionados devem ser os da primeira manobra, com a observação que os critérios de reprodutibilidade não foram preenchidos por broncospasmo. Se o teste for repetido após broncodilatador (BD), a variação deve ser expressa em relação ao último valor obtido, que então deve ser calculado manualmente e constar do laudo, já que o sistema irá calcular a mudança em relação ao melhor valor antes do BD.

Quando um indivíduo não pode continuar o teste ou não deseja realizar mais testes e quando bons resultados são considerados difíceis de obter, mesmo que mais testes sejam realizados, os três melhores devem ser selecionados.[53] Um fluxograma de aceitação e reprodutibilidade é mostrado na Figura 4.18. De acordo com o exposto antes, as pontuações de qualidade da espirometria são avaliadas com base nos critérios de aceitação e reprodutibilidade.

Uma sugestão que deve ser adotada em todo laboratório é a da gradação da qualidade do teste, que deve ser feita pelo técnico imediatamente após o término do exame para ser incorporada ao relatório. De acordo com as publicações mais recentes e levando em conta o que foi discutido antes, a nova sugestão de qualidade das curvas segue um padrão mais rigoroso e está apresentada na Tabela 4.6[16,53] (A = pelo menos três manobras aceitáveis, de até oito tentativas, com os dois maiores valores de CVF e VEF$_1$ diferindo < do que 100 mL e PFE < 10 %. B = pelo menos três manobras aceitáveis com os dois maiores valores de CVF e VEF$_1$ entre 150 mL e PFE < 10 %. C = pelo menos duas manobras aceitáveis com os dois maiores valores de CVF e VEF$_1$ entre 200 mL e PFE < 10%. D = apenas uma manobra aceitável. I = teste inaceitável).

**Tabela 4.6.** Classificação da qualidade das manobras espirométricas

| Qualidade | Número de curvas aceitáveis | Diferenças entre os dois maiores valores de CVF e VEF$_1$ | Diferença entre os dois maiores valores de PFE |
|---|---|---|---|
| A | 3 | < 100 mL | < 10% |
| B | 3 | < 150 mL | < 10% |
| C | 2 | < 200 mL | < 10% |
| D | 1 | | |
| I | 0 | | |

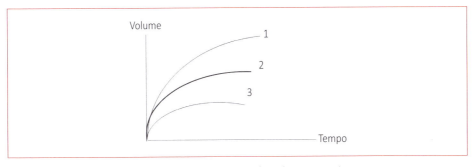

**Figura 4.17.** *Broncospasmo induzido por sucessivas manobras de espirometria.*

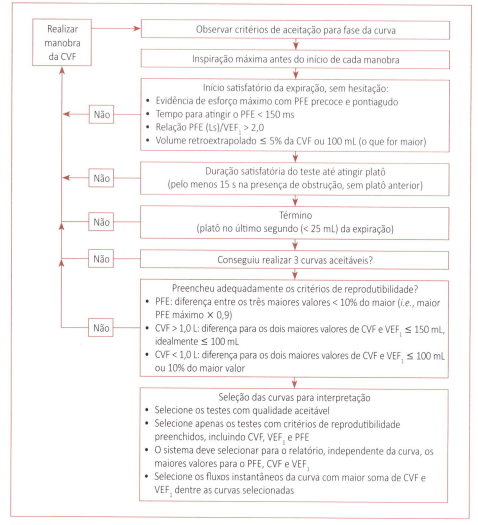

**Figura 4.18.** *Fluxograma de aceitação e reprodutibilidade para seleção dos testes.*
*Obs.: Se estes critérios não são preenchidos após oito tentativas, interrompa o exame e siga com a interpretação usando os três melhores testes.*

## Referências bibliográficas

1. Lung function testing: selection of reference values and interpretative strategies. American Thoracic Society. Am Rev Respir Dis. 1991;144:1202-18.
2. Harber P. Interpretation of lung function tests. In: Simmons DH, editor. Current Pulmonology. St Louis, Mosby1991. p. 261-96.
3. Leuppi JD, Miedinger D, Chhajed PN, Buess C, Schafroth S, Bucher HC, et al. Quality of spirometry in primary care for case finding of airway obstruction in smokers. Respiration. 2010;79:469-74.
4. Burgos F, Disdier C, de Santamaria EL, Galdiz B, Roger N, Rivera ML, et al. Telemedicine enhances quality of forced spirometry in primary care. Eur Respir J. 2012;39:1313-8.

5. Crapo RO. Pulmonary-function testing. N Engl J Med. 1994;331:25-30.

6. Almagro P, Martinez-Camblor P, Soriano JB, Marin JM, Alfageme I, Casanova C, et al. Finding the best thresholds of FEV1 and dyspnea to predict 5-year survival in COPD patients: the COCOMICS study. PLoS One. 2014;9:e89866.

7. Ley B, Ryerson CJ, Vittinghoff E, Ryu JH, Tomassetti S, Lee JS, et al. A multidimensional index and staging system for idiopathic pulmonary fibrosis. Ann Intern Med. 2012;156:684-91.

8. du Bois RM, Weycker D, Albera C, Bradford WZ, Costabel U, Kartashov A, et al. Ascertainment of individual risk of mortality for patients with idiopathic pulmonary fibrosis. Am J Respir Crit Care Med. 2011;184:459-66.

9. Hamoui N, Anthone G, Crookes PF. The value of pulmonary function testing prior to bariatric surgery. Obes Surg. 2006;16:1570-3.

10. Bedin D, Izbicki M, Faresin SM. Pulmonary function testing in the preoperative evaluation. Pulmão RJ 2015;24:49-55

11. Guirguis-Blake JM, Senger CA, Webber EM, Mularski RA, Whitlock EP. Screening for Chronic Obstructive Pulmonary Disease: Evidence Report and Systematic Review for the US Preventive Services Task Force. JAMA. 2016;315:1378-93.

12. https://goldcopd.org/wp-content/uploads/2019/11/GOLD-2020-POCKET-GUIDE-FINAL-pgsized-wms.pdf

13. Bui A, Han S, Alexander M, Toner G, Irving L, Manser R. Pulmonary function testing for the early detection of drug induced lung disease: a systematic review in adults treated with drugs associated with pulmonary toxicity. Intern Med J. 2019.

14. Cooper BG. An update on contraindications for lung function testing. Thorax. 2011;66:714-23.

15. Roberts C, Ward S, Walsted E, Hull JH. Safety of pulmonary function testing: data from 20 years. Thorax. 2018;73:385-7.

16. Graham BL, Steenbruggen I, Miller MR, Barjaktarevic IZ, Cooper BG, Hall GL, et al. Standardization of Spirometry 2019 Update. An Official American Thoracic Society and European Respiratory Society Technical Statement. Am J Respir Crit Care Med. 2019;200:e70-e88.

17. Zagami D, Wilson J, Bodger A, Sriram KB. Respiratory function testing is safe in patients with abdominal aortic aneurysms. Vasc Endovascular Surg. 2014;48:522-3.

18. Wanger J. Forced Spirometry and Related Tests. Pulmonary Function Testing. 3th Ed ed. Burlington: Jones and Bartlett Learning; 2012. p. 1-69.

19. Wilson KC, Kaminsky DA, Michaud G, Sharma S, Nici L, Folz RJ, et al. Restoring Pulmonary and Sleep Services as the COVID-19 Pandemic Lessens: From an Association of Pulmonary, Critical Care, and Sleep Division Directors and American Thoracic Society-coordinated Task Force. Ann Am Thorac Soc. 2020.

20. O'Donnell DE, Lam M, Webb KA. Spirometric correlates of improvement in exercise performance after anticholinergic therapy in chronic obstructive pulmonary disease. Am J Respir Crit Care Med. 1999;160:542-9.

21. Wanger J. Lung Volumes. Pulmonary Function Testing A Practical approach. 3th Ed ed. Burlington: Jones and Bartlett Learning; 2012. p. 69-113.

22. Pereira CAC, Neder JA. Diretrizes para Teste de Função Pulmonar. J Pneumol. 2002;28(Suppl 3):S1-S238.

23. Mottram CD. Ruppel's Manual of pulmonary function testing. Eleventh edition ed: Elsevier; 2017. 541 p.

24. Lessa T, Pereira CAC, Soares MR, et al. Reference values for pulmonary volumes by plethysmography in a Brazilian sample of white adults. J Bras Pneumol. 2019;45:e20180065

25. Soares MR, Pereira CAC, Lessa T, Guimarães VP, Matos RL, Hassi R. Diferença entre CV lenta e forçada e $VEF_1/CV$ e $VEF_1/CVF$ em adultos brancos normais em uma amostra da população brasileira. Pneumol Paulista. 2019;P-35(Supplementary edition).

26. Marsh S, Aldington S, Williams M, et al. Complete reference ranges for pulmonary function tests from a single New Zealand population. N Z Med J. 2006;119:U2281.

27. Gutierrez C, Ghezzo RH, Abboud RT, et al. Reference values of pulmonary function tests for Canadian Caucasians. Can Respir J. 2004;11:414-24.

28. Mead J, Turner JM, Macklem PT, Little JB. Significance of the relationship between lung recoil and maximum expiratory flow. J Appl Physiol. 1967;22:95-108.

29. Green M, Mead J, Turner JM. Variability of maximum expiratory flow-volume curves. J Appl Physiol. 1974;37:67-74.

30. Quanjer PH, Weiner DJ, Pretto JJ, Brazzale DJ, Boros PW. Measurement of FEF25%-75% and FEF75% does not contribute to clinical decision making. Eur Respir J. 2014;43:1051-8.

31. Pereira CA, Sato T, Rodrigues SC. New reference values for forced spirometry in white adults in Brazil. J Bras Pneumol. 2007;33:397-406.

32. White JR, Froeb HF. Small-airways dysfunction in nonsmokers chronically exposed to tobacco smoke. N Engl J Med. 1980;302:720-3.

33. Morris JF, Koski A, Breese JD. Normal values and evaluation of forced end-expiratory flow. Am Rev Respir Dis. 1975;111:755-62.

34. Leuallen EC, Fowler WS. Maximal midexpiratory flow. Am Rev Tuberc. 1955;72:783-800.

35. Hyatt RE, Schilder DP, Fry DL. Relationship between maximum expiratory flow and degree of lung inflation. J Appl Physiol. 1958;13:331-6.

36. Townsend MC, Hankinson JL, Lindesmith LA, Slivka WA, Stiver G, Ayres GT. Is my lung function really that good? Flow-type spirometer problems that elevate test results. Chest. 2004;125:1902-9.

37. Blonshine S. Quality Systems in the Laboratory Function Testing. In: (Ed) CDM, editor. Ruppel's Manual of pulmonary function testing 11t^h Elsevier. Saint Louis: Carl D Mottram (Ed); 2017. p. 415-65.

38. Miller MR, Crapo R, Hankinson J, Brusasco V, Burgos F, Casaburi R, et al. General considerations for lung function testing. Eur Respir J. 2005;26:153-61.

39. Coates AL, Wanger J, Cockcroft DW, Culver BH, Diamant Z, Gauvreau G, et al. ERS technical standard on bronchial challenge testing: general considerations and performance of methacholine challenge tests. Eur Respir J. 2017;49.

40. Bucca CB, Carossa S, Colagrande P, Brussino L, Chiavassa G, Pera P, et al. Effect of edentulism on spirometric tests. Am J Respir Crit Care Med. 2001;163:1018-20.

41. Indrakumar HS, Venkatesh D, Adoni VV, Kashyap R, Jayanthi D, Prakash N. Spirometric Assessment of Impact of Complete Dentures on Respiratory Performance: An in vitro Study. J Contemp Dent Pract. 2018;19:177-80.

42. Rufino R, Costa CHd, Antão VCdS, Pinheiro GA, Jansen JM. Relação envergadura/altura: Um valor para estudos espirométricos brasileiros. Pulmão RJ. 1996;7:40-4.

43. Braun L, Wolfgang M, Dickersin K. Defining race/ethnicity and explaining difference in research studies on lung function. Eur Respir J. 2013;41:1362-70.

44. IBGE. Instituto Brasileiro de Geografia e Estatística. [Available from: ibge.gov.br/sobre-o-brasil/população/cor-ou-raça.

45. Kumar R, Seibold MA, Aldrich MC, Williams LK, Reiner AP, Colangelo L, et al. Genetic ancestry in lung-function predictions. N Engl J Med. 2010;363:321-30.

46. Menezes AM, Wehrmeister FC, Hartwig FP, Perez-Padilla R, Gigante DP, Barros FC, et al. African ancestry, lung function and the effect of genetics. Eur Respir J. 2015;45:1582-9.

47. Ferris BG. Epidemiology Standardization Project (American Thoracic Society). Am Rev Respir Dis. 1978;118:1-120.

48. Aguiar V, Beppu O, Romaldini H, Ratto O, Nakatani J. Validity of respiratory modified questionaire (ATS-DLS-78) as tool of na epidemiologic study in Brazil. J Pneumol. 1988;14:111-6.

49. Bestall JC, Paul EA, Garrod R, Garnham R, Jones PW, Wedzicha JA. Usefulness of the Medical Research Council (MRC) dyspnoea scale as a measure of disability in patients with chronic obstructive pulmonary disease. Thorax. 1999;54:581-6.

50. Wanger JS, Ikle DN, Cherniack RM. The effect of inspiratory maneuvers on expiratory flow rates in health and asthma: influence of lung elastic recoil. Am J Respir Crit Care Med. 1996;153:1302-8.

51. D'Angelo E, Prandi E, Milic-Emili J. Dependence of maximal flow-volume curves on time course of preceding inspiration. J Appl Physiol (1985). 1993;75:1155-9.

52. Haynes JM, Kaminsky DA. The American Thoracic Society/European Respiratory Society acceptability criteria for spirometry: asking too much or not enough? Respir Care. 2015;60:e113-4.

53. Sim YS, Lee JH, Lee WY, Suh DI, Oh YM, Yoon JS, et al. Spirometry and Bronchodilator Test. Tuberc Respir Dis (Seoul). 2017;80:105-12.

54. Miller MR, Hankinson J, Brusasco V, Burgos F, Casaburi R, Coates A, et al. Standardisation of spirometry. Eur Respir J. 2005;26:319-38.

55. Krowka MJ, Enright PL, Rodarte JR, Hyatt RE. Effect of effort on measurement of forced expiratory volume in one second. Am Rev Respir Dis. 1987;136:829-33.

56. Enright PL, Johnson LR, Connett JE, Voelker H, Buist AS. Spirometry in the Lung Health Study. 1. Methods and quality control. Am Rev Respir Dis. 1991;143:1215-23.

57. A Guide To Performing Quality Assured Diagnostic Spirometry 2013 [Available from: https://www.artp.org.uk/Guidelines/56c012aa-0fd2-4caa-b1e1-b4ccbc775cb3.

58. Enright PL, Connett JE, Kanner RE, Johnson LR, Lee WW. Spirometry in the Lung Health Study: II. Determinants of short-term intraindividual variability. Am J Respir Crit Care Med. 1995;151:406-11.

# Pico de Fluxo Expiratório

Carlos Alberto de Castro Pereira

## Introdução

O pico de fluxo expiratório (PFE) é a taxa máxima de fluxo medido na boca durante uma expiração curta realizada com a força máxima começando após uma manobra de inspiração máxima. É obtido por meio de um medidor portátil específico, sendo os resultados expressos em L/min. A medida isolada do PFE não deve ser usada como uma ferramenta diagnóstica. A redução do PFE pode ser encontrada tanto em doenças obstrutivas como em doenças restritivas, e o teste mais usado para diferenciar estas condições é a espirometria.

O PFE é uma medida relativamente de fácil obtenção, e por sua portabilidade e baixo custo pode ser usado em consultórios, ambulatórios, prontos-socorros e enfermarias. O paciente pode realizar medidas domiciliares e no trabalho de maneira seriada, com aplicações diagnósticas e para melhor controle da asma.

O PFE se correlaciona com os sintomas como avaliados pelo teste de controle da asma (TCA), embora a correlação seja pior em pacientes acima do peso ideal.[1] A correlação entre o $VEF_1$ e o PFE é geralmente boa, embora largas diferenças possam ser encontradas.[1] No consultório é ideal que, em certas ocasiões, as medidas de PFE e $VEF_1$ sejam comparadas.

## Dispositivos de medidas

As diferentes marcas de medidores de pico de fluxo frequentemente diferem nos resultados observados.[2,3] Essa variação no desempenho tem implicações potenciais para o manejo da asma. Os dispositivos frequentemente exibem alinearidade. Para adultos, a maioria dos equipamentos utiliza uma escala de 60-900 L/min. Os medidores pediátricos têm faixa de registro em geral entre 50 e 400 L/min.

### Medidas

- O teste deve ser explicado para o paciente, incluindo uma demonstração se necessário. O paciente pode realizar o teste em pé ou sentado, desde que os resultados são semelhantes.[4,5]
- Use um tubete novo para evitar infecção cruzada.
- Clipes nasais não são necessários para a medida do PFE.
- Cheque que o marcador retornou ao ponto inicial para assegurar uma leitura exata.

- Assegure que o medidor está colocado na posição correta (horizontal ou vertical, dependendo do dispositivo) e que os dedos do paciente não estejam obstruindo a movimentação do indicador.
- Peça ao paciente que realize uma inspiração máxima, feche os lábios firmemente em torno do bocal, e expire o mais forte e rápido possível, de maneira abrupta.
- O esforço expiratório pode durar apenas um a dois segundos. O PFE é geralmente alcançado dentro do primeiro décimo de segundo do esforço expiratório.
- O esforço expiratório forçado deve ser iniciado a partir de uma inspiração máxima. A cabeça deve ser mantida em posição neutra pois a hiperextensão eleva e a flexão reduz o PFE por mudanças na complacência traqueal
- Quando o paciente expira, um pistão ou anteparo dentro do equipamento é empurrado até que o PFE seja alcançado.
- Faça uma leitura conjuntamente com o paciente das manobras, para assegurar uma leitura correta.
- Se os resultados são lidos manualmente as marcas devem ser feitas a cada 10 L/min, e o valor obtido deve ser aproximado se se situar entre as linhas demarcatórias.
- Retorne o indicador até o ponto inicial.
- A manobra deve ser repetida até que as duas melhores leituras estejam dentro de 20 L/min cada uma da outra
- O resultado final que deve ser anotado é o maior valor das medidas.

## Erros de medida

- O PFE é altamente dependente do esforço, e como é muitas vezes medido em casa, não se observa a manobra. As leituras podem estar subestimadas por obstrução do fluxo pela língua ou dentaduras mal posicionadas ou obstrução do cursor pelo dedo sobre a escala. No consultório solicitar que o paciente demonstre em seu próprio equipamento a manobra e a leitura.
- O indivíduo não deve tossir ou realizar "manobra de cuspir" usando a língua e os músculos das bochechas como se fosse um trompete. Ambos podem acarretar valores falsamente elevados.[6]
- Deve-se observar se ocorre tendência ao declínio nas manobras sucessivas, o que indica broncoconstrição, e não erro de medida.

## Registro das medidas

Os pacientes podem receber uma ficha para registro do PFE, com espaço para anotação de 2-3 medidas diárias (Figura 5.1), ou anotar o horário e o maior valor obtido em uma folha de papel. Alguns pacientes trazem gráficos feitos em Excel ou programas semelhantes. Valores após BD também podem ser incluídos e anotados com caneta de cor diferente.

É ideal que os registros do PFE façam parte ou se acompanhem de um diário de sintomas, com espaço para anotações de eventos em determinados dias, tais como "resfriado", exposição de algum tipo, para que se possa correlacionar com as variações do PFE.

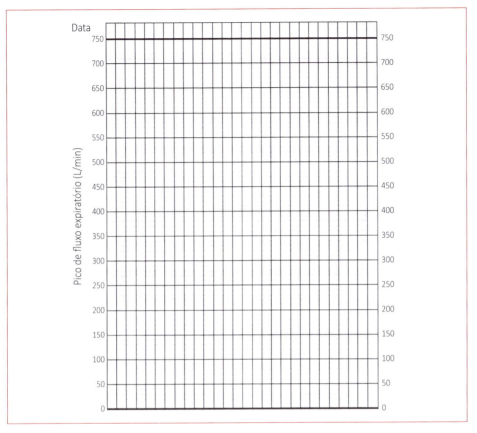

**Figura 5.1.** *Diário de pico de fluxo para uso na asma.*
Fonte: Arquivo pessoal do autor.

## Variabilidade e padrões

O valor absoluto do PFE pode não ser tão importante como a sua variabilidade com o tempo. Os pacientes com asma usualmente exibem uma variação diurna do PFE acima de 15%, embora não necessariamente todos os dias, e este grau de variabilidade é importante tanto para o diagnóstico de asma quanto para avaliação da resposta ao tratamento.

A variação diurna pode ser calculada de diferentes maneiras. Pode-se calcular a amplitude % do máximo pela equação: (máximo − mínimo) × 100/máximo, ou (máximo − mínimo) × 100/média. Este último é mais reprodutível. Os valores podem ser calculados dia a dia ou em um determinado período. Valores acima de 20% para os parâmetros citados excedem o percentil 95.[6]

Outra maneira de expressar a variabilidade é pelo cálculo do desvio-padrão, que sofre menor influência de valores extremos, ou simplesmente a avaliação da amplitude dos valores obtidos (maior-menor). Um estudo realizado em nosso laboratório em 50 indivíduos normais e 50 asmáticos leves, mostrou que estas expressões de variabilidade não se correlacionaram com o valor médio do PFE, ao contrário da amplitude em relação à média. Valores de desvio-padrão acima de 25 e de amplitude > 90 L/min são consideradas excessivas.[7] O teste de broncoprovocação foi mais sensível para detecção de asma leve em comparação a medidas seriadas do PFE.

Pode-se também anotar os valores menores em relação aos valores máximos, e estabelecer um valor limiar que se associe com sintomas, o que auxilia no chamado "plano de ação" (ver abaixo).

A frequência de registro das medidas do PFE depende da situação clínica. Sugere-se a cada 2-6 horas para suspeita de asma ocupacional, quatro vezes por dia para diagnóstico em asma grave, e duas vezes ao dia para doentes com doença moderada. Não há indicação em asma leve.

Variabilidade maior do PFE é preditora de falência de tratamento na asma.[8] Naqueles com variabilidade normal, um estudo sugeriu que a dose do CI pode ser reduzida, sem perda de controle.[9]

O registro do PFE exige disciplina, e uma vez controlada a doença o número de leituras pode ser reduzido ou mesmo suspenso, e retomados no surgimento de sintomas.

O padrão mais conhecido de variação do PFE é o chamado em inglês de *morning dipping*, ou "mergulho matinal" onde o valor menor é registrado ao acordar.[10] Para isso, o registro deve ser tomado imediatamente após acordar, antes do café, e sem uso de BD. Esse achado reflete o exagero do ritmo circadiano de redução do calibre das vias aéreas, que ocorre pela madrugada em normais. Outro padrão frequente envolve tanto queda matinal como no final da tarde.

Um padrão raro, mas com possível desfecho fatal, é o denominado asma lábil, que consiste em variações amplas e intensas do PFE. Nessa suspeita, as medidas devem ser frequentes e sempre durante os sintomas. Paradas respiratórias e intubações frequentes para ventilação podem ocorrer.

## Indicações

A medida do PFE é indicada fundamentalmente em pacientes com asma, mas pacientes portadores de DPOC podem também apresentar variabilidade excessiva do PFE, dificultando a separação com a asma. Em DPOC a variabilidade do PFE não se correlaciona bem com índices de atividade ou gravidade da doença.[10] Na DPOC, o PFE pode ser mais ou menos preservado, em média sendo percentualmente maior, em torno de 10%, que o $VEF_1$ em relação aos valores previstos. Uma situação particular é observada em pacientes com enfisema grave, nos quais o fluxo expiratório atinge o pico, mas rapidamente cai, resultando em um $VEF_1$ bem menor, mostrando um padrão de "colapso das vias aéreas". A pequena quantidade de ar da traqueia é suficiente para um valor significativo de PFE, subestimando a gravidade do distúrbio obstrutivo.

Diversos estudos tentaram avaliar o valor diagnóstico do PFE em DPOC, e a conclusão geral aceita é que a sensibilidade é menor do que a obtida pela espirometria, deixando de detectar muitos pacientes com obstrução leve/moderada.

Respostas a BD com elevação acima de 60 L/min do PFE são consideradas significativas, mas o diagnóstico de obstrução ao fluxo aéreo e sua reversibilidade é mais bem realizado pela espirometria.

Medidas de PFE na asma podem ser utilizadas para correlação temporal com certos fatores desencadeantes, como exposição a alérgenos, exercício, asma desencadeada pela menstruação ou por uso de fármacos, tais como aspirina e outros anti-inflamatórios, e uso de colírios de betabloqueadores. Pela importância, a asma ocupacional será mais bem discutida a seguir.

As indicações mais relevantes das medidas do PFE na asma envolvem medidas seriadas em pacientes com asma persistente grave, especialmente aquela associada à má percepção dos sintomas, asma lábil, e em todas as crises de asma atendidos de emergência. Nessas situações, a resposta (ou não) ao tratamento deve ser também avaliada por medidas seriadas do PFE. Pacientes com rinite alérgica exibem frequentemente hiper-responsividade brônquica à metacolina. Um estudo sugeriu que nestes casos a variabilidade excessiva do PFE e sua estabilização com o tratamento dirigido para asma podem ser de auxílio diagnóstico.[11]

## Crises de asma

A falta de padronização do tratamento de emergência nos prontos-socorros, incluindo a quase total ausência de medidas funcionais para avaliar a gravidade da crise e a resposta ao tratamento, infelizmente persiste no Brasil.

A correlação entre sintomas de asma e função pulmonar é muitas vezes pobre. Pelas medidas do PFE (% melhor ou do valor previsto), valores na emergência > 50% indicam em geral crises leves a moderadas, entre 30%-50% crises graves, e abaixo de < 33% crises muito graves.[12]

Para valores previstos, ver Tabelas 5.1 e 5.2.

**Tabela 5.1.** Valores previstos para o pico de fluxo expiratório em homens adultos brasileiros (n = 374). Idade 26-86 anos; estatura 151-192 cm

| Idade (anos) | Estatura (cm) | | | | | |
|---|---|---|---|---|---|---|
| | 155 | 160 | 165 | 170 | 175 | 180 |
| 20 | 621 | 638 | 655 | 672 | 689 | 706 |
| 30 | 604 | 621 | 638 | 655 | 672 | 690 |
| 40 | 588 | 605 | 622 | 639 | 656 | 673 |
| 50 | 572 | 589 | 606 | 622 | 640 | 657 |
| 60 | 555 | 572 | 589 | 606 | 623 | 640 |
| 70 | 538 | 555 | 572 | 590 | 606 | 623 |

*Fonte: Pereira, CAC, 2007, equipamento Assess, obtido em oito cidades no Brasil, dados não publicados. PFE (L/min) = estatura × 3,39 – idade × 1,65 + 129, r = 0,43. LIP = previsto – 139.*

**Tabela 5.2.** Valores previstos para o pico de fluxo expiratório em mulheres adultas brasileiras (n = 451). Idade 20-85 anos; estatura 137-182 cm

| Idade (anos) | Estatura (cm) | | | | | |
|---|---|---|---|---|---|---|
| | 145 | 150 | 155 | 160 | 165 | 170 |
| 20 | 407 | 421 | 434 | 447 | 460 | 473 |
| 30 | 393 | 407 | 420 | 433 | 446 | 459 |
| 40 | 379 | 393 | 406 | 419 | 432 | 445 |
| 50 | 366 | 380 | 392 | 406 | 419 | 432 |
| 60 | 352 | 366 | 378 | 392 | 405 | 418 |
| 70 | 338 | 352 | 365 | 378 | 391 | 404 |

*Fonte: Pereira, CAC, 2007, equipamento Assess, obtido em oito cidades no Brasil, dados não Publicados. PFE (L/min) = estatura × 2,61 – idade × 1,37 + 56, r = 0,52. LIP = previsto – 83.*

O PFE expresso como uma porcentagem do melhor valor pessoal (MVP) é mais útil clinicamente do que a porcentagem do previsto, mas muitas vezes o MVP não é conhecido. Diferentes marcas dão resultados diferentes e quando possível o mesmo tipo de equipamento deve ser utilizado.

Quando o MVP do PFE do paciente é desconhecido, deve-se ter presente que a faixa de variação do PFE é ampla. Os sinais clínicos de gravidade devem ser valorizados junto às medidas funcionais, mas na maioria das vezes os sinais de gravidade estão ausentes ou desaparecem com o tratamento, mas a obstrução persiste. Obviamente, a medida do PFE não é recomendada em pacientes confusos, cianóticos ou exaustos.

O PFE (ou VEF$_1$) deve ser medido antes e após cada etapa de tratamento. A resposta ao primeiro tratamento pode indicar que reversão adequada (PFE > 50%) já foi obtida; inversamente, pobre resposta ao tratamento inicial indica que a reversão será mais prolongada e maior probabilidade de necessidade de internação. A medida objetiva depois de completada a terapia com broncodilatador é o melhor método para estimar a evolução da crise de asma.

A alta da emergência deve levar em consideração dois fatores: qual o valor do PFE alcançado e fatores de risco para recaída.

Pacientes após três tratamentos com BD de curta-duração:

1) PFE < 30% do previsto (ou melhor valor) devem ser internados. Reversibilidade da crise é improvável nas próximas 3-4 horas.[13]

2) PFE entre 30%-50% do previsto (ou melhor valor) devem receber tratamento agressivo adicional na emergência e reavaliados após 4 horas.

3) Pacientes com PFE entre 50%-70% do previsto (ou do melhor) sem sinais de gravidade e sem asma de alto risco – o paciente deverá receber prednisona oral na emergência, ter PFE repetido após 30 min de observação para detectar recaída e receber alta se estável, após nova dose de beta-2. Se asma for de risco ou os sinais de gravidade persistirem, o doente deve permanecer em tratamento e observação.

4) PFE > 70% do previsto (ou do melhor) podem ter alta por baixo risco de recaída.[12]

Em pacientes internados, deve-se evitar medidas na posição deitada pelos menores valores observados.[14]

## Monitorização da asma

Três sopros máximos curtos, precedidos de inspiração máxima, com intervalos de 30 segundos ou mais, devem ser feitos em cada momento da avaliação. O maior valor deve ser anotado.

O PFE deve ser medido imediatamente após acordar, antes do uso de broncodilatador. O PFE matinal pré-BD, expresso como percentagem do melhor PFE individual, é considerado o melhor índice de avaliação da gravidade da asma.

O melhor valor do PFE (MVP) deve ser conhecido para cada paciente, por monitorização repetida antes e após-broncodilatador, por tomadas sucessivas feitas no consultório após estabilidade clínica ou após curso de tratamento máximo envolvendo o uso de corticosteroides, se as medidas anteriormente feitas estiverem abaixo dos valores previstos.

O valor do pico de fluxo no automanejo da asma é controverso. Na asma leve e moderada, um plano de crise com base nos sintomas é em geral adequado e o uso do PFE é dispensável. Em asmáticos graves, um plano de crise deve ser estabelecido com base no PFE máximo observado em período de bom controle. Valores baixos deste podem ser utilizados para início de curso de corticoide oral ou seu incremento.

Em adultos, existem evidências que a função pulmonar reduzida (PFE ou VEF1) se associa com risco aumentado de ataques agudos.[15]

A monitorização da asma pode ser feita em curto prazo ou em longo prazo.[16]

**Monitorização em curto prazo**, com anotação dos sintomas em um diário, e medidas do PFE devem ser indicadas:

- Após uma exacerbação para monitorizar a recuperação;
- Acompanhamento após mudança no tratamento para ajudar se há resposta;
- Se os sintomas parecem excessivos, em comparação às medidas objetivas da função pulmonar;
- Para auxiliar na identificação de desencadeantes ocupacionais ou domésticos para pior controle da asma.

Monitorização em longo prazo:

- Para detecção precoce de exacerbações, principalmente em pacientes com má percepção da obstrução ao fluxo aéreo;
- Para pacientes com uma história de crises súbitas graves ("asma lábil");
- Para pacientes com asma de difícil controle.

## Plano de ação

Planos de ação escritos para manejo autoindividual na asma reduzem as hospitalizações, consultas de emergência, idas a PS e mortes por asma.[15,16] Além disso, o uso de um plano de ação melhora o controle da asma, com redução dos sintomas e dias de falta ao trabalho, e melhora a qualidade de vida. Em adultos, planos de ação de asma personalizados podem ser baseados em sintomas e/ou medidas do PFE. Em crianças, são mais usados com base em sintomas.

A maioria das pesquisas em planos de ação (PA) usa três zonas, correspondendo às luzes dos sinais de trânsito para categorizar a condição do paciente. A faixa verde (siga) significa que o paciente não tem sintomas, não tem broncospasmo de exercício, o pico de fluxo é > 90% do MVP. A medicação de controle deve ser mantida em uma dose fixa e o medicamento de alívio quando necessário. Amarelo (atenção) significa que o paciente está experimentando sintomas incluindo tosse, chiado ou falta de ar, está usando mais o broncodilatador, e o PFE situa-se entre 70%-90% do MVP. Nesses casos, a prednisona ou equivalente deve ser iniciada. A zona vermelha (perigo) denota falta de ar e desconforto e/ou PFE abaixo de 70% do MVP. O doente pode tentar o manejo em casa, porém em geral auxílio médico deve ser buscado.

## Asma relacionada ao trabalho

A asma relacionada ao trabalho (ART) engloba a asma ocupacional (AO) e a asma agravada pelo trabalho.[17] Conceitualmente, a primeira seria uma doença ocupacional propriamente dita e a segunda, uma doença relacionada ao trabalho.

O uso da monitorização seriada do PFE pode confirmar objetivamente a relação entre local de trabalho e sintomas de asma. Medidores eletrônicos de PFE (que podem incluir o $VEF_1$) são disponíveis.

O diagnóstico de asma deve ser confirmado, a princípio, por teste de broncoprovocação inespecífico (metacolina). Laboratórios com capacidade de realizar testes de provocação específicos são raros.

Após instruções detalhadas do uso e da leitura dos resultados, o paciente com suspeita de ART deve realizar medidas do PFE em triplicata, pelo menos, quatro vezes ao dia, não necessariamente em intervalos fixos. A primeira medida deve ser tomada imediatamente ao acordar e as demais ao longo do dia, especialmente na presença de sintomas. Em situações que caracteristicamente causam sintomas imediatos, os registros podem ser de curta duração com medidas seriadas a cada hora ou a cada duas horas.[17] Nos demais casos, sugere-se que as medidas sejam feitas por duas semanas no trabalho e duas semanas após afastamento. As leituras do PFE são plotadas em um gráfico contra os dias. Os gráficos podem ser analisados qualitativamente por simples inspeção visual ou quantitativamente pelo cálculo das variações diárias ou das médias dos períodos no trabalho e afastado. Quando o padrão é típico, a inspeção visual é suficiente para caracterizar a asma ocupacional. Em casos mais complexos, diversos padrões são possíveis, e devem ser analisados por médicos experientes em centros especializados.[18]

Um programa de acesso livre (Ouasys) pode ser baixado para análise dos resultados.

## Valores de referência

Como para os demais testes de função pulmonar, os valores previstos por diferentes autores diferem largamente. Os valores devem ser derivados por um medidor específico para o PFE, desde que valores obtidos nas curvas de fluxo-volume tendem a ser menores.[19]

Valores de referência para o PFE foram sugeridos em estudos já antigos. Como parte do levantamento de obstrução ao fluxo aéreo, no programa "Respire e Viva", além de valores para espirometria, coletamos dados de PFE por equipamentos Assess, em 374 homens e 451 mulheres adultos, em diversas cidades brasileiras. Os valores previstos foram calculados por regressões lineares e os dados tabulados em certas combinações de idade e estatura, para facilidade de uso em prontos-socorros (Tabelas 5.1 e 5.2).

Uma comparação com os previstos de Leiner et al., publicados em 1963, e bastante usados, mostrou, de maneira surpreendente, valores praticamente superponíveis para as mulheres (diferença média = -1,3 L/min, em todas as faixas de idade e estatura). Já em homens, os valores obtidos no Brasil foram sempre significativamente maiores, em média 51,0 L/min.[20] Leiner et al. mediram os valores em 105 homens e 50 mulheres, com espirometria normal, funcionários de um hospital pelo medidor Wright.

## Referências bibliográficas

1. Gerald LB, Carr TF. Peak flow monitoring in asthma. UpToDate. com. Accessed 02.08.2020.
2. Tsukioka K. Comparison of different types of peak flow meter and reference values for peak expiratory flow (PEF) for healthy Japanese subjects Nihon Rinsho 1996; 54:2927-32.
3. VanZeller C, Williams A, Pollock I. Comparison of bench test results measuring the accuracy of peak flow meters. BMC Pulm Med. 2019; 19:74.
4. Vaswani R, Moy R, Vaswani SK. Evaluation of factors affecting peak expiratory flow in healthy adults: is it necessary to stand up? J Asthma. 2005; 42:793-794.
5. McCoy EK, Thomas JL, Sowell RS, George C, Finch CK, Tolley EA, Timothy H. An evaluation of peak expiratory flow monitoring: a comparison of sitting versus standing measurements. J Am Board Fam Med. 2010; 23:166-170.
6. Ayres JG, Turpin PJ. Measurement, recording and analysis of peak flow records. In: Peak flow measurement. Chapman & Hall Medical, London, 1997; 13-32.
7. Ribeiro M, Silva RCC, Pereira CAC. Diagnóstico de asma: comparação entre o teste de broncoprovocação e a variabilidade do pico de fluxo expiratório. J Pneumol 1995; 21:217-24.
8. Kaminsky DA, Wang LL, Bates JH, et al. Fluctuation analysis of peak expiratory flow and its association with treatment failure in asthma. Am J Respir Crit Care Med. 2017; 195:993-999.

9. Tsurikisawa N, Oshikata C, Sato T, et al. Low variability in peak expiratory flow predicts successful inhaled corticosteroid step-down in adults with asthma. J Allergy Clin Immunol Pract. 2018;6:972-979.

10. Ayres JG, Turpin PJ. Patterns of peak flow. In: Peak flow measurement. Chapman & Hall Medical, London, 1997; 33-59.

11. Baser S, Ozkurt S, Topuz B, Kiter G, Karabulut H,B Akdag B,Evyapan Fl. Peak expiratory flow monitoring to screen for asthma in patients with allergic rhinitis. J Investig Allergol Clin Immunol. 2007; 17:211-215.

12. Pereira CAC, Naspitz C, Solé D. II Consenso Brasileiro no Manejo da Asma. J Pneumol 1998; 24(4): 276 p.

13. Piovesan DM, Menegotto DM, Kang S, Franciscatto E, Milla T, Hoffmann C et al. Early prognosis of acute asthma in the emergency room. J Bras Pneumol. 2006; 32:1-9.

14. Wallace JL, George CM, Tolley EA, Winton JC, Fasanella D, Finch CK, Self TH.Peak expiratory flow in bed? A comparison of 3 positions. Respir Care. 2013;58:494-497.

15. BTS/SIGN British Guideline on the Management of Asthma, 2019.

16. 2020 GINA Report, Global Strategy for Asthma Management and Prevention.

17. Fernandes ALG, Stelmach R, Algranti E. Asma ocupacional. J Bras Pneumol 2006;32(supl1):S27-S34.

18. Burge S, Hoyle J. Current topics in occupational asthma. Expert Rev Respir Med. 2012;6:615-627.

19. Radeos MS, Camargo CA Jr. Predicted peak expiratory flow: differences across formulae in the literature. Am J Emerg Med. 2004;22:516-521.

20. Leiner GC, Abramowitz S, Small MJ, Stenby VB, Lewis WA. Expiratory peak flow rate. Standard values for normal subjects. Use as a clinical test of ventilatory function. Am Rev Respir Dis. 1963;88:644-651.

# Volumes Pulmonares

**6**

## Carlos Alberto de Castro Pereira

### Introdução

O tamanho dos pulmões é crítico para o pleno funcionamento do sistema respiratório. O termo Capacidade Vital, cunhado por Hutchinson, em 1846, se mostrou verdadeiro, desde que os indivíduos com pulmões maiores têm vantagem de sobrevida[1].

A reserva pulmonar é grande, havendo em geral, necessidade de perda de 20%-30% na capacidade pulmonar, para que o indivíduo apresente limitação ao exercício e dispneia em decorrência de doença pulmonar.

Uma indicação importante da medida dos volumes pulmonares é separar processos que envolvem as vias aéreas e processos que envolvem o parênquima pulmonar, isto é, doenças obstrutivas e doenças restritivas. Em pacientes com doenças obstrutivas, os volumes pulmonares estão muitas vezes aumentados, enquanto em pacientes com doenças restritivas há – por definição – redução dos volumes pulmonares.

A medida das subdivisões da capacidade pulmonar total é, frequentemente, crítica para estabelecer o diagnóstico e o prognóstico de pacientes com sintomas respiratórios diversos, tais como tosse, sibilância e dispneia. Um estudo mostrou que a medida dos volumes pulmonares fornece informações relevantes para o diagnóstico em uma porcentagem significativa de casos[2]. O uso rotineiro da medida dos volumes pulmonares nos laboratórios de função pulmonar deve ser estimulado.

### Definições: volumes e capacidades

Os volumes pulmonares estáticos ou absolutos são constituídos por quatro volumes e quatro capacidades – a soma de dois ou mais volumes, a saber: volume de ar corrente (VC), volume de reserva expiratório (VRE), volume de reserva inspiratório (VRI), volume residual (VR), capacidade vital (CV), capacidade residual funcional (CRF), capacidade inspiratória (CI) e capacidade pulmonar total (CPT) (Figura 6.1).

Na análise das capacidades pulmonares, deve-se ter presente que somas diretas de volumes é uma simplificação conceitual. Cada componente tem determinantes próprios. Isto pode gerar problemas de interpretação dos eventuais conflitos nos resultados dos volumes pulmonares absolutos e da CV[3].

**Volume corrente ou volume de ar corrente (VC)** – Volume mobilizado para dentro e para fora durante a respiração normal. Corresponde a 10% da CPT. É afetado por diversos

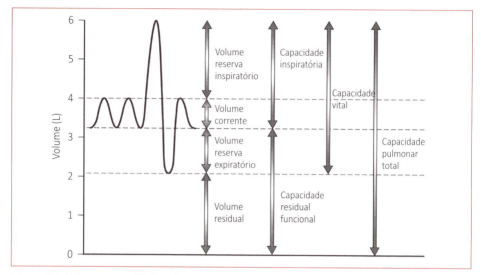

**Figura 6.1.** *Volumes e capacidades pulmonares.*
*Fonte: Modificada de https://in.pinterest.com/pin/635992778605813584/*

fatores e tem pouca relevância clínica. Pela simples colocação da peça bucal para realização da espirometria, pode se elevar, com redução do VRI.

**Volume de reserva inspiratório (VRI)** – Volume máximo de ar que pode ser inalado além de uma inspiração normal, em VC. Corresponde a 40%-50% da CPT. Como o VC, o VRI é altamente variável, mas tem grande importância durante o exercício, onde sua redução está associada com hiperinsuflação e dispneia, especialmente à medida que a diferença se reduz em relação à CPT.

**Volume de reserva expiratório (VRE)** – Volume expirado a partir do final da expiração normal, em volume corrente. Corresponde a 25% da CPT. Em obesos, este é o volume pulmonar que se reduz primeiro, que pode tender a zero em obesos mórbidos (IMC > 40 kg/m$^2$).

**Volume residual (VR)** – Volume que permanece nos pulmões após uma expiração plena e completa. O termo "residual" provém do fato de que, por maior que seja o esforço expiratório, sempre restará um volume de ar no pulmão que não pode ser expelido. O VR não consegue ser medido diretamente pela espirometria, sendo obtido a partir da determinação da CRF seguida da subtração do VRE. Quando expresso como razão da CPT, VR/CPT, em indivíduos jovens saudáveis é de aproximadamente 20%-25%, mas essa relação aumenta com a idade e raramente ultrapassa 40%. Relação VR/CPT aumentada é frequentemente a primeira anormalidade observada em pacientes com obstrução de vias aéreas periféricas, e, mesmo com a instituição de tratamento permanece muitas vezes anormal. Redução do volume residual é mais observada em doenças pulmonares intersticiais ou doenças de preenchimento alveolar e nas enfermidades da parede torácica. A redução isolada do VR é incomum.[4]

**Capacidade pulmonar total (CPT)** – Volume de gás contido nos pulmões após uma inspiração máxima. Compreende a soma de todos os volumes pulmonares. Como será visto abaixo, a CPT em geral é obtida pela soma da CRF + CI ou do VR + CV.

**Capacidade inspiratória (CI)** – Volume máximo inspirado, voluntariamente, a partir do final de uma expiração espontânea em VC, ou seja, da posição de repouso do sistema respiratório. Compreende a soma do VC e do VRI. Corresponde em média a cerca de 50% da CPT e 70% da CV. Desde que a CPT permaneça inalterada, durante o exercício ou após administração de broncodilatador, queda e elevação da CI refletem, respectivamente, aumento e redução da CRF e, portanto, aumento e redução da hiperinsuflação pulmonar, que por sua vez se correlaciona com a dispneia.[5]

**Capacidade vital (CV)** – Volume máximo que pode ser movido para dentro ou para fora dos pulmões, ou seja, o volume situado entre a CPT e o VR. **A medida da capacidade vital pode ser feita lentamente (CV) ou com esforço máximo (CVF).** Conforme a mensuração for inspiratória ou expiratória, lenta ou forçada, podemos ter: (1) Capacidade vital lenta inspiratória (CVI): medida realizada de maneira lenta, partindo de expiração completa até inspiração plena; (2) Capacidade vital inspiratória forçada (CVIF): medida realizada de maneira forçada, partindo de expiração completa até inspiração plena, utilizada para a determinação de fluxos inspiratórios e para comparação com o volume da CVF expiratória. Deve ser obtida de rotina em todas as manobras, ao final das medidas da CVF em expiração (ver *Capítulo 4 – Aspectos Técnicos da Espirometria*); (3) Capacidade vital lenta expiratória (CVE): medida realizada de maneira lenta, partindo de posição de inspiração plena até expiração completa; (4) Capacidade vital expiratória forçada (CVEF): determinada por meio de uma manobra de expiração com esforço máximo, a partir de uma inspiração plena seguida de uma expiração completa. Quando se usa o termo CVF subentende-se a medida da capacidade vital expiratória forçada. Em indivíduos normais, a CV lenta pode ser igual ou maior do que a CVF, mas não menor (falta de colaboração).

Pela compressão dinâmica e fechamento de vias aéreas, a CVF pode ser menor do que a medida obtida de maneira lenta, mesmo em indivíduos normais. Admite-se também que a estafa muscular possa impedir que se sustente o limite expiratório mecânico principalmente em casos obstrutivos avançados, reduzindo o valor final da CVF.[6]

**Detalhes técnicos sobre a medida da CV são encontrados no *Capítulo 4 – Aspectos Técnicos da Espirometria*.**

As medidas de capacidade vital lenta na expiração e inspiração são mostradas na Figura 6.2.

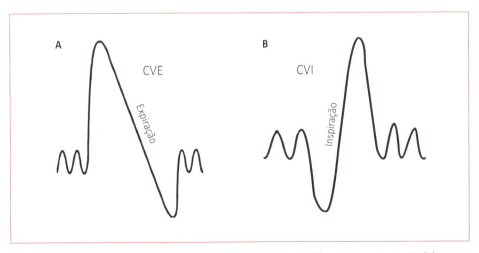

**Figura 6.2.** *Manobras de capacidade vital lenta, obtida em expiração (A) e obtida em inspiração (B).*
Fonte: Modificada de Altalag A, et al. Pulmonary Function Testing in Clinical Practice. Springer, 208;pp 1-40.

**Capacidade residual funcional (CRF)** – Volume contido nos pulmões ao final de uma expiração espontânea, em volume corrente. Compreende a soma do VR e VRE. Corresponde, em média, a cerca de 50% da CPT. A CRF é considerada a "posição de repouso" ou "ponto de equilíbrio" do sistema respiratório, desde que a este nível as forças de retração elástica dos pulmões e da caixa torácica são iguais e opostas, não havendo esforço muscular.

**A CRF é o volume primário obtido para derivação do VR e da CPT.** Quando derivada por pletismografia, o volume obtido frequentemente é maior que a CRF, porque a manobra é feita após respirações rápidas e curtas, que podem induzir a elevação do nível final da expiração, especialmente em pacientes com obstrução ao fluxo aéreo. Este volume é denominado **volume de gás torácico (VGT)**. Alguns autores sugerem que, neste caso, o resultado obtido seja denominado de CRF pletismográfica (CRFplet). O computador, entretanto, corrige este valor para o nível expiratório de repouso, pela medida anterior da linha de base na respiração em volume corrente, e assim a CRF é calculada.

### Mudanças dos volumes com a idade

Durante a vida adulta, a função pulmonar declina.[7] Em homens e, em menor intensidade, nas mulheres, a pressão de retração elástica dos pulmões diminui com a idade, ou seja, em outras palavras, a complacência aumenta. Essa mudança tem o efeito importante de reduzir a tração radial sobre as paredes dos bronquíolos, o que resulta em fechamento mais precoce das vias aéreas durante a expiração. Como resultado, o volume de fechamento, a capacidade de fechamento e o volume residual aumentam com a idade. A CPT, por outro lado, não muda com a idade. Isto ocorre porque a retração elástica pulmonar reduzida é compensada pelos efeitos combinados do enfraquecimento dos músculos respiratórios e maior rigidez da caixa torácica.

O VR aumenta com a idade como consequência direta da redução da retração elástica. O aumento é maior do que a mudança na CPT, de modo que a CV cai com a idade e a relação VR/CPT aumenta. Além disso, a perda da retração elástica leva a maior compressão dinâmica durante a expiração forçada, resultando em diferença progressivamente maior entre a CV e a CVF. A influência da faixa etária sobre a CI, VRE e CRF é pequena. As mudanças dos volumes pulmonares ao longo da vida são mostradas na Figura 6.3.

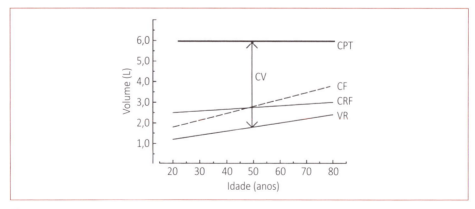

**Figura 6.3.** *Variações dos volumes pulmonares ao longo da vida adulta.*
*CF = capacidade de fechamento; CV = capacidade vital; CPT = capacidade pulmonar total; CRF = capacidade residual funcional; VR = volume residual.*
*Fonte: Modificada de: https://www.quora.com/How-does-lung-capacity-and-volume-change-with-age*

## Técnica da medida dos volumes pulmonares

1. **Preparação do paciente:** ver *Capítulo 7 – Resistência das Vias Aéreas por Pletismografia.*

2. **Medida dos volumes pulmonares:** quando o pedido médico inclui, além da espirometria, a determinação dos volumes pulmonares, subentende-se que devem ser obtidas medidas da CPT, VR, CRF, além da CV. Existem duas etapas essenciais para obtenção dos volumes pulmonares: a) determinação da CRF e b) medida da capacidade vital lenta (CV) e suas subdivisões. Esta será detalhada em outro capítulo (ver *Capítulo 4 – Aspectos Técnicos da Espirometria*). A acurácia da mensuração dos volumes pulmonares deve ser verificada mensalmente por meio de controles biológicos (ver *Capítulo 4 – Aspectos Técnicos da Espirometria*).

3. **Medida da CRF:** os métodos mais utilizados para medida da CRF, e na sequência, para derivação dos demais volumes pulmonares são: pletismografia, equilíbrio com gases inertes e lavagem de nitrogênio. Para mais informações técnicas, sugerimos consulta a fontes mais detalhadas.[8]

**Pletismografia** – O pletismógrafo corporal foi desenvolvido nos anos 1950, para medição rápida da CRF, desde que a CRF e o VR não podem ser medidos pela espirometria.[9] O princípio é baseado na aplicação da *"Lei de Boyle"*, onde o produto do volume de um gás pela pressão é uma constante, em condições isotérmicas, ou seja, $P_1V_1 = P_2V_2$. Resolvida a equação (ver derivação em outras publicações), temos que o VGT (CRFplet) = Patm $\times \Delta V/\Delta P$.[8,10] VGT é o volume de gás sendo comprimido, quando a via aérea é ocluída, durante a expiração após sucessivas manobras respiratórias curtas (arfar). Esse volume equivale a CRFplet. A essência da técnica consiste no paciente sentar-se no interior de uma cabine hermeticamente fechada e respirar por uma peça bucal com interruptor de fluxo acoplado. Explicações e demonstração detalhada da sequência das manobras devem ser dadas antes do teste. Alguns pletismógrafos exigem tempo para que a pressão na cabine se equilibre durante o aquecimento e a umidificação do ar com o indivíduo em seu interior. Durante esse período inicial, a cabine é ventilada, periodicamente, para o ar ambiente. O equilíbrio térmico é atingido em 1 a 3 minutos, dependendo do tamanho do indivíduo e do volume da cabine. Geralmente, a resistência das vias aéreas é medida na mesma manobra, com o obturador aberto (ver *Capítulo 7 – Resistência das Vias Aéreas por Pletismografia*). O VGT é medido solicitando-se ao paciente que arfe transitoriamente contra o obturador fechado. Isso ocasiona compressões e descompressões do gás no tórax ($\Delta V$). A medida da pressão na boca, com a válvula ocluída reflete a pressão alveolar. Um segundo transdutor de pressão mede as variações de pressão dentro da cabine durante estas manobras respiratórias, o que reflete a variação de volume ($\Delta V$) sendo aplicada ao sistema (Figura 6.4). O gráfico resultante mostra no eixo vertical as variações de pressão na boca e no eixo horizontal as variações da pressão na cabine, que por sua vez, reflete as variações do volume alveolar. É importante assinalar que as frequências respiratórias são diferentes para a medida da resistência das vias aéreas, entre 90-150 rpm, e para o cálculo do VGT (CRFplet), cuja frequência deve ficar em torno de 30-60 respirações por minuto. Quando os testes são feitos em sequência, o paciente deve ser cuidadosamente instruído a respeito dessas diferenças. Uma manobra de CV e suas subdivisões, VRE e CI, deve ser realizada, imediatamente, após a medida da CRFplet. A ATS/ERS sugerem que após a abertura do obturador, o paciente expire até o VR e depois realize uma manobra de CVI[8] (Figura 6.5). Pelo menos três ou mais manobras tecnicamente aceitáveis devem ser registradas, cada uma delas seguida pela medida do VRE e da CI. Em geral, o computador traça uma reta dos mínimos quadrados por meio dos pontos obtidos de pressão

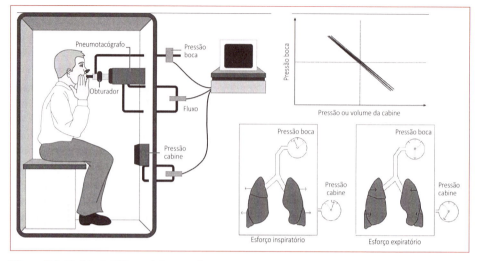

**Figura 6.4.** *Medida da CRF por pletismografia.*
*Fonte: Modificada de: https://memim.com/body-plethysmography.html*

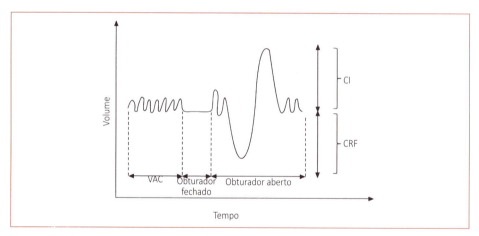

**Figura 6.5.** *Manobras para medida da CRF e demais volumes na pletismografia.*
*Fonte: Modificada de Wanger et al.[8]*

de boca *vs.* pressão (ou volume) da cabine, porém pode-se fazer correção manual caso a inspeção visual mostre que a reta é discrepante.

Os **critérios de aceitação para medida da CRFplet** são assinalados a seguir:
- A manobra de arfar deve ser uma alça fechada, sem desvio ou outro artefato.
- As variações de pressão devem situar-se dentro da faixa de calibração; o traçado não deve sair da tela.
- A frequência da respiração curta deve se situar entre 30-60 respirações por minuto.
- Uma série de 3-5 manobras tecnicamente satisfatórias devem ser registradas.
- Pelo menos três valores de CRFplet devem concordar dentro de 5%.
- A CRFplet reportada será a média das três manobras aceitáveis e reprodutíveis.

As medidas feitas pela pletismografia são rápidas. Deve-se ter presente, contudo, que este volume está medindo todo o gás dentro do tórax, esteja ele ou não em contato com a atmosfera. Na presença de bolhas de enfisema, por exemplo, mesmo não comunicantes, o VGT ou a CRFplet irá incluir esse volume no cálculo. Idem para casos com pneumotórax. Um erro potencial significativo pode ocorrer em pacientes com obstrução ao fluxo aéreo, nos quais as variações de pressão na boca durante a manobra de arfar contra o obturador fechado podem ser menores, em comparação às variações de pressão alveolar. Quando a resistência da via aérea é elevada, existe um discreto retardo inevitável no equilíbrio entre a pressão da boca e a pressão alveolar durante a manobra, de maneira que elas se tornam fora de fase; a consequente subestimativa da variação na pressão alveolar durante o arfar contra o obturador resulta em hiperestimativa do volume de gás torácico.[11] Esse artefato é maior com vias aéreas mais estreitas, com vias aéreas superiores mais complacentes e com frequências respiratórias mais altas. O mesmo pode ser minimizado pela sustentação das bochechas e assoalho da boca com as mãos, arfando-se gentil e lentamente contra o obturador fechado, em uma frequência abaixo de 60 respirações por minuto, o que permite tempo para equalização das pressões da boca e alveolar.

O'Donnell et al. compararam a medida da CPT por diluição de hélio, tomografia computadorizada do tórax (TC) e pletismografia, e demonstraram que a medida da CPT por pletismografia, mesmo com frequência respiratória baixa, era maior que as outras duas técnicas, ambas com resultados semelhantes.[12] As diferenças se acentuaram com a maior gravidade da obstrução ao fluxo aéreo. Estudo mais recente, entretanto, mostrou que a CPT medida pelo pletismógrafo e pela TC são semelhantes e superiores à obtida pela diluição de gases.[13]

A partir da obtenção da CRF e VR, a CPT pode ser determinada: **CPT = VR + CV** ou **CPT = CRF + CI**. A relação VR/CPT é a seguir calculada, e geralmente expressa em porcentagem. Limites superiores individualizados, derivados das equações de referência, e não valores fixos com "120%-130% do previsto", são utilizados. O mesmo se aplica para o VR, CRF e CPT.

**Diluição de gases inertes** – Nesse método, durante a respiração normal, o paciente é conectado a um sistema pela abertura de uma válvula, ao final da expiração normal (CRF). O sistema contém oxigênio e um gás inerte, classicamente o hélio. À medida que o paciente respira no circuito, a concentração do gás inerte cai pela diluição de volume no sistema, o qual é a soma da variável desconhecida (CRF) e o volume conhecido do circuito. Durante o teste, oxigênio é injetado no sistema para compensar o consumo do $O_2$ e o $CO_2$ é eliminado por um absorvente. A concentração do gás é medida até que a queda da concentração do gás inerte atinja um equilíbrio (< 0,02% em 30 segundos) (Figura 6.6). O volume é derivado por uma equação simples: $C_1V_1 = C_2V_2$, onde $V_1$ é a CRF, $C_1$ é a concentração conhecida do gás no início do teste, $C_2$ é a concentração do gás inerte ao final do período de diluição, e $V_2$ é o volume conhecido do circuito mais a CRF. A CRF ($V_1$) é então calculada pela equação $V_1 = C_2V_2/C_1$.

**Lavagem de nitrogênio** – Essa técnica tem a vantagem de medir a heterogeneidade da ventilação. Uma variante dessa técnica é a determinação do volume alveolar (VA) que é obtido durante a manobra de medida da DCO, por respiração única, como descrito no *Capítulo 9 – Captação do Monóxido de Carbono*. Em indivíduos normais, este valor se aproxima da CPT medida por outros métodos, porém valores menores podem ser observados, de até 20% (ver *Capítulo 9 – Captação do Monóxido de Carbono*). A técnica de lavagem de nitrogênio é baseada no princípio da conservação de massa de um gás inerte, nesse caso, o nitrogênio, normalmente residente nos pulmões. O paciente respira por uma válvula bidirecional, conectada a uma fonte de 100% de oxigênio (Figura 6.7). A concentração de $N_2$ e o

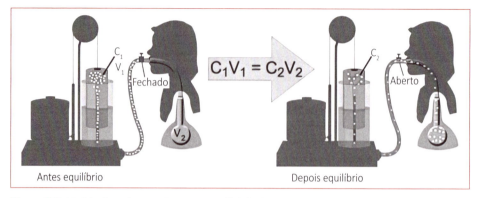

**Figura 6.6.** *Medida dos volumes pulmonares por diluição de gases.*
Fonte: Pereira CAC & Holanda MA. Medicina Respiratória. Editora Atheneu 2013.

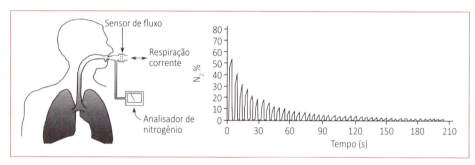

**Figura 6.7.** *Medida dos volumes pulmonares por lavagem de nitrogênio por respiração múltipla, com respiração de $O_2$ a 100%. A área sob a curva é o volume lavado de $N_2$, o qual, dividido pelo total lavado, dá a fração da concentração no volume de gás lavado ao final do teste ou no gás ao final da última respiração ao final do teste.*
Fonte: Robinson PD, et al. Eur Respir J 2013;41:507-522.

paciente são monitorizados para que nenhum vazamento ocorra. Um aumento significativo na concentração durante o teste indica que ocorreu vazamento, em geral, por respiração do ar ambiente, devendo o teste ser repetido, após tempo de espera para eliminação do $O_2$ extra, em geral 15 minutos. O teste é interrompido quando a concentração do $N_2$ expirado cai abaixo de 1,5%, por pelo menos três respirações sucessivas. A CRF pode ser calculada com base na premissa que o $N_2$ representa 80% do gás contido nos pulmões, no início do teste. O computador calcula, a partir da medida instantânea em cada respiração, o volume exalado vezes a concentração do nitrogênio. Em indivíduos normais, o teste é completado em 3 a 4 minutos, porém, em pacientes com obstrução ao fluxo aéreo, a troca é lenta, e o teste pode requerer mais de 15 minutos.

As técnicas de medida dos volumes pulmonares por diluição de gases ou lavagem de nitrogênio têm uma limitação importante, desde que não medem o volume de gás contido em unidades não comunicantes com a boca. Isto resulta em valores de CRF e CPT aquém dos reais, que podem falsear os resultados dos testes, especialmente em doenças obstrutivas.

As vantagens e desvantagens das diferentes técnicas de medida do volume pulmonares são comparadas na Tabela 6.1.

**Tabela 6.1.** Comparação entre os métodos comuns para mensuração dos volumes pulmonares

| *Pletismografia* | *Métodos de diluição de gases* |
| --- | --- |
| Rápida | Demorado |
| Facilmente repetida | Difícil de repetir, pois o teste é longo |
| Mais acurada | Menos acurado |
| Superestima discretamente a CRF em doenças obstrutivas | Subestima CRF em doenças obstrutivas |
| Difícil para testar pacientes em cadeira de rodas ou com soros IV | Possível testar pacientes em cadeira de rodas |
| Caro, de grande tamanho, e complexo | Baratos e menores |

## Mudanças dos volumes pulmonares com a postura

A adoção da posição supina reduz a CRF em torno de 25% e aumenta a CI em proporção semelhante. Estas variações decorrem da elevação do diafragma pela pressão das costelas inferiores e do conteúdo abdominal, conjuntamente, com a restrição ao movimento das costelas. Deslocamento adicional ocorre na gravidez e quando maior quantidade de gordura é depositada no abdômen. A postura afeta pouco o VR e a CPT. Pelo maior acúmulo de sangue nos pulmões na posição supina, a CV cai em torno de 7%.

Uma redução na CV de 10% a 30% na posição supina é sugestiva de paralisia diafragmática unilateral e uma redução maior que 30% de paralisia diafragmática bilateral.[14]

## Anormalidades nos volumes pulmonares

A interpretação dos volumes pulmonares baseia-se em uma compreensão aprofundada dos determinantes fisiológicos dos volumes e capacidades pulmonares. Sugerimos revisar antes o *Capítulo 2 – Determinantes Fisiológicos dos Volumes e Fluxos Pulmonares.*

Neste capítulo serão discutidas as anormalidades observadas nos volumes pulmonares e suas causas.

Os parâmetros de volume mais relevantes para interpretação dos resultados de função obtidos são a CPT, a CRF, o VR e a CI.

Alguns autores caracterizam hiperinsuflação pulmonar como elevação de qualquer um dos três compartimentos: CPT, CRF e VR. Sugere-se que o termo hiperinsuflação seja seguido do volume a que se refere.[15] Outros caracterizam o aumento da relação VR/CPT como indicativa de aprisionamento de ar, porém em doenças que reduzem a complacência pulmonar ou da caixa torácica, a CV e a CPT caem mais do que o VR, e, portanto, a relação VR/CPT pode estar elevada. O mesmo pode ocorrer em pacientes com fraqueza dos músculos expiratórios.

O termo restrição mais comumente se refere a valores anormalmente reduzidos da CPT.

O aumento dos volumes pode decorrer de fatores estáticos ou dinâmicos, estes se agravando ou resultando do aprisionamento de ar relacionado à movimentação respiratória.

A **CPT** é o volume máximo possível de ar nos pulmões, determinada grandemente por três fatores: 1) capacidade dos músculos inspiratórios; 2) retração elástica da parede torácica e; 3) retração elástica dos pulmões. Assim, fraqueza dos músculos inspiratórios, redução da complacência da caixa torácica ou dos pulmões podem resultar em redução da CPT. Como a retração elástica dos pulmões é o principal fator limitante para a CPT, a perda da retração elástica é a causa mais comum de elevação da CPT ou hiperinsuflação.

Redução da CPT não é esperada por fraqueza dos músculos inspiratórios, desde que apenas aproximadamente 30 cmH$_2$O são necessários para expandir o sistema respiratório até o volume máximo. Entretanto, a complacência pulmonar torna-se reduzida antes disso, o que reduz a CV.[16] Caso haja fraqueza associada dos músculos expiratórios, o VR pode se elevar, e a CV cair desproporcionalmente à CPT (diferença > 10%), com relação VR/CPT elevada (distúrbio restritivo complexo).

Na prática, **CPT elevada** indica complacência pulmonar aumentada. Como a complacência pulmonar é o maior determinante da CPT, é esperado que a CPT esteja aumentada na DPOC com enfisema, e em menor grau na bronquite crônica. No enfisema, a retração elástica é reduzida, e a curva PV é desviada para cima e para a esquerda. Isto é devido à perda do tecido elástico como resultado da destruição alveolar. Na DPOC sem enfisema, contudo, a curva de PV pode ser normal, desde que o parênquima é minimamente afetado.

Na asma aguda e na asma persistente pode também haver aumento da CPT por perda da retração elástica, com consequente redução dos fluxos expiratórios.[17] Em alguns destes pacientes, enfisema centrolobular microscópico foi detectado em autópsias, mesmo em não fumantes.[18]

A elevação da CPT é, em média, maior na DPOC quando comparado à asma, especialmente em casos onde a obstrução é mais acentuada (Figura 6.8), porém, pelo já exposto, o valor deste achado para o diagnóstico diferencial é relativo.[19]

Na acromegalia e em portadores de "pulmões grandes", uma variante rara do normal, todos os volumes pulmonares estão proporcionalmente elevados e a relação VR/CPT é nor-

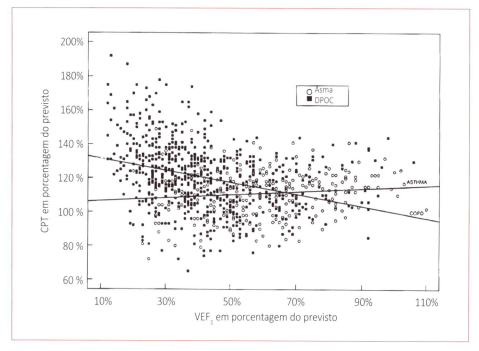

**Figura 6.8.** *Correlação entre VEF$_1$% e CPT% em asma e em DPOC.*
Fonte: Adaptada de Dykstra et al.[19]

mal. Dentre as atividades físicas, a natação é mais extensamente estudada e parece ser a única associada com um aumento marcado nos volumes pulmonares.[20]

As causas de CPT aumentada são mostradas na Tabela 6.2.

**Tabela 6.2.** Causas de capacidade pulmonar total aumentada

| |
|---|
| • DPOC, principalmente enfisema |
| • Asma com perda da retração elástica |
| • Acromegalia (VR/CPT normal) |
| • Pulmões grandes (variante do normal) |
| • Grandes nadadores |

**CPT reduzida** caracteriza a presença de distúrbio ventilatório restritivo (DVR), sendo o padrão-ouro para esse diagnóstico. Estudos antigos sugeriam que a CV reduzida era mais sensível do que a redução da CPT em doenças restritivas. O problema destes estudos é que incluíram valores de referência de diferentes fontes e populações para espirometria e para medida dos volumes. Em um estudo feito em nosso centro, 106 casos com doenças pulmonares intersticiais foram avaliados.[21] A CVF estava reduzida em 79% e a CPT em 82%, havendo discordância em 15 casos (8,5%). Nestes, a CPT estava isoladamente reduzida em oito e a CVF em sete. Neste estudo foram utilizados previstos brasileiros para a espirometria e para os volumes pulmonares por pletismografia, recentemente derivados.[22] A CPT tem uma faixa de previstos mais estreita em comparação com outros estudos, sensibilizando a detecção de DVR.

Algumas condições restritivas podem reduzir mais a CVF do que a CPT (ver distúrbio restritivo complexo).

Diversas situações podem resultar em **redução da CPT**: 1) Anormalidades que ocupam espaço dentro da caixa torácica (ex.: derrame pleural, pneumonia, tumor); 2) Retração elástica aumentada (ex.: fibrose pulmonar intersticial); 3) Fraqueza dos músculos respiratórios; 4) Retração anormal ou deformidade da parede torácica (ex.: cifoescoliose); 5) Hipertensão pulmonar do grupo 1 pode reduzir a CPT em grau leve a moderado. O volume residual pode estar elevado, resultando em distúrbio inespecífico. Obstrução associada também pode estar presente, resultando em distúrbio misto ou combinado. Os mecanismos para esses achados são incertos;[23] 6) Alguns pacientes com asma podem ter um verdadeiro padrão restritivo na função pulmonar, com redução da CPT. O mecanismo sugerido é broncoconstrição de vias aéreas muito periféricas, resultando em uma "pneumoconstrição".[24]

O **volume residual** em adultos é determinado, principalmente, pelo fechamento das pequenas vias aéreas à medida que os músculos expiratórios distorcem a caixa torácica para sua configuração mínima, durante a expiração. Enquanto isso se aplica aos adultos, em crianças o tamanho do VR é determinado pela habilidade dos músculos respiratórios em deformar a caixa torácica para sua configuração mínima; isto é, as vias aéreas não fecham em crianças normais. Desde que o pulmão tende sempre ao esvaziamento, a retração elástica do pulmão não oferece resistência, de maneira que as maiores forças em jogo são a força dos músculos respiratórios e a elasticidade da parede torácica. Nos adultos, se o esforço expiratório for adequado, o VR é uma medida do fechamento das vias aéreas e, por extensão, da função das pequenas vias aéreas. Portanto, elevação do VR, desde que a manobra de medida do VRE tenha sido adequada, é indicativa de doença de vias aéreas.[25]

O VR também pode ser determinado por fatores dinâmicos.[25,26] Em DPOC, o aumento do VR pode refletir duração reduzida da manobra expiratória forçada, devido ao surgimento de desconforto respiratório intolerável. Os efeitos de compressão do gás e, possivelmente, a dependência negativa do esforço, podem também contribuir para um VR aumentado em pacientes fluxo-limitados.

Duas apresentações de VR elevado são comumente observadas: na primeira, o VR aumenta às expensas da CV, com a CPT permanecendo dentro dos limites normais, ou em um segundo cenário, no qual o VR aumenta, porém, a CV é preservada, resultando em uma CPT elevada.

O VR elevado e, especialmente, a relação VR/CPT elevada apontam para a presença de fechamento aumentado das vias aéreas, e daí limitação ao fluxo aéreo, em sintomáticos respiratórios ou grandes fumantes, ou em pacientes com antecedentes de asma, que pode ser um achado precoce nessa situação. Em um estudo feito em 271 pacientes consecutivos, encaminhados para nosso laboratório de função pulmonar com diagnóstico ou suspeita de doença pulmonar obstrutiva, em 75 casos, a relação $VEF_1/CVF$ era normal. Destes, 47% tinham relação VR/CPT elevada.

Dois estudos mostraram que relação VR/CPT elevada em DPOC é preditora de maior mortalidade e maior número de exacerbações.[27,28] Entretanto, elevação do VR e da relação VR/CPT podem também ser encontrados em outras condições, daí não serem sinônimo de aprisionamento de ar. Como mostrado a seguir, a fraqueza dos músculos expiratórios e as doenças que deformam a parede torácica pode elevar a relação VR/CPT, pelos mecanismos antes expostos.

Nos últimos anos, a redução de volume pulmonar por colocação de molas endobrônquicas tem-se mostrado um procedimento capaz de reduzir a dispneia, elevar o $VEF_1$ e reduzir o volume residual de maneira significativa. Dentre os parâmetros para seleção de possíveis candidatos, valores de VR acima de 175%-200% são sugeridos.[29,30]

Para indicação de ressecção de bolhas pulmonares, no passado, utilizava-se como critério de seleção uma diferença entre a CRF medida pela pletismografia e pela diluição de gases > 1 L. Atualmente, com a disponibilidade de válvulas endobrônquicas, as bolhas que têm comunicação com a vias aéreas podem ser colapsadas pela colocação de molas. As bolhas com conexão com as vias aéreas têm pequena diferença entre o VR e a CPT medidas pela diluição dos gases e pela pletismografia. Em uma série, se a diferença na CPT e no volume residual medidos com os dois métodos é ≤ 13% e ≤ 25%, respectivamente, isto significa que a bolha está aberta e irá colapsar com a colocação de válvula endobrônquica, com uma taxa de sucesso acima de 80%. Ao contrário, maiores diferenças entre a CPT e o VR nas duas técnicas prediz uma bolha "fechada" e assim, o paciente não é um candidato ideal para colocação de mola endobrônquica.[31]

Um VR reduzido é altamente sugestivo de um processo restritivo, mas com restrição extrapulmonar, tal como ocorre na obesidade ou nas doenças da parede torácica, a redução relativa no VR pode ser menor do que a observada na CPT, frequentemente resultando em uma relação VR/CPT levemente elevada.[25]

Nas doenças pulmonares intersticiais, a relação VR/CPT pode ser normal ou elevada. As doenças difusas afetam a complacência pulmonar, que afeta mais a CV do que o VR, que pode elevar a relação VR/CPT. Em doenças intersticiais, outro fator que pode elevar essa relação, é o envolvimento das vias aéreas periféricas pelo processo, mas pelo já exposto, isso não pode ser inferido quando a relação VR/CPT está aumentada.

Em resumo, a relação VR/CPT é desprovida de significado clínico quando seu denominador, a CPT, está reduzida. CPT reduzida dispensaria o registro interpretativo da relação VR/CPT, por inútil e enganosa de significado fisiopatológico e clínico (não se constituirá em "distúrbio combinado" desde que o VR esteja normal). Na presença de CPT normal, sua elevação deve levar em conta o contexto clínico e outros achados (ex.: fluxos terminais reduzidos) para correta interpretação.

As causas de mudanças no volume residual são mostradas na Tabela 6.3.

**Tabela 6.3.** Causas de mudanças no volume residual

| |
|---|
| **Aumentado** |
| • Em doenças obstrutivas (aprisionamento de ar) |
| • Doenças da parede torácica |
| • Fraqueza muscular expiratória |
| **Reduzido** |
| • Doenças parenquimatosas (que ocupam espaço, doenças intersticiais fibróticas) |
| • Hipertensão pulmonar |
| **Normal** |
| • Normal ou em quaisquer tipos de distúrbios |

A **capacidade residual funcional (CRF)** é a quantidade de ar que permanece nos pulmões ao final da expiração normal e é a soma do VR e do VRE. Em uma pessoa saudável, a CRF é o volume no qual as forças de retração elástica dos pulmões e da caixa torácica são iguais e opostas, e é considerada a posição de relaxamento do sistema respiratório. Portanto, a CRF é influenciada pelos fatores que afetam as propriedades elásticas da parede torácica ou dos pulmões. No enfisema, por exemplo, a CRF está aumentada devido à perda da elasticidade pulmonar, o que faz com que a parede torácica expanda o tórax até uma nova posição de equilíbrio, elevando a CRF. Em outros casos, na presença de doença obstrutiva, a atividade tônica dos músculos inspiratórios reseta a CRF para um volume maior, na "tentativa" de manter o calibre das vias aéreas maior. Isso foi descrito em crises de asma.[32] Finalmente, o esvaziamento pulmonar é lentificado e a expiração é interrompida pelo próximo esforço inspiratório, antes que seja atingida a posição de equilíbrio elástico. Isto é denominado hiperinsuflação dinâmica e é afetada pelo VC, tempo expiratório, resistência e complacência das unidades pulmonares (constantes de tempo).

Na DPOC, todos os mecanismos já descritos (aumento da retração da caixa torácica, redução da retração elástica pulmonar e hiperinsuflação dinâmica pelo aumento das constantes de tempo) operam. No exercício, o aumento da CRF se acentua, pelo aumento da frequência respiratória, resultando em aumento da dispneia.

Além das doenças pulmonares obstrutivas, a CRF pode ser afetada por: 1) doenças que afetam o parênquima pulmonar (doenças de preenchimento alveolar, como proteinose alveolar, ou processos intersticiais) e reduzem a CRF ou por certos processos da caixa torácica, como cifoescoliose; 2) pode ser elevada em certas doenças da parede torácica, como a espondilite anquilosante, que "fixa" o tórax em posição inspiratória; 3) A CRF pode estar reduzida na obesidade, por redução do VRE (ver *Capítulo 10 – Interpretação e Classificação de Gravidade*), doenças restritivas, principalmente doenças intersticiais fibróticas, e na posição supina. O VRE e a CRF são influenciados pelo peso corporal, mesmo na faixa de IMC < 30 $kg/m^2$. Se o peso for incluído nas equações de previstos para o VRE, valores "normais" serão encontrados em muitos obesos.[22] Preferimos calcular os valores previstos sem a entrada do peso. Essa influência é maior na obesidade de distribuição predominantemente abdominal.[33] Laudamos a redução isolada do VRE na obesidade de maneira descritiva: "Redução do VRE compatível com obesidade" e não chamamos esse achado de DVR. 4) Nas doenças neuromusculares, a mudança da CRF é complexa, com valores reduzidos ou aumentados em diferentes séries. A CRF pode ser reduzida por redução da complacência pulmonar, ou elevada por aumento do volume residual, em decorrência de importante fraqueza dos músculos expiratórios.[16]

**Capacidade Inspiratória (CI)** é o máximo volume inspirado, a partir de uma posição de expiração passiva (em nível de repouso expiratório em VC), constituindo-se na *fração inspirada* da manobra da CPT. Seus determinantes diretos são essencialmente elásticos. A CI é a diferença entre a CPT e a CRF. O significado funcional da CI é dado pela estimativa indireta do grau de hiperinsuflação pulmonar em repouso, sendo que a sua mensuração tem sido usada para avaliar câmbios na CRF. Desde que a CPT não muda com exercício, a medida da CI durante o esforço, reflete as variações no volume pulmonar expiratório final.[34]

A CI é uma medida importante do comportamento da mecânica respiratória na DPOC, já que ela indica a posição operante do VC relativa à CPT, observada na curva em forma de S de pressão-volume do sistema respiratório (Figura 6.9). Na DPOC, quanto menor a CI (isto é, quanto maior o grau de hiperinsuflação), mais próximo o VC se encontra da CPT, alcançando assim a porção superior mais rígida da relação pressão-volume do sistema respiratório, onde o trabalho elástico está aumentado para os músculos respiratórios funcionalmente enfraquecidos. A CI, e não a capacidade vital, representa o verdadeiro limite operacional para a expansão do VC em pacientes com limitação do fluxo expiratório durante o exercício, influenciando assim de maneira importante o padrão respiratório e o pico da capacidade ventilatória.[35]

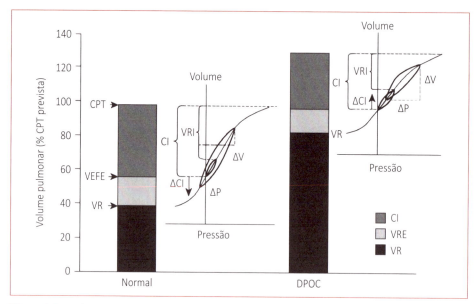

**Figura 6.9.** *Mudanças nos volumes pulmonares em DPOC e hiperinsuflação pulmonar.*
Fonte: Adaptada de O'Donnell DE et al.[35]

A queda do VR após broncodilatador expressa diretamente a desinsuflação pulmonar, e deve ser medida de rotina em pacientes com VR elevado, ou com obstrução ao fluxo aéreo, submetidos à pletismografia. É comum se observar que o $VEF_1$ se eleva pouco, enquanto o volume residual se reduz em centenas de mL após administração de broncodilatador (ver *Capítulo 8 – Prova Broncodilatadora*).

Desde o estudo seminal de Belman, de 1996, diversos estudos, muitos liderados pelo grupo de O'Donnell, mostraram que os broncodilatadores, na DPOC, reduzem a dispneia e melhoram o desempenho de exercício ao reduzir a hiperinsuflação pulmonar medida pela CI ("redução farmacológica do volume pulmonar").[36-40] A redução da dispneia após administração de broncodilatador tem correlação pobre com a variação do $VEF_1$.[41] Em DPOC, valores de CI < 70% do previsto se correlacionam com maior dispneia e menor distância caminhada no teste de 6 minutos.[42]

Casanova et al. argumentaram que a correção da CI para a CPT poderia caracterizar melhor, a fração de volume disponível para a inspiração, em comparação à CI isolada. Essa "fração inspiratória" (CI/CPT) se constitui como um importante fator prognóstico em DPOC leve/moderada, quando ≤ 25%.[43]

As variações encontradas nos volumes pulmonares nas doenças mais comuns são mostradas na Figura 6.10.

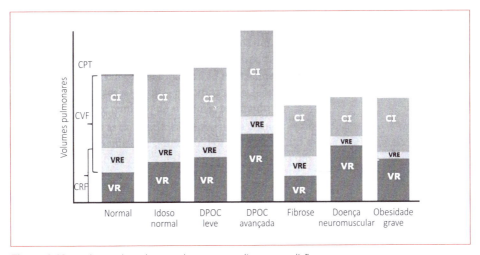

**Figura 6.10.** *Mudanças dos volumes pulmonares em diversas condições.*
*Fonte: Arquivo pessoal do autor.*

### Variabilidade dos volumes pulmonares

Os valores previstos para a função pulmonar têm uma faixa de referência ampla. Pode ser difícil um diagnóstico de DVR em pacientes com doença leve pela medida normal em um ponto no tempo, que pode ter havido perda funcional. A sensibilidade na detecção de mudanças nos volumes pulmonares em um indivíduo é maior do que a sensibilidade que dependa das medidas fora da faixa de referência. Usadas de maneira seriada, as medidas dos volumes pulmonares absolutos podem confirmar um diagnóstico suspeito e para seguir o curso da doença ou a resposta ao tratamento.

A variabilidade sugerida por revisão de estudos mostra que a CPT varia < 10% e o VR < 20%, ao longo do tempo.[44] Entretanto, nas doenças restritivas difusas, habitualmente a variação da CVF é utilizada para acompanhamento, devido à sua facilidade de obtenção e maior reprodutibilidade. Na fibrose pulmonar idiopática (FPI), o protótipo das doenças pulmonares intersticiais, declínios da CVF entre 5%-10% são aceitos como indicativos de piora, capazes de identificar pacientes com pior prognóstico e menor sobrevida.[45]

## Classificação de gravidade dos volumes pulmonares

As classificações de gravidade dos distúrbios funcionais respiratórios levam em conta na espirometria o valor prognóstico do $VEF_1$ para a DPOC e da CVF para a FPI (ver *Capítulo 10 – Interpretação e Classificação de Gravidade*).

Sugestões de classificação para variações nos volumes pulmonares são raras, e de embasamento obscuro. A seguir, sugerimos uma classificação de gravidade para alguns volumes pulmonares (Tabela 6.4) tomando por base correlações com o $VEF_1\%$ previsto, e pontos de corte para este de 40% e 60%, em um estudo de 271 pacientes com doenças obstrutivas submetidos a provas completas de função pulmonar. As correlações do $VEF_1$ com a CRF%, VR/CPT% e VR% são significativas, embora em geral moderadas. A CPT se correlaciona pouco com o $VEF_1\%$.

Os pontos de corte para caracterizar restrição pela CPT se basearam em um estudo de 106 casos de doença pulmonar intersticial.[21] Consistente com a literatura, a CPT% é, em média 10% maior do que a CVF%. Como referido antes, alguns pacientes com restrição podem exibir CVF% na faixa prevista e CPT% reduzida.

**Tabela 6.4.** Sugestão para classificação de gravidade para os volumes pulmonares

| Volume | Leve | Moderado | Acentuado |
|---|---|---|---|
| CPT% (Restrição) | LIP > 70% | 60%- 70% | < 60% |
| VR% (Hiperinsuflação) | LSP- 155% | 155%- 175% | > 175% |
| CPT% (Hiperinsuflação) | LSP- 130% | 131%- 145% | > 145% |
| VR/CPT (Hiperinsuflação) | LSP- 140% | 141%- 160% | > 160% |
| CRF% (Hiperinsuflação) | LSP- 130% | 131%- 145% | > 145% |

## Valores de referência

Os valores de referência para os volumes pulmonares estáticos mostram notáveis diferenças entre diferentes autores. Muitos estudos sobre valores de referência são antigos, com inclusão de amostras pequenas.[46] No Brasil, valores de referência para os volumes pulmonares foram derivados por Neder et al. em 1999, em 50 homens e 50 mulheres funcionários de um hospital universitário, de raças diversas.[47] No Brasil, a equação de Crapo é também utilizada como referência para os volumes pulmonares, mas sua adequação à nossa população nunca foi testada.[48] Em 2019, Lessa et al. mediram os volumes pulmonares por pletismografia em 122 adultos brancos do sexo masculino e 122 do sexo feminino em um estudo brasileiro multicêntrico.[22] As equações obtidas, expressas por equações lineares, são mostradas no apêndice. Os valores derivados no estudo foram comparados aos valores sugeridos por Neder e Crapo.[47,49] Os valores de Neder et al. superestimam de modo relevante os valores para a CPT e para a CV, quando comparados ao estudo de Lessa et al. Os valores derivados por Crapo foram semelhantes, embora a dispersão dos dados em torno da regressão seja maior, alargando a faixa de valores previstos para a CPT, e reduzindo sua sensibilidade para detecção de anormalidades.

## Referências bibliográficas

1. Burney PG, Hooper R. Forced vital capacity, airway obstruction and survival in a general population sample from the USA. Thorax. 2011; 66:49-54.

2. Decramer M, Janssens W, Derom E, Joos G, Ninane V, Deman R, et al. Contribution of four common pulmonary function tests to diagnosis of patients with respiratory symptoms: a prospective cohort study. Lancet Respir Med. 2013; 1:705-713.

3. Leith DE, Brown R. Human lung volumes and the mechanisms that set them. Eur Respir J. 1999; 13:468-472.

4. Owens MW, Kinasewitz GT, Anderson WM. Clinical significance of an isolated reduction in residual volume. Am Rev Respir Dis. 1987; 136:1377-1380.

5. O'Donnell DE, Elbehairy AF, Webb KA, Neder JA; Canadian Respiratory Research Network. The Link between Reduced Inspiratory Capacity and Exercise Intolerance in Chronic Obstructive Pulmonary Disease. Ann Am Thorac Soc. 2017;14(Supplement_1): S30-S39.

6. Gibson GJ. Lung volumes and elasticity. Clin Chest Med 2001; 22 (4):623-35.

7. Cotes JE, Chinn DJ and Miller MR. Normal function from childhood to old age. In_____(Eds) Lung Function, 6th Ed, Blackwell publishing, Massachusetts, 2006;p 317-332.

8. Wanger J, Clausen JL, Coates A, et al. Standardisation of the measurement of lung volumes. Eur Respir J. 2005; 26:511-522.

9. DuBois AB, Botelho SY, Bedell GN, Marshall R, Comroe JH Jr. A rapid plethysmographic method for measuring thoracic gas volume: a comparison with a nitrogen washout method for measuring functional residual capacity in normal subjects. J Clin Invest 1956;35: 322-326.

10. Criée C, Sorichter S, Smith H, Kardos P, Merget R, Heise D, Berdel D, et al. Body plethysmography—its principles and clinical use. Respir Med 2011; 105:959-971.

11. Rodenstein DO, Stănescu DC. Reassessment of lung volume measurement by helium dilution and by body plethysmography in chronic air-flow obstruction. Am Rev Respir Dis. 1982; 126:1040-1044.

12. O'Donnell CR, Bankier AA, Stiebellehner L, Reilly JJ, Brown R, Loring SH. Comparison of plethysmographic and helium dilution lung volumes: which is best for COPD? Chest. 2010; 137;1108-1115.

13. Tantucci C, Bottone D, Borghesi A, Guerini M, Quadri F, Pini L. Methods for measuring lung volumes: Is there a better one? Respiration. 2016; 91:273-280.

14. Koo P, Oyieng'o DO, Gartman EJ, Sethi JM, Eaton CB, McCool FD. The maximal expiratory--to-inspiratory pressure ratio and supine vital capacity as screening tests for diaphragm dysfunction. Lung. 2017; 195:29-35.

15. Bancalari E, Clausen J. Pathophysiology of changes in absolute lung volumes. Eur Respir J. 1998; 12:248-258.

16. Mendonça EMC, Pereira CAC. Mecânica pulmonar nas doenças neuromusculares. J Pneumol 1984; 10:223-32.

17. Gelb AF, Zamel N. Unsuspected pseudophysiologic emphysema in chronic persistent asthma. Am J Respir Crit Care Med. 2000; 162:1778-1782.

18. Gelb AF, Yamamoto A, Verbeken EK, et al. Further studies of unsuspected emphysema in nonsmoking patients with asthma with persistent expiratory airflow obstruction. Chest. 2018; 153:618-629.

19. Dykstra BJ, Scanlon PD, Kester MM, Beck KC, Enright PL. Lung volumes in 4,774 patients with obstructive lung disease. Chest. 1999; 115:68-74.

20. Gaultier C, Crapo R. Effects of nutrition, growth hormone disturbances, training, altitude and sleep on lung volumes. Eur Respir J. 1997; 10:2913–2919.

21. Soares MR, Gimenez A; Lessa; Andrade ES; Pereira CAC. Redução da CPT e da CVF em doenças pulmonares intersticiais. J Bras Pneumol. 2018;44(supl.1R):R1-R275.

22. Lessa T, Pereira CAC, Soares MR, Matos R, Guimarães VP, Sanches G, et al. Reference values for pulmonary volumes by plethysmography in a Brazilian sample of white adults. J Bras Pneumol. 2019;45: e20180065.

23. Low AT, Medford AR, Millar AB, Tulloh RM. Lung function in pulmonary hypertension. Respir Med. 2015; 109:1244-1249.

24. Miller A, Palecki A. Restrictive impairment in patients with asthma. Respir Med. 2007; 101:272-276.

25. Irvin CG, Wanger J. Breathing in: The Determinants of Lung Volume. In: Kaminsky DA, Irvin CG (Eds). Pulmonary Function Testing. Principles and Practice. Humana Press, Switzerland, 2018, p45-60.

26. Barreto SSM. Volumes pulmonares. J Pneumol. 2002; 28 (supl 3): S83-S94.

27. Kim YW, Lee CH, Hwang HG, Kim YI, Kim DK, Oh YM, et al. Resting hyperinflation and emphysema on the clinical course of COPD. Sci Rep. 2019; 9:3764.

28. Shin TR, Oh YM, Park JH, et al. The prognostic value of residual volume/total lung capacity in patients with chronic obstructive pulmonary disease. J Korean Med Sci. 2015; 30:1459-1465.

29. Slebos DJ, Cicenia J, Sciurba FC, Criner GJ, Hartman JE, Garner J, et al. Predictors of response to endobronchial coil therapy in patients with advanced emphysema. Chest. 2019; 155:928-937.

30. Criner GJ, Sue R, Wright S, Dransfield M, Rivas-Perez H, Wiese T, et al. A multicenter randomized controlled trial of Zephyr endobronchial valve treatment in heterogeneous emphysema (Liberate). Am J Respir Crit Care Med. 2018; 198:1151-1164.

31. Fiorelli A, Scaramuzzi R, Pierdiluca M, Frongillo E, Messina G, Serra N et al. Comparison of plethysmographic and helium dilution lung volumes in patients with a giant emphysematous bulla as selection criteria for endobronchial valve implant. Eur J Cardiothorac Surg. 2017; 52:534-542.

32. Muller N, Bryan AC, Zamel N. Tonic inspiratory muscle activity as a cause of hyperinflation in asthma. J Appl Physiol Respir Environ Exerc Physiol. 1981; 50:279-282.

33. Leone N, Courbon D, Thomas F, Bean K, Jego B, Laynaert B, et al. Lung function impairment and metabolic syndrome: the critical role of abdominal obesity. Am J Respir Crit Care Med 2009; 179:509-516.

34. Yan S, Kaminski D, Sliwinski P. Reliability of inspiratory capacity for estimating end-expiratory lung volume changes during exercise in patients with chronic obstructive pulmonary disease. Am J Respir Crit Care Med. 1997; 156:55-9.

35. O'Donnell DE, Elbehairy AF, Webb KA, Neder JA; Canadian Respiratory Research Network. The link between reduced inspiratory capacity and exercise intolerance in chronic obstructive pulmonary disease. Ann Am Thorac Soc. 2017;14(Supplement_1): S30–S39.

36. Belman MJ, Botnick WC, Shin JW. Inhaled bronchodilators reduce dynamic hyperinflation during exercise in patients with chronic obstructive pulmonary disease. Am J Respir Crit Care Med. 1996; 153:967-975.

37. O'Donnell DE, Lam M, Webb KA. Spirometric correlates of improvement in exercise performance after anticholinergic therapy in chronic obstructive pulmonary disease. Am J Respir Crit Care Med. 1999; 160:542–549.

38. Newton MF, O'Donnell DE, Forkert L. Response of lung volumes to inhaled salbutamol in a large population of patients with severe hyperinflation. Chest 2002; 121:1042-1050.

39. O'Donnell DE, Forkert L, Webb KA. Evaluation of bronchodilator responses in patients with "irreversible" emphysema. Eur Respir J. 2001; 18:914-920.

40. Deesomchok A, Webb KA, Forkert L, Lam YM, Ofir D, Jensen D, O'Donnell DE. Lung hyperinflation and its reversibility in patients with airway obstruction of varying severity. COPD 2010;7: 428-437.

41. Rodrigues R, Pereira CAC. Spirometric response to bronchodilators: which parameters and values are clinically relevant in obstructive diseases? J Pneumol 2000; 27:35-47.

42. Freitas CG, Pereira CA, Viegas CA. Inspiratory capacity, exercise limitation, markers of severity, and prognostic factors in chronic obstructive pulmonary disease. J Bras Pneumol. 2007; 33:389-396.

43. Casanova C, **Cote C**, de Torres JP, Aguirre-Jaime A, Marin JM, Pinto-Plata V, Celli BR. Inspiratory-to-total lung capacity ratio predicts mortality in patients with chronic obstructive pulmonary disease. Am J Respir Crit Care Med 2005; 171:591–597.

44. Hankinson JL, Stocks J, Peslin R. Reproducibility of lung volume measurements. Eur Respir J. 1998; 11:787-790.

45. Fernández Fabrellas E, Peris Sánchez R, Sabater Abad C, Juan Samper G. Prognosis and Follow-Up of Idiopathic Pulmonary Fibrosis. Med Sci (Basel). 2018; 6:51.

46. Goldman HI, Becklake MR. Respiratory function tests: normal values at median altitude and the prediction of normal results. Am Rev Tuberc. 1959; 79:457-67.

47. Neder JA, Andreoni S, Castelo-Filho A, Nery LE. Reference values for lung function tests. I. Static volumes. Braz J Med Biol Res. 1999; 32:703-17.

48. Crapo RO, Morris AH, Clayton PD, Nixon CR. Lung volumes in healthy nonsmoking adults. Bull Eur Physiopathol Respir. 1982; 18:419-25.

# Resistência das Vias Aéreas por Pletismografia

**7**

Carlos Alberto de Castro Pereira

### Importância

A medida da resistência das vias aéreas por pletismografia foi descrita em um artigo seminal em 1956.[1,2] O teste é muito mais utilizado por pediatras, mas, nos últimos anos, a importância clínica de sua medida em adultos foi estabelecida.[3] Em alguns países, como na Alemanha, a medida da resistência específica das vias aéreas foi proposta como medida de rotina e uma diretriz a respeito é disponível.[4]

Em estudo foram avaliados 979 sintomáticos respiratórios sem diagnóstico prévio, encaminhados para testes de função pulmonar. Todos foram submetidos à espirometria, medida de volumes pulmonares, medida de resistência de vias aéreas e medida da difusão do monóxido de carbono.[5] Cada teste, além da espirometria, adicionou informação considerada relevante para o diagnóstico final, feito por especialistas.

### Preparação do paciente

- Os pacientes devem se abster de fumar por pelo menos uma hora antes do teste. O horário do último cigarro fumado deve ser registrado.
- O teste deve ser realizado após uma hora da última refeição e de atividade física (para evitar broncospasmo).
- Oxigênio suplementar e infusão de líquidos intravenosos devem ser interrompidos antes da entrada no pletismógrafo.
- Se o teste for realizado antes e após broncodilatador (BD), o paciente deve evitar o uso de broncodilatadores antes do teste, seguindo o mesmo protocolo indicado para a espirometria (ver *Capítulo 8 – Prova Broncodilatadora*).

### Fisiologia

Por definição, resistência (R), é a pressão requerida para produzir uma unidade de fluxo por meio de um sistema. Nas medidas de função pulmonar, a pressão é expressa em unidades de $cmH_2O$ e o fluxo de gás em litros por segundo (L/s). A unidade de resistência é, portanto $cmH_2O/L/s$. A resistência de um tubo é simplesmente a diferença de pressão ($\Delta P$) entre as duas extremidades do tubo, dividida pelo fluxo ($\dot{V}$) por meio dele, isto é, $\mathbf{R = \Delta P/\dot{V}}$.

As grandes vias aéreas exibem uma contração tônica em repouso, de modo que o uso de um broncodilatador pode diminuir a R em indivíduos normais.

Vários fatores interferem na resistência das vias aéreas (Rva): o tamanho das vias aéreas (calibre interno menor ocasiona maior resistência), o número de vias aéreas (a redução da área transversal gera maior resistência), a velocidade do fluxo aéreo, as propriedades físicas do gás respirado e a retração elástica pulmonar (se aumentada reduz a resistência). Pela "Lei de Hagen-Poiseuille", a Rva varia inversamente com o raio elevado à quarta potência, o que indica que a redução do calibre à metade irá resultar em aumento de 16 vezes na R.

O diâmetro das vias aéreas é determinado pelo balanço entre as forças que tendem a estreitá-las e as forças que tendem a dilatá-las. Uma das forças que tende a estreitar as vias aéreas é exercida pela contração do músculo liso brônquico. A regulação neural do tônus do músculo liso bronquial é mediada por impulsos eferentes por meio dos nervos autonômicos. Os impulsos simpáticos relaxam e os estímulos parassimpáticos contraem as vias aéreas. Inalação de irritantes e ar frio podem levar a broncospasmo. A hipoxemia e alguns mediadores como a histamina resultam em broncoconstrição.

A Rva varia com o volume pulmonar. A relação entre a Rva e o volume pulmonar é hiperbólica: em grandes volumes pulmonares, o diâmetro das vias aéreas aumenta e a resistência cai; em baixos volumes pulmonares, ocorre o contrário (Figura 7.1). O aumento do volume pulmonar acima da CRF reduz muito pouco a Rva. Em contraste, à medida que o volume pulmonar cai abaixo da CRF, a resistência aumenta dramaticamente e se aproxima do infinito no volume residual.

Consequentemente torna-se necessário saber o volume pulmonar absoluto no qual a resistência está sendo medida. Portanto, a medida da Rva ou de sua recíproca (condutância) é usualmente corrigida para o volume, ou multiplicando-se a resistência pelo volume no qual ela está sendo medida, ou dividindo-se a condutância por esse mesmo volume. A resistência e a condutância assim calculadas são denominadas específicas (REVA e GEVA, respectivamente – veja termos e siglas no início do livro).

Embora as alterações no tônus broncomotor tenham um papel, é a redução na retração elástica, à medida que o volume pulmonar declina, que é o mecanismo predominante para a

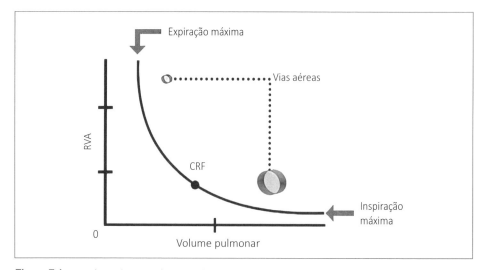

**Figura 7.1.** *Resistência das vias aéreas e volume pulmonar.*

mudança na Rva. A retração elástica resulta em um efeito como de cabos de sustentação das vias aéreas que tende a aumentar o seu diâmetro (Figura 7.2). O exemplo clássico de redução do calibre das vias aéreas por perda da tração radial é o enfisema. O parênquima e as vias aéreas são, portanto, interdependentes. O parênquima depende das vias aéreas para fornecer o volume de gás para expansão; as vias aéreas dependem do parênquima para fornecer as forças que mantêm a permeabilidade das vias aéreas.

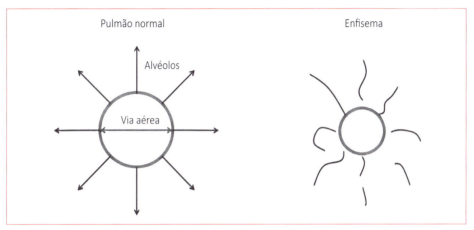

**Figura 7.2.** *Efeito da tração radial do parênquima sobre o calibre das vias aéreas em pulmão normal e em enfisema.*

### Medida da resistência das vias aéreas

Diversas revisões contém as bases para compreensão da medida de Rva por pletismografia.[6-9]

Durante a respiração, ocorre uma diferença de pressão (ΔP) entre o alvéolo e a via aérea aberta (boca), o que gera um fluxo. Se não há fluxo, a pressão fica igual a zero e não há resistência. A Rva está diretamente relacionada com a pressão e inversamente relacionada com o fluxo aéreo:

$$Rva = \Delta P \; (Patm - Palv)/\dot{V}$$

Pelo menor calibre das vias aéreas, a resistência expiratória é mais alta que a resistência inspiratória.

A pletismografia de corpo inteiro determina o volume de gás torácico (VGT), bem como a Rva. Os pletismógrafos mais usados são os de pressão variável e volume constante, e a técnica abaixo descrita para medida da Rva refere-se a estes equipamentos.

O pletismógrafo de corpo inteiro é um aparelho composto de um sistema computadorizado acoplado a uma cabine, que pode ser hermeticamente fechada e que possui sensores que captam variações de pressão internas, as quais variam com mudanças no volume do tórax. Essas variações de pressão refletem, portanto, variações de volume pulmonar. O volume do pletismógrafo (tipicamente 600-1.000 L) é muito grande em comparação às pequenas mudanças de pressão induzidas pela variação do volume de gás (30-50 mL) intratorácico durante as manobras de arfar, daí a necessidade de transdutores de pressão muito sensíveis e acurados.

Na cabine, há também um pneumotacógrafo que permite o registro contínuo e instantâneo do fluxo aéreo, e uma válvula interna ou um balonete, os quais, ativados ou inflados, comandados do exterior, permitem bloquear o fluxo aéreo.

Alguns pletismógrafos exigem tempo para que a pressão da cabine se equilibre durante o aquecimento e a umidificação do ar com o indivíduo em seu interior. Durante esse período inicial, a cabine é ventilada periodicamente para o ar ambiente. O equilíbrio térmico é atingido em 1 a 3 minutos, dependendo do tamanho do indivíduo e do volume da cabine. Informe ao paciente que a temperatura interior deve alcançar um certo nível antes do início do teste, o que pode ser um pouco desconfortável.

Durante as medidas de resistência, o paciente está sentado com os lábios firmemente fechados em torno do dispositivo sensor de fluxo, usando um grampo nasal, e sustentando as bochechas com as mãos espalmadas (Figura 7.3). O paciente deve sustentar as bochechas com as mãos para impedir mudanças de pressão induzidas pelo movimento das mesmas.

A sequência de manobras deve ser explicada ao paciente antes e durante o teste. Demonstre a manobra e use frases descritivas. Com o obturador aberto: respirar "como um cachorrinho". Obturador fechado: "parecido como respirar contra as costas das mãos sobre a boca".

As quatro fases das medidas são mostradas na Figura 7.4. Após respiração em volume corrente, estando a linha de base ao final da expiração constante (CRF, **Fase 1**), o paciente é instruído a gentilmente arfar com pequenos volumes de ar (movendo de 50 a 100 mL por respiração) com o obturador aberto (**Fase 2**). Essa manobra elimina as variações de volume relacionadas à temperatura do gás e à umidade e mantém a glote aberta, atenuando sua resis-

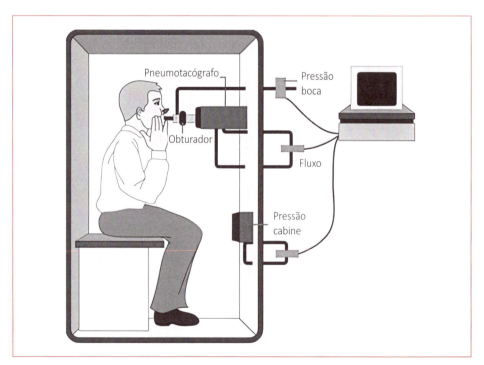

**Figura 7.3.** *Medida da resistência das vias aéreas e do volume de gás por pletismografia.*
*Fonte: Modificada de https://memim.com/body-plethysmography.html*

tência. Atualmente, com o desenvolvimento dos sistemas, existem pletismógrafos que medem a resistência na manobra de volume corrente, sem necessidade da oclusão da via aéreas para estimativa da pressão alveolar.

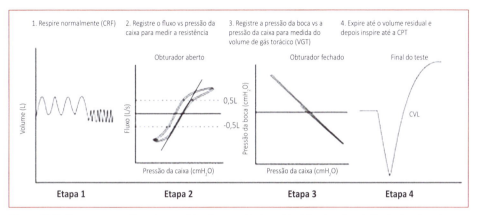

**Figura 7.4.** *Etapas consecutivas das medidas da capacidade residual funcional, resistência das vias aéreas, do volume de gás torácico e volumes pulmonares na pletismografia.*
Fonte: Modificada de http://bcrt.ca/when-spirometry-or-whole-body-plethysmography-and-lung-compliance-test-is-indicated/

A relação entre as mudanças de pressão na cabine (ΔP), as quais são proporcionais às variações de pressão alveolar, e o fluxo (V̇) são registradas. Essa relação é expressa como: ΔV̇/ΔP cabine. Essa relação desenhada tem a forma de uma curva em S. A inclinação ou tangente desta linha (isto é, ΔV̇/ΔP cabine) é então determinada e utilizada nos cálculos. Para o cálculo da resistência média, uma linha é traçada no meio das alças, entre os fluxos de ± 0,5 L/s. A resistência é expressa como a média de ambas, a resistência inspiratória e expiratória.

Note que durante a expiração, a pressão pletismográfica (Pplet) diminui porque o gás nos alvéolos é comprimido pela pressão necessária para gerar o fluxo, havendo diminuição do volume pulmonar dentro da cabine.

Entre três e cinco manobras adequadas devem ser obtidas, das quais os valores que distam mais de 10% da média devem ser deletados. As alças com o obturador aberto devem ser fechadas (ou quase) e lineares (não elípticas), particularmente na faixa de ± 0,5 L/s. O traçado inteiro deve estar visível e dentro da faixa de pressão calibrada (mostrado na tela).

O paciente deve selecionar o volume pulmonar no qual se sente confortável para realizar a manobra (e não deve ser forçado a arfar na CRF) desde que os valores derivados sejam ajustados para o volume. Quando o paciente se sente confortável durante o teste, os resultados são mais consistentes e aceitáveis e serão obtidos em menor tempo. Quando indivíduos com limitação ao fluxo aéreo são instruídos para arfar, eles invariavelmente realizam as medidas de resistência em volumes acima da CRF. O valor da Rva em volume pulmonar maior será menor que o valor na CRF, mas o computador ajusta para o volume e irá mostrar que há limitação ao fluxo aéreo (REVA elevada ou GEVA reduzida).

Após o obturador bucal ser fechado, a variação da pressão de boca pela variação da pressão pletismográfica (ΔPbc/ΔPplet) é medida, permitindo a medida do volume pulmonar no qual a Rva foi obtida **(Fase 3)**. Nessa fase, a frequência deve situar-se entre 60 a 90 por minuto principalmente em casos de obstrução com $VEF_1$ < 50% para que a pressão de boca reflita a pressão alveolar. A alça Pbc/Pplet deve ser fechada ou quase fechada. Variações de pressão aceitáveis devem estar dentro da faixa de pressão calibrada de cada transdutor.

Após a abertura da válvula, solicita-se ao paciente que volte à respiração normal em volume corrente.

Estabelecida uma nova linha de base ao final da expiração, em pelo menos três respirações, pede-se ao paciente para expirar ao máximo e a seguir inspirar ao máximo, para medida da Capacidade Vital lenta, neste caso inspiratória (**Fase 4**).

De uma maneira simplificada (Figura 7.5), a Rva é obtida da razão das tangentes das duas inclinações do seguinte modo:

**Rva = ΔPbc / ΔPplet ÷ Δ/V̇ ΔPplet**, *portanto*: **Rva = Pbc /ΔV̇**

Para os mais interessados na derivação matemática, ver referência 8.

## Erros de medida da resistência

Durante a manobra de Rva, o paciente deve fazer excursões suaves. Esses esforços devem ser cuidadosamente controlados para volume e frequência (Figura 7.6).

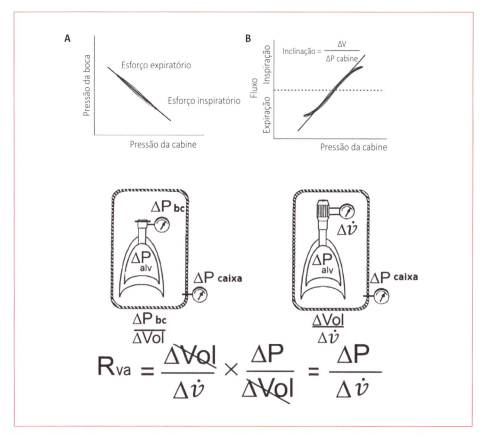

**Figura 7.5.** *Manobras para medida do volume de gás torácico após fechamento do obturador **(A)** e para medida do fluxo, com o obturador aberto **(B)** e esquema simplificado para cálculo da resistência da via aérea. Fonte: Modificada de Kaminsky et al.*[11]

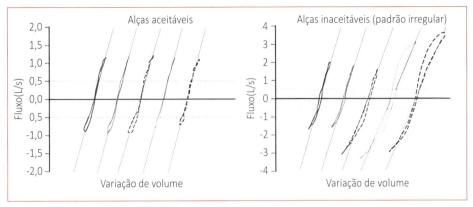

**Figura 7.6.** *Alças aceitáveis (à esquerda) e inaceitáveis (à direita) para medida da resistência das vias aéreas.*

Um erro comum associado é a falência de alcançar o equilíbrio térmico antes de iniciar o teste. Na fase 1, isso se expressa pela contínua elevação da linha de base da CRF, e durante a fase 2, pelo deslocamento paralelo das alças de pressão-fluxo. Esse e outros erros comuns são mostrados na Figura 7.7.

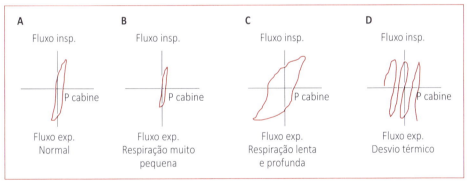

**Figura 7.7.** *Alças aceitáveis **(A)** e inaceitáveis para medida da resistência das vias aéreas: **(B)** respiração muito pequena; **(C)** respiração lenta e profunda e **(D)** falta de equilíbrio térmico.*

Mesmo quando um indivíduo realiza a manobra de arfar corretamente, uma certa quantidade de distorção é observada, e ela aumenta quando a pessoa não realiza as manobras adequadamente. Um problema comum resulta quando a manobra de arfar é muito lenta ou muito rápida. Se o indivíduo arfa muito lentamente, as mudanças de temperatura fazem com que a curva em forma de *S* se abra. Se o indivíduo arfa muito rapidamente, a curva em forma de *S* assume uma forma de *8*. Aumentando ou reduzindo a velocidade da respiração irá resolver estes problemas.

## Cálculos da resistência e da condutância de vias aéreas

Os pontos selecionados para derivar a reta de derivação da resistência variam de acordo com diferentes autores.[7] Na América, é comum se utilizar a porção linear da alça de resistência entre os fluxos de ± 0,5 L/s, considerando-se os pontos entre os ramos das alças inspiratória e expiratória (Figura 7.4).

O volume pulmonar exerce um papel importante nas medidas de Rva.

Os valores ajustados para o volume devem fazer parte do relatório para se entender a presença ou o grau de disfunção pulmonar. A GEVA e a REVA avaliam os efeitos das mudanças no volume pulmonar e reduzem a variabilidade devido a diferenças no grau de inflação pulmonar. Geralmente, volumes pulmonares elevados irão reduzir a Rva. Indivíduos com limitação ao fluxo aéreo geralmente realizam a manobra de arfar em um volume pulmonar maior do que a CRF relaxada (Figura 7.8). Este volume pulmonar aumentado produz uma Rva calculada menor do que a que seria obtida se o arfar fosse realizado na CRF. Reportando-se a REVA ou a GEVA minimiza o efeito deste volume de arfar escolhido. Os valores ajustados também permitem comparação dos resultados entre diferentes populações e grupos etários.

Gráfico de resistência ou de condutância de vias aéreas deve fazer parte do relatório final dos testes de função pulmonar, bem como os valores observados para avaliar sua reprodutibilidade (Figura 7.9).

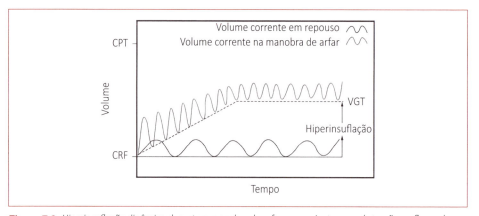

**Figura 7.8.** *Hiperinsuflação dinâmica durante a manobra de arfar em paciente com obstrução ao fluxo aéreo.*

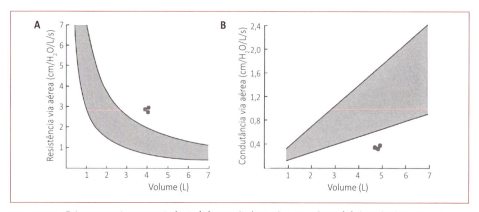

**Figura 7.9.** *Faixas normais para resistência **(A)** e condutância das vias aéreas **(B)** desenhadas contra o volume pulmonar. Note os valores reprodutíveis obtidos nas três manobras. Um destes gráficos deve constar do relatório final.*

## Contraindicações

Contraindicações relativas para a medida da resistência incluem:[8]
- Confusão mental, incoordenação muscular, ou outras condições que impeçam a entrada na cabine ou para realizar as manobras requeridas (ex.: arfar contra o obturador fechado).
- Claustrofobia que pode ser agravada pela entrada na cabine. O paciente pode ser acalmado, e avisado que não irá haver falta de oxigênio e que poderá abrir a porta internamente.
- Presença de dispositivos ou outras condições, tais como infusões intravenosas contínuas com bombas ou outros equipamentos, que não cabem no pletismógrafo, que não podem ser desconectados, ou que possam interferir com as medidas de variações de pressão (ex.: drenos torácicos, perfuração de tímpano).
- Oxigênio contínuo que não pode ser temporariamente desconectado.
- Incapacidade de arfar de uma maneira regular e coordenada

## Anormalidades em doenças e indicações

### Indicações clínicas

A medida da resistência das vias aéreas pode ser indicada nas seguintes situações:
- Avaliação da obstrução de vias aéreas centrais;
- Avaliação da limitação ao fluxo aéreo além da espirometria;
- Determinação de resposta a broncodilatador;
- Determinação da hiper-responsividade brônquica;
- Acompanhamento do curso da doença e resposta ao tratamento.

- Obstrução de vias aéreas centrais

Desde que as vias aéreas superiores contribuem aproximadamente 50% da resistência total das vias aéreas, é fácil entender que uma estenose a este nível irá aumentar a resistência (Figura 7.10). Entretanto, o grau de estenose necessário para elevar a resistência não é conhecido.

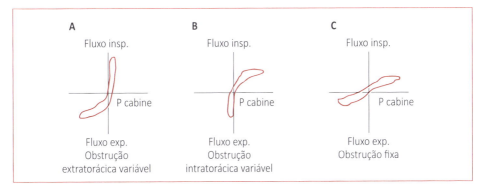

**Figura 7.10.** *Alças indicativas de obstrução de vias aéreas centrais:* **(A)** *extratorácica variável;* **(B)** *intratorácica variável; e* **(C)** *obstrução fixa.*

Em geral, a obstrução de vias aéreas centrais resulta em morfologia sugestiva nas alças de fluxo-volume, porém muitas vezes não é solicitado ao paciente que realize um esforço inspiratório máximo após a manobra expiratória forçada. Nesses casos de obstrução extratorácica variável, como em paralisia de corda vocal, a retificação da alça inspiratória na curva de resistência pode levar à suspeita clínica.[10]

• Avaliação da limitação ao fluxo aéreo além da espirometria

Em DPOC e em doenças de pequenas vias aéreas e em asma assintomática, a Rva pode ser normal.

Partindo-se da capacidade pulmonar total, a expiração forçada irá resultar em fluxos máximos no início da expiração. Isso ocorre porque em altos volumes as vias aéreas estão dilatadas (e com mínima resistência), a retração elástica do parênquima é máxima, bem como o esforço do paciente, pela vantagem dos músculos expiratórios. Os fluxos progressivamente são reduzidos à medida que o volume pulmonar decai. Em algum ponto, geralmente em torno da CRF, o efeito da resistência das vias aéreas se torna o maior fator determinante. Com ulteriores reduções no volume pulmonar, a estabilidade das vias aéreas se torna o fator predominante à medida que forças compressivas aumentam no ponto de fechamento da via aérea.

Essa inter-relação também esclarece a concepção equivocada de que a espirometria provê a mesma informação que a Rva. As medidas derivadas da manobra expiratória forçada dependem da pressão propulsora (pressão elástica), do esforço muscular do paciente bem como da Rva.

Durante a respiração não forçada em volumes pulmonares ao redor da CRF, a importância da retração elástica, complacência e esforço do paciente como determinantes do fluxo são diminuídos e o efeito da Rva se torna dominante.

A manobra inspiratória máxima que precede a expiração forçada, pode resultar em redução do tônus brônquico em indivíduos normais e portadores de asma com hiper-responsividade brônquica leve, resultando em broncodilatação, o que não ocorre com a medida da resistência das vias aéreas, que é realizada em volume corrente.[11]

Sendo a resistência das vias aéreas menor, pela maior área de secção transversal, considera-se que a medida da Rva não teria sensibilidade para detectar obstrução de vias aéreas periféricas. Entretanto, um estudo prospectivo realizado em transplantados diversos mostrou que em casos que desenvolveram bronquiolite obliterante, a condutância das vias aéreas se alterou antes de queda significativa do $VEF_1$.[12]

Como descrito no *Capítulo 10 – Interpretação e Classificação de Gravidade*, um estudo feito em nosso laboratório incluiu 300 pacientes consecutivos com diagnóstico ou suspeita clínica de doença obstrutiva por questionário respiratório anormal, encaminhados para avaliação funcional completa. O objetivo foi comparar a sensibilidade relativa dos diversos parâmetros indicadores de limitação ao fluxo aéreo e, portanto, uma ou mais anormalidades funcionais indicativas de obstrução deveriam estar presentes. A CVF poderia estar ou não reduzida. A relação $VEF_1/CVF$ estava reduzida em 71,3% dos casos. Nos 86 casos restantes, estavam alterados por ordem decrescente de frequência: REVA elevada (67,4%), relação VR/CPT elevada (48,8%), e tempo do $FEF_{25\%-75\%}$ ($TFEF_{25\%-75\%}$) elevado (25,6%). Em 64 casos (21,3%), o diagnóstico de limitação ao fluxo aéreo (LFA) foi feito apenas pela pletismografia, portanto a sensibilidade da espirometria para caracterizar LFA foi de 78,7%, valor semelhante ao observado (82%) em estudo clássico de 1985.[13]

A boa sensibilidade da medida da resistência específica das vias aéreas em um grupo significativo de doenças obstrutivas deve-se a que ela reflete a redução do calibre das vias aéreas, bem como o aumento dinâmico da CRF (VGT), em decorrência de obstrução periférica. Neste grupo de pacientes, o VEF$_1$% e a relação VR/CPT se correlacionaram significativamente com a REVA (rs = -0,68 e 0,63, respectivamente, p < 0,001). Quando diversas variáveis foram avaliadas por regressão logística para predizer REVA elevada, o VEF$_1$% e a relação VR/CPT permaneceram significativas sendo, portanto, independentes.

As alças de resistência pletismográficas apresentam formas definidas, que são tão importantes para a interpretação dos dados pletismográficos como são as curvas de fluxo-volume para interpretação da espirometria. As curvas de resistência devem ser mostradas graficamente nos relatórios finais. Exemplos de alças são mostradas na Figura 7.11.

O traçado na Figura 7.11B é típica de indivíduos com obstrução de vias aéreas maiores que é relativamente uniforme (e não uma obstrução localizada) e sem obstrução significativa de pequenas vias aéreas. Isto poderia corresponder a um paciente com asma, por exemplo. Aqui, a alça de resistência é inclinada no sentido horário, manifestando uma inclinação menos aguda, que reflete Rva aumentada.

Em indivíduos com mecânica pulmonar normal ou aumento uniforme da resistência das vias aéreas, como já mostrado, a alça da REVA tem pouca ou nenhuma histerese ("alça aberta"). Em pacientes com obstrução desuniforme de pequenas vias aéreas, a alça de REVA mostra o traçado característico desenhado na Figura 7.11C. A alça é bastante aberta, especialmente durante a fase expiratória. Um grande desvio de volume aparece no meio da expiração, sem aumento correspondente do fluxo expiratório. Essa alinearidade pode representar limitação ao fluxo expiratório e/ou compressão dinâmica. É bem reconhecido que limitação ao fluxo expiratório e compressão dinâmica podem ocorrer durante o volume corrente em DPOC, e isto contribui para a forma característica da alça mostrada na Figura 7.11C.[7] Nessa situação discute-se onde desenhar a reta para expressar a resistência, sendo aparente que o método usual de situar a linha no meio da alça inspiratória e expiratória, em fluxo de ± 0,5 L/s, irá subestimar a gravidade do aumento da resistência. Nestes casos pode-se medir as resistências expiratória (Rexp) e inspiratória (Rinsp) em separado. Nas medidas em separado das Rexp e Rinsp, o ângulo deve incluir fluxos de 0 a -1,0 L/s para a resistência inspiratória e 0 a +1,0 L/s para a resistência expiratória (Figura 7.11C).

Na asma, onde a participação das vias aéreas maiores é mais relevante, a medida da REVA mostra obstrução em uma proporção significativa de pacientes com espirometria normal.[14]

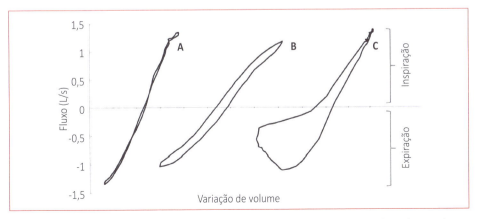

**Figura 7.11.** *Alças de resistência em: (A) normais; (B) indivíduo com aumento de resistência de vias aéreas por asma; (C) indivíduo com obstrução ao fluxo aéreo e alça em histerese exagerada (DPOC).*

## • Resposta a broncodilatador

Diversos estudos demonstraram que, em pacientes com obstrução ao fluxo aéreo, a melhora da dispneia e do desempenho de exercício após broncodilatador se correlaciona melhor com a redução dos volumes pulmonares, por desinsuflação pulmonar, do que com a mudança do $VEF_1$. Além disso, o broncodilatador muda a elastância da parede brônquica, o que facilita seu colapso na expiração. A medida da resistência das vias aéreas (que é feita sem manobra forçada) e a determinação dos volumes pulmonares, ambos possíveis pela pletismografia, permitem a rápida medida da resposta ao BD duplamente, pela broncodilatação, e pela redução do volume pulmonar (lembrar que a REVA = Rva x VGT).

Um estudo mostrou que em 60 pacientes com DPOC, a REVA caiu significativamente em 45 casos, e em apenas 25 casos houve resposta pela espirometria.[15] A redução da REVA se correlacionou com as reduções no VGT, VR, aumento da CV e melhora da dispneia.

Uma das finalidades da pletismografia é avaliar a resistência das vias aéreas, mas é importante se entender que a medida primária é REVA, a qual, apesar de seu nome, não é uma resistência no sentido literal do termo.[4]

Um caso exemplificando resposta significativa a BD pela medida da REVA e ausente pela espirometria é mostrado na Figura 7.12.

Watanabe et al. mediram as variações da resistência e condutância das vias aéreas em 75 indivíduos normais de 20 a 81 anos de idade (16 eram fumantes).[16] Calculando-se o limite superior de resposta (teste unicaudal) as seguintes respostas podem ser consideradas significativas em relação ao valor inicial: Rva = 35% e GEVA = 46%. Desde que o VGT permaneceu inalterado após o BD pode-se considerar que queda significativa da REVA seja também > 35%.

## • Hiper-responsividade brônquica

O teste de broncoprovocação pode ser avaliado por meio de medidas de condutância específica ou de resistência das vias aéreas, embora a resposta seja usualmente avaliada pelo $VEF_1$. É dito que as medidas de Rva e Gva são mais variáveis que o $VEF_1$. Em um estudo nacional a sensibilidade e a especificidade foram semelhantes em 50 normais e 50 asmáticos,

| Sexo feminino, cor branca, 44 anos, IMC = 42 kgs/m², não tabagista, asma | | | | | | |
|---|---|---|---|---|---|---|
| | Previsto | LI | Absoluto | % Prev | Absoluto pós-BD | % Prev pós-BD |
| CVF (L) | 3,46 | 2,80 | 2,65 | 77 | 2,75 | 79 |
| $VEF_1$ (L) | 2,84 | 2,20 | 1,53 | 54 | 1,61 | 57 |
| $VEF_1$/CVF (%) | 82 | 73,4 | 57 | | 58 | |
| CRFplet (L) | 1,61 | 0,90 | 4,12 | 256 | 3,46 | 215 |
| VR (L) | 1,55 | 0,90 | 3,57 | 230 | 2,57 (-1,0 L) | 166 |
| CPT (L) | 5,03 | 4,30 | 6,22 | 124 | 5,32 | 106 |
| VR/CPT (%) | 31 | 20,9 | 57 | | 48 | |
| REVA (cmH₂O/L/s/L) | 5,95 | 3,9/LS = 8,0 | 27,19 | | 14,23 (-48%) | |

**Figura 7.12.** *Paciente com asma, obesa. Espirometria mostra obstrução moderada. Aumento acentuado do VGT (CRFplet), do volume residual e da resistência específica das vias aéreas. Após broncodilatador o $VEF_1$ não mudou, porém houve queda significativa (1 L) no VR e na REVA (-48%).*

quando as respostas do $VEF_1$ e da Rva foram comparadas.[17] Aumentos significativos da Rva ocorrem em média com doses menores do que as necessárias para queda de 20% do $VEF_1$.

A inspiração profunda que precede a manobra expiratória forçada pode abolir a broncoconstrição induzida em vários pacientes com asma.[18] A medida da Rva, ao não utilizar manobras inspiratórias máximas, evidencia hiper-responsividade nestes casos.[19]

## Valores de referência

Na diretriz de 2002, da SBPT, foram sugeridos os seguintes valores de referência para Rva = 0,5 a 2,50 $cmH_2O/L/s$; GEVA 0,12 a 0,37 $L/s/cmH_2O$, com base em estudos limitados.[6]

Recentemente a REVA passou a ser mais enfatizada. A REVA corrigida pela CRF, ou a Rva multiplicada pelo VGT, é um parâmetro útil para descrever o comportamento das vias aéreas, independente do volume pulmonar. O VGT é o maior determinante da Rva.

A expressão dos valores como condutância (1/Rva) tem sido mais comumente usada porque a relação entre Gva e volume é linear, porém a reta não passa pelo ponto de origem.

Quando considerada em porcentagem, as mudanças na Gva ou GEVA não são tão impressionantes como as mudanças na REVA. Como exemplo uma mudança na REVA de 300% resulta em uma mudança na GEVA de apenas 75%.[14]

A REVA representa o trabalho respiratório calculado como o produto pressão x volume, e como tal, pode ser considerada a expressão do trabalho respiratório que é igual a energia necessária para a ventilação.[4]

Embora a medida da Rva pareça ser menos reprodutível em comparação ao $VEF_1$, é mais sensível a mudanças no calibre das vias aéreas, como demonstrado pelas mudanças após BD ou a agentes para broncoprovocação, como a metacolina (ver anteriormente).

Em um estudo envolvendo 249 homens e 268 mulheres adultas, um estudo derivou valores previstos para a REVA.[20] As correlações com as variáveis antropométricas não foram significantes. Os valores foram um pouco maiores no sexo masculino. Cálculo do limite superior resultou em um valor **de 8,6 $cmH_2O/L/s/L$ para homens e 8,00 $cmH_2O/L/s/L$ para as mulheres**. Em um subgrupo foi avaliada a reprodutibilidade, a qual foi satisfatória.

Em uma avaliação de 113 adultos normais, de ambos os sexos, avaliados em nosso laboratório, 95% tiveram valores de REVA ≤ 8,0 $cmH_2O/L/s/L$

## Referências bibliográficas

1. Dubois AB, Botelho SY, Comroe JH. A new method for measuring airway resistance in man using a body plethysmograph: values in normal subjects and in patients with respiratory disease. J Clin Invest 1956; 35:327-35.

2. Dubois A. Airway resistance. Am J Respir Crit Care Med 2000; 162:345-346.

3. de Mir Messa I, Sardón Prado O, Larramona H, Salcedo Posadas A, Villa Asensi JR; Grupo de Técnicas de la Sociedad Española de Neumología Pediátrica. Pletismografía corporal (I): estandarización y criterios de calidad [Body plethysmography (I): Standardisation and quality criteria]. An Pediatr (Barc). 2015;83:136.

4. Criée C, Sorichter S, Smith H, Kardos P, Merget R, Heise D, Berdel D, et al. Body plethysmography—its principles and clinical use. Respir Med 2011; 105:959-971.

5. Decramer M, Janssens W, Derom E, Joos G, Ninane V, Deman R, et al. Contribution of four common pulmonary function tests to diagnosis of patients with respiratory symptoms: a prospective cohort study. Lancet Respir Med. 2013; 1:705–13.

6. Pereira CAC, Moreira MAF. Pletismografia – resistência das vias aéreas J Pneumol 28(Supl 3) 2002; 139-150.

7. Goldman MD, Smith HJ, Ulmer WT. Whole-body plethysmography. Eur Respir Mon, 2005; 31:15–43.

8. Wanger J. Airway Resistance and Related Indices Measured by Body Plethysmography. In: _____. Pulmonary function laboratory management and procedure manual, 3rd Ed, American Thoracic Society, 2016; p. 87-101.

9. Blonshine S, Goldman M. Optimizing performance of respiratory airflow resistance measurements. Chest 2008; 134:1304-1309.

10. Vlahakis N, Patel A, Maragos N, Beck K. Diagnosis of vocal cord dysfunction. The utility of spirometry and plethysmography. Chest 2002; 122:2246-2249.

11. Kaminsky DA. What does airway resistance tell us about lung function? Respir Care. 2012; 57:85–99.

12. Bassiri A, Girgis R, Doyle R, Theodore J. Detection of small airway dysfunction using specific airway conductance. Chest 1997;111:1533-1535.

13. Gilbert R, Auchincloss JH Jr. The interpretation of the spirogram. How accurate is it for 'obstruction'?. Arch Intern Med. 1985;145:1635–1639.

14. Topalovic M, Exadaktylos V, Troosters T, Celis G, Aerts JM, Janssens W. Non-linear parameters of specific resistance loops to characterize obstructive airways diseases. Respir Res. 2017;18:9.

15. Santus P, Radovanovic D, Henchi S, et al. Assessment of acute bronchodilator effects from specific airway resistance changes in stable COPD patients. Respir Physiol Neurobiol. 2014; 197:36–45.

16. Watanabe S, Renzetti AD Jr, Begin R, Bigler AH. Airway responsiveness to a bronchodilator aerosol. I. Normal human subjects. Am Rev Respir Dis 1974; 109:530-537.

17. Ribeiro M, Silva RCC, Pereira CAC. Resposta brônquica ao carbacol em normais e asmáticos leves avaliada por espirometria e pletismografia. J Pneumol 1992;18(Supl):p8.

18. Cockcroft DW, Davis BE. The bronchoprotective effect of inhaling methacholine by using total lung capacity inspirations has a marked influence on the interpretation of the test result. J Allergy Clin Immunol. 2006; 117:1244–1248.

19. Nensa F, Marek W, Marek E, Smith HJ, Kohlhäufl M. Assessment of airway hyperreactivity: comparison of forced spirometry and body plethysmography for methacholine challenge tests. Eur J Med Res. 2009;14(Suppl 4):170–176.

20. Piatti G, Fasano V, Cantarella G, Tarantola C. Body plethysmographic study of specific airway resistance in a sample of healthy adults. Respirology. 2012; 17:976–983.

# Prova Broncodilatadora

Carlos Alberto de Castro Pereira ♦ Andréa Gimenez

## Introdução

O músculo liso é distribuído ao longo das vias aéreas, desde a traqueia até os bronquíolos respiratórios. Em indivíduos normais existe um tônus brônquico de repouso que pode mudar frente a diversos estímulos. O broncodilatador (BD) relaxa o músculo liso das vias aéreas, resultando em aumento do calibre dos brônquios, mesmo em indivíduos normais.

Os limites de variação dos parâmetros funcionais após BD foram estudados de três maneiras: 1) Variações após BD em indivíduos normais, não fumantes, da população geral;[1-3] 2) Variações após placebo ou nenhuma intervenção em portadores de distúrbio ventilatório obstrutivo (DVO)[4-6] e; 3) Variações que se correlacionem com mudanças relevantes em parâmetros clínicos, tais como dispneia e capacidade de exercício.[7,8] Temos, portanto, três maneiras para caracterizar variação significativa após BD, as duas primeiras estatísticas e a última baseada em parâmetros clínicos.

As variações que excedem a variação ao acaso, que são as usualmente empregadas, não devem ser usadas para se inferir que há uma resposta com expressão clínica, de modo que é preferível usar a frase "variação ou reversibilidade significativa (ou não) após administração do broncodilatador" em vez de "resposta significativa (ou não) após o broncodilatador".[9]

## Técnica

Espirometrias pré e pós-BD devem preencher todos os critérios para aceitação e reprodutibilidade *(ver Capítulo 4 – Aspectos Técnicos da Espirometria)*. Medidas pós-BD serão difíceis (ou impossíveis) de interpretar se a espirometria pré-BD não é reprodutível. Neste caso o teste pós-broncodilatador não deve ser realizado.

Outro problema importante é comparar o esforço realizado antes e após o BD. Deve-se lembrar que um esforço submáximo pode resultar em maiores valores para o $VEF_1$, com falsa resposta ao BD.[10] Portanto, é importante sempre verificar se o pico de fluxo expiratório (PFE) é agudo antes e após BD e se o maior valor pós-BD é pelo menos maior que 90% do valor pré-BD (Figura 8.1).

Os fluxos derivados da curva fluxo-volume e o $FEF_{25\%-75\%}$ não devem ser considerados na reversibilidade ao BD.[11] Os fluxos variam com o calibre das vias aéreas, o que por sua vez depende do volume pulmonar em que são medidos. Se os volumes pulmonares mudam após o BD (o que é frequente), os fluxos deveriam ser comparados no mesmo volume pulmonar (isovolume)

(Figura 8.2), o que não é habitualmente calculado. Os fluxos expiratórios do meio da expiração, quando corrigidos para o efeito de mudança de volume pulmonar, devem aumentar 45%-50%, para exceder a variação ao acaso. Respostas isoladas destes fluxos são raras ou inexistem.[12,13] O $VEF_1$ detecta resposta no início da curva e a CVF de toda a curva expiratória, de modo que as medidas do $FEF_{25\%-75\%}$ ou do $FEF_{50\%}$, em geral não adicionam informações.

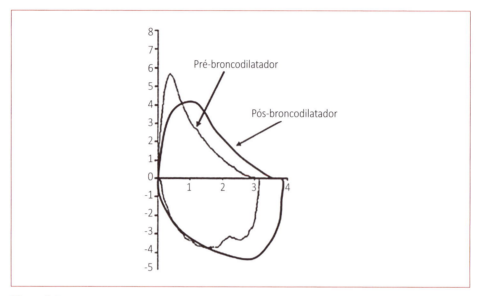

**Figura 8.1.** *Exemplo de falsa resposta a broncodilatador. Em um paciente com obstrução ao fluxo aéreo, o esforço após broncodilatador foi submáximo, como expresso pelo pico de fluxo menor e tardio, o que pode elevar o $VEF_1$ pelo efeito negativo do esforço, isto é, o esforço submáximo comprime menos as vias aéreas resultando em aparente melhora.*

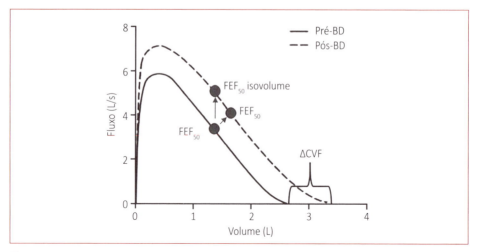

**Figura 8.2.** *Os fluxos não devem ser considerados após broncodilatador, desde que a variação da CVF coloca os fluxos em diferentes volumes pulmonares. Para valorização, deveriam ser medidos em condições de isovolume.*

Habitualmente, 400 mcg de salbutamol (100 mcg em quatro doses consecutivas), com intervalos de 30 segundos entre as doses, é fornecido e a reversibilidade é medida depois de pelo menos 15 minutos de espera. Esta dose resulta em melhora máxima ou próxima desta.[14] A dose e a substância fornecida devem constar no relatório final. Se o paciente refere tremor ou taquicardia com o uso de beta-2 agonista, a dose fornecida deve ser reduzida para 200 mcg.

Se ipratrópio for utilizado, uma dose de 80-160 mcg (quatro a oito jatos de 20 mcg), isoladamente ou em associação com o salbutamol, deve ser administrada. Nessa situação, o teste deve ser repetido após pelo menos 30 minutos de espera. Quando essa associação é utilizada, a variação será maior do que a observada apenas com o uso de beta-2, o que auxilia na detecção de máxima broncodilatação, mas torna a separação entre asma e DPOC mais incerta.[15]

Efeitos colaterais possíveis do uso do beta-2 incluem tremor, taquicardia, rubor, tontura e vertigem. Casos com hipertensão, doença coronariana e arritmias cardíacas devem ser monitorizados. Muitos desses pacientes recusam o teste, que também pode ser contraindicado pelo médico solicitante, o que deve ser respeitado e a recusa constar no relatório final.

Raramente broncospasmo paradoxal com o uso de BD administrados por nebulímetros pressurizados ocorrem, o que é atribuído aos propelentes. Se o paciente relata esse efeito no passado, o uso deve ser evitado, ou o beta-2 deve ser fornecido por um nebulizador de jato.[16]

A técnica de uso do broncodilatador é mostrada na Tabela 8.1.

**Tabela 8.1.** Etapas para uso do broncodilatador no laboratório de função pulmonar

| |
|---|
| • Agite cinco a seis vezes |
| • Coloque o bocal da bombinha na extremidade de um tubete descartável e a outra extremidade na boca o paciente, sobre a língua (pode-se fazer uso por meio de um espaçador, porém deve-se dispor de um para cada paciente até à desinfecção) |
| • Solte o ar lentamente para fora, sem expirar completamente |
| • Peça para o paciente inspirar lentamente pela boca e ao mesmo tempo pressione o dispositivo |
| • Após inspiração máxima segure a respiração por 10 segundos ou mais |
| • Relaxe e solte o ar lentamente |
| • Espere 20 a 30 segundos para nova dose |

## Quando realizar

Habitualmente, o teste de reversibilidade ao BD deve ser realizado quando a doença está em fase estável. Se o propósito do teste de reversibilidade ao BD é determinar se existe broncodilatação máxima com o esquema empregado, ou se há ainda um teto maior que possa ser atingido, o que poderia implicar aumento ou troca do esquema de tratamento, a medicação broncodilatadora usada deve ser mantida em base regular antes que o teste seja feito. Contudo, se o propósito do teste é determinar se existe obstrução ao fluxo aéreo e qual é a reversibilidade, o teste deveria ser conduzido após a suspensão dos broncodilatadores por um certo período[17] (Tabela 8.2).

O uso de betabloqueador deve também ser avaliado. Os betabloqueadores seletivos, tais como bisoprolol e atenolol, provavelmente não inibem a resposta ao *beta-agonista* usado no teste de reversibilidade.

Alguns pacientes que comparecem ao laboratório de função pulmonar fizeram uso de broncodilatador nas últimas quatro horas. Mesmo assim, esses casos podem exibir resposta no teste de reversibilidade; e, portanto, o teste pode ser realizado.

**Tabela 8.2.** Medicações que devem ser suspensas antes do teste com broncodilatador e tempo de suspensão

| Medicação | Tempo de suspensão |
|---|---|
| Beta-agonistas de curta duração (ex.: salbutamol, 200 mcg) | 4 horas |
| Ipratrópio (Atrovent 40 mcg) | 6 horas |
| B-agonistas de longa duração (ex.: salmeterol, formoterol) | 12 horas |
| Beta-agonistas de ultra longa duração (ex.: indacaterol, olodaterol, vilanterol) | 24 horas |
| Agentes anticolinérgicos de longa duração (tiotrópio, umeclidíneo, glicopirrôneo) | 24 horas |
| Teofilina oral de liberação lenta | 12 horas |
| Corticosteroides inalados + broncodilatadores | Ver qual BD está associado |

*Fonte: Modificada de Wanger J. Bronchodilator administration. ATS Pulmonary Function Laboratory Management & Procedure Manual.Third Edition, 2016;p 66-72.*

O médico que solicita o exame deve escrever se BD deve ser administrado.

Uma questão complexa envolve a decisão do laboratório de realizar ou não o teste de reversibilidade em cada caso. Alguns argumentam que BD deve ser fornecido apenas quando há obstrução ao fluxo aéreo na espirometria, pela baixa probabilidade de encontro de variação na ausência de obstrução. Estudo de 1.394 pacientes com espirometria normal, mostrou que apenas 43 (3,1%) tiveram variação significativa do $VEF_1$ após BD. Observaram ainda que isso ocorreu em 1,9% nos casos com $VEF_1$ > 90% do previsto.[18] Outros autores afirmam que *"quando um paciente se submete a prova de função pulmonar pela primeira vez, quase sempre vale a pena realizar o teste de reversibilidade ao broncodilatador".*[19]

Se a espirometria é normal, a variação do $VEF_1$ após BD pode ser de até 10% do inicial (ver a seguir). Portanto, quando a espirometria exibe valores na faixa prevista, a variação significativa do $VEF_1$ deve exceder esse valor. Esse achado é mais comum em crianças e adolescentes com suspeita de asma e nesses casos teste após BD pode ser realizado. Na presença de espirometria normal e sintomas indicativos de possível doença obstrutiva ou na suspeita do médico assistente para essas condições, na presença de história de asma no passado ou "bronquite", um teste de função pulmonar completo deve ser indicado e teste de broncoprovocação considerado. Pacientes com asma e DPOC podem ter obstrução ao fluxo aéreo caracterizado apenas pelo aumento da resistência das vias aéreas e/ou volume residual. Na presença de volume residual elevado ou resistência das vias aéreas elevada, o teste de função completo deve ser repetido após a administração do BD.

## Expressões e variações após broncodilatador

As maneiras mais comuns para expressar a variação a BD são: percentagem de incremento em relação ao valor espirométrico inicial, mudança absoluta e percentagem de incremento em relação ao valor previsto (Tabela 8.3 e Figura 8.3).

**A variação a BD, expressa como percentagem do valor basal** ($VEF_1$ pós-BD menos $VEF_1$ pré-BD/$VEF_1$ pré × 100), irá mostrar maiores aumentos naqueles com $VEF_1$ menor.[20,21] Se o $VEF_1$ sobe de 500 para 600 mL após BD, a variação percentual em relação ao basal foi de 100/500 ou 20%, e a absoluta de 100 mL. Embora possa se alegar que o ganho funcional para este grau de obstrução seja importante, ele está dentro da variabilidade do $VEF_1$ repetido em curto prazo e, portanto, poderia não ter havido efeito algum da droga. Já

**Tabela 8.3.** Variações de resposta ao broncodilatador

- Variação absoluta: $VEF_1$ pós-$VEF_1$ pré
  Ex: $VEF_1$ pré-BD = 500 mL, pós-BD = 600 mL
- Em comparação ao valor inicial (%)
  Cálculo: $VEF_1$ pós-$VEF_1$ - $VEF_1$ pré × 100/$VEF_1$ pré
  Cálculo: (600-500) × 100/500 = 20%
- Em comparação ao valor previsto (%)
  Ex: $VEF_1$ pré-BD = 500 mL, pós-BD = 600 mL
  Cálculo: $VEF_1$ pós-$VEF_1$ pré × 100/$VEF_1$ previsto
  Cálculo: (600-500) × 100/2.500 = 4%

$VEF_1$ = volume expiratório forçado no primeiro segundo; BD = broncodilatador.

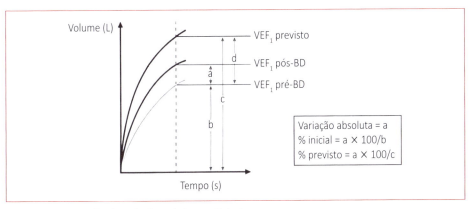

**Figura 8.3.** *Expressões de variação após broncodilatador.*

se o $VEF_1$ se eleva de 2.500 para 2.600 mL, a variação em relação ao basal é de 4%, a absoluta sendo igualmente de 100 mL.

**A segunda maneira de expressar a variação é feita pela diferença absoluta entre o $VEF_1$ pós-BD e pré-BD**. A vantagem da expressão por um valor absoluto é que a correlação com o $VEF_1$ inicial é menor, porém varia de acordo com o sexo, estatura e tamanho da CVF, sendo a variação maior para o $VEF_1$ nos homens em comparação às mulheres.[1,2,22] Outra desvantagem é que com valores basais elevados, como em indivíduos normais, a variação absoluta excede frequentemente os valores de incremento encontrados em portadores de doenças obstrutivas que recebem placebo. Quando o placebo é fornecido o $VEF_1$ em geral aumenta menos de 200 mL em portadores de distúrbio ventilatório obstrutivo (DVO),[4,5] enquanto aumentos acima de 200 mL após BD são frequentemente encontrados em indivíduos normais, chegando a 350 mL no sexo masculino.[1,2]

A diretriz sobre asma da Sociedade Torácica Britânica e um colegiado da Escócia mantém, na versão de 2019, que elevação > 400 mL no $VEF_1$ sugere fortemente asma, como sugerido em 2012.[23] A Sociedade Espanhola de Pneumologia considera que a elevação > 400 mL no $VEF_1$ seria diagnóstico de sobreposição de asma/DPOC em casos onde o diagnóstico de asma não pode ser demonstrado.[24] Estudo realizado em nosso laboratório mostrou que em 105 casos com DPOC, três casos apresentaram variabilidade absoluta no $VEF_1$ superior a 400 mL (2,8%), comparado a 17% em 87 pacientes com idade > 40 anos e diagnóstico de asma.[25]

Os três casos com DPOC tinham enfisema extenso na TCAR. Portanto, este ponto de corte é bastante específico para asma, mas pouco sensível.

Como a variabilidade percentual do $VEF_1$, expressa em porcentagem do valor inicial, é fortemente influenciada pelo valor inicial, a ATS em 1991, a ERS em 1993, e posteriormente ambas as Sociedades em 2005, com base no estudo se Sourk & Nugent e Tweedale et al., sugeriram que a variação significativa a BD deveria exceder 12% do valor inicial e 200 mL, o que excederia o valor ao acaso.[4,5,11,17] Esses dados foram replicados em estudo pós-placebo realizado em nosso laboratório em pacientes com obstrução ao fluxo aéreo.[6] Esses valores são sugeridos nos atuais consensos de asma do GINA e da BTS como indicadores de reversibilidade significativa do $VEF_1$ após BD.[23,26]

O GOLD não cita mais mudanças consideradas significativas após BD em DPOC, desde que esta informação seria irrelevante para separar asma de DPOC e para a seleção do tratamento.[27] Maior discussão sobre a separação entre asma e DPOC pela variabilidade do $VEF_1$ após BD será feita ao final deste capítulo.

**A variação a BD pode ser ainda expressa pela variação absoluta do $VEF_1$ em relação ao valor previsto** ($VEF_1$ pós-BD – $VEF_1$ pré-BD) × $100/VEF_1$ previsto. Este índice tem as seguintes vantagens: 1) não se correlaciona com o $VEF_1$ basal e, portanto, expressa a magnitude da resposta independente do grau de obstrução; 2) corrige a variação para a idade, sexo e tamanho do indivíduo. Este índice foi sugerido pela Sociedade Respiratória Europeia (ERS) há longo tempo e reafirmado por diversos estudos.[28,29] O valor sugerido, ≥ 10% do previsto, se baseou no limite de variabilidade do $VEF_1$ após BD fornecido para normais.[1] Embora os sistemas de função pulmonar calculem a reversibilidade em relação ao valor inicial, basta subtrair o valor percentual pós-BD do pré-BD para se calcular a variação, desde que a diferença é dividida pelo previsto nos dois lados da equação. No estudo de Soares et al., o 95º percentil para a variabilidade **após placebo**, em portadores de obstrução ao fluxo aéreo, não determinada em estudos anteriores, foi ≥ 7% do previsto para o $VEF_1$.[6] Outro estudo também encontrou que a melhor expressão de resposta após placebo foi aquela relacionada ao previsto. O ponto de corte encontrado para o $VEF_1$ foi de 6%.[30]

Uma abordagem diferente foi feita por Ward et al.[31] Eles correlacionaram a sobrevida de uma coorte de 4.231 indivíduos com as diversas expressões de variabilidade ao BD, evitando a dificuldade de rotular as diferentes doenças obstrutivas. Foi observado que expressando-se a variabilidade do $VEF_1$ em relação ao previsto era possível evitar os vieses de resposta relativos ao sexo e tamanho dos indivíduos. Pacientes com variabilidade do $VEF_1$ > 8% (33% dos casos) após BD mostraram menor mortalidade no acompanhamento (HR = 0,56, IC 95% = 0,45-0,69), confirmando a premissa que estes pacientes tiveram uma maior sobrevida porque esta resposta se relaciona com a condição de asma, a qual tem melhor prognóstico.

## Variação da resposta a BD em normais

As variações a broncodilatador podem ser consideradas significantes se excederem a variação após broncodilatador dado para indivíduos normais. Os três maiores estudos (Tabela 8.4)[1-3] foram selecionados sobre variação após BD em normais, sendo a média do limite superior de resposta para o $VEF_1$ relacionados tanto ao pré-BD como em relação ao previsto de > 10%. Os valores iniciais e previstos são semelhantes, desde que se trata, por critérios de seleção, de indivíduos normais. Para a CVF, os limites diferiram em dois estudos, mas pode-se considerar também que valores ≥ 10% são anormais.[2] A partir destes dados, variação significativa a BD, na ausência de obstrução ao fluxo aéreo, pode ser caracterizada se o $VEF_1$ se eleva 10% ou mais em relação ao valor previsto. Nessa situação, o laudo pode indicar *"tônus brônquico aumentado"*. O diagnóstico ou a suspeita clínica nesses casos é asma na quase totalidade dos casos.

**Tabela 8.4.** Variação do $VEF_1$ e da CVF em adultos normais após broncodilatador nos maiores estudos populacionais

| Autor, ano | Número (adultos) | 95º percentil da variação do $VEF_1$ absoluta e em relação ao $VEF_1$ inicial e $VEF_1$ previsto | 95º percentil da variação da CVF absoluta e em relação a CVF inicial e CVF prevista |
|---|---|---|---|
| Dales, 1988 | 680 | 0,29+/9,0%/9,0% | – |
| Tan, 2012* | 3.922 | 0,29++/12,5/10,1 | 0,34/11,2/9,2 |
| Torén 2017** | 370 | 0,30+++/10,1/8,7 | 0,24/4,5/5,0 |

*Após 200 mcg salbutamol; **Após 400 mcg salbutamol; +0,24 mulheres e 0,34 homens; ++0,23 L mulheres e 0,35 homens; +++Não separados por sexo.

## Variabilidade da resposta a placebo em portadores de obstrução ao fluxo aéreo

Outra maneira de estabelecer os limites de resposta a determinada intervenção é feita aplicando-se placebo aos indivíduos com determinada condição. Isso estabelece limites de variação, que se excedidos, apontam para mudança não decorrente do acaso. Essas variações estatísticas são largamente utilizadas para configurar variação ou *"resposta significativa após BD"*, sugerindo, de maneira equivocada, reversibilidade indicativa de asma em comparação a DPOC.

Quatro estudos, incluindo um brasileiro, estabeleceram os limites estatísticos de variação para o $VEF_1$ e da CVF pelo cálculo do 95º percentil de variação a placebo em três estudos, e no quarto simplesmente por repetição dos testes após 20 minutos (Tabela 8.5).[4-6,30] Pelo $VEF_1$, os limites de resposta foram, nos três estudos, em valores absolutos, de 0,18, 0,16 e 0,16 L, e por variação em relação ao valor inicial 12,3% nos dois estudos que fizeram esse cálculo. Nos estudos de Soares et al. e Rodríguez-Carballeira et al., os limites de reversibilidade foram > 7% e > 6% do previsto, respectivamente.[6,30]

Tendo em vista que a variação relativa ao valor inicial aumenta naqueles com menor $VEF_1$, a ATS, e posteriormente a ATS e a ERS, sugeriram por aproximação dos dados do estudo de Sourk & Nugent, considerar significativas variações do $VEF_1$ > 12% e 200 mL.

Nos estudos citados mais antigos, as variações da CVF, medida pelo 95º percentil foram de 0,34 e 0,33 L.[4,5] Com base nos dois primeiros estudos, feitos antes de 2005, estranhamente, a ATS e depois a ATS e a ERS, ignoraram estes valores, e sugeriram que se deveria considerar como significativa variação da CVF também, como > 12% do valor inicial e 0,20 L.

A SBPT, em 2002, considerou, com base no limite superior desses dois estudos, como variação significativa, mudanças na CVF > 0,35 L.[32] No estudo brasileiro de Soares et al.,[6] o limite superior de variação da CVF, calculado pelo 95º percentil foi de 0,23 L e 6,5% do valor inicial. Neste estudo também foram calculados os limites superiores de resposta em relação para a CV, CVF, CI e $VEF_1$[6] (Tabela 8.5).

Nas doenças obstrutivas a CVF pode estar reduzida ou na faixa prevista. Um aumento de 12% deste valor inicial, como sugerido pela ATS/ERS exige uma variação absoluta muito elevada, o que reduz a sensibilidade da CVF para detectar resposta em portadores de obstrução ao fluxo aéreo. Como exemplo, se o paciente apresenta valor inicial de CVF de 3,00 L, a

**Tabela 8.5.** Variação na espirometria em obstrução ao fluxo aéreo após placebo ou sem intervenção

| |
|---|
| • Sourk & Nugent, 1983<br>  40 pacientes com DVO, com placebo<br>  - LS IC95º $VEF_1$ = 0,18 L e 12,3%;<br>  - LS IC95º CVF = 0,34 L e 14,9% |
| • Tweeddale et al.,1987<br>  150 pacientes com DVO, variabilidade espontânea<br>  - LS IC95º $VEF_1$ = 0,16 L<br>  - LS IC95º CVF = 0,33 L |
| • Rodriguez-Caballeira et al., 2007<br>  98 pacientes com DPOC, com placebo e BD em dois dias<br>  - LS IC95% CVF e $VEF_1$ > 6% previsto |
| • Soares ALP et al., 2013<br>  102 pacientes com DVO, com placebo<br>  - P95º $VEF_1$ = 0,16 L, 12,3% inicial, 7,3% previsto<br>  - P95º CVF = 0,23 L, 6,5% inicial, 5,6% previsto<br>  - P95º CI = 0,32 L/12,5% previsto<br>  - P95º CVL = 0,22 L/6,0% previsto |

*DVO = distúrbio ventilatório obstrutivo; $VEF_1$ = volume expiratório forçado no primeiro segundo; CVF = capacidade vital forçada; CI = capacidade inspiratória; CVL = capacidade vital lenta; IC 95% = intervalo de confiança em 95%; DPOC = doença pulmonar obstrutiva crônica.*

*Fonte: Referências citadas: Sourk RL & Nugent KM. Am Rev Respir Dis 1983 / Tweeddale PM et al. Thorax 1987 / Rodriguez-Caballeira M, et al. Respir Med 2007 / Soares ALP, et al. J Bras Pneumol, 2013.*

mesma deve variar 0,36 L (3,00 × 0,12) para ser considerada significativa. Ao se considerar variação ≥ 10% do previsto, como encontrado após BD em normais, no limite de variabilidade da CVF, este valor seria de 300 mL.[2]

Ao avaliarmos a resposta funcional em portadores de obstrução ao fluxo aéreo, observamos que as porcentagens de resposta para o $VEF_1$ de > 12% do inicial e 200 mL foram semelhantes aos valores de > 7% previsto e 200 mL. Entretanto, a taxa de resposta foi significativamente menor para a CVF > 12% do inicial quando comparada a > 7% previsto (16,3% *vs.* 27,4%, P < 0,05) (Figura 8.4). Além disso, o número de respostas significativas pelas variações do VR (redução > 0,40 L) foram maiores naqueles com variação da CVF > 7% do previsto (53%), em comparação aos com elevação > 12% como proposto pela ATS/ERS. (33%, p = 0,03).[33]

Diversos fatores influenciam a variabilidade após BD (Tabela 8.6).

**Tabela 8.6.** Fatores que podem influenciar a determinação da reversibilidade em pacientes com obstrução ao fluxo aéreo

| |
|---|
| $VEF_1$ basal |
| Dose e tipo de BD para avaliar a reversibilidade |
| Uso prévio de BD |
| Pico e tempo de ação do BD utilizado |
| Técnica de administração |

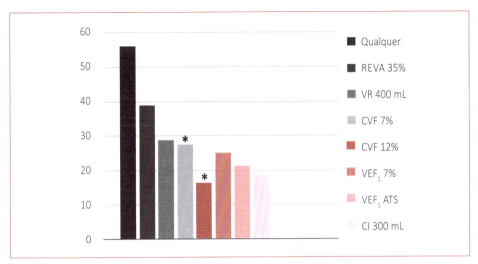

**Figura 8.4.** Variação após broncodilatador em 190 pacientes com DPOC, após 400 mcg de salbutamol spray. REVA = resistência específica de vias aéreas; VR = volume residual; CVF = capacidade vital forçada; $VEF_1$ = volume expiratório no primeiro segundo; 7% = maior que 7% previsto; 12% = maior que 12% inicial
*Diferença significativa (ΔCVF > 7%; p = 27,4% vs. ΔCVF 12% = 16,3%; p = 0,02).

## Parâmetros de reversibilidade

### $VEF_1$

A variação do $VEF_1$ após BD, como sugerida pela ATS/ERS (> 12% e > 200 mL), é observada em 20-25% dos pacientes com DPOC, após uso de salbutamol 200-400 mcg. Este número dobra quando a variação, expressa de maneira usual é avaliada com a combinação de salbutamol e ipratrópio.[34,35] Pelos critérios da ERS (> 9% previsto) estas porcentagens são aproximadamente 10% menor.

Pacientes portadores de DPOC respondem mais a anticolinérgicos, e não é surpreendente que as taxas de variabilidade consideradas significativas sejam maiores em DPOC quando o teste é realizado com dupla broncodilatação.

No estudo de Calverley et al. o estado de reversibilidade mudou durante as visitas subsequentes em 52% e 38% dos pacientes de acordo com as respostas da ATS e ERS.[15] A variabilidade não se associa com desfechos clinicamente relevantes (mortalidade, exacerbações, internações), não sendo, portanto, os portadores de DPOC com maior variabilidade um fenótipo separado. A presença de enfisema tem correlação pobre com a variação do $VEF_1$ após BD.[15,35,36] Além disso, a variabilidade do $VEF_1$ não prediz resposta na DPOC em longo prazo a diferentes combinações de tratamento.[37]

Normalização da espirometria após administração de um BD por definição exclui DPOC, porém em casos com $VEF_1$ pouco abaixo do limite inferior do previsto isto foi observado.[38] Disto resulta uma redução da prevalência da DPOC em estudos populacionais. A possibilidade de DPOC em fase precoce não pode ser excluída. Além disso, fumantes têm variabilidade do $VEF_1$ após BD semelhante aos pacientes com DPOC estabelecida e maior do que a observada em indivíduos normais.[36] Deve-se recordar que hiper-responsividade brônquica é um fator predisponente para o desenvolvimento de DPOC na população geral.[39]

O GOLD, com base em dois estudos, sugere que pacientes com $VEF_1$/CVF entre 0,60 e 0,80, podem ter mudanças funcionais que excluem ou confirmem DPOC e deveriam ter diagnóstico confirmado por repetição da espirometria.[40,41] Sugerimos que testes de função pulmonar completa devem ser indicados nestes casos.

O teste de reversibilidade do $VEF_1$ após broncodilatador é limitado por diversas razões. Em um estudo clássico, a resposta intraindividual em testes repetidos foi bastante variável e a média das respostas do $VEF_1$ nos testes não se correlacionou com a resposta sintomática em longo prazo.[42] Os autores concluíram que a resposta aguda ao beta-agonista inalado em pacientes com DPOC não é útil para identificar os pacientes que provavelmente irão se beneficiar do tratamento. Portanto, independentemente da variação aguda do $VEF_1$ observada, um BD poderá ser prescrito e aliviar a dispneia. Este achado foi confirmado em diversos estudos.

## CVF e outros parâmetros funcionais

Na espirometria forçada, a resposta a BD é usualmente descrita pelas variações do $VEF_1$ e da CVF. Light et al. avaliaram um número de medidas de função pulmonar antes e após BD. Comparando a magnitude de resposta com a variabilidade, o $VEF_1$ teve o maior valor discriminatório.[43] Atenção deve ser dada ao tempo expiratório antes e depois de BD, uma vez que muitos pacientes conseguem prolongar a expiração após a droga, com elevação da CVF. Essa resposta pode ser valorizada se: 1) o tempo expiratório após BD não excede 10% daquele pré-BD ou 2) a elevação da CVF se mantém significativa quando medida em condição isotemporal, isto é, a CVF após BD é medida no mesmo tempo da CVF pré-BD;[5] 3) o VEF6 se eleva de maneira significativa (> 0,25 L).[32]

Análises adicionais podem ser feitas pela medida da capacidade vital lenta e da capacidade inspiratória. Se um pletismógrafo é disponível mais informações podem ser obtidas com as medidas dos volumes pulmonares e da resistência específica das vias aéreas (Figuras 8.4 e 8.5). À medida que mais testes são aplicados, maior será a taxa de respostas positivas em pacientes com DPOC, como mostrado em diversos estudos, indicando que reversibilidade ocorre por um ou mais parâmetros em torno de dois terços dos casos. Portanto, a obstrução é reversível em muitos pacientes com DPOC. Atualmente está claro que a melhora da dispneia em DPOC após uso de diversos tipos de BD deve-se à desinsuflação pulmonar ("redução farmacológica do volume pulmonar"), o que se expressa na redução do volume residual, da capacidade residual funcional e na medida da resistência específica das vias aéreas (REVA = Rva × CRF pletismográfica) e no aumento da capacidade inspiratória e no desempenho de exercício (Figura 8.5).

As medidas dos volumes pulmonares dão informações importantes sobre a responsividade do paciente ao BD. Belman et al., em 1996, em um estudo elegante e cuidadoso, mostrou que em pacientes com DPOC, o BD inalado reduz a hiperinsuflação dinâmica e melhora a reserva de pressão inspiratória e o acoplamento neuroventilatório, com redução da dispneia.[44] Diversos estudos mostraram desde então que pacientes que não respondem pelo $VEF_1$, podem mostrar melhora considerável nas medidas dos volumes pulmonares, esse efeito sendo maior naqueles com maior gravidade da obstrução. A melhora na CI se correlaciona com melhora na tolerância ao exercício,[8,45] porém em pacientes com grande hiperinsuflação e enfisema, a CPT pode cair após o BD, sendo a redução do volume residual a melhor expressão da desinsuflação pulmonar.[8,46]

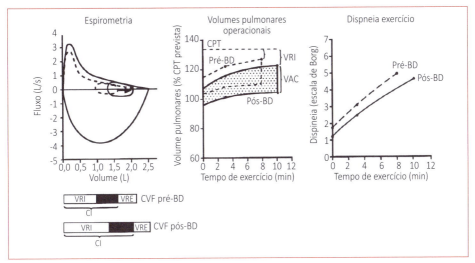

**Figura 8.5.** *Espirometria em repouso, volumes pulmonares operacionais durante o exercício, e dispneia de exercício em pacientes com DPOC antes e após broncodilatador. Note o aumento dos fluxos expiratórios na faixa do volume corrente, com aumento da CI de repouso. Ocorre, portanto, redução dos volumes pulmonares operacionais e um aumento do VRI no pico do exercício limitado pelos sintomas, com menos restrição mecânica. A melhora na mecânica se reflete em redução da dispneia e aumento na capacidade de exercício. Fonte: Baseada em O'Donnell, Am J Respir Crit Care Med.1999;160:542-549.*

O aumento do $VEF_1$ deve-se, em parte, à redução do volume residual, e, portanto, não pode ser considerado reversibilidade apenas de fluxo. Com o progredir da DPOC a variação pelo VR é maior, e pelo $VEF_1$ menor.[47,48] A CVL e a CI são preservadas nos estágios iniciais da DPOC.[48]

O'Donnell e Hartman et al. sugeriram que redução de 20% do previsto no VR (~0,40 L) pode ser considerado relevante.[46,47,49,50] No último estudo, queda de 0,41 L no VR se correlacionou com melhora na DCAM > 28 m.[50] O VR pode cair de maneira significativa após BD, sem aumento significativo da CVF e do $VEF_1$.[51] Uma explicação para a variação isolada do VR em resposta ao BD foi sugerida por Cerveri et al.[52] Em altos volumes pulmonares, o fluxo pode não aumentar após BD porque o calibre das pequenas vias aéreas é principalmente dependente dos efeitos da interdependência entre vias aéreas e parênquima. Durante a desinsuflação, o calibre das vias aéreas se tornaria progressivamente mais dependente do tônus da musculatura lisa e, por inferência, sensível às drogas broncodilatadoras. Como consequência, o $VEF_1$, o qual nos pacientes obstruídos reflete principalmente eventos ocorrendo em volumes pulmonares relativamente altos, irá mudar muito pouco, enquanto o volume residual, que é dependente do grau de limitação ao fluxo aéreo em baixos volumes pulmonares, irá aumentar de maneira significativa.

Em 190 casos de nosso laboratório com DVO, houve correlação entre VR e variação de CVF tanto absoluta (rs = 0,48, p < 0,01) quanto em percentagem do previsto (rs = 0,46). Por curvas ROC, variação de CVF > 250 mL teve sensibilidade de 50% e especificidade de 90% para detectar elevação VR > 400 mL; aumento de ≥ 7% na CVF prevista teve sensibilidade de 47% e especificidade de 87%.

O grupo de O'Donnell sugeriu que aumento de ~10% na CI (ou 300 mL) resulta em melhora clinicamente importante como expressa pela diminuição da dispneia e aumento do tempo de *endurance* no exercício, o que coincide com a variação observada após placebo no estudo de Soares et al. e melhora da distância no teste de caminhada de seis minutos no estudo de Rodrigues et al.[6,8]

Paré et al. sugeriram que as variações a BD poderiam de fluxo ($VEF_1$) e de volume (CVF). Referiram ainda que as respostas de volume são mais comuns em obstrução avançada, o que foi confirmado por diversos estudos[53-57] (Figura 8.6). Os pacientes com variações de volume teriam reversibilidade da obstrução das vias aéreas periféricas, independentemente de terem asma ou DPOC. A variação isolada da CVF expressa "resposta de volume", mas a variação do $VEF_1$ é mais complexa. O $VEF_1$ é ao mesmo tempo um volume e um fluxo, já que considera o tempo no denominador. Alguns estudos observaram variação isolada do $VEF_1$ mais em asmáticos do que em DPOC, por dilatação de vias aéreas centrais.[25,26] Entretanto, a mudança do $VEF_1$ depende de fatores complexos. Muitos pacientes têm variabilidade significativa da resistência específica das vias aéreas (queda > 35%), sem variação do $VEF_1$. O BD reduz a elastância das vias aéreas, tornando-as mais suscetíveis à compressão dinâmica na manobra expiratória forçada. Além disso, a redução do volume pulmonar pelo BD contribui para o aumento do $VEF_1$, ao resultar em menor compressão dinâmica das vias aéreas pela redução do volume pulmonar.[58] Isto explica que manobras não forçadas evidenciam melhor a broncodilatação. A variação do $VEF_1$ também pode refletir uma variação de volume, dependendo do volume recrutado pelo BD. Preferimos denominar essas variabilidades de "variação de $VEF_1$, variação de CVF ou variação combinada", na espirometria, em vez de variabilidade de fluxo e volume ou combinada. Quando os volumes e a Rva são medidos, o quadro torna-se mais claro.

Schermer et al. confirmaram que paciente com DPOC nos extremos de obstrução respondem ao BD de maneira diferente: os mais leves com variações de fluxo e aqueles com obstrução acentuada com variações de volume. Os autores explicaram que essa diferença provavelmente ocorre devido a maior perda de retração elástica e/ou compressão das pequenas vias aéreas devido aos espaços aéreos aumentados que acompanha a DPOC em estágios mais avançados.[59]

A variação da resistência específica das vias aéreas e redução do volume residual são os parâmetros mais sensíveis para medida de variação após BD em DPOC (Figura 8.4).

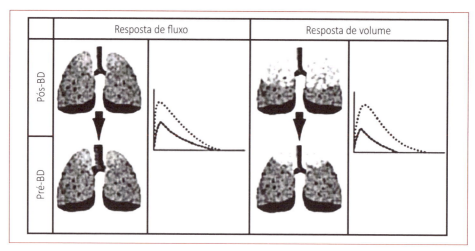

**Figura 8.6.** *Respostas ao broncodilatador de fluxo e de volume.*
Fonte: Modificada de Sciurba FC. Chest 2004;126:117S-124S.

A variação após BD para a REVA em indivíduos normais foi avaliada em 75 adultos por Watanabe, et al.[60] O limite superior de variabilidade foi de 35%. A REVA após BD mostrou-se mais sensível que a CVF e o $VEF_1$ para detectar melhora da dispneia, medida por escala analógica visual, em comparação ao placebo, em um estudo de 60 pacientes com DPOC. Queda da REVA de 30% correlacionou-se com queda significativa da dispneia.[61]

Em resumo, fisiopatologicamente entendemos agora porque que a variação do $VEF_1$ é um preditor pobre de resposta clínica em DPOC.

### Asma, resposta a broncodilatador e metacolina

Diversos estudos mostraram que na suspeita de asma com espirometria normal, é preferível realizar teste de broncoprovocação em vez de tentar caracterizar reversibilidade pelo uso de BD.[62] Em crianças e jovens, a variação ao BD pode exceder 10% do previsto, indicando asma (Figura 8.7).

Em pacientes com asma em tratamento, a demonstração de reversibilidade sugere que o controle ideal não foi alcançado.[63]

### Resposta a broncodilatador – Asma versus DPOC

Diversos estudos e revisões avaliaram o potencial de separação entre DPOC e asma, por meio do teste com BD.[20,21,25,64-73] Essas comparações fizeram uso de doses variadas de beta-agonista (200-400 mcg de salbutamol), e as respostas foram expressas de modos variáveis, ora como variação absoluta em relação ao valor inicial do $VEF_1$ ou em relação ao previsto, ou comparando as diversas respostas. Até estudos de um mesmo autor concluíram pelo valor em separar asma de DPOC por resposta a BD em um estudo, e em outro não.[56,69]

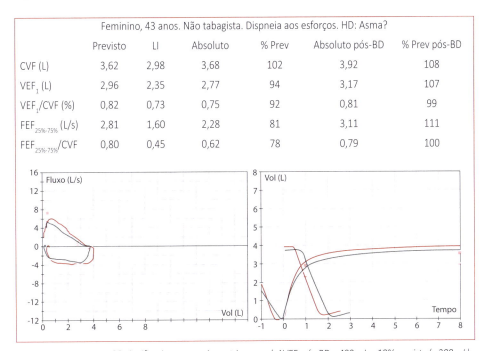

**Figura 8.7.** Resposta a BD significativa com espirometria normal. $\Delta VEF_1$ pós-BD = 400 mL > 10% previsto (= 300 mL).

Os estudos que fizeram essa comparação verificaram que a variabilidade após BD é maior nos pacientes com asma em comparação aos com DPOC, uma observação encontrada na rotina nos laboratórios de função pulmonar.[25,56,64,66] Entretanto, muitos asmáticos, especialmente com idade mais avançada, semelhante à encontrada em DPOC, não exibem resposta ao BD pelo $VEF_1$, enquanto um número significativo de pacientes com DPOC exibe resposta pelo $VEF_1$ quando a obstrução é leve/moderada, o que torna a razão de probabilidade da resposta para diagnóstico de asma limitada.

Em um grande estudo epidemiológico recente, o $VEF_1$ e a CVF foram medidos antes e após a administração de 200 mcg de salbutamol em 35.628 indivíduos com idade acima de 16 anos.[73] Três grupos foram caracterizados: asma atual (n = 2.833), DPOC (n = 1.146), e doença de vias aéreas ausente (n = 31.649). Os pacientes com asma eram mais jovens e com $VEF_1$ basal em média de 78% do previsto. Os pacientes com DPOC eram mais velhos e o $VEF_1$ era em média 65% do previsto. A prevalência de reversibilidade ao BD, expressa por aumento do $VEF_1 \geq 12\%$ e 200 mL foi de 17,3% e 18,4% em pacientes com asma e DPOC, respectivamente, enquanto foi de 5,1% naqueles sem doenças de vias aéreas. As taxas de resposta também não diferiram quando a variabilidade do $VEF_1$ foi calculada em relação ao valor previsto. A conclusão do estudo, de que a resposta ao BD tem valor limitado para separar asma de DPOC, pode ser questionada. Pacientes com $VEF_1$ mais próximos dos valores previstos, como ocorreu no grupo com asma, respondem menos ao BD se comparados a pacientes com menores valores de $VEF_1$, os quais têm maior teto para resposta.

## Variação a BD – Limitações e aplicações

Possivelmente a maior aplicação da avaliação da variabilidade após BD seja confirmar o diagnóstico de asma após a primeira consulta em portadores de obstrução leve/moderada.[19] A demonstração de reversibilidade completa na prática indica asma, embora em outras doenças obstrutivas como bronquiectasias e DPOC esta reversibilidade possa também ser eventualmente observada.[40,41]

As limitações da variabilidade após BD são resumidas abaixo:
- Falta de variação significativa não descarta asma nem confirma DPOC;
- Grande variação confirma asma em pacientes com probabilidade moderada ou alta pré-teste de asma;
- DPOC é definida pelo GOLD como obstrução pós-BD, não pelo grau de resposta. Entretanto, valores para espirometria após BD em estudos populacionais são raros;
- A falta de variabilidade significativa no teste espirométrico não prediz ausência de resposta a tratamento;
- A variabilidade de resposta ao BD varia longitudinalmente em DPOC;
- Uma variação limítrofe ou leve frequentemente ocorre em fumantes com DPOC

Sugerimos que a interpretação da resposta a BD siga dois passos:[17]

1) Verificação se a resposta excede a variabilidade espontânea (estatística) e 2) Se sim se a resposta excede variabilidade que pode ser considerada clinicamente relevante. Pelos motivos expostos, consideramos que variação de $VEF_1 > 10\%$ do previsto, não observada em normais após BD seja considerada a verdadeira variação relevante. As variações dos demais parâmetros sugeridos na Tabela 8.7 se mostraram associadas com redução da dispneia.

**Tabela 8.7.** Reversibilidade após broncodilatador nos testes de função pulmonar

| Estatisticamente significante | |
|---|---|
| VEF$_1$ | ≥ 12% inicial e 200 mL[4-6] |
| | ou ≥ 7% previsto[6] |
| CVF | ≥ 7% previsto ou > 250 mL[6]* |
| CI | > 10% previsto ou 300 mL[6] |
| REVA | > 35% do inicial[60,61] |
| **Clinicamente significante** | |
| VEF$_1$ | ≥ 10% previsto[1-3,31] |
| CVF | ≥ 10% previsto[2] |
| CI | > 10% previsto ou 300 mL[45,46] |
| VR | > 20% previsto ou 400 mL[46,47,50] |
| REVA | > 35% do inicial[60,61] |

*Os números sobrescritos se baseiam nas referências citadas no texto.*

*\*Valores de ≥ 12% inicial e 200 mL para a CVF não se baseia em evidência e reduz a sensibilidade do teste (ver texto).*

*VEF$_1$ = volume expiratório forçado no primeiro segundo; CVF = capacidade vital forçada; CI = capacidade inspiratória; VR = volume residual; REVA = resistência específica de via aérea.*

## Referências bibliográficas

1. Dales RE, Spitzer WO, Tousignant P, Schechter M, Suissa S. Clinical interpretation of airway response to a bronchodilator. Epidemiologic considerations. Am Rev Respir Dis. 1988;138:317-320.

2. Tan WC, Vollmer WM, Lamprecht B, et al. Worldwide patterns of bronchodilator responsiveness: results from the Burden of Obstructive Lung Disease study. Thorax. 2012;67:718-726.

3. Torén K, Bake B, Olin AC, et al. Measures of bronchodilator response of FEV. Int J Chron Obstruct Pulmon Dis. 2017;12:973-980.

4. Sourk RL, Nugent KM. Bronchodilator testing: confidence intervals derived from placebo inhalations. Am Rev Respir Dis. 1983;128:153-157.

5. Tweeddale PM, Alexander F, McHardy GJ. Short term variability in FEV1 and bronchodilator responsiveness in patients with obstructive ventilatory defects. Thorax. 1987;42:487-490.

6. Soares AL, Pereira CA, Rodrigues SC. Spirometric changes in obstructive disease: after all, how much is significant? J Bras Pneumol. 2013;39:56-62.

7. Chrystyn H, Mulley BA, Peake MD. Dose response relation to oral theophylline in severe chronic obstructive airways disease. BMJ. 1988;297:1506-1510.

8. Rodrigues R, Pereira CAC. Spirometric response to bronchodilators: which parameters and values are clinically relevant in obstructive disease? J Pneumol. 2002;27:35-47.

9. Lorber DB, Kaltenborn W, Burrows B. Responses to isoproterenol in a general population sample. Am Rev Respir Dis. 1978;118:855-861.

10. Krowka MJ, Enright PL, Rodarte JR, Hyatt RE. Effect of effort on measurement of forced expiratory volume in one second. Am Rev Respir Dis. 1987;136:829-833.

11. Lung function testing: selection of reference values and interpretative strategies. American Thoracic Society. Am Rev Respir Dis. 1991;144:1202-1218.

12. Sherter CB, Connolly JJ, Schilder DP. The significance of volume-adjusting the maximal midexpiratory flow in assessing the response to a bronchodilator drug. Chest. 1978;73:568-571.

13. Pereira CAC, Sato T, Morrone N. Resposta funcional a broncodilatador: utilidade da CVF e FEF25%-75%. J Pneumol. 1984;10:P-113.

14. Jansen JM, Plotkowski LM, Kux R, Filho EBS, Milagres JA. Determinação da melhor dose de um broncodilatador - Estudo dose-resposta com salbutamol spray em pacientes asmáticos. J Pneumol. 1986;12:211-216.

15. Calverley PM, Burge PS, Spencer S, Anderson JA, Jones PW. Bronchodilator reversibility testing in chronic obstructive pulmonary disease. Thorax. 2003;58:659-664.

16. Magee JS, Pittman LM, Jette-Kelly LA. Paradoxical Bronchoconstriction with Short-Acting Beta Agonist. Am J Case Rep. 2018;19:1204-1207.

17. Miller MR, Hankinson J, Brusasco V, et al. Standardisation of spirometry. Eur Respir J. 2005;26:319-338.

18. Hegewald MJ, Townsend RG, Abbott JT, Crapo RO. Bronchodilator response in patients with normal baseline spirometry. Respir Care. 2012;57:1564-1570.

19. Bronchodilators and bronchial challenge testing. In: Hyatt R, Scanlon P, Nakamura M, eds. Interpretation of Pulmonary Function Tests: A Practical Guide. 3th Ed 2009 ed: Wolters Kluwer:52-61.

20. Eliasson O, Degraff AC. The use of criteria for reversibility and obstruction to define patient groups for bronchodilator trials. Influence of clinical diagnosis, spirometric, and anthropometric variables. Am Rev Respir Dis. 1985;132:858-864.

21. Dompeling E, van Schayck CP, Molema J, et al. A comparison of six different ways of expressing the bronchodilating response in asthma and COPD; reproducibility and dependence of prebronchodilator FEV1. Eur Respir J. 1992;5:975-981.

22. Kainu A, Lindqvist A, Sarna S, Lundbäck B, Sovijärvi A. FEV1 response to bronchodilation in an adult urban population. Chest. 2008;134:387-393.

23. SIGN158. 2019 British guideline on the management of asthma. https://www.brit-thoracic.org.uk/quality-improvement/guidelines/asthma. Accessed 22 July 2020.

24. Plaza V, Álvarez F, Calle M, et al. Consensus on the Asthma-COPD Overlap Syndrome (ACOS) Between the Spanish COPD Guidelines (GesEPOC) and the Spanish Guidelines on the Management of Asthma (GEMA). Arch Bronconeumol. 2017;53:443-449.

25. Silvestri IC, Pereira CA, Rodrigues SC. Comparison of spirometric changes in the response to bronchodilators of patients with asthma or chronic obstructive pulmonary disease. J Bras Pneumol. 2008;34:675-682.

26. Global strategy for asthma management and prevention. (2020 uptodate) Available from https://ginasthma.org/. 2020. Accessed July 22.

27. Global Initiative for Chronic Obstructive Lung Disease (GOLD). Global strategy for the diagnosis, management, and prevention of chronic obstructive pulmonary disease. http://www.goldcopd.com Updated 2020 Report. 2020. Accessed July, 22.

28. Quanjer PH, Tammeling GJ, Cotes JE, Pedersen OF, Peslin R, Yernault JC. Lung volumes and forced ventilatory flows. Eur Respir J. 1993;6 Suppl 16:5-40.

29. Siafakas NM, Vermeire P, Pride NB, et al. Optimal assessment and management of chronic obstructive pulmonary disease (COPD). The European Respiratory Society Task Force. Eur Respir J. 1995;8:1398-1420.

30. Rodríguez-Carballeira M, Heredia JL, Rué M, Quintana S, Almagro P. The bronchodilator test in chronic obstructive pulmonary disease: interpretation methods. Respir Med. 2007;101:34-42.

31. Ward H, Cooper BG, Miller MR. Improved criterion for assessing lung function reversibility. Chest. 2015;148:877-886.

32. Pereira CAC, Neder JA. Diretrizes para Teste de Função Pulmonar. J Pneumol. 2002;28(Suppl 3):S1-S238.

33. Gimenez A, Soares MR, Pereira CAC. Variação da CVF a broncodilatador - Comparação dos Critérios propostos pela ATS e Soares (Brasil). J Bras Pneumol. 2014;40:PE-354.

34. Tashkin DP, Celli B, Decramer M, et al. Bronchodilator responsiveness in patients with COPD. Eur Respir J. 2008;31:742-750.

35. Calverley PM, Albert P, Walker PP. Bronchodilator reversibility in chronic obstructive pulmonary disease: use and limitations. Lancet Respir Med. 2013;1:564-573.

36. Albert P, Agusti A, Edwards L, et al. Bronchodilator responsiveness as a phenotypic characteristic of established chronic obstructive pulmonary disease. Thorax. 2012;67:701-708.

37. Bleecker ER, Emmett A, Crater G, Knobil K, Kalberg C. Lung function and symptom improvement with fluticasone propionate/salmeterol and ipratropium bromide/albuterol in COPD: response by beta-agonist reversibility. Pulm Pharmacol Ther. 2008;21:682-688.

38. Pérez-Padilla R, Hallal PC, Vázquez-García JC, et al. Impact of bronchodilator use on the prevalence of COPD in population-based samples. COPD. 2007;4:113-120.

39. de Marco R, Accordini S, Marcon A, et al. Risk factors for chronic obstructive pulmonary disease in a European cohort of young adults. Am J Respir Crit Care Med. 2011;183:891-897.

40. Aaron SD, Tan WC, Bourbeau J, et al. Diagnostic Instability and Reversals of Chronic Obstructive Pulmonary Disease Diagnosis in Individuals with Mild to Moderate Airflow Obstruction. Am J Respir Crit Care Med. 2017;196:306-314.

41. Schermer TR, Robberts B, Crockett AJ, et al. Should the diagnosis of COPD be based on a single spirometry test? NPJ Prim Care Respir Med. 2016;26:16059.

42. Guyatt GH, Townsend M, Nogradi S, Pugsley SO, Keller JL, Newhouse MT. Acute response to bronchodilator. An imperfect guide for bronchodilator therapy in chronic airflow limitation. Arch Intern Med. 1988;148:1949-1952.

43. Light RW, Conrad SA, George RB. The one best test for evaluating the effects of bronchodilator therapy. Chest. 1977;72:512-516.

44. Belman MJ, Botnick WC, Shin JW. Inhaled bronchodilators reduce dynamic hyperinflation during exercise in patients with chronic obstructive pulmonary disease. Am J Respir Crit Care Med. 1996;153:967-975.

45. O'Donnell DE, Lam M, Webb KA. Spirometric correlates of improvement in exercise performance after anticholinergic therapy in chronic obstructive pulmonary disease. Am J Respir Crit Care Med. 1999;160:542-549.

46. O'Donnell DE, Forkert L, Webb KA. Evaluation of bronchodilator responses in patients with "irreversible" emphysema. Eur Respir J. 2001;18:914-920.

47. Newton MF, O'Donnell DE, Forkert L. Response of lung volumes to inhaled salbutamol in a large population of patients with severe hyperinflation. Chest. 2002;121:1042-1050.

48. O'Donnell DE, Laveneziana P, Ora J, Webb KA, Lam YM, Ofir D. Evaluation of acute bronchodilator reversibility in patients with symptoms of GOLD stage I COPD. Thorax. 2009;64:216-223.

49. Deesomchok A, Webb KA, Forkert L, et al. Lung hyperinflation and its reversibility in patients with airway obstruction of varying severity. COPD. 2010;7:428-437.

50. Hartman JE, Ten Hacken NH, Klooster K, Boezen HM, de Greef MH, Slebos DJ. The minimal important difference for residual volume in patients with severe emphysema. Eur Respir J. 2012;40:1137-1141.

51. McCartney CT, Weis MN, Ruppel GL, Nayak RP. Residual Volume and Total Lung Capacity to Assess Reversibility in Obstructive Lung Disease. Respir Care. 2016;61:1505-1512.

52. Cerveri I, Pellegrino R, Dore R, et al. Mechanisms for isolated volume response to a bronchodilator in patients with COPD. J Appl Physiol (1985). 2000;88:1989-1995.

53. Paré PD, Lawson LM, Brooks LA. Patterns of response to inhaled bronchodilators in asthmatics. Am Rev Respir Dis. 1983;127:680-685.

54. Quanjer PH, Ruppel GL, Langhammer A, et al. Bronchodilator Response in FVC Is Larger and More Relevant Than in FEV. Chest. 2017;151:1088-1098.

55. Barjaktarevic IZ, Buhr RG, Wang X, et al. Clinical Significance of Bronchodilator Responsiveness Evaluated by Forced Vital Capacity in COPD: SPIROMICS Cohort Analysis. Int J Chron Obstruct Pulmon Dis. 2019;14:2927-2938.

56. Chhabra SK, Bhatnagar S. Comparison of bronchodilator responsiveness in asthma and chronic obstructive pulmonary disease. Indian J Chest Dis Allied Sci. 2002;44:91-97.

57. Han MK, Wise R, Mumford J, et al. Prevalence and clinical correlates of bronchoreversibility in severe emphysema. Eur Respir J. 2010;35:1048-1056.

58. Sharafkhaneh A, Babb TG, Officer TM, Hanania NA, Sharafkhaneh H, Boriek AM. The confounding effects of thoracic gas compression on measurement of acute bronchodilator response. Am J Respir Crit Care Med. 2007;175:330-335.

59. Schermer T, Heijdra Y, Zadel S, et al. Flow and volume responses after routine salbutamol reversibility testing in mild to very severe COPD. Respir Med. 2007;101:1355-1362.

60. Watanabe S, Renzetti AD, Begin R, Bigler AH. Airway responsiveness to a bronchodilator aerosol. I. Normal human subjects. Am Rev Respir Dis. 1974;109:530-537.

61. Santus P, Radovanovic D, Henchi S, et al. Assessment of acute bronchodilator effects from specific airway resistance changes in stable COPD patients. Respir Physiol Neurobiol. 2014;197:36-45.

62. Ye Q, Liao A, D'Urzo A. FEV. Expert Rev Respir Med. 2018;12:265-267.

63. Heffler E, Crimi C, Campisi R, et al. Bronchodilator response as a marker of poor asthma control. Respir Med. 2016;112:45-50.

64. Meslier N, Racineux JL, Six P, Lockhart A. Diagnostic value of reversibility of chronic airway obstruction to separate asthma from chronic bronchitis: a statistical approach. Eur Respir J. 1989;2:497-505.

65. Brand PL, Quanjer PH, Postma DS, et al. Interpretation of bronchodilator response in patients with obstructive airways disease. The Dutch Chronic Non-Specific Lung Disease (CNSLD) Study Group. Thorax. 1992;47:429-436.

66. Kesten S, Rebuck AS. Is the short-term response to inhaled beta-adrenergic agonist sensitive or specific for distinguishing between asthma and COPD? Chest. 1994;105:1042-1045.

67. Quadrelli SA, Roncoroni AJ, Montiel GC. Evaluation of bronchodilator response in patients with airway obstruction. Respir Med. 1999;93:630-636.

68. Sciurba FC. Physiologic similarities and differences between COPD and asthma. Chest. 2004;126(2 Suppl):117S-124S; discussion 159S-161S.

69. Chhabra SK. Acute bronchodilator response has limited value in differentiating bronchial asthma from COPD. J Asthma. 2005;42:367-372.

70. Fingleton J, Weatherall M, Beasley R. Bronchodilator responsiveness: interpret with caution. Thorax. 2012;67:667-668.

71. Pellegrino R, Antonelli A, Mondino M. Bronchodilator testing: an endless story. Eur Respir J. 2010;35:952-954.

72. Donohue JF. Therapeutic responses in asthma and COPD. Bronchodilators. Chest. 2004;126(2 Suppl):125S-137S; discussion 159S-161S.

73. Janson C, Malinovschi A, Amaral AFS, et al. Bronchodilator reversibility in asthma and COPD: findings from three large population studies. Eur Respir J. 2019;54.

# Medida da Captação do Monóxido de Carbono – Difusão do Monóxido de Carbono ou Fator de Transferência

9

Carlos Alberto de Castro Pereira

## Introdução

O termo capacidade de difusão foi introduzido em uma época quando se acreditava que a combinação do oxigênio com a hemoglobina era, praticamente, instantânea e, nesta situação, o fator limitante seria a difusão por meio da membrana alveolocapilar. Com o reconhecimento de que a captação pelo sangue capilar tem papel relevante, Cotes cunhou o termo "fator de transferência" usado pela engenharia química, para descrever a migração de uma substância química envolvendo mais de um processo.[1]

A taxa de migração não precisa ser máxima, o que torna o termo "capacidade de difusão" inadequado. Contudo, capacidade de difusão do CO é um termo ainda empregado, embora o documento mais recente sobre padronização técnica da ATS/ERS tenha denominado o teste de "Captação do CO".[2,3] No Brasil o símbolo sugerido na padronização, já antiga, é DCO e não DLCO, como na literatura inglesa.[4]

Neste texto, ainda mantemos a abreviatura DCO. Talvez o termo em português devesse ser abreviado para CCO (Captação do CO).

Uma respiração única de capacidade vital de mistura do gás teste contendo CO e um gás inerte é inalada e sustentada no pulmão por um período. Nesse tempo há um decaimento exponencial do CO (kCO) pela captação alveolocapilar. Durante a expiração subsequente, uma amostra de gás alveolar é tomada para análise, o que permite calcular o volume "disponível" para a difusão, pela diluição do gás inerte, abreviado por VA (volume alveolar). O volume disponível para a difusão, calculado pela diluição do gás inerte inalado, tem sido também denominado de "VA efetivo", ou "VA acessível".

A DCO é obtida multiplicando-se o VA pela kCO (DCO = VA × kCO).

A captação do CO por litro de volume alveolar foi descrita por Marie Krogh, que a denominou constante de difusão (kCO), em seu artigo seminal publicado em 1915.[5] Outros autores usam o termo "coeficiente de difusão", que será utilizado no presente texto, desde que a kCO não é um valor constante, embora a abreviatura seja mantida como kCO.

Outro índice que deve ser levado em consideração nos resultados é a razão entre o VA e a capacidade pulmonar total (CPT) medida pela pletismografia. A razão VA/CPT é um indicativo da desigualdade da ventilação. Valores < 0,80 em homens adultos e < 0,75 nas mulheres são anormais.[6]

Na Europa, o "fator de transferência" para o CO é, habitualmente, expresso em unidades do SI, por mmol/min/kPa e para a kCO mmol/min/kPa/L. Para transformar estas variáveis para o sistema tradicional, em mL/min/mmHg, multiplica-se o valor por 2,986.

O teste para medida da transferência do CO é rápido e, mesmo considerando o grande número de variáveis envolvidas, é também reprodutível.

Apesar da importância do teste em diversas condições clínicas, as principais limitações são o custo relativamente alto e a complexidade do equipamento. Além disso, a interpretação das variáveis que compõem a medida continua sendo controversa.

As manobras para medida da difusão são frequentemente realizadas imediatamente após a administração de 400 mcg de salbutamol, enquanto se espera o efeito do broncodilatador e para ganhar tempo na realização dos testes funcionais. Um estudo demonstrou que não havia diferença na média da DCO, realizada antes e após broncodilatador em normais e portadores de distúrbio obstrutivo, porém no subgrupo com obstrução reversível isso ocorreu às custas de elevação do VA e queda da kCO.[7]

Na diretriz brasileira de 2002, a medida da DCO foi amplamente discutida.[8] ATS/ERS publicaram uma nova padronização sobre DCO em 2017, com algumas modificações em comparação ao documento de 2005 e às recomendações da brasileira, que serão assinaladas no presente texto.[3,8,9] Os conteúdos originais podem ser consultados para maiores detalhes técnicos.

## Conceitos básicos

Moléculas em uma mistura gasosa estão em movimentação constante em alta velocidade, colidindo umas com as outras e com as superfícies que as contêm. Estas colisões moleculares criam a pressão da mistura de gás. O movimento das moléculas de um determinado gás de uma área de alta pressão parcial para uma área de baixa pressão parcial é chamado difusão.[10] A difusão continua até que o equilíbrio seja alcançado, isto é, até que não haja mais diferença de pressão parcial.

## Difusão do $O_2$

Nos pulmões, a difusão do $O_2$ tem início nas vias aéreas terminais e alvéolos, isto é, a este nível, deixa de haver fluxo de gás para ocorrer movimentação molecular pela diferença de pressão parcial. O gradiente de difusão entre o gás alveolar e o sangue venoso misto é de 60 mmHg, aproximadamente, para o $O_2$ ($PAO_2$ = 100 mmHg, $PVO_2$ = 40 mmHg) ao nível do mar e 6 mmHg para o $CO_2$ ($PVO_2$ = 46, $PaCO_2$ = 40 mmHg).

Em repouso, uma hemácia demora 0,75 segundos para percorrer o capilar pulmonar. Normalmente, o equilíbrio entre o gás alveolar e o sangue capilar ocorre em 1/3 desse tempo, 0,25 segundo. Quando a membrana encontra-se espessada, esse tempo pode ser prolongado, mas ainda assim o equilíbrio é alcançado em repouso. No exercício, o equilíbrio ainda é assegurado, embora o tempo de permanência no capilar seja encurtado (~0,3 segundos) (Figura 9.1).

Durante o exercício, a difusão se eleva em decorrência do maior fluxo sanguíneo pelo recrutamento de capilares não perfundidos habitualmente, aumentando a superfície disponível para difusão. Em exercício realizado em grandes altitudes, onde a pressão alveolar do $O_2$ é menor, pode não haver equilíbrio entre o alvéolo e o sangue. Igualmente, na presença de espessamento da membrana, aliada a exercício, pode ocorrer gradiente alvéolo-arterial decorrente de distúrbio difusional.[11]

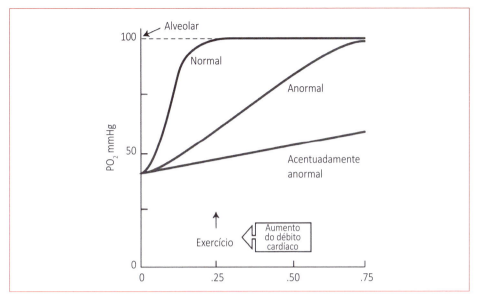

**Figura 9.1.** *Difusão alveolocapilar do oxigênio.*
*Fonte: Modificada de West JB, Respiratory Physiology-The Essentials, 4th ed. Philadelphia, Pa: Lippincott Williams & Wilkins; 1990.*

### Por que o CO para medida da difusão?

A medida da DCO é resultado do volume de gás transferido dividido pela diferença de pressão parcial entre o gás alveolar e o capilar. No caso do CO:

**DCO = CO / PACO – PcCO**

Onde:
CO = captação CO (mL/min STPD)
PACO = pressão alveolar do CO
PcCO = pressão capilar do CO média

Devido a que a equação básica é fluxo dividido pela variação de pressão (/ΔP) é uma condutância.

O CO e o $O_2$ competem pelos mesmos sítios de ligação na hemoglobina. A velocidade de reação para ligação nesses locais é mais rápida para o $O_2$, entretanto, o CO se liga muito mais avidamente. Quando os níveis da carboxiemoglobina (COHb) são baixos, a pressão capilar do CO pode ser ignorada. Presumindo que a pressão capilar do CO é zero, apenas uma medida da captação e uma estimativa da pressão alveolar do CO são necessárias. Na realidade, 1% a 2% da COHb está sempre presente, mesmo em não fumantes, por produção endógena como subproduto do catabolismo de heme. Esse efeito é pequeno e deve-se considerar que, quando equações de referência são usadas, a mesma influência ocorre nos indivíduos normais.[8] Quando níveis maiores de COHb são encontrados, por exemplo, em fumantes, a DCO será subestimada pela presença de maior pressão capilar do CO, e uma correção deve ser aplicada (ver abaixo), o que exige a disponibilidade de medida no sangue venoso misto.

## Fatores limitantes da difusão

A capacidade dos pulmões de transportar qualquer gás inspirado pela membrana alveolocapilar é determinada por diversos fatores:[12]

- Tensão do gás no ar inspirado;
- Os níveis absolutos de ventilação e perfusão;
- A uniformidade da distribuição da ventilação em relação à perfusão;
- A mistura e a difusão dos gases nos ductos alveolares, sacos alveolares, e alvéolos;
- A tensão do gás nos alvéolos relativa à tensão respectiva nos capilares;
- As características de difusão da membrana, incluindo espessura e área;
- Difusão por meio das barreiras intersticial, endotelial e plasmática;
- Difusão por meio da membrana e no interior das hemácias;
- Concentração e propriedades de ligação da hemoglobina nos capilares alveolares.

A via para a difusão do $O_2$ e do CO é mostrada esquematicamente na Figura 9.2. O $O_2$ e o CO se difundem, simultaneamente, por meio da membrana alveolocapilar, uma fina camada de plasma, membrana das hemácias e dentro dos eritrócitos, até que encontram e competem pelos mesmos locais de ligação com a hemoglobina (Hb).

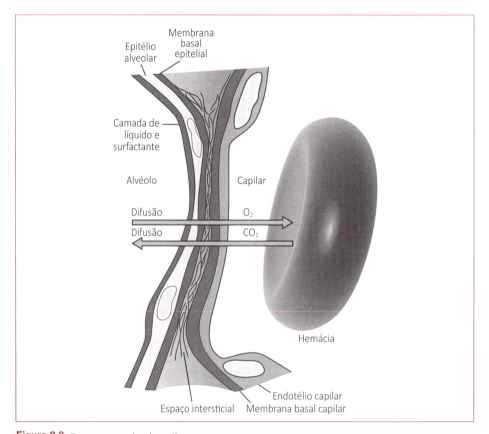

**Figura 9.2.** *Troca gasosa alveolocapilar.*
*Fonte: Modificada de Guyton and Hall Textbook of Medical Physiology, 12th Ed, Saunders 2011.*

Em 1957, Roughton e Forster descreveram a mecânica da difusão como duas condutâncias em série: **1/DCO = 1/DM + 1/θVc**, onde a difusão de membrana, DM, é uma condutância refletindo o movimento molecular do CO do alvéolo até o interior da hemácia (Figura 9.3).[13] Tomando-se em conta as recíprocas dessas condutâncias (resistências), elas podem ser somadas em série. Os conceitos são importantes para se entender os fatores envolvidos nos resultados da medida da DCO, embora múltiplos mecanismos possam operar em cada caso:

1) A DM é uma função da superfície e espessura da membrana alveolocapilar, da espessura e superfície da membrana das hemácias, da espessura da camada de plasma e da difusibilidade física do CO no tecido da membrana alveolocapilar, plasma, membrana da hemácia e o interior do eritrócito.

2) Difusão capilar é o produto θVc, onde θ é a velocidade de combinação do CO com a Hb intracelular em um 1 mL de sangue total normal e Vc é o volume do leito capilar pulmonar.

A princípio, Roughton e Forster estimaram que as resistências à difusão de membrana e capilar seriam semelhantes, mas novos cálculos mostraram que a maior parte da resistência reside no compartimento sanguíneo (75%-80%).[14]

É fundamental entender que a área disponível para a difusão, não é nem a superfície alveolar total, nem a área de membrana capilar total, mas sim, a área de contato entre os alvéolos ventilados, volume alveolar (VA) acessível, e os capilares perfundidos. Uma redução no número de capilares abertos e perfundidos ou no número de alvéolos abertos e ventilados diminui a área de superfície para a difusão. Em tais casos, a capacidade de difusão pode ser reduzida, embora a via da difusão possa ter comprimento normal.

## Técnica do teste

### Preparação do paciente[8]

1) Pacientes não devem fumar 24 horas antes do teste. Esse pedido, em geral não é seguido, de modo que o tempo decorrido entre o último cigarro e o teste deve ser registrado.

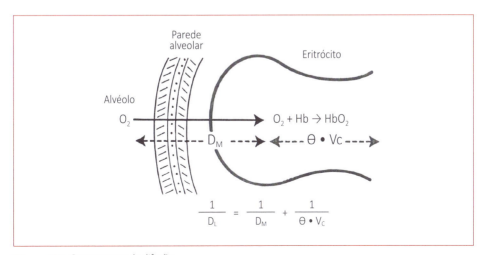

**Figura 9.3.** *Componentes da difusão.*
*Fonte: Modificada de West JB, Respiratory Physiology-The Essentials, 4th ed. Philadelphia, Pa: Lippincott Williams & Wilkins; 1990.*

2) Álcool deve ser evitado por pelo menos quatro horas antes do teste. O etanol interfere com os analisadores e reduz a DCO.

3) O teste deve ser realizado no mínimo duas horas após refeição. O exercício intenso deve ser evitado antes do teste, o que pode afetar o volume sanguíneo capilar pulmonar.

4) O paciente deve permanecer sentado por pelo menos cinco minutos antes do teste e permanecer sentado durante o procedimento. O exercício e a posição supina aumentam a difusão em 30%-40%, pela redistribuição do fluxo sanguíneo pulmonar.

5) $O_2$ suplementar deve ser interrompido cinco minutos antes do teste e a $SpO_2$ controlada por oximetria não invasiva. Quando o $O_2$ não puder ser suspenso, os resultados são difíceis de interpretar.

6) Avaliação dos pacientes – No questionário respiratório deve-se avaliar a indicação e fatores que possam interferir nos resultados para uma interpretação adequada. Deve ser questionada a presença de anemia. Em pacientes com capacidade vital abaixo de 1,5 L, o volume de gás é insuficiente para análise. Nessa situação, o teste em geral não deve ser realizado.

## Calibração (verificação)

A calibração de volume deve ser feita com uma seringa validada de volume conhecido (ex.: 3,00 L) a cada dia em que os testes são realizados. Três manobras com diferentes fluxos devem ser feitas, com fluxos entre 0,5 e 12 L/s (ou 0,5, 3,0 e 6,0 segundos de injeção aproximadamente). A acurácia de volume deve ser de ± 2,5%, o qual é equivalente a um erro de tolerância de ≤ 75 mL.[3]

Os operadores devem também realizar uma verificação de calibração sempre que diferenças significativas entre o volume inspirado (VI) e a CVF, ou entre o volume alveolar e a CPT forem observados, o que pode sugerir problemas de calibração de volume.

Para grandes estudos ou levantamentos, a calibração do equipamento deve ser checada diariamente, antes dos testes e a cada quatro horas durante o uso.

Calibração dos analisadores dos gases em dois pontos (zero e escala plena) deve ser feita antes de cada medida a ser aplicada por paciente.

## Princípios das medidas

O método largamente utilizado atualmente é da respiração única de uma mistura de gases, contendo 0,3% CO, 21% $O_2$, um gás traçador inerte (em geral hélio ou metano) com balanço de nitrogênio.

Após respiração em volume corrente, o indivíduo expira até o volume residual e então inspira, rapidamente, a mistura do gás e sustenta a respiração por um tempo em torno de 10 segundos e, finalmente, expira rápida e completamente. Após desprezar o volume de gás do espaço morto, onde não há difusão, as medidas dos gases em uma amostra de gás alveolar são realizadas. Recomenda-se que a inspiração máxima seja sustentada com esforço mínimo e com a glote aberta.

Na Figura 9.4, os princípios de medida e os cálculos, de maneira simplificada, são mostrados.[15] No eixo vertical, temos as concentrações do gás traçador (no caso, hélio) e do CO. No eixo horizontal temos o tempo. No início da manobra, temos as concentrações iniciais equivalentes dos dois gases. Após a inspiração, ocorre queda proporcional pela diluição dos gases. A inalação do gás traçador, que é não difusível, permite a medida da diluição do CO,

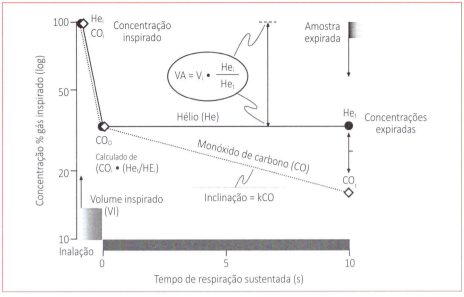

**Figura 9.4.** *Princípio da medida da difusão do monóxido de carbono (CO).*
*Fonte: Modificada de Hughes JMB. Clin Physiol & Fun Im 2003; 23:63-71.*

e sua correspondente pressão alveolar, pela equação CO inspirado = Gás traçador expirado (He) / Gás traçador inspirado (He). O VI e sustentado permite o cálculo do **VA**, que em normais se aproxima de uma medida da CPT feita com manobra única, e corresponde ao volume no qual o gás inerte foi diluído. VA = VI × He inspirado/He expirado. Na linha tracejada é mostrada a queda progressiva da concentração do CO à medida que a inspiração é sustentada. Este coeficiente de queda, denominada **kCO**, é a taxa de decaimento logarítmico da concentração do gás alveolar do CO por unidade de pressão e por volume (mL/min/mmHg/L). No gráfico é mostrada uma taxa de decaimento linear pela transformação da curva exponencial em log. **A DCO é calculada pela multiplicação da kCO × VA**, o que resulta em unidades de mL/min/mmHg.

## Evolução tecnológica

O método da medida da DCO por respiração única foi padronizado em 1957, por Ogilvie et al.[16] Nesse método, uma amostra de gás alveolar obtida ao final da expiração era coletada em uma bolsa em separado e, posteriormente, analisada, o que demandava algum tempo. No presente século, foram desenvolvidos analisadores de resposta rápida (ARR), os quais tem um tempo de 0%-90% de resposta de ≤ 150 ms.[3] Na Figura 9.5, é mostrada esquematicamente a manobra como habitualmente visualizada na tela do computador no teste feito hoje com analisadores rápidos.

Valores previstos obtidos com esses sistemas são diferentes, em comparação aos obtidos com os sistemas antigos, e devem ser preferidos.[6,17]

Logo após o início da inspiração e durante a manobra expiratória, a difusão de CO continua ocorrendo. Isso levou a diversas maneiras de cálculo do tempo de respiração sustentada. Atualmente se aceita que o método proposto por Jones e Meade deve ser preferido. O

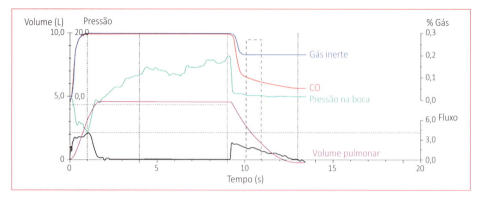

**Figura 9.5.** *Traçado da captação do monóxido de carbono (CO). A linha pontilhada logo abaixo da curva do volume pulmonar (cor púrpura) representa 85% da capacidade vital. A pressão na boca, refletindo a pressão intratorácica com a glote aberta, é mostrada pela linha verde, e as concentrações do CO e do gás traçador pelas linhas vermelha e azul. A captação do CO é medida após a fase de platô do gás inerte, depois da eliminação do gás do espaço morto.*
Fonte: Modificada de DeCato & Hegewald, Ann Am Thorac Soc. 2016;13(11):2087-2092.[53]

tempo é computado após a passagem de 30% da inspiração máxima até a metade da coleção da amostra do gás alveolar.

Correções devem ser feitas para o espaço anatômico do indivíduo ($V_{EM}$), bem como do espaço morto da válvula. O espaço morto anatômico deve ser calculado como 2,2 mL/kg de peso ideal.[9] O fabricante deve especificar o volume de espaço morto do equipamento, o qual não deve exceder 100 mL, incluindo qualquer filtro utilizado. O espaço morto anatômico e do instrumento são subtraídos do VI antes que o VA seja calculado. Em diversos sistemas, o volume presumido total é de 150 mL, o que não induz a grandes erros.[6,17]

Todo o volume de gás deve ser corrigido de ATPS para BTPS, para cálculo da DCO.

### Manobra inspiratória

O indivíduo deve ser conectado ao sistema e fazer uso de um clipe nasal. Após algumas respirações em volume corrente, a manobra é iniciada por expiração até o volume residual. Não há necessidade de inspiração antes até a CPT, embora possa ser realizada. Em portadores de doença pulmonar obstrutiva, nos quais a expiração até o VR pode requerer um tempo prolongado, recomenda-se que se os critérios de platô não forem alcançados, o tempo expiratório seja de pelo menos 12 segundos, o que deve ser suficiente para que o VI a seguir preencha um valor aceitável.[3]

O sistema detecta o final da expiração, a mistura gasosa é liberada e o indivíduo inspira rapidamente até a CPT. É importante que o VI, seja o mais próximo possível da CV e idealmente deve ser pelo menos 90% da maior CV obtida no mesmo teste de função pulmonar. Contudo, uma manobra é considerada aceitável, se o VI está dentro de 85% da maior CV e o VA está dentro de 200 mL ou 5% (seja qual for o maior) do maior valor para o VA, entre as manobras de DCO aceitáveis.[3]

A sustentação da respiração deve ser relaxada. Muitos sistemas mostram na tela a pressão de boca durante a sustentação inspiratória. Recomenda-se que o indivíduo deva evitar pressão intratorácica positiva excessiva (manobra de Valsalva) ou pressão intratorácica negativa excessiva (manobra de Müller), o que poderia diminuir e aumentar respectivamente o fluxo sanguíneo intratorácico (e daí a difusão). Entretanto, estudo recente mostrou que com pressões não exageradamente positivas ou negativas essa influência é desprezível.[18]

## Expiração e medidas

Nos sistemas que utilizam analisadores rápidos, o ponto de eliminação completa do gás do espaço morto pode ser calculado do gás traçador expirado usando-se um algoritmo objetivo. Para análise visual desse ponto, a concentração do gás traçador deve ser desenhada como função do volume, o que torna o platô mais evidente (Figura 9.5).[3]

Deve haver uma espera de pelo menos quatro minutos entre as manobras repetidas para permitir a eliminação do gás teste dos pulmões.

Pelo menos duas medidas aceitáveis e reprodutíveis devem ser obtidas. Se mais medidas forem necessárias, não se deve obter mais de cinco manobras, pelo acúmulo no sangue de CO, e consequente erro das medidas.

Determinações em duplicata da DCO devem situar-se dentro de **2 mL/min/mmHg** (antes recomendava-se 3 mL/min/mmHg), (0,67 mmol·min–1·kPa–1).[3]

### Critérios para aceitação[1,3,8,9]

- VI ≥ 90% da maior CV na mesma sessão do teste; alternativamente, um VI ≥ 85% da maior CV na mesma sessão de teste e VA dentro de 200 mL ou 5% (o que for maior) do maior VA de manobras aceitáveis.
- 85% do VI deve ser inalado em < 4 segundos. Tanto a inspiração inicial lenta (> 4 segundos) quanto o volume menor que 85% poderão resultar em redução da DCO.
- Tempo de sustentação da respiração entre 8-12 segundos, sem evidência de vazamento ou manobras de Valsalva ou Müller intensas.[18]
- Coleção da amostra completada dentro de 4 segundos do início da expiração. Nos sistemas que utilizam analisadores rápidos, a coleta deve ser iniciada após completada a lavagem do espaço morto.

### Critério de reprodutibilidade

- Pelo menos duas manobras aceitáveis com diferença máxima de 2 mL/min/mmHg ou 0,67 mmL/min/Kpa.

### Controle de qualidade

Na diretriz da ATS, de 2017, cinco níveis de controle de qualidade são sugeridos (A-E), mas os testes da categoria C, D e E não preenchem critérios de aceitação e devem ser desconsiderados, por sua inutilidade clínica.[3] Os autores reconhecem as limitações da proposta. Sugerimos:

**Qualidade A:** VI/CV ≥ 90%, duração da respiração sustentada 8-12 segundos e tempo inspiratório ≤ 4 segundos e tempo para coleta da amostra ≤ 4 segundos.

**Qualidade B**: VI/CV ≥ 85%, duração da respiração sustentada 8-12 segundos e tempo inspiratório ≤ 4 segundos e tempo para coleta da amostra ≤ 4 segundos.

**Qualidade C:** Apenas uma curva aceitável, com VI/CV ≥ 85%-90% ou duas de qualidade A mas com diferença > 2 mL/mim/mmHg (expressar valor médio)

**Qualidade D**: Inaceitável. Qualquer dos quatro parâmetros citados fora dos limites aceitáveis.

**Nota**: Na tabela para os critérios de controle de qualidade propostos pela ATS/ERS não consta o tempo inspiratório ≤ 4 segundos, embora seja recomendado no texto para a inspiração de 85% ou mais da CV.[3]

Se após a repetição de até cinco manobras, duas delas de qualidade A, mas com diferença > 2 mL/mim/mmHg não forem obtidas, sugere-se expressar o resultado do valor médio; caso apenas uma manobra de qualidade A seja obtida, relatar esse resultado. Esses achados devem constar nas observações do laudo.

Em testes de qualidade D, caracterizar como manobras inaceitáveis.

## Falhas

Exemplos de falhas mais comuns são mostrados na Figura 9.6.

## Fontes de variabilidade

Além dos dados antropométricos que constam das equações de referência, outros fatores devem ser considerados para ajuste dos valores previstos para a DCO.

- **Anemia** – a maioria dos laboratórios de função pulmonar não mede a Hb no momento da medida da difusão. A maioria dos pacientes sabe se tem anemia ou não, mas essa afirmação não foi comparada com medida direta de Hb no sangue. Na maioria dos valores previstos publicados nos últimos anos a Hb não foi dosada. Se disponível, deve ser imputada no sistema, que corrige o valor previsto para a difusão, em geral, pela equação sugerida por Cotes.[1] Na internet, esta correção encontra-se disponível (em geral também pela equação sugerida por Cotes), e o médico, no consultório, de posse do valor da Hb, se reduzida, pode fazer essa correção. A medida da Hb é, particularmente, importante quando é esperado que esse valor esteja reduzido (ex.: hemorragia, neoplasias, exposição a medicações citotóxicas) ou provavelmente irá mudar em diferentes ocasiões naqueles pacientes seguidos longitudinalmente.[19] Os valores

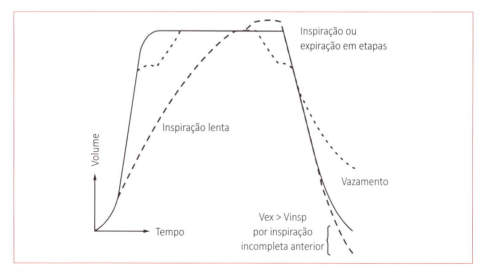

**Figura 9.6** – *Falhas comuns na manobra de respiração única da medida da DCO.*
Fonte: Modificada de Cotes et al.[1]

encontrados corrigidos e não corrigidos devem ser relatados. As equações sugeridas para a correção para a Hb, por Cotes, levam em conta valores médios para homens e mulheres que hoje são considerados inaceitáveis. Baseado nisso, a recente diretriz da ATS/ERS sugeriu a seguinte equação:

**DCO [previsto para Hb] = DCO [prevista] $\times$ 1,7Hb / (0,7 Hb$_{ref}$ + Hb)**.[3]

No Brasil, em um grande estudo recente, encontrou-se valores médios para a Hb nos homens adultos de 14,9 g/dL e nas mulheres 13,2 g/dL.[20] Esses valores devem ser usados na equação acima como os valores de referência para a Hb.

- **Ajuste para carboxiemoglobina (COHb)**

O nível da COHb pode afetar a captação do CO de duas maneiras: ocupando os locais de ligação da Hb, o CO produz um "efeito anemia". Secundariamente, a pressão parcial do CO no sangue irá reduzir a diferença de pressão entre o gás alveolar e o sangue capilar. Para cada aumento de 1% na COHb, a DCO diminui 0,8%-1,0%. Se o valor da COHb é conhecido, pode-se fazer o ajuste pela seguinte equação: **DCO corrigida = DCO prevista $\times$ (102% -COHb)**.[3]

- **Ajuste para a pressão barométrica**

À medida que a pressão barométrica diminui com a altitude, a PIO$_2$ diminui e a DCO aumenta. A DCO é medida com uma mistura contendo em geral 21% de O$_2$. No estudo recente, de previstos para a população brasileira, a altitude não entrou de maneira significativa nas regressões.[6] Essa correção é necessária em grandes altitudes, não encontradas no Brasil. A relação entre DCO e Pb não foi confirmada com os novos sistemas que utilizam analisadores de ação rápida.[3] A correção da DCO para a Pb em altitudes abaixo de 1.500 m é baseada em dados escassos e deve ser mais bem avaliada.[3]

- **Fatores diversos**

**Tabagismo** – A DCO é em média 4 a 5 mL/min/mmHg menor em fumantes atuais por um efeito agudo (sobre a função pulmonar e cardiovascular e produção COHb) e crônico.[21,22] A cessação do tabagismo, frequentemente, resulta em elevação da DCO.[23]

**Variação diurna** – Há uma queda da DCO ao longo do dia (0,39% por hora), o que tem sido explicado pelo aumento do CO no sangue (dado pela repetição do próprio teste) e pela queda da Hb. A relevância desse achado é pequena.[23]

**Gravidez** – A DCO cai durante a gravidez até a vigésima semana, e após permanece estável. A queda situa-se em torno de 4 mL/min/mmHg. A causa não é conhecida.[25]

**Ciclo menstrual** – Um estudo sugeriu que a DCO pode variar significativamente durante o ciclo menstrual, com os maiores valores ocorrendo antes da menstruação e os menores valores ocorrendo no terceiro dia da menstruação, com uma diferença média de 9%.[26] Outro estudo mais recente não encontrou mudanças da DCO com o ciclo menstrual.[27]

## Valores de referência

Em 2005, a força tarefa da ATS/ERS não recomendou a adoção de nenhuma equação específica para a DCO, porém, sugeriu que os valores previstos para o VA, para a DCO e para o coeficiente de difusão (kCO) deveriam ser derivados da mesma fonte.[9]

Nos últimos anos, houve um grande desenvolvimento nos equipamentos de função pulmonar, como o surgimento de analisadores de gases de resposta rápida, com excelente linearidade e acurácia. Isso levou a resultados mais precisos e propostas mais exigentes quanto à realização do teste de respiração única para a medida da DCO, em comparação às diretrizes anteriormente sugeridas.

Em 2017, a *Global Lung Initiative* (GLI) derivou valores de referência para a DCO, por compilação dos valores obtidos em diversos estudos feitos após o ano 2000, em equipamentos mais modernos. Os valores previstos pela equação resultante compilada são menores em comparação aos publicados anteriormente.[17] No Brasil, Neder et al. em 1999, derivaram valores de referência em 50 indivíduos de cada sexo, de 20 a 80 anos, de perfil racial variável, selecionados ao acaso, dentre funcionários de um grande hospital em São Paulo, em um equipamento *MedGraphics*.[28]

No Brasil, estudo multicêntrico recente derivou valores de referência na raça branca para a DCO, kCO, VA e VA/CPT em 120 adultos de cada sexo, por um mesmo modelo de equipamento (*Sensormedics*), com analisadores de rápida resposta.[6] Os resultados foram comparados aos resultados derivados pelas equações de Crapo, Miller e Neder, e da proposta pela GLI.[17,28-30]

As equações brasileiras, lineares, são mostradas no apêndice.

Os valores derivados no estudo foram menores quando comparados aos valores sugeridos por Miller, Neder e Crapo, e semelhantes aos derivados pela GLI.[6,17]

## Componentes da DCO – VA e kCO

Na interpretação três fatores devem ser considerados além daqueles resultantes de doenças: 1) a obtenção de um teste tecnicamente satisfatório; 2) fatores que podem alterar o resultado, mas não refletem diretamente a transferência de gás, já foram descritos; 3) a equação de previstos utilizada.

Na equação para a DCO = VA × kCO, VA representa o VA acessado pelo gás inspirado e a kCO representa a coeficiente de difusão para o CO, que expressa a captação do CO em determinado volume pulmonar.

Em muitas publicações e estudos sobre valores de referência e em diversos laboratórios de função pulmonar, a relação DCO/VA é calculada, e tida como uma "correção" da difusão para o VA. Definitivamente, isso deve ser evitado, porque uma unidade de mudança no VA não leva a mudança de uma unidade na DCO (ver abaixo). É importante que as três variáveis derivadas dessa equação sejam baseadas na mesma fonte de valores previstos;[9] não é raro o uso de diferentes previstos em determinados laboratórios, o que complica a interpretação.

VA é o volume de distribuição do gás traçador, não difusível, expresso em BTPS, obtido do teste de respiração única da DCO. VA pode ser entendido como a CPT, da qual, o espaço morto anatômico e do equipamento é subtraído; usualmente é calculado da diluição do gás traçador inerte como mostrado na Figura 9.4.

Pode-se comparar os valores encontrados para o VA pelos valores previstos ou calculando-se a razão com a CPT. O VA é um pouco maior nos homens e cai, levemente, com a idade. No estudo de Guimarães et al., a relação VA/CPT foi, em média, 0,87 nos homens e 0,86 nas mulheres.[6] Em ambos os sexos, a relação VA/CPT se correlacionou inversamente com a idade (r = -0,31 nos homens, e r = -0,33 nas mulheres, p < 0,001). Pode-se aproximar o limite inferior do previsto, pelo 5º percentil: para os homens = 0,80 e para as mulheres = 0,75.

Existem duas causas para **VA reduzido**: doença pulmonar restritiva, caracterizada por CPT reduzida, sendo a razão VA/CPT normal, e doença pulmonar obstrutiva, onde a CPT é normal ou aumentada, mas a razão VA/CPT é baixa devido à mistura incompleta durante a sustentação da respiração.

Como visto antes, a difusão do CO tem dois componentes, difusão de membrana e o componente sanguíneo. Johnson mediu a DCO e a kCO em indivíduos normais em volumes pulmonares variados[31] (Figura 9.7). Como esperado, a DCO mostrou uma relação direta com o volume pulmonar, desde que este expressa a área de superfície alveolar. Pelo gráfico percebe-se que uma queda do VA tem um efeito menor sobre a queda da DCO. Por exemplo, uma redução do VA para 50%, resulta em uma redução da DCO para ~75%. Já com relação à kCO, à medida que o VA diminui, a kCO aumenta exponencialmente. Isso significa que a perda ou a falta de ventilação de determinadas unidades alveolocapilares por causas diversas, pode manter a kCO na faixa prevista, pela redução do VA.

A kCO, em vez da DCO/VA, deve ser expressa nos laudos de função pulmonar. A kCO expressa verdadeiramente a eficiência de captação do CO em **um determinado volume pulmonar**, mas, também, se eleva de maneira exponencial com a redução do VA, de modo similar à relação DCO/VA. Os desenhos à direita na Figura 9.7 explicam esses achados. Na capacidade residual funcional (CRF), o volume pulmonar cai, porém, o volume sanguíneo capilar se mantém pela dilatação capilar. A superfície alveolar não cai proporcionalmente ao volume pulmonar. Estudos experimentais mostraram que os alvéolos não mantêm a forma aproximadamente hexagonal quando há redução do volume pulmonar. A redução ocorre em forma de "sanfona", o que faz com que a queda do volume não se reduza proporcionalmente a superfície para a troca de gás alveolar.[32]

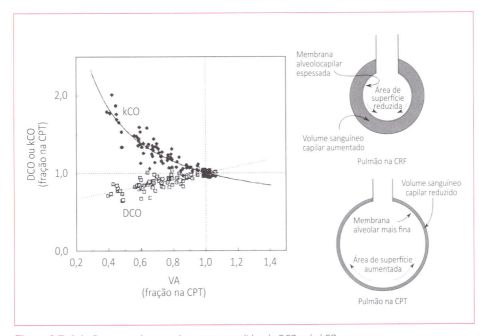

**Figura 9.7.** *Relação entre volumes pulmonares e medidas da DCO e da kCO.*
Fonte: Baseada em Johnson DC. Respir Med 2000;94:28-37 and Johnston R. PFT blog, June 21, 2015.

Existem autores, baseados em raciocínio fisiopatológico singular, que defendem a kCO como o componente central na interpretação do teste de difusão, enquanto outros sugerem que a kCO seja ignorada.[15,31,33-36]

Uma terceira posição valoriza a medida da kCO em determinadas situações ocasionais, o que nos parece mais apropriado.

Em caso de DCO reduzida, a kCO teoricamente poderia auxiliar a diferenciar casos com membrana alveolocapilar normal de casos com membrana alveolocapilar anormal. Entretanto, nas doenças pulmonares intersticiais, o protótipo das condições com membrana alveolocapilar anormal, observa-se na maioria dos casos uma redução maior da DCO com kCO preservada ou pouco reduzida.[37]

Desde que a redução do VA eleva a kCO, correções foram propostas com base na correlação observada em normais, derivando-se um novo valor previsto para a kCO (ou DCO/VA), maior, portanto, que os valores obtidos nas equações habituais onde a kCO é medida na CPT. O problema está em que as causas para a redução do VA são diversas. Em doenças intersticiais e DPOC, essa correção diminui a dispersão entre a DCO e a kCO, porém a kCO% se aproxima do valor previsto para a DCO%, o que é resulta em informação redundante.[31,38]

Na DPOC com $VEF_1/CVF < 0,70$, existe uma diferença significativa entre o VA, menor, e a CPT, que decorre da má distribuição da ventilação. Essa diferença é proporcional à relação $VEF_1/CVF$. Com base nesses dados, um estudo propôs uma correção para o VA em DPOC.[39]

**Algoritmos** foram propostos para interpretação da DCO, seus componentes (VA e kCO), e a relação VA/CPT para expressar a má distribuição da ventilação (VA/CPT reduzida) ou não (VA/CPT preservada).[12,34,35,40] Cotes caracterizou esses algoritmos como de "uma complexidade bizantina".[36]

Um estudo investigou o desempenho de um algoritmo construído combinando-se as medidas da DCO, kCO e VA/CPT.[34] Quatro categorias foram criadas para DCO reduzida: aquelas com kCO normal ou baixa, e dessas, as com VA/CPT normal ou baixa (< 85%). Em 460 pacientes, o diagnóstico feito pelos clínicos foram inseridos nos diversos grupos, para se confirmar que os distúrbios fisiopatológicos esperados eram concordantes com os resultados encontrados. Havia cinco categorias diagnósticas: asma, DPOC, possível lesão pulmonar por drogas usadas em neoplasias hematológicas, insuficiência cardíaca e doenças parenquimatosas difusas. Os resultados mostraram que todos os pacientes com asma tinham DCO normal, e nos outros grupos a maioria não exibiu o padrão esperado de distúrbio de difusão, especialmente o grupo com doenças difusas. O uso da kCO não teve valor diagnóstico adicional. Os autores especularam que a desigualdade ventilação-perfusão, universal em doenças pulmonares, provavelmente é um mecanismo subjacente importante na redução da DCO e confunde a interpretação da kCO.[34]

Ogilvie, que descreu a padronização da técnica da DCO por respiração única em 1957, descreveu, após 25 anos de aniversário da técnica, que "uma das complexidades da medida da DCO é o desconforto intelectual de não sabermos muito bem o que estamos medindo".[41] A frase permanece atual.

## Interpretação

Na Figura 9.8, são mostradas as anormalidades mais comuns na DCO, na prática do laboratório de função pulmonar, em função do tipo de distúrbio funcional. Na ausência de redução da relação VA/CPT, pode-se considerar que distúrbio restritivo estará presente se o

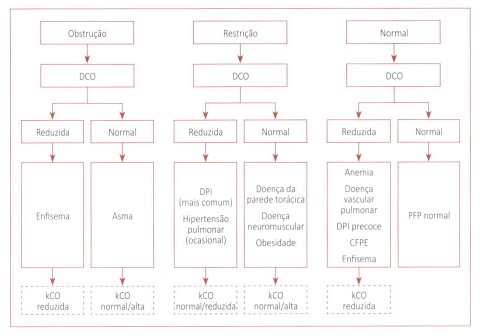

**Figura 9.8.** *Interpretação da DCO de acordo com o padrão funcional.*

VA estiver reduzido. Eventualmente, a relação VA/CPT está reduzida com elevação da CPT, como no enfisema avançado.

A interpretação da DCO, em conjunto com a espirometria e a medida dos volumes pulmonares, pode auxiliar no diagnóstico da condição subjacente. Entretanto, diversos mecanismos podem atuar em um mesmo paciente e afetar os resultados da medida da DCO e seus componentes, trazendo complexidade à interpretação. São exemplos em DPOC a policitemia (que aumenta a kCO) e o tabagismo, anemia e a presença de possível hipertensão pulmonar (que reduzem a kCO)

**Doenças obstrutivas** – A DCO classicamente é normal em asmáticos e reduzida na DPOC. Embora diversos parâmetros possam auxiliar na diferenciação entre asma e DPOC, a DCO é o parâmetro que melhor discrimina as duas doenças.[42]

Na asma, ocasionalmente, se observa kCO elevada, que cai após a administração de broncodilatador. Mecanismos diversos podem estar envolvidos.[7,43] A DPOC em decorrência de inalação de biomassa se caracteriza por uma bronquiolite obliterante, enfisema sendo ausente ou discreto.[44] Nessa situação, a DCO% é reduzida, porém a kCO é normal.[45] O mesmo pode ser observado em outros casos de bronquiolite obliterante. De qualquer maneira, na presença de doença obstrutiva moderada/avançada, no laudo deve-se chamar a atenção para kCO normal ou elevada, que sugere mais doenças restrita às vias aéreas.

Doenças pulmonares císticas difusas podem apresentar padrão funcional semelhante ao observado no enfisema.[46]

**Doenças restritivas** – As causas mais frequentes de DCO reduzida em distúrbio restritivo são as doenças pulmonares intersticiais ou parenquimatosas difusas. A redução da DCO% deve-se à redução do VA, sendo a kCO em geral normal ou levemente reduzida.[37]

Doenças que resultam em expansão pulmonar incompleta ("pulmão encolhido") podem resultar em queda do VA com kCO preservada ou elevada (Figura 9.9). Atenção para a inspiração de um volume adequado na manobra. São exemplos, as doenças neuromusculares, doenças pleurais ou da caixa torácica. Nesses casos, a perfusão é preservada ou elevada em relação ao volume alveolar.

| | Sexo feminino, 56 anos, não fumante. Lúpus eritematoso sistêmico. Queixa de ortopneia. TCAR tórax sem anormalidades | | | |
|---|---|---|---|---|
| | *Previsto* | *LIP* | *Absoluto* | *% Previsto* |
| CVF (L) | 3,61 | 3,60 | 2,54 | 70 |
| VEF$_1$ (L) | 2,87 | 2,26 | 1,88 | 65 |
| VEF$_1$/CVF | 0,79 | 0,70 | 0,74 | 94 |
| VR (L) | 1,87 | 1,24 | 1,72 | 92 |
| CPT (L) | 5,20 | 4,32 | 3,91 | 75 |
| VR/CPT | 0,36 | | 0,44 | 122 |
| DCO mL/min/mmHg | 20,8 | 16,5 | 13,5 | 65 |
| VA(L) | 4,90 | 4,05 | 2,60 | 53 |
| kCO mL/min/mmHg/L | 3,86 | 2,87 | 5,21 | 135 |

**Figura 9.9.** *"Síndrome do pulmão encolhido" por lúpus eritematoso sistêmico, em decorrência de disfunção diafragmática. A CVF caiu na posição supina para 58%. PIMAX = 16 cmH$_2$O. Notar restrição com DCO reduzida e kCO elevada. Dados indicativos de restrição extra-parenquimatosa.*
Fonte: Acervo pessoal do autor.

Distúrbio restritivo sem opacidades parenquimatosas deve levantar a suspeita dessas condições, porém, doença pulmonar intersticial incipiente pode não ser aparente, mesmo em tomografia de tórax (TC) e também ser uma causa de restrição com DCO reduzida. Em uma porcentagem de casos de hipertensão pulmonar (arterial ou tromboembólica) pode haver CPT reduzida.

Condições que resultam em perda localizada de volume pulmonar, com desvio do fluxo sanguíneo e da ventilação para o restante do parênquima preservado podem também resultar nesse padrão. São exemplos atelectasias e ressecções pulmonares como lobectomias e pneumonectomia. A kCO é elevada.[15]

Na obesidade, em geral, a DCO% é preservada. A DCO preservada decorre de redução do VA, por efeito mecânico, e elevação da kCO, provavelmente por VA baixo.[47] Nessa condição, alguns atribuem a maior kCO, ao maior débito cardíaco. Em casos ocasionais de obesidade extrema, a kCO e a DCO podem estar elevadas. Um estudo em obesos mostrou que, na presença de apneia do sono, os volumes pulmonares são mais afetados e a DCO% é menor.[48] O IMC foi semelhante nos dois grupos.

### Espirometria e volumes pulmonares normais

Em um trabalho da clínica *Mayo*, foram levantados 27 pacientes com DCO isoladamente reduzida, de um banco de testes de função pulmonar.[49] Treze dos 27 pacientes (48%) tinham enfisema evidente na TC. Onze desses 13 tinham enfisema associado a um processo restritivo. Os 14 pacientes sem enfisema tinham DPI, doença vascular pulmonar e outros diagnósticos isolados (fumantes, paralisia do diafragma, síndrome hepatopulmonar). Seis pacientes tinham combinação de fibrose pulmonar e enfisema, sendo essa condição a mais frequente (22%) nos pacientes com redução isolada da DCO.

A combinação de fibrose pulmonar e enfisema (CFPE) tem sido cada vez mais reconhecida como uma entidade clínica caracterizada por alterações importantes de imagem, mas frequentemente com espirometria e medidas de volumes pulmonares normais ou levemente alterados. A CFPE resulta em maiores volumes pulmonares em comparação aos portadores de fibrose pulmonar isolada, sendo a razão $VEF_1/CVF$ geralmente preservada a despeito da presença de enfisema na TC. Inversamente, parece haver um efeito aditivo sobre a troca gasosa dos pulmões, refletindo uma perda das unidades alveolocapilares funcionantes e da área de superfície disponível para a troca gasosa, expressa por uma redução acentuada na DCO[50] (Figura 9.10).

**Fumantes** – Os efeitos da COHb sobre a DCO já foram discutidos. Porém, fumantes com espirometria normal podem ter DCO reduzida, por remodelamento da vasculatura pulmonar. Em estudo realizado em Nova York, 17% dos fumantes avaliados tinham espirometria normal e DCO reduzida.[51] Em um pequeno subgrupo acompanhado, aqueles com DCO reduzida tiveram maior risco de evoluir para DPOC (22% *vs.* 3%). A extensão do enfisema na TC não mostrou diferença nos dois grupos.[51] Além de cessação do tabagismo, esses pacientes devem ser acompanhados funcionalmente).

**DPOC "sem o O" (obstrução)** – Uma proporção significativa de fumantes com enfisema detectado pela TCAR sem limitação ao fluxo aéreo, têm DCO reduzida. Esses casos são chamados de DPOC sem obstrução ("sem o O").

**Doenças pulmonares intersticiais precoces** – Podem se manifestar com DCO isoladamente reduzida. Ocasionalmente, a TC é normal.

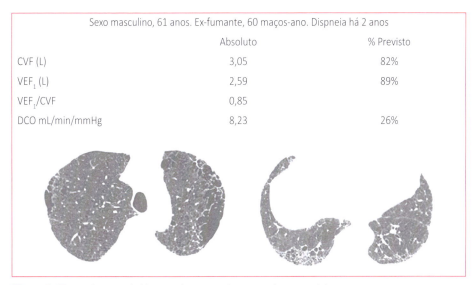

**Figura 9.10.** *Combinação de fibrose pulmonar em bases e enfisema em lobos superiores. Notar espirometria normal e DCO acentuadamente reduzida.*
Fonte: Acervo pessoal do autor.

**Anemia** – É uma causa óbvia para redução da DCO e não deve ser esquecida quando a função pulmonar é normal.

**Doenças vasculares pulmonares** – Doenças vasculares pulmonares resultam em queda variável da DCO. Nesse grupo estão incluídas a embolia pulmonar crônica, a hipertensão pulmonar arterial idiopática, o envolvimento vascular pulmonar nas doenças do tecido conectivo e as vasculites. Em estudo de 259 pacientes com HP, que incluiu pacientes dos grupos 1 a 4, a média da DCO foi de 49% ± 22%, sendo menor, como esperado, no grupo 3.[52]

**Síndrome hepatopulmonar** – Na síndrome hepatopulmonar, uma situação particular, ocorre uma intensa vasodilatação vascular pulmonar, e o espaço para difusão dentro do capilar aumenta, resultando em redução da difusão e hipoxemia, seguida, quando o quadro se agrava, de *shunt* verdadeiro progressivamente maior.[53]

## Doenças associadas com DCO elevada

- Aumento do fluxo sanguíneo pulmonar por unidade de volume pulmonar, como *shunt*s esquerda-direita
- Hemorragia alveolar, a presença de hemácias nos alvéolos resulta em maior captação do CO. Para haver elevação da kCO, a hemorragia precisa estar ativa. Após 48 horas, a DCO cai.[54]
- Asma
- Policitemia de qualquer causa.
- Em casos eventuais de obesidade, a DCO pode estar elevada.

Em um estudo com 245 pacientes com DCO elevada (> 140% do previsto), as causas comuns foram asma e obesidade; as demais foram raras.[55]

## Aplicações clínicas da medida de captação do CO

A condições nas quais a medida da DCO tem maior relevância são:
- Diagnóstico diferencial da obstrução ao fluxo aéreo
- DPOC
- Diagnóstico diferencial de restrição de volume pulmonar
- Doenças pulmonares intersticiais
- Hipertensão pulmonar
- Avaliação de incapacidade
- Avaliação pré-operatória de ressecção pulmonar

## Diagnóstico diferencial da obstrução ao fluxo aéreo

Na asma, a DCO é normal ou, eventualmente, elevada. Em DPOC, a DCO é normal ou reduzida. Isso pode ser útil para diferenciar esses pacientes, em certos casos, nos quais os dados clínicos são inconclusivos.[42] Estudo envolvendo asmáticos não fumantes, asmáticos fumantes e portadores de DPOC, encontrou que a kCO% é um parâmetro mais sensível para refletir as alterações enfisematosas na DPOC comparado com a DCO%, estas avaliadas por TC. A limitação ao fluxo aéreo era semelhante entre os grupos. O calibre dos vasos, avaliado pela área de secção transversal, foi menor apenas em DPOC.[56]

Em alguns pacientes, a asma e a DPOC se sobrepõem. A DCO nesses casos é semelhante à observada em portadores de DPOC e menor do que na asma.[57,58] A inclusão da medida da DCO em um algoritmo para diferenciar asma, DPOC e síndrome de sobreposição, não se mostrou util.[58]

Uma porcentagem significativa de portadores de DPOC é constituída de não fumantes. Um estudo mostrou que esses pacientes tinham valores menores de CPT, DCO/VA preservada e menor frequência de enfisema na TC de tórax. Os não fumantes com DPOC eram mais idosos, referiam asma mais frequentemente, tinham menor nível educacional, relatavam maior incidência de internações por causas respiratórias na infância e, nas mulheres, maior exposição passiva ao tabagismo e uso de biomassa para aquecimento.[59] Todos esses fatores sugerem doença predominante de vias aéreas *versus* enfisema.

Em bronquiectasias, um estudo envolvendo 187 pacientes, observou que a anormalidade funcional mais frequente foi o aprisionamento de ar (70,2%, definido por volume residual > 120% previsto), seguido por uma redução da DCO (55,7%), obstrução ao fluxo aéreo (41,1%), CPT elevada (15,7%) e distúrbio ventilatório restritivo (8,0%).[60] Isso está de acordo com uma série de estudos radiológicos que mostraram que o maior determinante da obstrução ao fluxo aéreo em bronquiectasias é a bronquiolite associada.

Mulheres com DPOC grave por fumaça de lenha não parecem desenvolver enfisema, embora mostrem comprometimento acentuado das vias aéreas. A redução na DCO, com DCO/VA preservada, é provavelmente devida à obstrução brônquica acentuada e mistura incompleta do gás inspirado durante a manobra de medida da DCO.[61]

## DPOC

O consenso GOLD recomenda medida da DCO em DPOC, apenas em pacientes com dissociação entre dispneia e espirometria, que por vezes é normal.[62] Com base em estudos diversos feitos nos últimos anos, alguns autores propõem uma avaliação multidimensional da DPOC, incluindo TCAR, função pulmonar com espirometria, medida de volumes pulmonares e DCO.[63]

### • DCO e extensão enfisema

Dentre as doenças obstrutivas, a redução da DCO é indicativa de enfisema, já que há perda da superfície alveolar e destruição do leito capilar pulmonar. Diversos estudos mostraram que a DCO% tem boa correlação com a extensão do enfisema, medido por tomografia ou microscopicamente, porém, obviamente, a correlação não é perfeita.[8]

O envolvimento bronquiolar, definido por TC, tem correlação com a DCO, provavelmente refletindo enfisema incipiente microscópico associado.[64,65] Em pacientes com enfisema grave, a DCO se correlaciona melhor com o volume tecidual total, suportando a hipótese que o volume sanguíneo capilar pulmonar é o principal determinante da DCO em pulmões humanos.[66]

Medida de DCO normal não exclui a presença de enfisema. Em um estudo envolvendo 197 pacientes com DPOC e 103 normais, a DCO estava reduzida (sensibilidade) em 68%. A especificidade foi de 98%.[67] Sendo as bases pulmonares mais ventiladas e perfundidas, não é surpreendente que a DCO se correlacione melhor com enfisema de lobos inferiores do que de lobos superiores, mesmo quando este é extenso.[68] Indivíduos com distribuição mais homogênea do enfisema e/ou enfisema dominante em lobos inferiores tendem a ter pior função pulmonar.[69] Nessa situação, a TC pode detectar melhor o enfisema.

Com o amplo uso da TC de tórax, tornou-se claro que um número significativo de pacientes sem limitação ao fluxo aéreo ou com leve obstrução ao fluxo aéreo, pode ter enfisema na TC com DCO reduzida, um fato reconhecido há longo tempo.[70,71] Esses pacientes podem ter mais exacerbações, pior qualidade de vida e dessaturação durante o exercício.[72] Esses casos têm sido designados como casos de "DPOC sem o O". Esses dados sugerem que dentre os pacientes com limitação ao fluxo aéreo, a DCO é útil, mas não definitiva em confirmar ou excluir o diagnóstico de enfisema. Quando a mecânica pulmonar é normal (espirometria e volumes pulmonares normais) redução "isolada" da DCO sugere enfisema, mas DCO normal não exclui enfisema. Não se deve esquecer que existem outras causas para esta combinação, como doença intersticial precoce e doença vascular pulmonar e CFPE.

### • DCO e morbidades e prognóstico

Em DPOC, redução da DCO se associa com morbidade aumentada, independente do $VEF_1$ e da extensão do enfisema medido pela TCAR.[72]

Estes achados foram observados em múltiplos domínios, incluindo sintomas e qualidade de vida (CAT, SGRQ, e função física do SF-36), desempenho de exercício (DCAM6), e exacerbações graves da DPOC. À semelhança dos achados para a DCAM6, pacientes com redução acentuada e combinada do $VEF_1$ e da DCO tendiam a exibir maiores taxas de exacerbação comparado com cada componente individualmente. Esses achados sugerem que a DCO oferece informação clinicamente valiosa além da capturada pela espirometria e avaliação tomográfica do enfisema.

### • Dispneia e exercício

Diversos estudos mostraram que menor DCO em DPOC com obstrução leve, ou mesmo com espirometria normal, se associa com pior desempenho de exercício e dispneia mais intensa. O pior desempenho no exercício e maior dispneia podem ser atribuídos nesses casos, ao maior espaço morto e maior requerimento ventilatório pela elevada relação V/Q, em decorrência da destruição alveolar pelo enfisema.[73-79] Além disso, DCO reduzida é um bom preditor do declínio, em longo prazo, na capacidade de exercício.[80]

Esses resultados reforçam a utilidade da medida da DCO em fumantes com dispneia e espirometria normal ou levemente alterada.

### • Hipertensão pulmonar

Pacientes com DPOC e HP têm maior mortalidade. Contudo, em pacientes portadores de DPOC e hipertensão pulmonar, aqueles com DCO mais reduzida têm pior sobrevida, com 4% de aumento na mortalidade para cada 1% de queda da DCO.[81,82] Uma pequena porcentagem de pacientes com DPOC desenvolve hipertensão pulmonar acentuada. Essa condição deve ser suspeitada em pacientes com $VEF_1 > 60\%$ e DCO% < 45.[83]

### • DCO e dessaturação de oxigênio no exercício

Em DPOC, DCO normal ou levemente reduzida (> 60%) raramente se associa com dessaturação de $O_2$ no exercício ($\geq 4\%$), enquanto valores progressivamente menores aumentam essa possibilidade.[84-87]

### • Cirurgia redutora de volume

O *National Emphysema Treatment Trial* (NETT) foi desenvolvido para testar a hipótese de que a ressecção cirúrgica de áreas enfisematosas poderia resultar em menor hiperinsuflação e melhora da dispneia em portadores de enfisema.[88] Um subgrupo de pacientes definido pelo $VEF_1 \leq 20\%$ do previsto e ou DCO $\leq 20\%$ do previsto ou enfisema difuso tiveram mortalidade significativa após 30 dias do procedimento, e após esses dados, não foram mais recrutados para o estudo.[89] Alguns grupos, após seleção cuidadosa, têm incluído pacientes com enfisema heterogêneo e DCO $\leq 20\%$, com resultados aceitáveis.[90]

## Diagnóstico diferencial de restrição de volume pulmonar

A DCO ajuda no diagnóstico diferencial das doenças pulmonares restritivas, caracterizadas por redução da CPT. Uma DCO reduzida combinada com volumes pulmonares reduzidos é compatível com doença pulmonar intersticial. Um padrão restritivo com TC normal, DCO reduzida em pacientes com dispneia (excluídas causas como anemia e ICC) autorizam a utilização de métodos invasivos para o diagnóstico de provável DPI. Uma DCO (ou kCO) normal ou especialmente se elevada, é compatível com causas extrapulmonares de restrição, tais como obesidade, derrame ou espessamento pleural, fraqueza neuromuscular, ou cifoescoliose. Nessa última condição, lembrar de aferir a estatura pela medida da envergadura.

## Doenças pulmonares intersticiais (DPIs)

Nas DPIs, a medida da DCO é mais sensível para detectar anormalidades em comparação às medidas dos volumes pulmonares e de troca gasosa em repouso e no exercício.[91]

Inicialmente cogitou-se que a hipoxemia nas DPIs fosse em decorrência do espessamento da membrana alveolocapilar ("síndrome do bloqueio alveolocapilar").[92] Estudo posterior com a técnica dos gases inertes mostrou que a má distribuição ventilação-perfusão é a maior causa da hipoxemia, com uma pequena fração em decorrência da redução da difusão, a qual, entretanto, se eleva no exercício, pela passagem mais rápida do sangue pelos pulmões doentes.[11]

A medida da DCO tem correlação com o nadir da $SpO_2$ no teste de caminhada de 6 minutos e outros testes de exercício, como mostrado em diversos estudos, porém, o coeficiente de correlação situa-se em torno de 0,4-0,7, indicando que ambos os testes são complementares e ambos devem ser realizados na avaliação das DPIs. Na fibrose pulmonar, ~40% da queda da $PaO_2$ no exercício deve-se à difusão, como mostrado em um estudo clássico.[11]

A captação do CO, na fibrose pulmonar, é reduzida por uma combinação de razões, incluindo uma menor superfície alveolar e capilar, má distribuição do gás inspirado e em menor proporção pelo espessamento da barreira alveolocapilar. A perda de superfície alveolar parece ter o maior papel.[93]

Os testes de função pulmonar, incluindo a captação do CO, podem ter várias aplicações nas DPIs:

### • Diagnóstico precoce

Em um estudo, 4% dos pacientes com TC de tórax normal tiveram diagnóstico final de DPI.[94] Os valores para a DCO não foram relatados. Temos observado casos eventuais com TCAR normal, DCO reduzida e diagnóstico final de DPI.

### • Diagnóstico diferencial

O papel dos testes de função pulmonar no diagnóstico diferencial das DPIs é limitado. Distúrbios de troca gasosa são mais evidentes em repouso e no exercício nas doenças intersticiais fibrosantes, como na fibrose pulmonar idiopática (FPI), e menos evidentes ou ausentes em pacientes com sarcoidose, e de intensidade intermediária em doenças inflamatórias.[95]

## • Gravidade e prognóstico

Os testes de função pulmonar têm papel essencial na determinação da gravidade e resposta ao tratamento nas DPIs em geral.

Nos últimos anos, na FPI, as variações da CVF, utilizadas como desfecho alternativo à mortalidade, ao mostrar menor declínio funcional com drogas antifibróticas, resultaram na aprovação dessas drogas. Isso levou à concepção equivocada que a gravidade das DPIs é melhor quantificada pela CVF. Contudo, diversos estudos mostraram que a medida da CVF é uma medida relativamente pobre da gravidade em comparação à medida da DCO em DPIs. A correlação entre a extensão da doença, medida por TC, é melhor com a DCO na esclerose sistêmica (apesar do possível efeito confundidor da doença vascular pulmonar) e na FPI.[96] A DCO é mais sensível nas DPIs, porque mede a perda de volume e os efeitos em decorrência das lesões das unidades alveolocapilares.

Diversos investigadores têm identificado uma DCO basal reduzida como o melhor preditor de mortalidade na FPI.[97] Valores de DCO < 40% do previsto tem se mostrado particularmente ominosos, reduzindo a expectativa de sobrevida à metade.[98]

Na FPI e em outras DPIs, as variações da CVF e da DCO devem ser medidas evolutivamente. Considera-se que um declínio de 10% ou mais na CVF e 15% ou mais na DCO (calculada em relação ao valor basal ou em relação ao previsto) representa progressão clinicamente significativa da doença.[99]

Valores semelhantes foram propostos para as doenças do tecido conectivo e são também preditoras de maior mortalidade. Em um consenso, foi proposto que um declínio na CVF excedendo 10% ou entre 5%-10% ,associado com queda na DCO acima de 15%, seja considerado significativo nas DPIs associadas às DTC.[100] Essa proposta foi validada em um estudo sobre DPI em esclerose sistêmica.[101]

Quedas de 5% ou mais na CVF, como indicadoras de pior prognóstico, também foram descritas na FPI em alguns estudos, e o posicionamento acima poderia ser estendido para a FPI, em combinação com a queda da DCO.[102]

Provas de função pulmonar, incluindo, obrigatoriamente, medida da DCO, devem ser feitas de rotina na avaliação inicial de todos os pacientes com esclerose sistêmica, polimiosite/dermatomiosite ou artrite reumatoide, e naqueles pacientes com DTC que irão fazer uso de medicamentos com potencial lesivo para os pulmões.[96]

De maneira semelhante ao observado na FPI, os níveis basais de DCO têm sido preditores da mortalidade em séries de pacientes com esclerose sistêmica e artrite reumatoide. Na esclerose sistêmica valores de DCO < 60% se associam com doença extensa, de pior prognóstico.[103] Na artrite reumatoide, três estudos mostraram que DCO < 45%, < 48% e < 54% na avaliação inicial indicam pior prognóstico.[104-106] Não raramente, na esclerose sistêmica e na artrite reumatoide, há enfisema associado, resultando em CVF preservada e DCO mais comprometida.

Variações da DCO são melhor indicativas de prognóstico em doenças do tecido conectivo, em comparação às mudanças na CVF.[106,107]

Em um estudo de 179 casos de PH crônica, em uma análise multivariada, a DCO% teve valor prognóstico, além da idade maior, menor porcentagem de linfócitos no lavado broncoalveolar, presença de faveolamento na TC e padrão histológico de pneumonia intersticial usual.[108]

A DCO é mais sensível para detectar alterações na sarcoidose, mesmo em estágios mais iniciais e, usualmente, é melhor correlacionada com a extensão da DPI do que os achados espirométricos.[109]

Nos pacientes com sarcoidose fibrosante, a DCO é também reduzida, e indicativa de pior evolução.[110] Valores de DCO < 50% na sarcoidose indicam alteração na troca gasosa no esforço com elevado valor preditivo positivo (83% em um estudo).[111]

Piora da dispneia, deterioração da troca gasosa em repouso, redução ou baixa DCO, rápida dessaturação ao exercício, níveis elevados de BNP, aumento do ventrículo direito na imagem, e limitação circulatória no teste cardiopulmonar de exercício devem levar à suspeita de desenvolvimento de hipertensão pulmonar em DPIs em geral.[112]

## Hipertensão pulmonar

A DCO está frequentemente reduzida no grande grupo de doenças que resultam em hipertensão pulmonar, especialmente as do grupo 3.[52]

Na doença pulmonar tromboembólica crônica e na hipertensão arterial pulmonar, como os volumes pulmonares são, em geral, normais, a kCO teria teoricamente mais valor para expressar o comprometimento microvascular pulmonar, se comparada à medida da DCO. Entretanto, um estudo que avaliou os componentes da difusão, de membrana e capilar, mostrou que ambos estavam afetados e os valores para a DCO% e kCO% foram semelhantes.[113]

Isso sugere que a DCO é influenciada pelo remodelamento vascular, o que explica que a DCO permanece reduzida muitas vezes após TEP agudo e após tromboendarterectomia no TEP crônico.[114] O tabagismo se associa com menores valores para a DCO na HAP.[115]

A função pulmonar foi revista nos diversos grupos de HP.[116]

## Grupo 1

### • Esclerose sistêmica (ES)

A hipertensão pulmonar é uma complicação frequente e grave da esclerose sistêmica. Entretanto, a HP na ES é altamente heterogênea, que pode decorrer de mecanismos diversos.[117] A HP na esclerose sistêmica pode ser devida à vasculopatia das pequenas artérias pulmonares (grupo 1; hipertensão arterial pulmonar), doença pulmonar intersticial (grupo 3; PH devido a doença pulmonar ou hipoxemia crônica) ou comprometimento cardíaco levando à disfunção sistólica ou diastólica (grupo 2; HP devido a doença cardíaca esquerda crônica). Doença veno-oclusiva não é rara na ES e pode também causar HP em alguns pacientes (grupo 1). A DCO é mais reduzida nesses casos. Pode ser difícil determinar a (as) causas de HP na ES em pacientes individuais. Mais recentemente a síndrome de CFPE foi descrita também na ES, mesmo em não fumantes, uma condição que resulta em quedas importantes da DCO.[118]

Na esclerose sistêmica sem doença intersticial, alguns autores sugerem igualmente o uso da DCO/VA (kCO) como mais associado com o comprometimento vascular pulmonar, se comparada à DCO. Entretanto, em um estudo, a DCO% e a DCO/VA% caíram proporcionalmente.[119]

Valores abaixo de 60% para a DCO ou 60%-70% para a DCO/VA seriam indicativos de possível HP atual ou futura na ES. Raramente pacientes com DCO > 60% do previsto mostram ou desenvolvem HP. O estudo DETECTA não encontrou vantagem na utilização da DCO/VA para rastreamento de HP em comparação à medida da DCO, porém a DCO e a DCO/VA tiveram menor valor preditivo do que a relação CVF%/DCO%.[120] Classicamente, valores dessa relação acima de 1,6 são utilizados, havendo probabilidade crescente para a presença de HP à medida que essa relação se eleva (Figura 9.11). Pró-BNP elevado e PSAP > 40 mmHg aumentam o valor preditivo para HP na esclerose sistêmica.[121,122]

## Grupo 2 – Insuficiência cardíaca congestiva (ICC)

Diversos estudos demonstraram que pacientes com ICC frequentemente desenvolvem anormalidades significativas da função pulmonar. Essas alterações variam desde disfunção relativamente mínima em comparação aos valores previstos, até anormalidades restritivas mais significativas, alterações obstrutivas, e distúrbio combinado. Diversos mecanismos podem estar envolvidos, tais como edema intersticial e/ou alveolar, aumento da área cardíaca levando a deslocamento pulmonar, remodelamento vascular pulmonar e fraqueza dos músculos respiratórios. Pacientes com sinais radiológicos de congestão pulmonar têm maior restrição e menor DCO.[123] Tanto nos pacientes com ICC e fração de ejeção reduzida como naqueles com fração de ejeção preservada, a intensidade da queda da DCO é preditora de pior prognóstico.[124,125]

Na ICC, a pressão capilar elevada causa formação de brechas e descontinuação das membranas endotelial e epitelial da barreira gás-sangue, um fenômeno identificado como "falência de estresse", com acúmulo de líquido.[126] Se agudo, o processo pode ser reversível, porém em longo prazo as alterações se tornam permanentes, com deposição de colágeno do

| Sexo feminino, 66 anos. Não tabagista. Esclerose sistêmica | | | | |
|---|---|---|---|---|
| | Previsto | LIP | Absoluto | % Previsto |
| CVF (L) | 2,60 | 2,00 | 2,91 | 112 |
| $VEF_1$ (L) | 2,10 | 1,50 | 2,31 | 110 |
| $VEF_1$/CVF | 81 | 72 | | 79 |
| CPT (L) | 4,31 | 3,40 | 3,84 | 89 |
| DCO mL/min/mmHg | 21,1 | 15,1 | 6,8 | 32 |

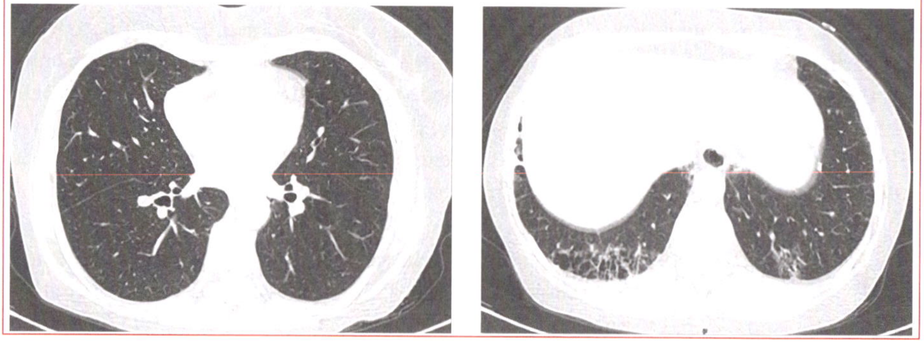

**Figura 9.11.** *Esclerose sistêmica com fibrose discreta nas bases e DCO acentuadamente reduzida. Relação CVF%/DCO% = 112/32 = 3,5.*
*PSAP = 61 mmHg. Hipertensão pulmonar confirmada.*
*Fonte: Acervo pessoal do autor.*

tipo IV, o maior componente da lâmina densa interposta entre as camadas epitelial e endotelial. Estas alterações são sugestivas de remodelamento o qual, de modo similar ao que se tem observado em pacientes com hipertensão pulmonar secundária, pode, por um lado proteger contra o extravasamento de líquido e desenvolvimento de edema e, por outro lado, alongar o caminho para a difusão.[127] Na ICC quando os componentes de DCO são separados, tanto a Dm quanto o VC caem.[128] A DCO cai por aumento da resistência vascular pulmonar e distúrbio V/Q e possivelmente queda do volume intravascular.

Um achado interessante e de relevância clínica, é que a queda da $SpO_2$ é rara na ICC estável, mesmo avançada. Em um grande estudo, se mostrou que a DCO piora com o agravamento da ICC, medida pelo consumo máximo de $O_2$/kg no exercício, o que decorre da redução do tecido pulmonar participante da troca gasosa.[129] Na ICC grave, as poucas unidades alveolocapilares funcionantes, são mais eficientes como demonstrado pela elevada relação DM/VC, o que preserva a $SpO_2$.[128]

### Grupo 3 – Doenças pulmonares com hipoxemia

A HP na DPOC já foi discutida. Nas DPIs, em algumas condições como na PH crônica, a HP é proporcional ao acometimento parenquimatoso, enquanto em outras condições como na FPI, embora a HP seja mais comum em doença avançada, pode haver um "fenótipo vascular" com CVF mais preservada e HP.[129,130] DCO acentuadamente reduzida ou distância caminhada menor no teste de 6 minutos, dessaturação de $O_2$ proeminente e recuperação lenta da FC após um minuto de cessado o exercício (< 15 bpm) são todos sugestivos de desenvolvimento de HP em DPI. Em uma coorte de pacientes com FPI sendo avaliados para transplante 87% tinham probabilidade de ter HP se tivessem ambos, uma DCO < 40% do previsto e necessitassem de uso de $O_2$ suplementar.[131]

### Grupo 4 – Tromboembolismo crônico

Em torno de 20%-30% dos pacientes com TEP crônico tem restrição pulmonar, atribuídas a cicatrizes parenquimatosas. A DCO está reduzida em 40%-60% dos casos.[132]

## Avaliação de disfunção para fins laborativos

Na presença de doença crônica irreversível os testes funcionais pulmonares no repouso (espirometria, DCO) e a dispneia devem ser os aspectos inicialmente valorizados.[133] A disfunção será considerada acentuada sempre que:
- A espirometria revelar distúrbio ventilatório de qualquer tipo, grave: CVF ≤ 50%, $VEF_1$ ≤ 40% do previsto.
- A DCO for ≤ 40% do previsto.
- Presença de *cor pulmonale*.
- Hipoxemia arterial no repouso, confirmada em duas medidas ou no esforço – $SpO_2$ < 85%, independentemente de outros achados.

## Predição de risco pulmonar pré-operatório

Muitos pacientes têm elevado risco de morbidade e mortalidade pela ressecção pulmonar devido a comorbidades (especialmente DPOC) e baixa reserva cardiopulmonar. A medida da DCO tem um papel importante na avaliação pré-operatória de pacientes candidatos a ressecção pulmonar, ao expressar esses diversos aspectos.

A perda da função pulmonar varia com a extensão da ressecção. A DCO pode declinar 20%-28%, 4%-11%, e em torno de 10% com pneumonectomia, lobectomia, e segmentectomia, respectivamente.[134]

A função pós-operatória prevista deve ser estimada.[134-137] $VEF_1$ previsto pós-operatório ($VEF_1$ PPO) e a DCO PPO são preditores independentes de morbidade e mortalidade perioperatória. O $VEF_1$ e a DCO devem ser estimados preferencialmente usando-se cintilografia de perfusão quantitativa. Se o $VEF_1$ PPO e a DCO estiverem ambos acima de 60% do previsto, o paciente é considerado de baixo risco. Se um ou outro estiverem entre 30%-60% do previsto, um teste de exercício de baixa tecnologia (subida de escadas > 22 m) é recomendado para estimativa do risco. Aqueles com $VEF_1$ PPO ou DCO PPO abaixo de 30% do previsto têm um risco perioperatório aumentado, e devem ser encaminhados para um teste cardiopulmonar de exercício.

## Controle de qualidade

Cada laboratório deveria testar a DCO de pelo menos um técnico saudável semanalmente, e comparar com a média dos valores prévios iniciais.

Um grande estudo de variabilidade em longo prazo (5 anos) de 288 controles biológicos em 162 centros encontrou que desvios (90º percentil) na DCO não devem exceder ou > 12% ou > 3 mL/min/mmHg em relação à seis primeiras medidas.[139]

A variabilidade expressa em termos porcentuais do valor médio foi maior no quartil inferior, e a variabilidade medida como mudança absoluta na DCO foi maior no quartil superior. Nenhuma medida foi ideal por meio da faixa de valores. Por razões de simplicidade, os autores propuseram o uso de uma diferença absoluta de 3,0 unidades da DCO. Contudo, para valores abaixo de 20 unidades, o estudo sugere que uma variação de 2,0 unidades deve ser considerada o limiar de variação.

## Classificação de gravidade

Uma classificação de gravidade é mostrada na Tabela 9.1 (modificado da ref. 9).

**Tabela 9.1.** Classificação de gravidade para a DCO (% previsto)

| Gravidade | DCO % previsto |
|---|---|
| Leve | ≥ 60% e < LIN |
| Moderada | 41%-59% |
| Acentuada | ≤ 40% |

## Referências bibliográficas

1. Cotes JE, Chinn DJ, Miller MR. Transfer Factor (Diffusing Capacity) for Carbon Monoxide and Nitric Oxide (Tl,co, Tl,no, Dm and Vc). In: Lung Function. Blackwell Publishing, Massachusetts, 2006; p. 234-257.

2. American Thoracic Society. Single-breath carbon monoxide diffusing capacity (transfer factor). Recommendations for a standard technique – 1995 update. Am J Respir Crit Care Med. 1995;152:2185-2198.

3. Graham BL, Brusasco V, Burgos F, et al. 2017 ERS/ATS standards for single-breath carbon monoxide uptake in the lung. Eur Respir J. 2017;49:1600016.

4. Jardim JRB, Romaldini H, Ratto OR. Proposta para unificação dos termos e símbolos pneumológicos no Brasil. J Pneumol 1983;9:45-51.

5. Krogh M. The diffusion of gases through the lungs of man. J Physiol (Lond) 1915; 49:271-300.

6. Guimarães VP, Miranda DM, Reis MAS, et al. Reference values for the carbon monoxide diffusion (transfer factor) in a brazilian sample of white race. J Bras Pneumol. 2019;45:e20180262.

7. Yang J, Stanton J, Wang L, et al. Effect of salbutamol on the measurement of single-breath diffusing capacity. Respirology. 2013;18:1223-1229.

8. Pereira CAC, Viegas CAA, Alves RR. Capacidade de difusão do monóxido de carbono. J Pneumol 28 (Supl 3) 2002; S122-S138.

9. Macintyre N, Crapo RO, Viegi G, et al. Standardisation of the single-breath determination of carbon monoxide uptake in the lung. Eur Respir J. 2005;26:720-735.

10. Beachey W. Gas diffusion. In: Respiratory care anatomy and physiology. Foundation for clinical practice. Mosby, St Louis, 1998 p.120-33.

11. Agustí AG, Roca J, Gea J, Wagner PD, Xaubet A, Rodriguez-Roisin R. Mechanisms of gas-exchange impairment in idiopathic pulmonary fibrosis. Am Rev Respir Dis. 1991;143:219-225.

12. Neder JA, Berton DC, Muller PT, O'Donnell DE. Incorporating Lung Diffusing Capacity for Carbon Monoxide in Clinical Decision Making in Chest Medicine. Clin Chest Med. 2019;40:285-305.

13. Roughton FJ, Forster RE. Relative importance of diffusion and chemical reaction rates in determining rate of exchange of gases in the human lung, with special reference to true diffusing capacity of pulmonary membrane and volume of blood in the lung capillaries. J Appl Physiol. 1957;11:290-302.

14. Tamhane RM, Johnson RL Jr, Hsia CC. Pulmonary membrane diffusing capacity and capillary blood volume measured during exercise from nitric oxide uptake. Chest. 2001;120:1850-1856.

15. Hughes JM, Pride NB. Examination of the carbon monoxide diffusing capacity (DL(CO)) in relation to its KCO and VA components. Am J Respir Crit Care Med. 2012;186:132-139.

16. Ogilvie CM, Forster RE, Blakemore WS, Morton JW. A standardized breath holding technique for the clinical measurement of the diffusing capacity of the lung for carbon monoxide. J Clin Invest. 1957;36:1-17.

17. Stanojevic S, Graham BL, Cooper BG, Thompson BR, Carter KW, Francis RW, et al. Official ERS technical standards: Global Lung Function Initiative reference values for the carbon monoxide transfer factor for Caucasians. Eur Respir J. 2017;50:1700010.

18. Kaminsky DA, Jarzembowski SC. Influence of Mouth Pressure on Measurement of Diffusing Capacity in the Clinical Pulmonary Function Laboratory. Respir Care. 2019;64:576-581.

19. Crapo RO. Carbon monoxide diffusing capacity (transfer factor). Sem Respir Crit Care Med 1998;19:335-47.

20. Rosenfeld LG, Malta DC, Szwarcwald CL, et al. Reference values for blood count laboratory tests in the Brazilian adult population, National Health Survey. Rev Bras Epidemiol. 2019; Suppl 02:E190003.

21. Neas LM, Schwartz J. The determinants of pulmonary diffusing capacity in a national sample of U.S. adults. Am J Respir Crit Care Med. 1996;153:656-664.

22. Sansores RH, Pare PD, Abboud RT. Acute effect of cigarette smoking on the carbon monoxide diffusing capacity of the lung. Am Rev Respir Dis. 1992;146:951-958.

23. Sansores RH, Pare P, Abboud RT. Effect of smoking cessation on pulmonary carbon monoxide diffusing capacity and capillary blood volume. Am Rev Respir Dis. 1992;146:959-964.

24. Frey TM, Crapo RO, Jensen RL, Elliott CG. Diurnal variation of the diffusing capacity of the lung: is it real? Am Rev Respir Dis. 1987;136:1381-1384.

25. Milne JA, Mills RJ, Coutts JR, Macnaughton MC, Moran F, Pack AI. The effect of human pregnancy on the pulmonary transfer factor for carbon monoxide as measured by the single-breath method. Clin Sci Mol Med. 1977;53:271-276.

26. Sansores RH, Abboud RT, Kennell C, Haynes N. The effect of menstruation on the pulmonary carbon monoxide diffusing capacity. Am J Respir Crit Care Med. 1995;152:381-384.

27. Bacon CJ, Prior JC, Abboud RT, Oldham AR, McKenzie DC. Changes in pulmonary transfer factor with menstrual cycle phase. Respir Physiol Neurobiol. 2005;146:195-203.

28. Neder JA, Andreoni S, Peres C, Nery LE. Reference values for lung function tests. III. Carbon monoxide diffusing capacity (transfer factor). Braz J Med Biol Res. 1999;32:729-37.

29. Crapo RO, Morris AH. Standardized single breath normal values for carbon monoxide diffusing capacity. Am Rev Respir Dis. 1981;123:185-9.

30. Miller A, Thornton JC, Warshaw R, Anderson H, Teirstein AS, Selikoff IJ. Single breath diffusing capacity in a representative sample of the population of Michigan, a large industrial state. Predicted values, lower limits of normal, and frequencies of abnormality by smoking history. Am Rev Respir Dis. 1983;127:270-7.

31. Johnson DC. Importance of adjusting carbon monoxide diffusing capacity (DLCO) and carbon monoxide transfer coefficient (KCO) for alveolar volume. Respir Med. 2000;94:28-37.

32. Tschumperlin DJ, Margulies SS. Alveolar epithelial surface area-volume relationship in isolated rat lungs. J Appl Physiol (1985). 1999;86:2026-2033.

33. Pellegrino R, Viegi G, Brusasco V, et al. Interpretative strategies for lung function tests. Eur Respir J. 2005;26:948-968.

34. van der Lee I, Zanen P, van den Bosch JM, Lammers JW. Pattern of diffusion disturbance related to clinical diagnosis: The K(CO) has no diagnostic value next to the DL(CO). Respir Med. 2006;100:101-109.

35. Hughes JM, Pride NB. In defense of the carbon monoxide transfer coefficient KCO (TL/VA). Eur Respir J. 2001;17:168-174.

36. Cotes JE. Carbon monoxide transfer coefficient KCO (TL/VA): a flawed index. Eur Respir J. 2001;18:893-894.

37. Guillot S, Beillot J, Meunier C, Dassonville J. Intérêts et difficultés d'interprétation du coefficient de transfert du CO (TLCO/VA) [Interpreting carbon monoxide transfer coefficient: significance and difficulties]. Rev Mal Respir. 2005;22:759-766.

38. Frans A, Nemery B, Veriter C, Lacquet L, Francis C. Effect of alveolar volume on the interpretation of single breath DLCO. Respir Med. 1997;91:263-273.

39. Punjabi NM, Shade D, Wise RA. Correction of single-breath helium lung volumes in patients with airflow obstruction. Chest. 1998;114:907-918.

40. Neder JA, O'Donnell CD, Cory J, et al. Ventilation Distribution Heterogeneity at Rest as a Marker of Exercise Impairment in Mild-to-Advanced COPD. COPD. 2015;12:249-256.

41. Ogilvie C. The single-breath carbon monoxide transfer test 25 years on: a reappraisal. 2--Clinical considerations. Thorax. 1983;38:5-9.

42. Dias RM, Chacur FH, Carvalho SR, Neves DD. Which functional parameters can help differentiate severe asthma from COPD?. Rev Port Pneumol. 2010;16:253-272.

43. Collard P, Njinou B, Nejadnik B, Keyeux A, Frans A. Single breath diffusing capacity for carbon monoxide in stable asthma. Chest. 1994;105:1426-1429.

44. Pérez-Padilla R, Ramirez-Venegas A, Sansores-Martinez R. Clinical Characteristics of Patients With Biomass Smoke-Associated COPD and Chronic Bronchitis, 2004-2014. Chronic Obstr Pulm Dis. 2014;1:23-32.

45. González-García M, Maldonado Gomez D, Torres-Duque CA, et al. Tomographic and functional findings in severe COPD: comparison between the wood smoke-related and smoking-related disease. J Bras Pneumol. 2013;39:147-154.

46. Taveira-DaSilva AM, Steagall WK, Moss J. Lymphangioleiomyomatosis. Cancer Control. 2006;13:276-285.

47. Enache I, Oswald-Mammosser M, Scarfone S, et al. Impact of altered alveolar volume on the diffusing capacity of the lung for carbon monoxide in obesity. Respiration. 2011;81:217-222.

48. Rouatbi S, Ghannouchi I, Kammoun R, Ben Saad H. The Ventilatory and Diffusion Dysfunctions in Obese Patients with and without Obstructive Sleep Apnea-Hypopnea Syndrome. J Obes. 2020:8075482.

49. Aduen JF, Zisman DA, Mobin SI, et al. Retrospective study of pulmonary function tests in patients presenting with isolated reduction in single-breath diffusion capacity: implications for the diagnosis of combined obstructive and restrictive lung disease. Mayo Clin Proc. 2007;82:48-54.

50. Amariei DE, Dodia N, Deepak J, et al. Combined Pulmonary Fibrosis and Emphysema: Pulmonary Function Testing and a Pathophysiology Perspective. Medicina (Kaunas). 2019;55:580.

51. Harvey BG, Strulovici-Barel Y, Kaner RJ, et al. Risk of COPD with obstruction in active smokers with normal spirometry and reduced diffusion capacity. Eur Respir J. 2015;46:1589-1597.

52. Stadler S, Mergenthaler N, Lange TJ. The prognostic value of DLCO and pulmonary blood flow in patients with pulmonary hypertension. Pulm Circ. 2019;9:2045894019894531.

53. Whyte MK, Hughes JM, Peters AM, Ussov W, Patel S, Burroughs AK. Analysis of intrapulmonary right to left *shunt* in the hepatopulmonary syndrome. J Hepatol. 1998;29:85-93.

54. DeCato TW, Hegewald MJ. Breathing Red: Physiology of an Elevated Single-Breath Diffusing Capacity of Carbon Monoxide. Ann Am Thorac Soc. 2016;13:2087-2092.

55. Saydain G, Beck KC, Decker PA, Cowl CT, Scanlon PD. Clinical significance of elevated diffusing capacity. Chest. 2004;125:446-452.

56. Shimizu K, Konno S, Makita H, et al. Transfer coefficients better reflect emphysematous changes than carbon monoxide diffusing capacity in obstructive lung diseases. J Appl Physiol (1985). 2018;125:183-189.

57. Tamada T, Sugiura H, Takahashi T, et al. Coexisting COPD in elderly asthma with fixed airflow limitation: Assessment by DLco %predicted and HRCT. J Asthma. 2017;54:606-615.

58. Pérez de Llano L, Cosío BG, Miravitlles M, Plaza V; CHACOS study group. Accuracy of a New Algorithm to Identify Asthma-COPD Overlap (ACO) Patients in a Cohort of Patients with Chronic Obstructive Airway Disease. Arch Bronconeumol. 2018;54:198-204.

59. Tan WC, Sin DD, Bourbeau J, et al. Characteristics of COPD in never-smokers and ever-smokers in the general population: results from the CanCOLD study. Thorax. 2015;70:822-829.

60. Radovanovic D, Santus P, Blasi F, et al. A comprehensive approach to lung function in bronchiectasis. Respir Med. 2018; 145:120-129.

61. González-García M, Maldonado Gomez D, Torres-Duque CA, et al. Tomographic and functional findings in severe COPD: comparison between the wood smoke-related and smoking-related disease. J Bras Pneumol. 2013;39:147-154.

62. https://goldcopd.org/wp-content/uploads/2019/11/GOLD-2020-REPORT-ver1.0wms.pdf

63. Zanforlin A, Sorino C, Sferrazza Papa GF. Towards a multi-dimensional approach to COPD. Minerva Med 2016;107(3 Suppl 1):1-6.

64. Grydeland TB, Thorsen E, Dirksen A, et al. Quantitative CT measures of emphysema and airway wall thickness are related to D(L)CO. Respir Med. 2011;105:343-351.

65. Criner RN, Hatt CR, Galbán CJ, et al. Relationship between diffusion capacity and small airway abnormality in COPDGene. Respir Res. 2019;20:269.

66. Barjaktarevic I, Springmeyer S, Gonzalez X, Sirokman W, Coxson HO, Cooper CB. Diffusing capacity for carbon monoxide correlates best with tissue volume from quantitative CT scanning analysis. Chest. 2015;147:1485-1493.

67. Lee JS, Ra SW, Chae EJ, et al. Validation of the lower limit of normal diffusing capacity for detecting emphysema. Respiration. 2011;81:287-293.

68. Gurney JW, Jones KK, Robbins RA, et al. Regional distribution of emphysema: correlation of high-resolution CT with pulmonary function tests in unselected smokers. Radiology. 1992;183:457-463.

69. Ju J, Li R, Gu S, et al. Impact of emphysema heterogeneity on pulmonary function. PLoS One. 2014;9:e113320.

70. Klein JS, Gamsu G, Webb WR, Golden JA, Müller NL. High resolution CT diagnosis of emphysema in symptomatic patients with normal chest radiographs and isolated low diffusing capacity. Radiology 1992;182:817-821.

71. Alcaide AB, Sanchez-Salcedo P, Bastarrika G, et al. Clinical Features of Smokers With Radiological Emphysema But Without Airway Limitation. Chest. 2017;151:358-365.

72. Balasubramanian A, MacIntyre NR, Henderson RJ, et al. Diffusing Capacity of Carbon Monoxide in Assessment of COPD. Chest. 2019;156:1111-1119.

73. Mahut B, Chevalier-Bidaud B, Plantier L, et al. Diffusing capacity for carbon monoxide is linked to ventilatory demand in patients with chronic obstructive pulmonary disease. COPD. 2012;9:16-21.

74. Farkhooy A, Janson C, Arnardóttir RH, Malinovschi A, Emtner M, Hedenström H. Impaired carbon monoxide diffusing capacity is the strongest predictor of exercise intolerance in COPD. COPD. 2013;10:180-185.

75. Díaz AA, Pinto-Plata V, Hernández C, et al. Emphysema and DLCO predict a clinically important difference for 6MWD decline in COPD. Respir Med. 2015;109:882-889.

76. Elbehairy AF, Faisal A, Guenette JA, et al. Resting Physiological Correlates of Reduced Exercise Capacity in Smokers with Mild Airway Obstruction. COPD. 2017;14:267-275.

77. Jones JH, Zelt JT, Hirai DM, et al. Emphysema on Thoracic CT and Exercise Ventilatory Inefficiency in Mild-to-Moderate COPD. COPD. 2017;14:210-218.

78. Elbehairy AF, O'Donnell CD, Abd Elhameed A, et al. Low resting diffusion capacity, dyspnea, and exercise intolerance in chronic obstructive pulmonary disease. J Appl Physiol (1985). 2019;127:1107-1116.

79. Walter Barbosa G, Neder JA, Utida K, O'Donnell DE, de Tarso Müller P. Impaired exercise ventilatory efficiency in smokers with low transfer factor but normal spirometry. Eur Respir J. 2017;49:1602511.

80. Farkhooy A, Janson C, Arnardóttir RH, Emtner M, Hedenström H, Malinovschi A. Impaired Carbon Monoxide Diffusing Capacity is the strongest lung function predictor of decline in 12 minute-walking distance in COPD; a 5-year follow-up study. COPD. 2015;12:240-248.

81. Balasubramanian A, MacIntyre NR, Henderson RJ, et al. Diffusing Capacity of Carbon Monoxide in Assessment of COPD. Chest. 2019;156:1111-1119.

82. Balasubramanian A, Kolb TM, Damico RL, Hassoun PM, McCormack MC, Mathai SC. Diffusing Capacity Is an Independent Predictor of Outcomes in Pulmonary Hypertension Associated With COPD. Chest. 2020; 158:722-734.

83. Kovacs G, Agusti A, Barberà JA, et al. Pulmonary Vascular Involvement in Chronic Obstructive Pulmonary Disease. Is There a Pulmonary Vascular Phenotype? Am J Respir Crit Care Med. 2018;198:1000-1011.

84. Owens GR, Rogers RM, Pennock BE, Levin D. The diffusing capacity as a predictor of arterial oxygen desaturation during exercise in patients with chronic obstructive pulmonary disease. N Engl J Med. 1984;310:1218-1221.

85. Ries AL, Farrow JT, Clausen JL. Pulmonary function tests cannot predict exercise-induced hypoxemia in chronic obstructive pulmonary disease. Chest. 1988;93:454-459.

86. Hadeli KO, Siegel EM, Sherrill DL, Beck KC, Enright PL. Predictors of oxygen desaturation during submaximal exercise in 8,000 patients. Chest. 2001;120:88-92.

87. Gupta R, Ruppel GL, Espiritu JRD. Exercise-Induced Oxygen Desaturation during the 6-Minute Walk Test. Med Sci (Basel). 2020;8:8.

88. Fishman A, Martinez F, Naunheim K, et al. A randomized trial comparing lung-volume-reduction surgery with medical therapy for severe emphysema. N Engl J Med. 2003;348:2059-2073.

89. National Emphysema Treatment Trial Research Group, Fishman A, Fessler H, et al. Patients at high risk of death after lung-volume-reduction surgery. N Engl J Med. 2001;345:1075-1083.

90. Caviezel C, Schneiter D, Opitz I, Weder W. Lung volume reduction surgery beyond the NETT selection criteria. J Thorac Dis. 2018;10(Suppl 23):S2748-S2753.

91. Wallaert B, Wemeau-Stervinou L, Salleron J, Tillie-Leblond I, Perez T. Do we need exercise tests to detect gas exchange impairment in fibrotic idiopathic interstitial pneumonias? Pulm Med. 2012:657180.

92. Austrian R, Mcclement JH, Renzetti AD Jr, Donald KW, Riley RL, Cournand A. Clinical and physiologic features of some types of pulmonary diseases with impairment of alveolar-capillary diffusion; the syndrome of "alveolar-capillary block". Am J Med. 1951;11:667-685.

93. Cassan SM, Divertie MB, Brown AL Jr. Fine structural morphometry on biopsy specimens of human lung. 2. Diffuse idiopathic pulmonary fibrosis. Chest. 1974;65:275-278.

94. Padley SP, Hansell DM, Flower CD, Jennings P. Comparative accuracy of high-resolution computed tomography and chest radiography in the diagnosis of chronic diffuse infiltrative lung disease. Clin Radiol. 1991;44:222-226.

95. Chetta A, Marangio E, Olivieri D. Pulmonary function testing in interstitial lung diseases. Respiration. 2004;71:209-213.

96. Valenzuela C, Wells AU. Pulmonary function tests in multisystem disorders: prejudices and pitfalls. In: Wuyts WA, Cottin V, Spagnolo P, et al., eds. Pulmonary Manifestations of Systemic Diseases (ERS Monograph). Sheffield, European Respiratory Society, 2019; pp. 14 -26.

97. Nathan SD, Meyer KC. IPF clinical trial design and endpoints. Curr Opin Pulm Med. 2014;20:463-471.

98. Soares MR, Pereira C, Ferreira R, Nei Aparecida Martins Coletta E, Silva Lima M, Muller Storrer K. A score for estimating survival in idiopathic pulmonary fibrosis with rest SpO2>88. Sarcoidosis Vasc Diffuse Lung Dis. 2015;32:121-128.

99. Ley B, Collard HR, King TE Jr. Clinical course and prediction of survival in idiopathic pulmonary fibrosis. Am J Respir Crit Care Med. 2011;183:431-440.

100. Khanna D, Mittoo S, Aggarwal R, et al. Connective Tissue Disease-associated Interstitial Lung Diseases (CTD-ILD) - Report from OMERACT CTD-ILD Working Group. J Rheumatol. 2015;42:2168-2171.

101. Goh NS, Hoyles RK, Denton CP, et al. Short-Term Pulmonary Function Trends Are Predictive of Mortality in Interstitial Lung Disease Associated With Systemic Sclerosis. Arthritis Rheumatol. 2017;69:1670-1678.

102. Taha N, D'Amato D, Hosein K, et al. Longitudinal functional changes with clinically significant radiographic progression in idiopathic pulmonary fibrosis: are we following the right parameters?. Respir Res. 2020;21:119.

103. Wells AU, Hansell DM, Rubens MB, et al. Fibrosing alveolitis in systemic sclerosis: indices of lung function in relation to extent of disease on computed tomography. Arthritis Rheum. 1997;40:1229-1236.

104. Fu Q, Wang L, Li L, Li Y, Liu R, Zheng Y. Risk factors for progression and prognosis of rheumatoid arthritis-associated interstitial lung disease: single center study with a large sample of Chinese population. Clin Rheumatol. 2019;38:1109-1116.

105. Solomon JJ, Chung JH, Cosgrove GP, et al. Predictors of mortality in rheumatoid arthritis-associated interstitial lung disease. Eur Respir J. 2016;47:588-596.

106. Zamora-Legoff JA, Krause ML, Crowson CS, Ryu JH, Matteson EL. Progressive Decline of Lung Function in Rheumatoid Arthritis-Associated Interstitial Lung Disease. Arthritis Rheumatol. 2017;69:542-549.

107. Volkmann ER, Tashkin DP, Sim M, et al. Short-term progression of interstitial lung disease in systemic sclerosis predicts long-term survival in two independent clinical trial cohorts. Ann Rheum Dis. 2019;78:122-130.

108. Ojanguren I, Morell F, Ramón MA, et al. Long-term outcomes in chronic hypersensitivity pneumonitis. Allergy. 2019;74:944-952.

109. Boros PW, Enright PL, Quanjer PH, Borsboom GJ, Wesolowski SP, Hyatt RE. Impaired lung compliance and DLCO but no restrictive ventilatory defect in sarcoidosis. Eur Respir J. 2010;36:1315-1322.

110. Drent M, Jacobs JA, de Vries J, Lamers RJ, Liem IH, Wouters EF. Does the cellular bronchoalveolar lavage fluid profile reflect the severity of sarcoidosis?. Eur Respir J. 1999;13:1338-1344.

111. Barros WG, Neder JA, Pereira CA, Nery LE. Clinical, radiographic and functional predictors of pulmonary gas exchange impairment at moderate exercise in patients with sarcoidosis. Respiration. 2004;71:367-373.

112. Seeger W, Adir Y, Barberà JA, et al. Pulmonary hypertension in chronic lung diseases. J Am Coll Cardiol. 2013;62(25 Suppl):D109-D116.

113. Farha S, Laskowski D, George D, et al. Loss of alveolar membrane diffusing capacity and pulmonary capillary blood volume in pulmonary arterial hypertension. Respir Res. 2013;14:6.

114. Steenhuis LH, Groen HJ, Koëter GH, van der Mark TW. Diffusion capacity and haemodynamics in primary and chronic thromboembolic pulmonary hypertension. Eur Respir J. 2000;16:276-281.

115. Trip P, Nossent EJ, de Man FS, et al. Severely reduced diffusion capacity in idiopathic pulmonary arterial hypertension: patient characteristics and treatment responses. Eur Respir J. 2013;42:1575-1585.

116. Low AT, Medford AR, Millar AB, Tulloh RM. Lung function in pulmonary hypertension. Respir Med. 2015;109:1244-1249.

117. Launay D, Sobanski V, Hachulla E, Humbert M. Pulmonary hypertension in systemic sclerosis: different phenotypes. Eur Respir Rev. 2017;26:170056.

118. Antoniou KM, Margaritopoulos GA, Goh NS, et al. Combined Pulmonary Fibrosis and Emphysema in Scleroderma-Related Lung Disease Has a Major Confounding Effect on Lung Physiology and Screening for Pulmonary Hypertension. Arthritis Rheumatol. 2016;68:1004-1012.

119. Corzo P, Pros A, Martinez-Llorens J, Molina L, Ling SF, Balcells E. Isolated DLco/VA reduction in systemic sclerosis patients: a new patient subset? Clin Rheumatol. 2018;37:3365-3371.

120. Coghlan JG, Denton CP, Grünig E, et al. Evidence-based detection of pulmonary arterial hypertension in systemic sclerosis: the DETECT study. Ann Rheum Dis. 2014;73:1340-1349.

121. Gladue H, Steen V, Allanore Y, et al. Combination of echocardiographic and pulmonary function test measures improves sensitivity for diagnosis of systemic sclerosis-associated pulmonary arterial hypertension: analysis of 2 cohorts. J Rheumatol. 2013;40:1706-1711.

122. Allanore Y, Borderie D, Avouac J, et al. High N-terminal pro-brain natriuretic peptide levels and low diffusing capacity for carbon monoxide as independent predictors of the occurrence of precapillary pulmonary arterial hypertension in patients with systemic sclerosis. Arthritis Rheum. 2008;58:284-291.

123. Melenovsky V, Andersen MJ, Andress K, Reddy YN, Borlaug BA. Lung congestion in chronic heart failure: haemodynamic, clinical, and prognostic implications. Eur J Heart Fail. 2015;17:1161-1171.

124. Olson TP, Denzer DL, Sinnett WL, Wilson T, Johnson BD. Prognostic value of resting pulmonary function in heart failure. Clin Med Insights Circ Respir Pulm Med. 2013;7:35-43.

125. Hoeper MM, Meyer K, Rademacher J, Fuge J, Welte T, Olsson KM. Diffusion capacity and mortality in patients with pulmonary hypertension due to heart failure with preserved ejection fraction. JACC Heart Fail. 2016;4:441-449.

126. Tsukimoto K, Mathieu-Costello O, Prediletto R, Elliott AR, West JB. Ultrastructural appearances of pulmonary capillaries at high transmural pressures. J Appl Physiol (1985). 1991;71:573-582.

127. Guazzi M. Alveolar gas diffusion abnormalities in heart failure. J Card Fail. 2008;14:695-702.

128. Agostoni P, Bussotti M, Cattadori G, et al. Gas diffusion and alveolar-capillary unit in chronic heart failure. Eur Heart J. 2006;27:2538-2543.

129. Oliveira RK, Pereira CA, Ramos RP, et al. A haemodynamic study of pulmonary hypertension in chronic hypersensitivity pneumonitis. Eur Respir J. 2014;44:415-424.

130. Raghu G, Nathan SD, Behr J, et al. Pulmonary hypertension in idiopathic pulmonary fibrosis with mild-to-moderate restriction. Eur Respir J. 2015;46:1370-1377.

131. Lettieri CJ, Nathan SD, Barnett SD, Ahmad S, Shorr AF. Prevalence and outcomes of pulmonary arterial hypertension in advanced idiopathic pulmonary fibrosis. Chest. 2006;129:746-752.

132. Suda R, Tanabe N, Ishida K, et al. Prognostic and pathophysiological marker for patients with chronic thromboembolic pulmonary hypertension: Usefulness of diffusing capacity for carbon monoxide at diagnosis. Respirology. 2017;22:179-186.

133. Neder JA, Bagatin E, Nery LE. Evaluation of respiratory dysfunction and disability. J Bras Pneumol. 2006;32 Suppl 2:S93-S98.

134. Roy PM. Preoperative pulmonary evaluation for lung resection. J Anaesthesiol Clin Pharmacol. 2018;34:296-300.

135. Choi H, Mazzone P. Preoperative evaluation of the patient with lung cancer being considered for lung resection. Curr Opin Anaesthesiol. 2015;28:18-25.

136. Salati M, Brunelli A. Risk Stratification in Lung Resection. Curr Surg Rep. 2016;4:37.

137. Brunelli A, Kim AW, Berger KI, Addrizzo-Harris D.J. Physiologic evaluation of the patient with lung cancer being considered for resectional surgery. Diagnosis and management of lung cancer, 3rd ed.: American College of Chest Physicians evidence-based clinical practice guidelines. Chest 2013; 143 (5supl.): e166s-e190s.

138. Radtke T, Benden C, Maggi-Beba M, Kriemler S, van der Lee I, Dressel H. Intra-session and inter-session variability of nitric oxide pulmonary diffusing capacity in adults with cystic fibrosis. Respir Physiol Neurobiol. 2017;246:33-38.

139. Hegewald MJ, Jensen RL, Teeter JG, et al. Long-term intersession variability for single-breath diffusing capacity. Respiration. 2012;84:377-384.

# Interpretação e Classificação de Gravidade

## 10

Carlos Alberto de Castro Pereira ♦ Maria Raquel Soares

### Introdução

Antes da interpretação da prova de função pulmonar, deve-se verificar se os dados do paciente estão corretos, inspecionar os gráficos das curvas volume-tempo e fluxo-volume, analisar os valores numéricos cuidadosamente e se os critérios de aceitação e reprodutibilidade foram preenchidos.

A simples inspeção das curvas irá permitir, em muitos casos, a inferência do tipo de distúrbio espirométrico presente (Figura 10.1).

Reduções significativas no fluxo e no volume são facilmente discerníveis nas curvas de fluxo-volume. A parte descendente da curva expiratória em indivíduos normais demonstra uma linha reta ou discretamente côncava para o eixo de volume. Em indivíduos com obstrução leve difusa, o fluxo é diminuído, particularmente, em baixos volumes pulmonares, havendo com a progressão da obstrução uma concavidade maior aparente na curva.

Nas doenças restritivas ou no distúrbio inespecífico, a curva de fluxo-volume é amputada, parecendo uma curva normal em menor tamanho, com o ramo descendente mantendo inclinação normal, ou sendo mais vertical.

Os laudos de função pulmonar podem ser classificados em seis grupos:

- **Valores espirométricos situados na faixa de referência.**

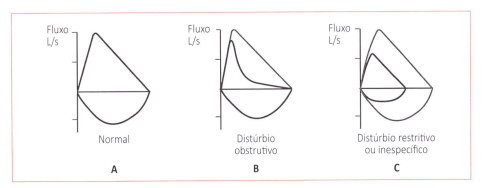

Figura 10.1. *Curvas de fluxo-volume normal **(A)**, de um indivíduo com obstrução ao fluxo aéreo **(B)** e com distúrbio restritivo ou inespecífico **(C)**.*

- **Distúrbio ventilatório obstrutivo (DVO)** – Redução desproporcional do fluxo expiratório em relação ao volume.
- **Distúrbio ventilatório restritivo (DVR)** – Redução da CPT < 5º percentil do valor previsto e ausência de obstrução por quaisquer parâmetros.
- **Distúrbio ventilatório combinado (DVC) ou misto** – Coexistência de obstrução e restrição.
- **Distúrbio ventilatório inespecífico (DVI)** – Redução proporcional do $VEF_1$ e da CVF, com CPT na faixa prevista.
- **Padrão de obstrução de vias aéreas superiores**

Deve-se observar que a medida da CPT é necessária para caracterizar DVR, DVI e DVC. DVR e DVI se caracterizam por redução proporcional da CVF e do $VEF_1$. Em determinadas situações (ver abaixo), é possível separar estes dois tipos de distúrbios, sem recorrer às medidas da CPT. Quando isso não é possível, deve-se assinalar no laudo "Redução proporcional da CVF e do $VEF_1$ (achado inespecífico)" recomendando-se medida da CPT. A designação DVI deve ser reservada para redução proporcional da CVF e do $VEF_1$ com CPT na faixa prevista, como designado originalmente por Hyatt et al.[1]

## Distúrbio ventilatório obstrutivo (DVO)

Por definição, obstrução é qualquer processo que interfere com o fluxo aéreo para dentro ou para fora dos pulmões. O local da obstrução pode estar ou nas grandes ou nas pequenas vias aéreas. A obstrução das vias aéreas centrais resulta em padrões característicos na inspeção das curvas fluxo-volume, bem reconhecidos, como será visto a seguir.

O DVO pode ser identificado na presença de:

- **$VEF_1$/CVF e $VEF_1$ reduzidos** – O $VEF_1$ e a razão $VEF_1$/CVF% são os índices mais usados e melhor padronizados para caracterizar a presença de DVO. $VEF_1$ abaixo do limite inferior, na presença da razão $VEF_1$/CVF% reduzida, define DVO. A redução desses dois parâmetros conjuntamente está associada a eventos longitudinais decorrentes da DPOC e a maior mortalidade do que quando há apenas redução isolada da relação $VEF_1$/CVF.[2]
- **Redução da razão $VEF_1$/CVF% em indivíduos com sintomas respiratórios (tosse, expectoração, dispneia, sibilância), grandes fumantes ($\geq$ 20 maços-ano) ou com antecedentes de asma com $VEF_1$ na faixa prevista.**[3,4]

Esses pacientes também perdem função pulmonar mais rapidamente e utilizam os cuidados médicos com uma frequência maior.[5] Já indivíduos **assintomáticos respiratórios** podem exibir relação $VEF_1$/CVF reduzida com $VEF_1$ na faixa prevista. Isso ocorre em geral em homens com idade < 55 anos e com CVF > 105% do previsto. Nesses casos, a grande força expiratória durante a manobra forçada resulta em compressão dinâmica e fechamento mais precoce das vias aéreas, com redução da relação $VEF_1$/CVF.[6] Esse padrão é uma variante do normal.

Nos casos citados, o diagnóstico de DVO é simples (Figura 10.2).

- **Outros parâmetros indicativos de DVO em indivíduos com sintomas respiratórios – Fluxos expiratórios, resistência específica das vias aéreas (REVA) e relação volume residual pela capacidade pulmonar total (VR/CPT).**

É reconhecido na estatística que o uso de diversos parâmetros para caracterizar anormalidade aumenta a taxa de falso-positivos, daí a recomendação adotada por sociedades de pneumologia para utilizar poucos dados para interpretação da espirometria (ex.: apenas CVF,

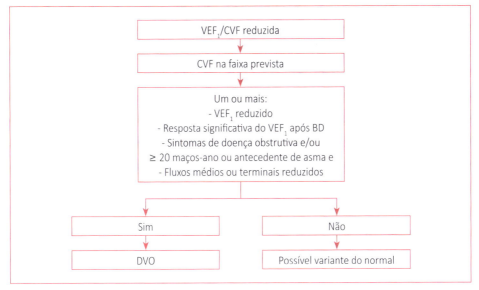

**Figura 10.2.** *Interpretação VEF$_1$/CVF reduzida com CVF na faixa prevista.*

VEF$_1$ e VEF$_1$/CVF).[7] Isto ignora que os parâmetros funcionais são inter-relacionados e, portanto, o uso de diversos parâmetros não tem o efeito multiplicativo esperado. Além disso, pacientes encaminhados para testes de função tem maior probabilidade clínica prévia de doença, reduzindo a taxa de falso-positivos.

Estudo realizado há 35 anos mostrou que as medidas da resistência das vias aéreas e da relação VR/CPT por pletismografia adicionavam sensibilidade à relação VEF$_1$/CVF, que isoladamente era de apenas 82% para o diagnóstico de limitação ao fluxo aéreo (LFA).[8]

É repetido, *ad nauseam,* que os fluxos meso e tele-expiratórios não são, em geral, recomendados na interpretação da espirometria, por sua ampla variabilidade em normais. Entretanto, esses parâmetros se alteram precocemente na LFA e sua variabilidade excessiva é exagerada quando exames de qualidade diversa são incluídos para derivação dos valores previstos incluindo seus limites inferiores, como nas equações *GLI* ou quando os modelos estatísticos usados são inadequados, como derivação dos previstos por equações lineares.[9] No estudo brasileiro de 2007, as equações foram mais bem definidas por equações logarítmicas, tornando o limite inferior mais elevado e aumentando sua sensibilidade para detecção de LFA.[10]

No laboratório de função pulmonar do Centro Diagnóstico Brasil (CDB), estudo de 270 pacientes com diagnóstico ou suspeita clínica de doença obstrutiva, com CVF% na faixa prevista e redução da razão VEF$_1$/CVF ou FEF$_{25\%-75\%}$ ou FEF$_{75\%}$, mostrou que 77 (28,5%) tinham VEF$_1$/CVF na faixa de referência, mas o FEF$_{25\%-75\%}$, FEF$_{75\%}$ ou ambos estavam reduzidos (dados não publicados). Pacientes com redução isolada dos fluxos eram mais frequentemente fumantes ou ex-fumantes, tinham mais tosse produtiva crônica, menor resposta a BD e mais frequentemente diagnóstico de DPOC. Estudos mostraram que o FEF$_{25\%-75\%}$ e o FEF$_{75\%}$ correlacionam-se com o aprisionamento de ar e espessamento de paredes brônquicas como vistas pela TCAR.[11-13]

Outro estudo realizado no mesmo laboratório (CDB), também não publicado, incluiu 300 pacientes consecutivos com diagnóstico ou suspeita clínica de doença obstrutiva por questionário respiratório anormal, encaminhados para avaliação funcional completa. O objetivo foi comparar a sensibilidade relativa dos diversos parâmetros indicadores de LFA e, portanto, uma ou mais anormalidades funcionais indicativas de obstrução deveriam estar presentes. A CVF poderia estar ou não reduzida. A relação $VEF_1/CVF$ estava reduzida em 71,3% dos casos. Nos 86 casos restantes, estavam alterados por ordem decrescente de frequência: REVA elevada (67,4%), relação VR/CPT elevada (48,8%), e tempo do $FEF_{25\%-75\%}$ ($TFEF_{25\%-75\%}$) elevado (25,6%). Em 64 casos (21,3%), o diagnóstico de LFA foi feito apenas pela pletismografia, portanto a sensibilidade da espirometria para caracterizar LFA foi de 78,7%, valor semelhante ao observado (82%) no estudo clássico de 1985.[8] Um caso é ilustrado na Figura 10.3.

A diretriz da ATS/ERS de 2005, afirma que a resistência das vias aéreas é raramente utilizada para identificar obstrução na prática clínica e que seria mais sensível para detectar estreitamento das vias aéreas centrais, que pode ser útil em pacientes incapazes de realizar uma manobra expiratória máxima.[7] A teoria afirma que, pelo aumento da área de secção transversal em direção à periferia, as vias aéreas periféricas contribuiriam com apenas 10%-20% do total da resistência das vias aéreas. Estudo clássico determinou a resistência das vias aéreas em

| Masculino, 41 anos, não tabagista, dispneia a esclarecer | | | | | |
|---|---|---|---|---|---|
| | Previsto | LI/LS | Absoluto pré-BD | % Prev pré-BD | Absoluto pós-BD | % Prev pós-BD |
| CVF (L) | 4,71 | 3,80 | 3,89 | 83 | 4,20 | 89 |
| $VEF_1$ (L) | 3,89 | 3,10 | 3,35 | 86 | 3,41 | 88 |
| $VEF_1/CVF$ | 0,83 | 0,75 | 0,86 | | 0,81 | |
| $FEF_{25\%-75\%}$ (L/s) | 3,98 | 2,30 | 4,13 | 104 | 3,63 | 91 |
| CPT (L) | 6,23 | 4,90 | 6,90 | 111 | 6,76 | 109 |
| CI | 3,11 | 2,70 | 3,00 | 97 | 3,37 | 108 |
| VR (L) | 1,62 | 2,24 | 3,01 | 185 | 2,56 | 158 |
| VR/CPT | 0,27 | 0,35 | 44 | | 38 | |
| REVA | 6,02 | 8,6 | 14,06 | 233 | 7,33 | |

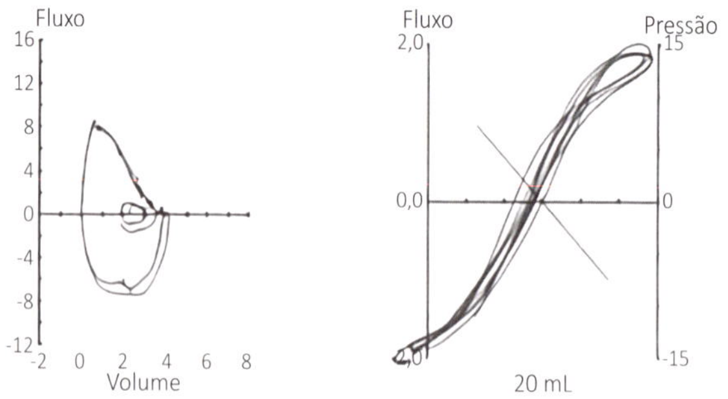

**Figura 10.3.** Exemplo de caso com espirometria normal e obstrução ao fluxo aéreo, demonstrada por elevação da resistência específica das vias aéreas (REVA) e do volume residual. Note a queda significativa com normalização da resistência após administração de broncodilatador.

26 pulmões pós-morte, e os resultados foram comparados com medidas morfológicas destes mesmos pulmões.[14] Contrariamente às ideias aceitas, o maior determinante da resistência pulmonar nesta população com pulmões sadios ou minimamente doentes foi o diâmetro bronquiolar médio. A resistência das vias aéreas periféricas foi variável, e aumentou com a idade. Outro estudo mostrou que a medida da condutância das vias aéreas foi mais sensível para detectar obstrução ao fluxo aéreo em pacientes com a síndrome de bronquiolite obliterante após transplante em comparação à espirometria.[15]

A REVA pode, portanto, ser elevada em pacientes com $VEF_1/CVF$ na faixa prevista em determinados pacientes e ser normal em outros com obstrução evidente ao fluxo aéreo pela espirometria. Importante é salientar que a REVA elevada em diversos casos pode indicar LFA quando a espirometria é normal.

À semelhança da REVA, os fluxos expiratórios mudam com variações do volume pulmonar. A perda de volume pulmonar irá resultar em redução dos fluxos expiratórios. Portanto, se a CVF está reduzida por qualquer causa, para caracterizar obstrução, os fluxos devem ser baixos quando corrigidos para a CVF ($FEF_{25\%-75\%}/CVF$ < limite inferior ou $TEF_{25\%-75\%}$ > limite superior). Ou seja, se a CVF está reduzida, proporcionalmente os fluxos expiratórios estarão também reduzidos, não sendo possível caracterizar obstrução nesses casos apenas pela redução dos fluxos.

Quando a CVF está na faixa prevista, a redução absoluta dos fluxos pode ser valorizada. Muitos sistemas de espirometria permitem derivar a relação $FEF_{25\%-75\%}/CVF$ ou $TFEF_{25\%-75\%}$. A correlação entre ambos é perfeita, já que $TEF_{25\%-75\%} = CVF/2 \times FEF_{25\%-75\%}$.[16] Alguns grupos no Brasil utilizam os valores teóricos para o $TFEF_{25\%-75\%}$ de Knudson.[17] Esses valores são significativamente menores em comparação aos derivados para a população brasileira e sua utilização resulta em diagnósticos falso-positivos de obstrução ao fluxo aéreo em muitos indivíduos (ver *Capítulo 3 – Valores de Referência*). Valores derivados no Brasil em 2007 para adultos estão anexados no Apêndice 4.1 e 4.2.

Os fluxos expiratórios corrigidos para o volume podem estar elevados ($FEF_{25\%-75\%}/CVF$ acima de 150% do previsto), bem como, a REVA ou o $TFEF_{25\%-75\%}$ podem estar reduzidos e, ocasionalmente, esse é o primeiro achado em doenças pulmonares intersticiais, que cursam com aumento da retração elástica e bronquiectasias de tração. Isso também pode ser observado em obesos. Esse dado deve ser assinalado no laudo. Pacientes com fibrose pulmonar idiopática e relação $VEF_1/CVF$ elevada têm pior prognóstico.[18]

A conclusão é que na suspeita de doença pulmonar obstrutiva, quando a relação $VEF_1/CVF$ está na faixa prevista, prova funcional completa é necessária para diagnóstico em diversos casos.

Quando a CPT é normal ou elevada, e a relação VR/CPT está elevada, o achado é denominado "aprisionamento de ar". Quando a CPT está elevada, o achado é denominado "hiperinsuflação pulmonar".

## Controvérsias no diagnóstico de DVO

### $VEF_1/CV$ *vs.* $VEF_1/CVF$ e diferença entre CV e CVF

O esforço envolvido na manobra da CVF pode resultar em fechamento precoce das vias aéreas, mesmo em indivíduos com pulmões normais, e por essa razão a capacidade vital lenta (CV) pode ser maior do que a CVF. Esse efeito se acentua com a idade e em indivíduos com doença obstrutiva. Devido à maneira mais relaxada na manobra da CV, há menor fechamento das vias aéreas.

Em 2005, as diretrizes da *American Thoracic Society* (ATS) / *European Respiratory Society* (ERS) recomendaram o uso da maior capacidade vital no denominador da relação VEF$_1$/CV(F) para identificar indivíduos com doença obstrutiva.[7] No documento anterior da SBPT, de 2002, além dessa sugestão, foi indicado que uma diferença de mais de 200 mL entre CV e CVF seria indicativo de aprisionamento anormal de ar, e, portanto, de distúrbio obstrutivo.[16] Alguns estudos procuraram validar esta hipótese, todos com problemas metodológicos.[19-21] Os autores partem do pressuposto de que os valores previstos para CV e CVF são os mesmos, o que não é correto, embora as diferenças variem entre os estudos.[22-24] Estudos populacionais de CV e CVF mostraram que existe diferença entre CV e CVF e que esta aumenta com a idade pela perda progressiva da retração elástica, não havendo, portanto, uma diferença fixa (Figura 10.4). Em um estudo que avaliou valores de referência para espirometria e volumes pulmonares no Brasil, em 122 indivíduos de cada sexo, a CVF foi significativamente menor em comparação à CV.[25] O 90º percentil da diferença no sexo masculino foi de ~300 mL e 150 mL no sexo feminino Portanto, um valor fixo para ambos os sexos não pode ser utilizado para caracterizar diferença significativa entre CV e CVF. A CVF é influenciada pela compressão do gás intratorácico e fechamento das vias aéreas, resultando em maiores diferenças entre CV e CVF em indivíduos mais jovens do sexo masculino ou com grandes valores de CVF ("variante do normal").[6] No estudo brasileiro as diferenças acima de 200 mL foram mais frequentemente encontradas em homens mais jovens e com maiores valores de CVF, corroborando os dados citados.[26]

Os estudos que valorizaram a diferença entre CV e CVF incluíram muitos obesos, os quais podem exibir uma diferença maior entre CV e CVF, pela menor complacência da parede torácica, cessando o esvaziamento pulmonar em volume maior.[27,28] Um estudo brasileiro mostrou que após cirurgia bariátrica, a diferença entre CV e CVF caiu, em média, de 210 para 80 mL.[29] Em conclusão não recomendamos que a relação VEF$_1$/CV seja usada isoladamente para caracterizar DVO, desde que isso frequentemente resulta em diagnósticos equivocados.

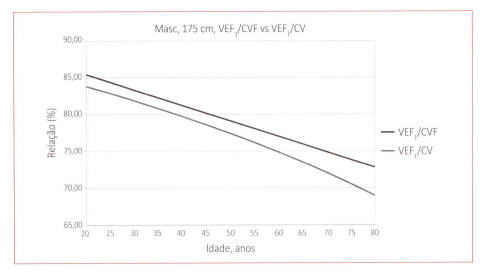

**Figura 10.4.** *Queda com a idade das relações VEF$_1$/CVF e VEF$_1$/CV.*
*Fonte: Calculado de Gutierrez et al. Can Respir J 2004;6:414-424.*

### VEF$_1$/CVF abaixo do limite inferior do previsto (LIP) ou < 0,70?

O consenso GOLD sempre definiu DPOC com base na razão VEF$_1$/CVF < 0,70 pós-BD por considerar sua simplicidade, enquanto outros autores indicam que se deve usar o LIP.[30,31]

A razão VEF$_1$/CVF declina ao longo da vida, e também é inversamente relacionada à estatura. O LIP para a relação VEF$_1$/CVF de 0,70 será atingido em média após 55-65 anos. Ao se utilizar a relação fixa de 0,70 para diagnóstico de LFA, indivíduos doentes mais jovens deixarão de ser diagnosticados, com implicações clínicas.[32] Já idosos saudáveis com LIP da relação VEF$_1$/CVF < 0,70 poderão ser caracterizados como doentes, com prescrições desnecessárias[19] (Figura 10.5).

Embora se aceite que os valores de VEF$_1$ e CVF variam com diferentes previstos, muitos autores afirmam que a razão VEF$_1$/CVF seria muito semelhante para determinado sexo, idade e estatura entre diferentes autores. Uma extensa compilação de equações, feita em dois levantamentos, entretanto, mostrou que a variabilidade é grande[31,33] (Figuras 10.6 e 10.7). Deve-se notar que as equações propostas pela *GLI* e por Hankinson resultam em previstos abaixo da derivada pela maioria de autores.[34,35] A equação proposta para o Brasil em 2007, coincide com a linha média de todas as equações.[10,33] O valor de 0,70 é ,atingido na população brasileira, em média aos 60 anos no sexo masculino e aos 65 anos no sexo feminino.[10] Já pelas equações da *GLI*, o LIP cai abaixo de 0,70 no sexo masculino acima dos 47 anos e no sexo feminino aos 50 anos.[33,34]

A partir desses dados não é surpreendente que o uso de determinadas equações de referência, resulte em menor detecção de sintomáticos idosos com DPOC em comparação ao valor fixo de 0,70.[36] Diversos estudos epidemiológicos realizados nos últimos anos compararam o desempenho da razão fixa de 0,70 com a determinada pelo LIP. O número de eventos respiratórios e mortes ao longo do acompanhamento foi comparado de acordo com cada ponto de corte. Em um estudo, mais de 11.000 pacientes, com média de idade de 63 anos, foram acompanhados por 15 anos. A definição de obstrução ao fluxo aéreo pela relação

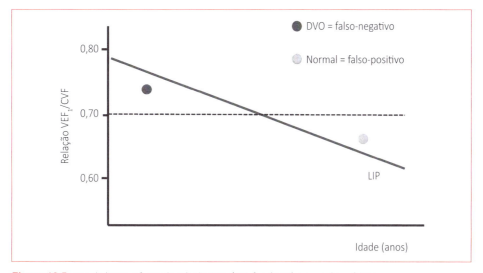

**Figura 10.5.** *Uso do limite inferior da relação VEF$_1$/CVF fixa (0,70) e erros diagnósticos.*
*LIP = limite inferior do previsto.*

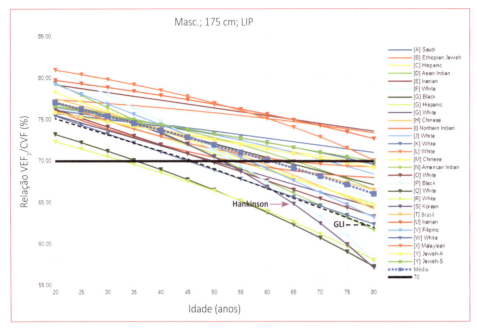

**Figura 10.6.** *Limite inferior do previsto (LIP) de diversos autores de acordo com a idade em homens de 175 cm e relação fixa de 70%.*
*Fonte: Modificada de Johnston R. www.pftforum.com/blog/fev1-and-vc-should-be-measured-separately/#more-2447*

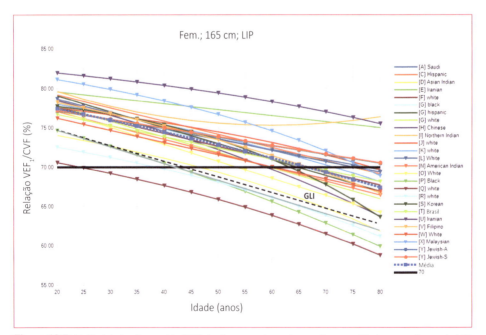

**Figura 10.7.** *Limite inferior do previsto (LIP) de diversos autores de acordo com a idade em mulheres de 165 cm e relação fixa de 70%.*
*Fonte: Modificada de: Johnston R. www.pftforum.com/blog/fev1-and-vc-should-be-measured-separately/#more-2447*

$VEF_1/CVF < 0,70$ foi mais acurada do que o LIP para predizer hospitalizações de causa respiratória e mortes.[37] A equação utilizada para o LIP foi a da *GLI*, explicando sua inferioridade em comparação ao limite fixo.

Mesmo assim, o uso do LIP não é isento de problemas. Imaginemos um paciente de 75 anos, fumante ou ex-fumante e sintomático respiratório, com relação $VEF_1/CVF$ de 0,67, valor acima do LIP, porém < 0,70. Nesse caso, o limite de 0,70 é mais apropriado para definir doença, dada a elevada probabilidade pré-teste de doença. Estudos de pacientes com dissociação entre o LIP fixo ou variável confirmaram esse tipo de achado.[38]

O que se tornou evidente nos últimos anos é que o diagnóstico de DPOC precoce tem implicações clínicas, e que outros parâmetros para caracterização de LFA são necessários, além da relação $VEF_1/CVF$. A adição de $VEF_1$ reduzido, relação VR/CPT elevadas ou fluxos médios e terminais reduzidos podem indicar, mesmo com relação $VEF_1/CVF$ na faixa prevista ou acima de 0,70, que se trata de obstrução ao fluxo aéreo.[39,40]

## $VEF_1/CVF$ reduzido, mas na faixa prevista após broncodilatador (BD), exclui DPOC?

O GOLD sugere que o diagnóstico de DPOC seja feito apenas após persistência do valor reduzido após administração de BD. Entretanto, não é raro se observar casos com suspeita de DPOC com relação $VEF_1/CVF$ reduzida antes do BD, porém na faixa prevista após broncodilatador (não apenas acima de 0,70, mas > LIP). Deve-se considerar dois pontos: 1) Hiper-responsividade brônquica (HRB) é duas vezes mais prevalente na população em comparação à asma. HRB é um fator de risco para o desenvolvimento de DPOC, e estes indivíduos podem ter maior variação ao BD, e, portanto, possível normalização da relação $VEF_1/CVF$ após BD.[41] Na ausência de asma, em pacientes com sintomas sugestivos ou fumantes, caracterizamos estes casos como de DVO por DPOC; 2) A faixa de valores previstos da relação $VEF_1/CVF$ é ampla e o fato de o indivíduo adentrar à faixa do previsto após BD não exclui a possibilidade de que o valor prévio particular do indivíduo seja maior, e portanto, tenha caído, embora na faixa normal após BD.

Nos casos citados, recomenda-se realização de medida de volumes pulmonares e REVA.

A imensa maioria dos estudos epidemiológicos sobre DPOC caracteriza obstrução sem o uso do BD.

## $VEF_1$ isoladamente reduzido

Ocasionalmente, espirometrias com $VEF_1$ isoladamente reduzidos são encontradas. Estudo, de 15.192 indivíduos, demonstrou que 323 (2,1%) tinham redução isolada do $VEF_1$.[42] Esse grupo tinha uma maior proporção de indivíduos com história de tabagismo, anormalidades radiológicas e história de doença respiratória, em comparação ao grupo normal. Os autores sugeriram que estes casos devem ser submetidos a uma avaliação funcional mais completa para determinar se apresentam distúrbio obstrutivo ou restritivo.

## $VEF_1/VEF_6$

Em 2000 o *National Lung Health Education Program* recomendou a troca da CVF pelo $VEF_6$ para simplificar a espirometria, tornando-a mais fácil, rápida e mais confortável.[43] Em 2003, valores previstos para o $VEF_6$ foram derivados para a população norte-americana, e, em 2007, para a população brasileira.[10,44] A partir de 2005 diversos estudos avaliaram a relação $VEF_1/VEF_6$ para diagnóstico de DPOC. A sensibilidade da relação

$VEF_1/VEF_6$ foi comparada à relação $VEF_1/CVF$, frequentemente caracterizando a presença de DVO pelo LIP proposto pelo GOLD de 0,70 para a $VEF_1/CVF$. Ponto de corte de 0,75 para o $VEF_1/VEF_6$ foi proposto como equivalente ao de 0,70 para o $VEF_1$ em um estudo brasileiro e em outros.[45]

Estudo concluiu que a relação $VEF_1/VEF_6$ teve alta sensibilidade e especificidade para detectar DVO, o mesmo sendo após descrito em uma metanálise.[46,47] Entretanto, pacientes com diferentes graus de obstrução ao fluxo aéreo foram incluídos. Pacientes com DVO moderado/acentuado são facilmente detectáveis por diversos testes. Já em obstrução leve, estudos mostraram que a sensibilidade do $VEF_1/VEF_6$ foi de apenas 75%.[48,49] A obstrução em DPOC tem início pela redução dos fluxos terminais, e esses resultados não são surpreendentes. Esse parâmetro poderia ser útil em espirômetros portáteis que sejam confiáveis para detectar DVO moderado/acentuado.[50,51] Em laboratórios de referência, o uso dessa relação é redundante.

## $VEF_3/CVF$

A relação $VEF_3/CVF$ ou seu complemento, a fração $1-VEF_3/CVF$ ou ainda a relação $VEF_3/VEF_6$ foram avaliadas em alguns estudos para detecção de obstrução ao fluxo aéreo, em comparação ao $VEF_1/CVF$.

A porcentagem de casos anormais detectados pela relação $VEF_3/CVF$ reduzida em comparação à relação $VEF_1/CVF$ variou em diferentes estudos entre 3% e 17%.[52-54] Essa relação anormal foi mais observada em fumantes. A extensão de aprisionamento de ar, detectado por pletismografia ou tomografia de tórax em expiração, foi maior em pacientes com $VEF_3/CVF$ reduzido e $VEF_1/CVF$ na faixa prevista.[52,53]

Valores de referência locais ou validação de equações de fora e comparação de sua sensibilidade com a relação $VEF_1/CVF$ e dos fluxos terminais são necessários para adoção desse parâmetro entre nós.[55,56]

## Inclinação do ramo descendente da curva fluxo-volume

A progressiva concavidade do ramo descendente da curva fluxo-volume com o surgimento e agravamento da LFA é amplamente reconhecido, sendo esperado que os fluxos terminais e médios caiam precocemente. Há muitos anos testa-se derivar parâmetros matemáticos que expressem melhor a maior curvatura da curva expiratória máxima, e se espera que valores de referência e sua inserção nos sistemas de espirometria sejam viáveis no futuro.[57-59]

## DVO com CVF reduzida

O aprisionamento de ar, comum nas doenças pulmonares obstrutivas difusas, pode elevar o volume residual e, dependendo da variação concomitante da CPT, pode resultar em queda da CV e CVF. É um erro comum caracterizar a combinação desse dado com $VEF_1/CVF$ e $VEF_1$ reduzidos como distúrbio combinado ou misto.[60] Se a CVF após BD situa-se na faixa prevista, restrição associada pode na prática ser excluída, embora possa ocasionalmente ser encontrada. Se a CVF permanecer reduzida após BD, esta redução encontrada pode se dever apenas ao processo obstrutivo ou à restrição associada. Em tais casos, deve ser sugerida a medida da CPT.

Uma interpretação alternativa considera que a extensão da queda da CVF pode ser de auxílio na caracterização do distúrbio. A CVF cai nos distúrbios restritivos proporcionalmente à queda do $VEF_1$, mas cai menos nos distúrbios obstrutivos. Na presença de

DVO com CVF reduzida, a diferença entre os valores percentuais previstos para a CVF e para o $VEF_1$ pode ser calculada antes do BD. Se essa diferença for ≥ 25 (ex.: CVF 60%, $VEF_1$ 30%, diferença 30%) o distúrbio pode ser caracterizado como "obstrutivo com CVF reduzida por aprisionamento de ar". Esses dados foram baseados em um estudo publicado em 1991, no qual os volumes pulmonares foram medidos por diluição de hélio.[61] Estudo recente, com volumes obtidos por pletismografia em 208 pacientes com CVF e $VEF_1$/CVF reduzidos, e uso de valores brasileiros novos para a CPT, confirmou o mesmo ponto de corte.[61,62] No estudo de 1991, uma diferença entre CVF%-$VEF_1$% ≤ 12% foi sugerida como indicativa de distúrbio combinado, pela grande queda da CVF, porém no novo estudo esta combinação foi associada a distúrbio combinado em apenas 37% dos casos.[62] Casos com $VEF_1$/CVF reduzida e diferença CVF%-$VEF_1$% < 25% devem ser descritos como "DVO com CVF reduzida" e medida de CPT deve ser recomendada para separar distúrbio combinado de puramente obstrutivo (Figura 10.8).

### Distúrbio ventilatório combinado (DVC)

Caracteriza-se por CPT reduzida associado a algum parâmetro indicativo de LFA, tais como relação $VEF_1$/CVF reduzida, REVA ou $FEF_{25\%-75\%}$/CVF reduzido ou $TFEF_{25\%-75\%}$ elevado. A relação VR/CPT é um indicador importante de aprisionamento de ar e, consequentemente, de DVO quando a CPT está na faixa prevista. Porém, se a CPT está reduzida, a relação VR/CPT elevada é desprovida de valor para indicar LFA, uma vez que o denominador (CPT) está baixo.

Uma das maiores dificuldades no DVC é a classificação da gravidade, desde que poder-se-ia levar em conta a redução da CPT para caracterizar o grau de restrição, e o $VEF_1$ para o grau de obstrução, e alguns autores sugerem que no laudo isso seja feito em separado. Entretanto, a redução da CPT pode contribuir para a queda do $VEF_1$. Estudo sugeriu que o $VEF_1$% fosse corrigido dividindo-se o mesmo pela CPT%. $VEF_1$ corrigido = $VEF_1$% previsto/CPT% previsto × 100.[63] Como exemplo, se o paciente tem $VEF_1$ = 40% e CPT = 70%, o $VEF_1$ corrigido seria de 57% (moderado, ver a seguir).

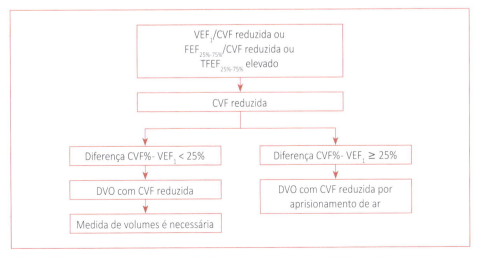

**Figura 10.8.** *Interpretação espirometria: distúrbio ventilatório obstrutivo (DVO) com CVF reduzida.*

### Distúrbio ventilatório restritivo e inespecífico (DVR e DVI)

A CPT% é considerada, à semelhança da CVF (e também incorretamente) como tendo valores normais entre 80% e 120% do previsto. Recentemente valores previstos foram derivados para a população brasileira e o que se observou é que os limites são mais estreitos – grosseiramente entre 85%-115%, porém, devem ser determinados individualmente.[25] Isso permite o diagnóstico de DVR com maior sensibilidade.

Quando a CVF está reduzida, sem evidência espirométrica de obstrução, a CPT pode estar reduzida, confirmando DVR, ou estar na faixa prevista, caracterizando o denominado DVI.[1]

A inspiração incompleta antes da expiração e término precoce da expiração são causas comuns de redução da CVF. Desse modo, uma atenção especial deve ser dada à curva fluxo-volume quando a CVF está reduzida.

A capacidade vital pode ser considerada fisiologicamente como a diferença entre a CPT e o VR e, portanto, poderá estar reduzida em doenças que afetam a CPT (complacência reduzida do pulmão ou da caixa torácica) ou elevam a relação VR/CPT (doenças obstrutivas com aprisionamento de ar, fraqueza dos músculos expiratórios, baixa complacência da caixa torácica). A redução da CVF na ausência de obstrução ao fluxo aéreo (relação $VEF_1/CVF$ preservada) é utilizada para inferir a presença de distúrbio ventilatório restritivo, mas o diagnóstico de um processo restritivo não pode ser feito com confiança, a menos que haja evidência de uma CPT reduzida. Em dois estudos, demonstrou-se que em torno de 40% dos casos tidos como restritivos pela espirometria, a CPT não estava reduzida.[64,65] Esse distúrbio foi denominado, há muitos anos, inespecífico[1] (Figura 10.9). Na Diretriz da ATS/ERS de 2005, esses achados foram caracterizados como indicativos de obstrução ao fluxo aéreo, o que pode ou não estar presente (ver a seguir).[7] Alguns colegas denominam esse padrão como indeterminado. Nos últimos anos, o grupo de pesquisa COPD-GENE criou o termo PRISm para estes casos – *Preseved Ratio Impaired Spirometry*. Não usaremos esse termo no atual documento.

Nos laboratórios de função pulmonar DVI é encontrado em torno de 10% de todos os casos. As condições que resultam em DVI podem decorrer de limitação ao fluxo aéreo, ou de doenças que reduzem a complacência do sistema respiratório.[66] Quando um indivíduo adulto normal realiza uma manobra de CVF, o VR é determinado ao final do esforço pelo fechamento das vias aéreas periféricas e o $VEF_1/CVF$ é normal. Pacientes com asma ou

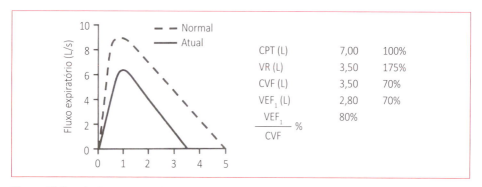

**Figura 10.9.** *Redução proporcional da CVF e do $VEF_1$ com CPT na faixa prevista (distúrbio inespecífico).*
Fonte: Modificada de Hyatt, 1997.

DPOC têm vias aéreas afetadas, com graus variáveis de limitação ventilatória, muitas das quais fecham durante a manobra forçada. As regiões servidas por estas vias aéreas fechadas deixam de contribuir para a CVF, mas se tornam parte do VR elevado. Dependendo da distribuição do comprometimento das vias aéreas, o extenso fechamento precoce na expiração forçada pode "amputar" precocemente o volume pulmonar, resultando em desvio paralelo do ramo descendente da alça expiratória da curva de fluxo-volume, simulando DVR. O pulmão remanescente se esvazia pelas vias aéreas não envolvidas, produzindo uma $VEF_1/CVF$ normal, com redução proporcional em ambos fluxo e volume.

Esse achado foi bem ilustrado em 2004, em um artigo com o nome sugestivo de "Uma relação $VEF_1/CV$ normal não exclui obstrução das vias aéreas".[67] A Figura 10.10 é retirada desse artigo.

Outro grupo de condições podem resultar em DVR por comprometimento da complacência do sistema respiratório, restringindo a expansibilidade normal da caixa torácica ou dos pulmões ou ambos.[66] A obesidade, por exemplo, pode restringir a plena expansão do tórax devido à carga imposta sobre a caixa torácica, a qual é ampliada se existe fraqueza dos músculos respiratórios (Figura 10.11).

Estudos mais antigos sugeriam que a obesidade afetaria a CPT apenas em casos de obesidade extrema. A anormalidade mais comum na obesidade é redução do VRE e da CRF, que guardam uma correlação negativa exponencial com o índice de massa corpórea (Figura 10.12).[68] Estudos mais recentes mostram que há uma variabilidade considerável da CPT na obesidade, que pode resultar em DVR ou não.[69] O volume residual é pouco alterado, resultando em relação VR/CPT normal ou elevada, o que não deve ser valorizado se a CPT está reduzida.[70] Pode haver redução ou não da força dos músculos respiratórios. Quando as equações de referência são analisadas, o peso não exerce influência em diversos parâmetros. Porém, o VRE e a CRF são bem melhor previstas quando o peso entra nas regressões, mesmo com a exclusão de indivíduos obesos. Entretanto ao se aplicar estas equações em obesos, os valores previstos para o VRE e a CRF podem ficar muito reduzidos, e não podem ser considerados "normais" por *default*. Nos valores de referência publicados para a população brasileira, o peso foi incluído nas equações.[25] No apêndice são mostradas equações lineares para o VRE e para a CRF, com o peso excluído.

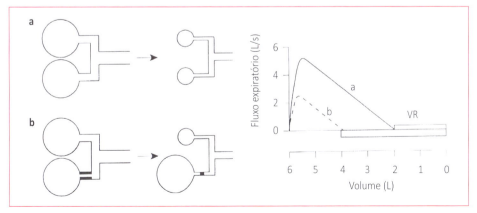

**Figura 10.10.** *Obstrução ao fluxo aéreo simulando distúrbio restritivo pelo aprisionamento de ar.*
Fonte: Baseada em Stanescu & Veriter. Respiration 2004;71:348-352.

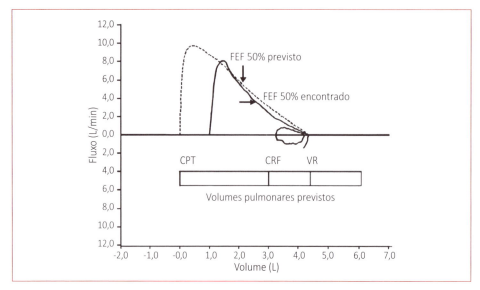

**Figura 10.11.** *Distúrbio inespecífico em decorrência de obesidade. A CPT, embora abaixo do esperado, situa-se na faixa prevista, mas a CVF é reduzida. A inclinação do ramo descendente da alça expiratória segue o previsto e a relação VEF$_1$/CVF é normal. O FEF$_{50\%}$ é reduzido em proporção à CVF.*

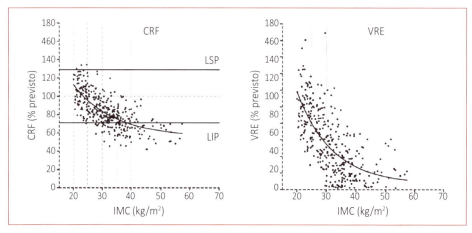

**Figura 10.12.** *Capacidade residual funcional (CRF) e Volume de reserva expiratório (VRE) em obesos.*
*Fonte: Baseada em Jones & Nzekwu. Chest 2006;130:832.*

Alguns sistemas expressam apenas os valores encontrados para o VRE, e questiona-se quando o considerar reduzido em obesos. No estudo brasileiro, valores para homens abaixo de 0,75 L e 0,50 L para mulheres estão em geral abaixo do 5º percentil, porém, o cálculo do limite inferior pela equação melhora a interpretação. Na obesidade, ocasionalmente os valores do VRE podem estar bastante reduzidos, próximos a zero. Hansen et al. propuseram calcular a redução do VRE em relação à medida da capacidade inspiratória (CI), porém, essa relação é altamente variável em normais.[71]

Estudo de seguimento de casos com DVI, demonstrou que o distúrbio permaneceu o mesmo após 3-5 anos em > 60% dos casos e mudou nos restantes.[72] Quando análise de regressão logística foi aplicada visando determinar fatores indicativos de mudança para DVO, foram significativos: maiores valores de REVA, diferença CPT-VA (ver *Capítulo 9 – Captação do Monóxido de Carbono*), história de tabagismo e variação a broncodilatador. A diferença entre CV e CVF não teve valor preditivo.

No Brasil, Schultz et al. avaliaram por provas funcionais completas, 300 pacientes com aparente restrição pela espirometria, definida por redução da CVF com $VEF_1$/CVF e $VEF_1$/CV na faixa de referência.[73] Ao final, DVR foi confirmado em 36% dos casos apenas, DVO ou DVC foram diagnosticados em 40% e 24% permaneceram como portadores de DVI. Nestes, as causas mais comuns foram: doenças pulmonares intersticiais, obesidade, doenças obstrutivas, especialmente asma, doenças de pleura/parede/neuromusculares, insuficiência cardíaca e miscelânea.

A medida da REVA e volumes pulmonares foram essenciais na caracterização diagnóstica. A relação VR/CPT elevada com CPT na faixa prevista foi observada nos diversos grupos de diagnóstico clínico (doenças intersticiais, doenças obstrutivas, condições diversas e obesidade), sugerindo limitação periférica ao fluxo aéreo associada. Variação significativa após BD foi observada em apenas 8% do total dos 300 casos.

Em uma tentativa de separar pacientes com DVR, de pacientes com DVI, apenas com dados espirométricos, a amostra anterior foi estendida para 400 pacientes (dados não publicados) e diversos parâmetros foram comparados nos grupos com CPT reduzida e não reduzida. Todos tinham $VEF_1$/CVF e $VEF_1$/CV na faixa prevista (mesmos previstos) e CVF e CV reduzidas. Esse estudo teve como objetivo desenvolver um algoritmo mais simples do que aquele publicado anteriormente em uma amostra menor, agora usando-se valores brasileiros recentes para medida da CPT.[74] Para separar DVR de DVI foi testado o valor preditivo de algumas variáveis. A princípio a probabilidade clínica de restrição foi estabelecida em três categorias: *Alta probabilidade clínica de restrição* – Doenças pulmonares intersticiais; doenças da parede torácica; derrame pleural; *Probabilidade clínica intermediária de restrição* – ICC, doenças neuromusculares e obesidade; *Baixa probabilidade clínica de restrição* – Asma, DPOC, bronquiectasias e bronquiolites. Uma maior redução da CVF deve refletir uma redução da CPT em pacientes com relação $VEF_1$/CVF acima do limite inferior da normalidade, desde que a CV(F) perfaz a maior parte da CPT.[74] Nas doenças pulmonares que aumentam a retração elástica pulmonar, como fibrose pulmonar, a CVF% deve ser percentualmente mais reduzida do que o $VEF_1$% ou que a relação $FEF_{25\%-75\%}$/CVF se eleve mais.[75] Por análises de curvas ROC e diversas simulações, um algoritmo foi desenvolvido (Figura 10.13). Ao final, 40% do total de casos com redução proporcional da CVF e do $VEF_1$ foram classificados corretamente como portadores de DVR. Nos demais, a medida da CPT foi necessária.

Na maioria dos casos de restrição, a CPT e a CVF são proporcionalmente reduzidas, em média a CVF situa-se 10% abaixo da CPT. Por exemplo, para uma CVF de 50% espera-se em um distúrbio restritivo usual, uma CPT ~ 60%. Como DVR é definido por redução da CPT, existem propostas para definir a gravidade dos distúrbios pela CPT%. Entretanto, a CVF é mais influenciada pelas propriedades elásticas dos pulmões, e sua redução percentual guarda uma melhor associação com a sobrevida na fibrose pulmonar idiopática, a doença-protótipo do DVR.[75] Seguimos a sugestão de caracterizar a presença de DVR pela CPT baixa, porém classificamos sua gravidade pela CVF%. Entretanto, em alguns casos a CVF é reduzida

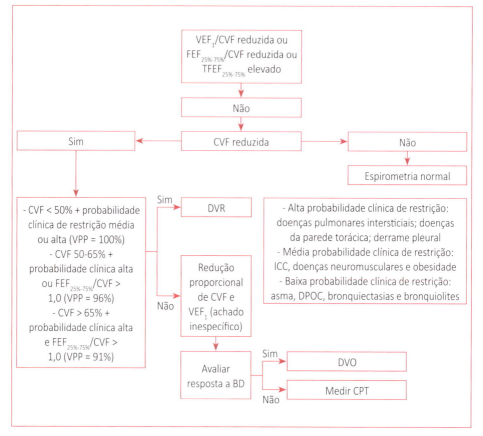

**Figura 10.13.** *Algoritmo para separar distúrbio ventilatório restritivo (DVR) de distúrbio ventilatório inespecífico (DVI) pela espirometria.*

desproporcionalmente em relação à CPT, sendo a diferença entre a CPT% e a CVF% > 10%. Em oposição ao exemplo citado ("DVR simples"), esses casos foram denominados de "DVR complexo".[76] Em uma análise comparativa, foram mais associados ao DVR complexo: IMC > 40 kg/m², doença neuromuscular, bronquiectasias e padrão de mosaico na tomografia de tórax. Pacientes com doença pulmonar intersticial tiveram menos frequentemente DVR complexo. Nos pacientes com DVR complexo, além da restrição existe aprisionamento de ar com "obstrução oculta" (com relação $VEF_1/CVF$ normal) ou uma incapacidade mecânica para reduzir o volume da caixa torácica, como na doença neuromuscular e algumas doenças da parede torácica (particularmente a obesidade). Na obesidade, o volume residual pode se elevar em certos casos com o aumento do grau de obesidade. Pela elevação do IMC, a complacência reduzida da caixa torácica pode limitar a capacidade dos músculos respiratórios em produzir uma expiração completa.

Exemplos de DVR simples e complexo são mostrados na Figura 10.14.

A caracterização do DVR complexo chama a atenção para possíveis fatores ocultos que impedem um maior esvaziamento pulmonar. Além disso, reforça o argumento que a CVF% expressa melhor do que a CPT% a gravidade do distúrbio.

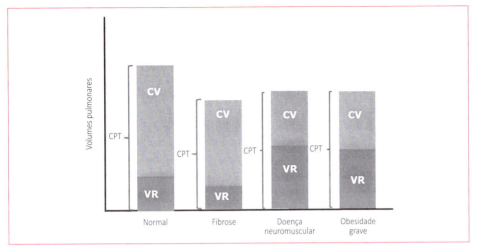

**Figura 10.14.** *Exemplos de distúrbio ventilatório restritivo simples (fibrose), com redução proporcional da CV e da CPT, e de distúrbio ventilatório complexo (doença neuromuscular e obesidade grave), com redução desproporcional da CV em relação à CPT.*
Fonte: Baseada em Clay et al. Chest. 2017;152:1258-65.

## Obstrução de vias aéreas superiores

A obstrução das vias aéreas superiores expressa-se por achados característicos nas curvas fluxo-volume, tanto na alça expiratória, quanto na inspiratória ou mesmo em ambas (Figura 10.15). As anormalidades funcionais surgem quando o calibre da via aérea se reduz em geral a menos de 8 mm, sendo afetados os fluxos dependentes do esforço.[10]

A comparação entre os fluxos expiratórios e inspiratórios no meio da CVF auxilia a localizar a obstrução. Obstrução fixa tipicamente resulta em redução aproximadamente igual

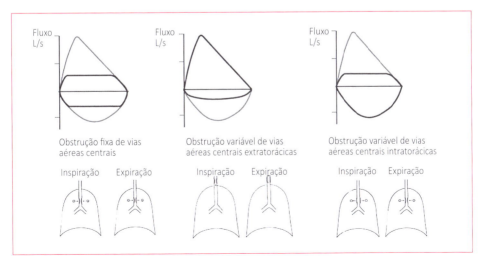

**Figura 10.15.** *Padrões de obstrução de vias aéreas centrais.*

dos fluxos inspiratórios e expiratórios em 50% da CVF. Processos obstrutivos que variam com a fase da respiração também produzem padrões característicos. Na obstrução extratorácica variável, usualmente os fluxos expiratórios são normais, mas há redução dos fluxos inspiratórios. Como o processo obstrutivo se localiza fora do tórax, a curva fluxo-volume expiratória pode parecer normal, sendo a porção inspiratória achatada. Na obstrução intratorácica variável, o PFE é usualmente reduzido e o fluxo expiratório é diminuído até que o local da limitação de fluxo muda para as vias aéreas mais periféricas. Isto dá à alça expiratória uma aparência retangular, sendo a porção inspiratória tipicamente normal.

A alça inspiratória máxima deve ser obtida de rotina. Esta é muito esforço dependente, e má colaboração pode simular obstrução extratorácica variável. As curvas obtidas devem ser reprodutíveis e expressam melhor a anormalidade se sobrepostas. Não raramente obstrução de vias aéreas centrais não suspeitada clinicamente é diagnosticada após os técnicos de função pulmonar observarem a "estranha" morfologia das curvas.

### Curva de fluxo-volume em "dente de serra"

Oscilações de fluxo (Figura 10.16) podem ser observadas nas curvas de fluxo-volume e não devem ser atribuídas erroneamente à tosse.[10]

Oscilações de fluxo são definidas como uma sequência reprodutível de acelerações e desacelerações de fluxo, criando um padrão em "dentes de serra" superposto ao contorno geral da alça de fluxo-volume. As oscilações podem ocorrer em qualquer porção das curvas inspiratória ou expiratória, sendo mais comuns na alça inspiratória pela pressão negativa sobre as vias aéreas superiores. Podem também ser observadas na alça do volume corrente. Pelo menos três oscilações devem estar presentes. A princípio eram tidas como artefatos, depois foram associadas à presença de apneia do sono, e após descritas em diversas condições.[77,78] Esse achado deve ser assinalado no laudo, embora seja inespecífico.

Nas Figuras 10.17 e 10.18, são apresentados algoritmos de interpretação da espirometria isoladamente e da prova de função pulmonar completa (espirometria com pletismografia), respectivamente.

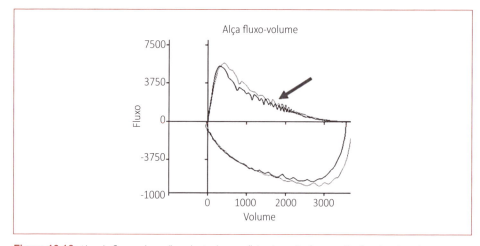

**Figura 10.16.** Alça de fluxo-volume "em dente de serra" A seta assinala as oscilações das vias aéreas durante a expiração. Note as oscilações semelhantes mas menos pronunciadas na alça inspiratória.

# Interpretação e Classificação de Gravidade

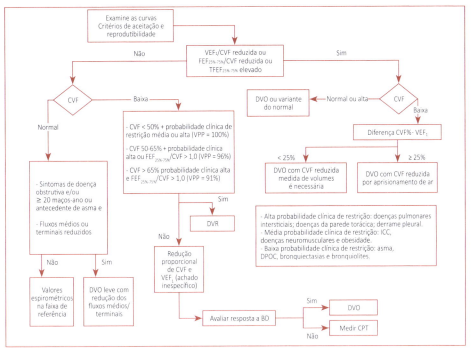

**Figura 10.17.** *Algoritmo de interpretação da espirometria.*

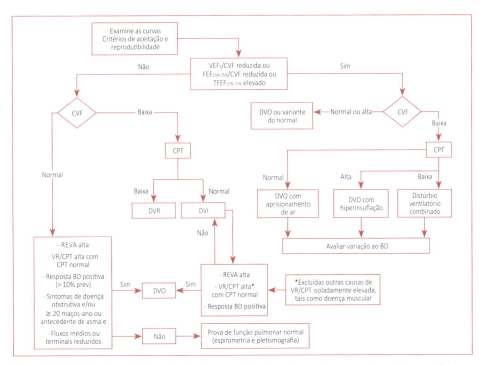

**Figura 10.18.** *Algoritmo de interpretação da prova de função pulmonar (espirometria e pletismografia).*

## Classificação de gravidade

Diferentes parâmetros foram propostos ao longo dos anos para classificar a gravidade dos diferentes distúrbios ventilatórios. A diretriz ATS/ERS de 2005, sugeriu apenas o $VEF_1$ como único parâmetro para classificar a gravidade de quaisquer anormalidades espirométricas (obstrutiva, restritiva ou mista).[7] Essa proposta tem sido criticada desde que, nas doenças pulmonares fibrosantes com distúrbio restritivo, o $VEF_1$ é mais preservado pela maior retração elástica do que a CVF, subestimando, portanto, a gravidade.[79]

Nas doenças obstrutivas, especialmente na DPOC, há consenso de que a presença de obstrução seja caracterizada pela relação $VEF_1/CVF$ reduzida e a gravidade da obstrução seja classificada pelo $VEF_1$ percentual. Diversas sociedades e diretrizes têm proposto diferentes pontos de corte para classificação de gravidade da DVO. A gravidade deveria refletir desfechos relevante, tais como qualidade de vida, admissões hospitalares por exacerbações e mortalidade. O $VEF_1$%, embora imperfeito, é um indicador relevante de prognóstico na DPOC, com valores decrescentes apontando pior sobrevida. Em 2014, Quanjer et al. propuseram que os distúrbios ventilatórios deveriam ser classificados pelo escore z.[80] Usando-se o limite inferior para caracterizar redução do $VEF_1/CVF$ os escores z para o $VEF_1$ de -2, -2.5, -3 e -4 deveriam ser usados para delinear os diferentes graus de limitação ao fluxo aéreo próximos à classificação de gravidade da ATS/ERS. O argumento usado é que isso removeria o viés da idade, sexo e estatura. Considerando que o $VEF_1$% é calculado com base no sexo, idade e estatura, e esse viés inexiste. Em um estudo comparamos o $VEF_1$%, a CVF%, relação $VEF_1/CVF$ e seus escores z em 175 pacientes com diagnóstico de FPI, acompanhados clinicamente por mediana de 43 meses, para avaliar o melhor preditor de mortalidade.[81] Por regressão de Cox a CVF% foi o melhor preditor, sendo os valores do z escore os piores preditores.

Estudo espanhol envolvendo 2.614 pacientes com DPOC a sobrevida foi comparada entre a classificação de gravidade proposta pelo GOLD e pelo escore z como proposto por Quanjer et al.[82] Em 34% dos casos, os pacientes tinham categorias de gravidade discordantes. Os pacientes classificados como portadores de LFA grave, pelo escore z, tiveram paradoxalmente maior mortalidade em comparação aos com LFA muito grave. Por curvas ROC, a capacidade preditora para mortalidade em 5 anos foi melhor pelo escore do $VEF_1$ em porcentagem. Outro estudo menor também mostrou que o escore z foi inferior ao método percentual.[83]

Diversos estudos sugeriram diferentes pontos de corte para o $VEF_1$% pós-BD para classificar o prognóstico em DPOC. O maior deles, um estudo multicêntrico espanhol (COCOMICS) envolvendo 3.665 pacientes, mostrou que os melhores pontos de corte para separar a mortalidade na DPOC foram: leve ≥ 70%, moderado 56%-69%, grave 36%-55%, e muito grave ≤ 35%.[84] Esses pontos de corte diferem dos propostos ainda pelo GOLD: leve $VEF_1$ ≥ 80%, moderado $VEF_1$% 50%-79%, grave $VEF_1$ 30%-49% e muito grave $VEF_1$ < 30%. O $VEF_1$ considerado deve ser o pós-BD.[85] Entretanto, por curvas ROC, as diferenças são muito pequenas: COCOMICS = 0,657, GOLD = 0,647.

Uma comparação entre as classificações de gravidade propostas pelo Consenso GOLD, British Thoracic Society (BTS) e American Thoracic Society (ATS), considerando estes desfechos, mostrou em 611 portadores de DPOC que a escala proposta pela BTS foi superior para predizer a mortalidade respiratória após cinco anos, semelhante às demais para predizer hospitalização e junto com a classificação proposta pela ATS foi melhor para classificar a qualidade de vida em comparação à classificação do GOLD.[86,87] A Sociedade Australiana e da Nova Zelândia manteve na versão de 2020, a classificação de gravidade da BTS, e inclui outros indicadores de gravidade como dispneia para melhor classificação, reconhecendo que o $VEF_1$% é um dado importante, mas que deve ser somado a outros fatores para caracterizar melhor a gravidade da DPOC.[88] Por esses estudos e pela maior simplicidade da classificação continuamos sugerindo a adoção da classificação proposta pela BTS para os distúrbios obstrutivos (Tabela 10.1). Na classificação, o $VEF_1$ pré-BD deve ser o considerado. À semelhança do sugerido na Diretriz de 2002, em vez do qualificativo "grave", para os distúrbios, sugerimos usar a designação menos peremptória de "DVO acentuado".

Nas doenças restritivas, caracterizadas pela redução da CPT, esta poderia ser utilizada para a classificação da gravidade. Raros estudos avaliaram o valor preditivo da CPT para prognóstico na FPI. Entretanto, pela maior disponibilidade da espirometria e pelo valor aceito de modo generalizado do papel da CVF% no prognóstico da FPI, a classificação da restrição deve ser feita pela CVF%. Um estudo que incluiu 1.099 pacientes com fibrose pulmonar idiopática, mostrou uma gradação de risco de morte de acordo com a CVF%.[75] Em comparação aos pacientes com valores de CVF ≥ 80% do previsto, pacientes com valores entre 66%-79% tiveram risco de morte 2,2 vezes maior (IC 95% = 1,2-4,1); com valores entre 51%-65% o risco foi 3,6 (IC 95% = 2,0-6,5) e com CVF ≤ 50% o risco foi 5,9 (IC 95% = 2,6-13,3) vezes maior. Com base nessas considerações, a proposta para classificação de gravidade dos distúrbios espirométricos é mostrada na Tabela 10.1.

**Tabela 10.1.** Classificação dos distúrbios ventilatórios obstrutivo e restritivo com base na espirometria

| Distúrbio | Obstrutivo (VEF₁% pré-BD) | Restritivo (CVF%) |
|---|---|---|
| Leve | 60-LIP* | > 65-LIP* |
| Moderado | 41-59 | 51-65 |
| Acentuado | ≤ 40 | ≤ 50 |

*LIP = limite inferior do previsto.

## Algoritmos de interpretação e inteligência artificial

Diversos algoritmos para interpretação da espirometria em cuidados primários foram publicados, com diferenças importantes.[89] Não há consenso nesta área crítica, o que na prática dificulta o desenvolvimento de laudos baseados em inteligência artificial. O uso da inteligência artificial é um campo em rápida expansão em Medicina e já é realidade em diversas áreas.

A ATS/ERS propuseram um algoritmo de interpretação para a função pulmonar, levando em consideração a razão $VEF_1$/CV, a CPT e a medida da DCO.[7] Além de sugerir padrões a diretriz sugere também diagnósticos clínicos, após a combinação dos achados. Esta força-tarefa assinalou que a definição de padrões anormais (obstrutivo, restritivo, e combinado) se baseia logicamente em uma abordagem estatística. DVO seria caracterizado por razão $VEF_1$/CV abaixo do 5º percentil (ou em escore $z < -1,645$) e um distúrbio restritivo por uma CPT < 5º percentil (ou em escore $z$ para a CPT < -1,645).[7]

Um estudo demonstrou que um *software* com base no algoritmo da ATS/ERS acertou o diagnóstico dos padrões funcionais em 100% dos casos, em comparação aos pneumologistas que fizeram um diagnóstico correto do padrão (segundo uma comissão de peritos) em 74,42% dos casos.[90] Além disso, o algoritmo computadorizado acertou os diagnósticos em 82% de todos os casos, o que foi conseguido por apenas 44,6% dos pneumologistas. O primeiro problema diz respeito à interpretação.[91] Não há necessidade de inteligência artificial para assegurar 100% de acerto de um algoritmo simples, com base em três dados. Erros ocorreram porque a relação $VEF_1/CVF < 0,70$ foi considerada pelos pneumologistas para diagnóstico de obstrução em vez do limite inferior, e a definição de restrição (CPT reduzida) não foi levada em conta em muitos casos.

Para chegar a um diagnóstico clínico, os resultados dos testes de função pulmonar são combinados com informações do paciente, sintomas, e frequentemente, os resultados de outros testes. A importância da aplicação de um questionário padronizado deve ser novamente realçada para a correlação da prova funcional com os dados clínicos.

Outro estudo demonstrou que um painel de peritos conseguiu atingir 77% de acurácia, levando em conta a prova funcional e a história clínica.[92] De maneira interessante, nesse mesmo estudo, os autores também demonstraram o valor adicional à espirometria da medida da REVA, volumes pulmonares estáticos, e a DCO (CCO) para a obtenção do diagnóstico final dos pacientes com sintomas respiratórios. O estudo mostra que especialistas são capazes de distinguir anormalidades sutis, mas significativas, as quais não são captadas por algoritmos mais simples, como o sugerido pela ATS/ERS.

Na prática do laboratório de função pulmonar, os diagnósticos já estão estabelecidos, na maioria dos casos, como mostra o questionário, e o papel do teste é mais importante na demonstração de um padrão que seja compatível, do que no estabelecimento de um diagnóstico, o que não retira a importância das diversas aplicações dos testes. Em muitos casos, outros exames podem ser necessários para o diagnóstico final.

## Referências bibliográficas

1. Hyatt RE, Scalon PD, Nakamura M. Interpretation of Pulmonary Function Tests: A Practical Guide. Lippincott-Raven 1997.

2. Vaz Fragoso CA, Concato J, McAvay G, et al. Defining chronic obstructive pulmonary disease in older persons. Respir Med. 2009;103:1468-76.

3. Ohar JA, Sadeghnejad A, Meyers DA, Donohue JF, Bleecker ER. Do symptoms predict COPD in smokers? Chest. 2010;137:1345-53.

4. Perret JL, Dharmage SC, Matheson MC, et al. The interplay between the effects of lifetime asthma, smoking, and atopy on fixed airflow obstruction in middle age. Am J Respir Crit Care Med. 2013;187:42-8.

5. Bridevaux PO, Gerbase MW, Probst-Hensch NM, Schindler C, Gaspoz JM, Rochat T. Long-term decline in lung function, utilisation of care and quality of life in modified GOLD stage 1 COPD. Thorax. 2008;63:768-74.

6. Dos Santos Andreata L, Soares MR, Pereira CA. Reduced $FEV_1/FVC$ and $FEV_1$ in the Normal Range as a Physiological Variant. Respir Care. 2019;64:570-575.

7. Pellegrino R, Viegi G, Brusasco V, et al. Interpretative strategies for lung function tests. Eur Respir J. 2005;26:948-68.

8. Gilbert R, Auchincloss JH. The interpretation of the spirogram. How accurate is it for 'obstruction'? Arch Intern Med.1985;145:1635-9.

9. Quanjer PH, Weiner DJ, Pretto JJ, Brazzale DJ, Boros PW. Measurement of FEF25%-75% and FEF75% does not contribute to clinical decision making. Eur Respir J. 2014;43:1051-8.

10. Pereira CA, Sato T, Rodrigues SC. New reference values for forced spirometry in white adults in Brazil. J Bras Pneumol. 2007;33:397-406.

11. Arakawa H, Fujimoto K, Fukushima Y, Kaji Y. Thin-section CT imaging that correlates with pulmonary function tests in obstructive airway disease. Eur J Radiol. 2011;80:e157-63.

12. Lucidarme O, Coche E, Cluzel P, Mourey-Gerosa I, Howarth N, Grenier P. Expiratory CT scans for chronic airway disease: correlation with pulmonary function test results. AJR Am J Roentgenol. 1998;170:301-7.

13. Ueda T, Niimi A, Matsumoto H, et al. Role of small airways in asthma: investigation using high-resolution computed tomography. J Allergy Clin Immunol. 2006;118:1019-25.

14. Niewoehner DE, Kleinerman J. Morphologic basis of pulmonary resistance in the human lung and effects of aging. J Appl Physiol. 1974;36:412-8.

15. Bassiri AG, Girgis RE, Doyle RL, Theodore J. Detection of small airway dysfunction using specific airway conductance. Chest. 1997;111:1533-5.

16. Pereira CAC, Neder JA. Diretrizes para Teste de Função Pulmonar. J Pneumol. 2002;28(Suppl 3):S1-S238.

17. Knudson RJ, Lebowitz MD, Holberg CJ, Burrows B. Changes in the normal maximal expiratory flow-volume curve with growth and aging. Am Rev Respir Dis. 1983;127:725-34.

18. Soares MR, Pereira C, Ferreira R, Nei Aparecida Martins Coletta E, Silva Lima M, Muller Storrer K. A score for estimating survival in idiopathic pulmonary fibrosis with rest $SpO_2 > 88$. Sarcoidosis Vasc Diffuse Lung Dis. 2015;32:121-8.

19. Huprikar NA, Skabelund AJ, Bedsole VG, et al. Comparison of Forced and Slow Vital Capacity Maneuvers in Defining Airway Obstruction. Respir Care. 2019;64:786-792.

20. Saint-Pierre M, Ladha J, Berton DC, et al. Is the Slow Vital Capacity Clinically Useful to Uncover Airflow Limitation in Subjects With Preserved FEV 1/FVC Ratio? Chest. 2019;156:497-506.

21. Fernandez JJ, Castellano MVCO, Vianna FAF, Nacif SR, Rodrigues Junior R, Rodrigues SCS. Clinical and functional correlations of the difference between slow vital capacity and FVC. J Bras Pneumol. 2020;46:e20180328.

22. Marsh S, Aldington S, Williams M, et al. Complete reference ranges for pulmonary function tests from a single New Zealand population. N Z Med J. 2006;119:U2281.

23. Gutierrez C, Ghezzo RH, Abboud RT, et al. Reference values of pulmonary function tests for Canadian Caucasians. Can Respir J. 2004;11:414-24.

24. Kubota M, Kobayashi H, Quanjer PH, et al. Reference values for spirometry, including vital capacity, in Japanese adults calculated with the LMS method and compared with prévious values. Respir Investig. 2014;52:242-50.

25. Lessa T, Pereira CAC, Soares MR, et al. Reference values for pulmonary volumes by plethysmography in a Brazilian sample of white adults. J Bras Pneumol. 2019;45:e20180065

26. Soares MR, Pereira CAC, Lessa T, Guimarães VP, Matos RL, Hassi R. Diferença entre CV lenta e forçada e $VEF_1/CV$ e $VEF_1/CVF$ em adultos brancos normais em uma amostra da população brasileira. Pneumol Paulista. 2019;P-35(Supplementary edition).

27. Fortis S, Corazalla EO, Wang Q, Kim HJ. The difference between slow and forced vital capacity increases with increasing body mass index: a paradoxical difference in low and normal body mass indices. Respir Care. 2015;60:113-8.

28. Salome CM, King GG, Berend N. Physiology of obesity and effects on lung function. J Appl Physiol (1985). 2010;108:206-11.

29. Campos EC, Peixoto-Souza FS, Alves VC, et al. Improvement in lung function and functional capacity in morbidly obese women subjected to bariatric surgery. Clinics (Sao Paulo). 2018;73:e20.

30. Pauwels RA, Buist AS, Calverley PM, Jenkins CR, Hurd SS, Committee GS. Global strategy for the diagnosis, management, and prevention of chronic obstructive pulmonary disease. NHLBI/WHO Global Initiative for Chronic Obstructive Lung Disease (GOLD) Workshop summary. Am J Respir Crit Care Med. 2001;163:1256-76.

31. Swanney MP, Ruppel G, Enright PL, et al. Using the lower limit of normal for the FEV1/FVC ratio reduces the misclassification of airway obstruction. Thorax. 2008;63:1046-51.

32. Çolak Y, Afzal S, Nordestgaard BG, Vestbo J, Lange P. Young and middle-aged adults with airflow limitation according to lower limit of normal but not fixed ratio have high morbidity and poor survival: a population-based prospective cohort study. Eur Respir J. 2018;51:1702681.

33. Johnston. R. $FEV_1$ and VC should be measured separately? https://www.pftforum.com/blog/fev1-and-vc-should-be-measured-separately/

34. Quanjer PH, Stanojevic S, Cole TJ, et al. Multi-ethnic reference values for spirometry for the 3-95-yr age range: the global lung function 2012 equations. Eur Respir J. 2012;40:1324-43.

35. Hankinson JL, Odencrantz JR, Fedan KB. Spirometric reference values from a sample of the general U.S. population. Am J Respir Crit Care Med. 1999;159:179-87.

36. Mohamed Hoesein FA, Zanen P, Lammers JW. Lower limit of normal or FEV1/FVC < 0.70 in diagnosing COPD: an evidence-based review. Respir Med. 2011;105:907-15.

37. Bhatt SP, Balte PP, Schwartz JE, et al. Discriminative Accuracy of FEV1:FVC Thresholds for COPD-Related Hospitalization and Mortality. JAMA. 2019;321:2438-2447.

38. Güder G, Brenner S, Angermann CE, et al. "GOLD or lower limit of normal definition? A comparison with expert-based diagnosis of chronic obstructive pulmonary disease in a prospective cohort-study". Respir Res. 2012;13:13.

39. Odeyemi YE, Lewis O, Ngwa J, Dodd K, Gillum RF, Mehari A. Does Low FEV1 in Addition to Fixed Ratio and/or Lower Limit of Normal of FEV1/FVC Improve Prediction of Mortality in COPD? The NHANES-III-linked-mortality Cohort. J Natl Med Assoc. 2019;111:94-100.

40. van Dijk W, Tan W, Li P, et al. Clinical relevance of fixed ratio *vs.* lower limit of normal of FEV1/FVC in COPD: patient-reported outcomes from the CanCOLD cohort. Ann Fam Med. 2015;13:41-8.

41. de Marco R, Accordini S, Marcon A, et al. Risk factors for chronic obstructive pulmonary disease in a European cohort of young adults. Am J Respir Crit Care Med. 2011;183:891-7.

42. Jung YJ, Ra SW, Lee SD, Park CS, Oh YM. Clinical features of subjects with an isolated FEV1 reduction. Int J Tuberc Lung Dis. 2012;16:262-267.

43. Ferguson GT, Enright PL, Buist AS, Higgins MW. Office spirometry for lung health assessment in adults: A consensus statement from the National Lung Health Education Program. Chest. 2000;117:1146-61.

44. Hankinson JL, Crapo RO, Jensen RL. Spirometric reference values for the 6-s FVC maneuver. Chest. 2003;124:1805-11.

45. Rosa FW, Perez-Padilla R, Camelier A, et al. Efficacy of the FEV1/FEV6 ratio compared to the FEV1/FVC ratio for the diagnosis of airway obstruction in subjects aged 40 years or over. Braz J Med Biol Res. 2007;40:1615-21.

46. Vandevoorde J, Verbanck S, Schuermans D, Kartounian J, Vincken W. FEV1/FEV6 and FEV6 as an alternative for FEV1/FVC and FVC in the spirometric detection of airway obstruction and restriction. Chest. 2005;127:1560-4.

47. Jing JY, Huang TC, Cui W, Xu F, Shen HH. Should FEV1/FEV6 replace FEV1/FVC ratio to detect airway obstruction? A metanalysis. Chest. 2009;135:991-998.

48. Pereira CA. FEV1/FEV6 for detection of airflow obstruction: better forget it. Chest. 2009;136:1701; author reply 1701-2.

49. Soares AL, Rodrigues SC, Pereira CA. Airflow limitation in Brazilian Caucasians: FEV1/FEV6 vs. FEV1/FVC. J Bras Pneumol. 2008;34:468-72.

50. Gerbase MW, Dupuis-Lozeron E, Schindler C, et al. Agreement between spirometers: a challenge in the follow-up of patients and populations? Respiration. 2013;85:505-14.

51. Milanzi EB, Koppelman GH, Oldenwening M, et al. Considerations in the use of different spirometers in epidemiological studies. Environ Health. 04 2019;18:39.

52. Dilektasli AG, Porszasz J, Casaburi R, et al. A Novel Spirometric Measure Identifies Mild COPD Unidentified by Standard Criteria. Chest. 2016;150:1080-1090.

53. Morris ZQ, Coz A, Starosta D. An isolated reduction of the FEV3/FVC ratio is an indicator of mild lung injury. Chest 2013;144:1117-1123.
54. Lam DC, Fong DY, Yu WC, et al. FEV3, FEV6 and their derivatives for detecting airflow obstruction in adult Chinese. Int J Tuberc Lung Dis. 2012;16:681-6.
55. Hansen JE, Sun XG, Wasserman K. Discriminating measures and normal values for expiratory obstruction. Chest 2006;129:369-77.
56. Hansen JE, Porszasz J, Casaburi R, Stringer WW. Re-Defining Lower Limit of Normal for FEV. Chronic Obstr Pulm Dis. 2015;2:94-102.
57. Kapp MC, Schachter EN, Beck GJ, Maunder LR, Witek TJ. The shape of the maximum expiratory flow volume curve. Chest. 1988;94:799-806.
58. Dominelli PB, Foster GE, Guenette JA, et al. Quantifying the shape of the maximal expiratory flow-volume curve in mild COPD. Respir Physiol Neurobiol.2015;219:30-5.
59. Ikeda T, Yamauchi Y, Uchida K, Oba K, Nagase T, Yamada Y. Reference value for expiratory time constant calculated from the maximal expiratory flow-volume curve. BMC Pulm Med. 2019;19:208.
60. Rufino R, Costa CH, Lopes AJ. Diagnóstico e classificação do distúrbio ventilatório obstrutivo. Pulmão RJ. 2018;27:81-88.
61. Pereira CAC, Sato T. Limitação ao fluxo aéreo e capacidade vital reduzida: distúrbio ventilatório obstrutivo ou combinado? J Pneumol. 1991;17:59-68.
62. Sadigursky LV, Pereira CAC, Soares MR. Distúrbio ventilatório obstrutivo com CVF reduzida: quando excluir distúrbio combinado? Pneumologia Paulista. 2019;P-36(Suplemento).
63. Gardner ZS, Ruppel GL, Kaminsky DA. Grading the severity of obstruction in mixed obstructive-restrictive lung disease. Chest 2011;140:598-603.
64. Aaron SD, Dales RE, Cardinal P. How accurate is spirometry at predicting restrictive pulmonary impairment? Chest.1999;115:869-73.
65. Venkateshiah SB, Ioachimescu OC, McCarthy K, Stoller JK. The utility of spirometry in diagnosing pulmonary restriction. Lung. 2008;186:19-25.
66. Hyatt RE, Cowl CT, Bjoraker JA, Scanlon PD. Conditions associated with an abnormal nonspecific pattern of pulmonary function tests. Chest 2009;135:419-424.
67. Stănescu D, Veriter C. A normal FEV1/VC ratio does not exclude airway obstruction. Respiration 2004;71:348-52.
68. Jones RL, Nzekwu MM. The effects of body mass index on lung volumes. Chest. 2006;130:827-33.
69. Pellegrino R, Gobbi A, Antonelli A, et al. Ventilation heterogeneity in obesity. J Appl Physiol 2014;116:1175-81.
70. 70   Forno E, Han YY, Mullen J, Celedón JC. Overweight, Obesity, and Lung Function in Children and Adults-A Meta-analysis. J Allergy Clin Immunol Pract. 2018;6:570-581.e10.
71. Hansen JE. Final Interpretation. In: Hansen JE, ed. Pulmonary Function Testing & Interpretation. 2011:197-204.
72. Iyer VN, Schroeder DR, Parker KO, Hyatt RE, Scanlon PD. The nonspecific pulmonary function test: longitudinal follow-up and outcomes. Chest. 2011;139:878-886.
73. Schultz K, D'Aquino LC, Soares MR, Gimenez A, Pereira CA. Lung volumes and airway resistance in patients with a possible restrictive pattern on spirometry. J Bras Pneumol. 2016;42:341-347.
74. D'Aquino LC, Rodrigues SC, Barros JA, Rubin AS, Rosário Filho NA, Pereira CA. Predicting reduced TLC in patients with low FVC and a normal or elevated FEV1/FVC ratio. J Bras Pneumol. 2010;36:460-7.
75. du Bois RM, Weycker D, Albera C, et al. Ascertainment of individual risk of mortality for patients with idiopathic pulmonary fibrosis. Am J Respir Crit Care Med. 2011;184:459-66.

76. Clay RD, Iyer VN, Reddy DR, Siontis B, Scanlon PD. The "Complex Restrictive" Pulmonary Function Pattern: Clinical and Radiologic Analysis of a Common but Préviously Undescribed Restrictive Pattern. Chest. 2017;152:1258-1265.

77. Sanders MH, Martin RJ, Pennock BE, Rogers RM. The detection of sleep apnea in the awake patient. The 'saw-tooth' sign. JAMA. 1981;245:2414-8.

78. Johnston R. Sawtooth pattern on the flow-volume loop. https://www.pftforum.com/blog/sawtooth-pattern-on-the-flow-volume-loop/

79. Aggarwal AN, Agarwal R. The new ATS/ERS guidelines for assessing the spirometric severity of restrictive lung disease differ from prévious standards. Respirology. 2007;12:759-62.

80. Quanjer PH, Pretto JJ, Brazzale DJ, Boros PW. Grading the severity of airways obstruction: new wine in new bottles. Eur Respir J. 2014;43:505-12.

81. Soares MR, Gimenez A, Pereira CAC. Classificação da gravidade do distúrbio ventilatório restritivo: VEF$_1$%, escore Z ou CVF%. J Bras Pneumol. 2018;44(Supl 1R):p.173.

82. Tejero E, Prats E, Casitas R, et al. Classification of Airflow Limitation Based on z-Score Underestimates Mortality in Patients with Chronic Obstructive Pulmonary Disease. Am J Respir Crit Care Med. 2017;196:298-305.

83. Huang TH, Hsiue TR, Lin SH, Liao XM, Su PL, Chen CZ. Comparison of different staging methods for COPD in predicting outcomes. Eur Respir J. 2018;51: 1700577.

84. Almagro P, Martinez-Camblor P, Soriano JB, et al. Finding the best thresholds of FEV1 and dyspnea to predict 5-year survival in COPD patients: the COCOMICS study. PLoS One. 2014;9:e89866.

85. GOLD Reports for Personal Use. Global Initiative for Chronic Obstructive Lung Disease - GOLD. Accessed April 06, 2020. https://goldcopd.org/

86. Esteban C, Quintana JM, Egurrola M, et al. Classifying the severity of COPD: are the new severity scales better than the old? Int J Tuberc Lung Dis. 2009;13:783-90.

87. BTS guidelines for the management of chronic obstructive pulmonary disease. The COPD Guidelines Group of the Standards of Care Committee of the BTS. Thorax. 1997;52 Suppl 5:S1-28.

88. Yang IA, Brown JL, George J, et al. The COPD-X Plan: Australian and New Zealand Guidelines for the management of Chronic Obstructive Pulmonary Disease 2019. Version 2.61, February 2020.

89. D'Urzo KA, Mok F, D'Urzo AD. Variation Among Spirometry Interpretation Algorithms. Respir Care. 2020; respcare.07294.

90. Topalovic M, Das N, Burgel PR, et al. Artificial intelligence outperforms pulmonologists in the interpretation of pulmonary function tests. Eur Respir J. 2019;53:1801660.

91. Delclaux C. No need for pulmonologists to interpret pulmonary function tests. Eur Respir J. 2019;54:1900829. Published 2019 Jul 18.

92. Decramer M, Janssens W, Derom E, Joos G, Ninane V, Deman R, et al. Contribution of four common pulmonary function tests to diagnosis of patients with respiratory symptoms: a prospective cohort study. Lancet Respir Med. 2013;1:705–13.

# Relatório Final

**Maria Raquel Soares ♦ Carlos Alberto de Castro Pereira**

## Introdução

Diante da grande variabilidade de relatório final para laudos de função pulmonar entre diferentes laboratórios, há uma necessidade iminente de se discutir um formato padronizado, com informações essenciais para melhorar a interpretação dos dados e facilitar a comunicação entre pneumologistas.

Todos os relatórios devem começar com um cabeçalho contendo: identificação correta do paciente, incluindo nome completo, número de registro no sistema ou prontuário médico, sexo ao nascimento, data de nascimento, data do teste, altura, peso, IMC, raça, história de tabagismo, motivo do exame e médico de referência. A medida da saturação periférica de oxigênio ($SpO_2$) por oximetria digital passou a ser nos últimos anos uma medida de rotina para pneumologistas, e como tal, deve ser anotado no cabeçalho do exame. Será principalmente útil nos casos de hipoxemia e/ou uso de oxigenoterapia. Na Tabela 11.1, está um exemplo de cabeçalho.

**Tabela 11.1.** Variáveis que devem constar no cabeçalho de todos os exames para o relatório final

| Nome completo | | Médico de referência | |
|---|---|---|---|
| Registro | | Data do teste | |
| Sexo | | Motivo do exame | |
| Data de nascimento | | $SpO_2$ de repouso | |
| Idade | | Altura | |
| Raça | | Peso | |
| Tabagismo | | IMC | |

No relatório deve constar como comentários técnicos, se os critérios de aceitação e reprodutibilidade foram preenchidos para cada exame, de acordo com o que já foi discutido na literatura,[1-3] e em capítulos anteriores desse documento, para que o clínico possa julgar se o teste foi adequado.

É de fundamental importância quais valores de referência foram utilizados e se os dados de referência se ajustam à idade, sexo, altura e raça. Valores de referência para a população brasileira de espirometria (adultos brancos e negros), volumes por pletismografia (adultos brancos) e medida da difusão de monóxido de carbono (adultos brancos) foram recentemente publicados.[4-7]

Atualmente, os laboratórios dispõem de vários *softwares* que trazem sugestões de escolha de variáveis para laudos, assim como, relatório final em inglês. No entanto, as variáveis devem ser uma escolha personalizada de cada laboratório, de acordo com a relevância clínica e laudos automáticos não devem ser utilizados, porque geralmente são inacurados.

O número de parâmetros deve ser pequeno para evitar resultados falso-positivos. A interpretação dos testes de função pulmonar deve ser conservadora em sugerir diagnósticos específicos. Valores limítrofes devem ser interpretados com cautela, à luz de dados clínicos e epidemiológicos ou das respostas de um questionário respiratório específico (ver *Apêndice ao final do livro*). Tais interpretações deveriam, quando possível, usar informação clínica na decisão sobre o que é normal ou anormal.

A configuração do relatório final vai variar com o teste realizado, mas a ordem sugerida é sempre: espirometria, capacidade vital lenta (se realizada), medida dos volumes pulmonares, medida da resistência de vias aéreas (REVA) e capacidade de difusão do monóxido de carbono (DCO).

## Espirometria

Dados na literatura são bastante limitados para apoiar a escolha das variáveis necessárias. Para a espirometria, muitos parâmetros podem ser calculados, mas muitos não adicionam utilidade clínica e não devem ser relatados rotineiramente. Na Tabela 11.2, há uma sugestão de variáveis que devem constar no relatório final do teste. A ideia é que seja simples, possa ser impresso juntamente com comentários da qualidade técnica e interpretativos em uma única página.

Todo exame de espirometria deve permitir a visualização concomitante das curvas de fluxo-volume e de volume-tempo, seja durante a execução, seja no relatório final. As curvas

**Tabela 11.2.** Variáveis tabulares para relatório da espirometria

|  | Previsto | LIP | LSP | Absoluto Pré-BD | % Prev Pré-BD | Absoluto Pós-BD | % Prev Pós-BD |
|---|---|---|---|---|---|---|---|
| CVF (L) | | | | | | | |
| $VEF_1$ (L) | | | | | | | |
| $VEF_1$/CVF | | | | | | | |
| $FEF_{25\%-75\%}$ (L/s) | | | | | | | |
| $FEF_{25\%-75\%}$/CVF | | | | | | | |
| $TFEF_{25\%-75\%}$ (s) | | | | | | | |
| $FEF_{25\%-75\%}$ (L/s) | | | | | | | |
| CVIF (L) | | | | | | | |
| TExp (s) | | | | | | | |
| PFE (L/s) | | | | | | | |
| TPFE (ms) | | | | | | | |
| VRext (mL) | | | | | | | |

*De acordo com a disponibilidade das variáveis para o software utilizado escolhe-se $FEF_{25\%-75\%}$/CVF ou $TFEF_{25\%-75\%}$*

*LIP = limite inferior do previsto; LSP = limite superior do previsto; BD = broncodilatador; Prev = previsto.*

impressas realçam a confiabilidade do exame para quem recebe, além de permitir uma caracterização instantânea do tipo de distúrbio espirométrico. A curva fluxo-volume mostra, com precisão, o esforço expiratório inicial adequado, pela observação do pico de fluxo precoce e abrupto. A curva volume-tempo, por sua vez, permite caracterizar melhor o fim da manobra forçada, ao demonstrar claramente um platô no último segundo da expiração.

Os limites de referência de cada parâmetro do teste devem ser exibidos. O valor absoluto medido e o percentual do previsto devem ser mostrados após os valores previstos e o limite inferior do previsto (LIP), das fases pré e pós-broncodilatador. Além dos parâmetros básicos de CVF, $VEF_1$ e relação $VEF_1/CVF$ que devem obrigatoriamente constar em todos os relatórios, sugerimos incluir também: $FEF_{25\%-75\%}$, a relação $FEF_{25\%-75\%}/CVF$ ou o tempo do FEF ($TFEF_{25\%-75\%}$), o $FEF_{75\%}$, a CVIF, Tempo Expiratório total (TExp) e as variáveis que confirmam a qualidade de curva como: PFE, tempo até o PFE (TPFE em milissegundos) e o volume retroextrapolado (VRExt).

Para interpretação da espirometria, na maioria dos sistemas, o limite inferior é o suficiente para considerar o valor encontrado alterado, exceto para o $TFEF_{25\%-75\%}$ que precisa ser comparado com o limite superior do previsto (LSP). Em alguns *softwares* não há a variável $FEF_{25\%-75\%}/CVF$ e sim o $TFEF_{25\%-75\%}$. Como já descrito no *Capítulo 10 – Interpretação e Classificação de Gravidade*: *"A correlação entre ambos é perfeita"* e a escolha de um dos dois índices é indiferente.[1] Apenas chama-se a atenção que o LSP deverá constar nos laudos onde o $TFEF_{25\%-75\%}$ é o escolhido pelo *software* utilizado. Determinados sistemas utilizam o valor previsto e/ou intervalo de confiança 95%, o qual já demonstra os limites inferior e superior.

Recentemente a *American Thoracic Society* (ATS) publicou um documento feito por consenso para discussão de um relatório padrão para função pulmonar.[8] Além do habitual, foi também discutido sobre relatório e/ou exibição da distância do resultado em relação ao valor previsto em unidades de desvio padrão (o chamado escore $z$) no intuito de ajudar no entendimento da anormalidade, mas os próprios autores concluem que essa questão é opcional. O escore $z$ de um resultado é o número de desvios padrão que ele dista da média ou, para equações de regressão, o número de resíduos padronizados longe do valor previsto. Exibições gráficas lineares visualizam isso em relação à faixa normal e auxiliam na avaliação da significância de valores anormais.[8] A Figura 11.1 é um exemplo de configuração de laudo tabular utilizando o escore $z$. Em síntese, valores abaixo de -1,64 são coincidentes com o LIP e podem ser usados para caracterizar anormalidade. Nesse

| Data Nasc.: | 29/05/1981 | Idade: | 38 anos | Sexo: | feminino |
|---|---|---|---|---|---|
| Altura: | 172 cm | Operador: | XXXXX | Tabagismo: | |
| Peso | 109,0 kg | Diagnóstico: | Pré-operatório | Maços-ano: | |
| IMC: | 37 | Médico: | XXXXX | | |

### Prova de função pulmonar

| | | Pred | Linf | Pré | % Pré | Pós | % Pós | %Dif | Classif Z |
|---|---|---|---|---|---|---|---|---|---|
| CVF | L | 4,02 | 3,38 | 3,91 | 97 | 3,86 | 96 | -1 | -0,17 |
| $VEF_1$ | L | 3,28 | 2,67 | 3,04 | 93 | 3,15 | 96 | 4 | -0,39 |
| $VEF_1\%CVF$ | % | 81 | 73 | 78 | 96 | 82 | 100 | 5 | -0,43 |
| $FEF_{25\%-75\%}$ | L/s | 3,15 | 1,79 | 2,74 | 87 | 3,47 | 110 | 27 | -0,30 |
| $FEF_{50\%}$ | L/s | 3,85 | 2,16 | 3,67 | 95 | 4,39 | 114 | 20 | -0,11 |
| $FEF_{75\%}$ | L/s | 1,30 | 0,69 | 0,84 | 65 | 1,32 | 101 | 56 | -0,75 |
| PFE | L/s | 8,21 | 6,16 | 5,97 | 73 | 5,00 | 72 | -1 | -1,09 |

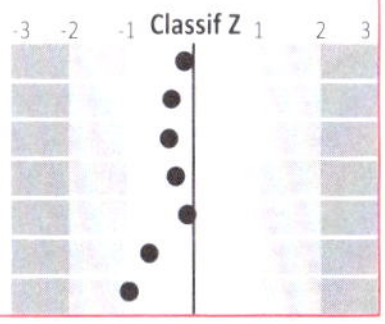

**Figura 11.1.** *Exemplo de configuração de laudo tabular utilizando o* **z** *escore.*

caso, a coluna do LIP poderia ser abolida. Já a utilização do valor do $z$ escore previsto para a classificação de gravidade não deve ser empregada *(ver Capítulo 10 – Interpretação e Classificação de Gravidade)*.

Habitualmente, realiza-se o teste de reversibilidade ao broncodilatador (BD) após a espirometria, assim como após realização dos volumes pulmonares e medida da resistência de vias aéreas, a depender do motivo do teste *(ver Capítulo 8 – Prova Broncodilatadora)*. A fase pós-BD da espirometria, preenchidos devidamente critérios de aceitação e reprodutibilidade, devem constar da mesma maneira (valores numéricos tabulares e curvas fluxo-volume e volume-tempo) na configuração final do exame. A dose e a substância fornecida devem estar especificadas no relatório (ex.: 400 mcg de salbutamol). Se há indicação do teste com BD e o paciente refere efeitos colaterais possíveis, ou o teste foi contraindicado pelo médico solicitante, a recusa ou motivo de não realização deve constar no relatório final.

Na Figura 11.2, é apresentado um exemplo real da configuração e relatório final da espirometria.

## Pletismografia

Os valores derivados da pletismografia para volumes pulmonares e resistência das vias aéreas devem ser exibidos na mesma ordem de coluna, com as variáveis escolhidas e gráficos (distribuição de volumes e pontos obtidos em relação à faixa de referência mostrando a reprodutibilidade para a REVA).

As variáveis mais relevantes a serem escolhidas para os volumes são: capacidade pulmonar total (CPT), capacidade vital lenta (CV), capacidade inspiratória (CI), volume de reserva expiratório (VRE), capacidade residual funcional (CRF), volume residual (VR), relação volume residual sobre capacidade pulmonar total (VR/CPT) e volume de gás torácico (VGT). Para os volumes, como é necessário comparação com o limite superior, no tabular pode-se apresentar o valor encontrado, o valor previsto e o intervalo de confiança 95%, com os limites inferior e superior entre parênteses e o percentual do previsto. Ou então, a depender do sistema utilizado, o previsto, o LIP, o LSP, o valor encontrado e o percentual do previsto.

A REVA é o inverso da condutância das vias aéreas corrigida pelo volume pulmonar (GEVA), de maneira que uma ou outra pode ser usada para expressar obstrução ao fluxo aéreo *(ver Capítulo 7 – Resistência das Vias Aéreas)*. Nos últimos anos, após publicação dos valores de referência em um grande número de indivíduos para a REVA por Piatti et al.[9], têm sido optado por escolher a REVA para o relatório final. A apresentação, portanto, mostrará o valor encontrado e os limites do previsto para REVA, acrescido do percentual do previsto.

Assim como para a espirometria, de acordo com valores encontrados, a variabilidade da pletismografia (CPT, CI, VR e REVA) deverá ser avaliada após uso broncodilatador e a sequência dos dados tabulares será a mesma na fase pós-BD.

## Difusão de monóxido de carbono

Para a DCO, as variáveis que têm significância clínica e devem constar no laudo, são: DCO, Kco (decaimento exponencial do CO – ver *Capítulo 9 – Medida da Captação do Monóxido de Carbono – Difusão do Monóxido de Carbono ou Fator de Transferência*) e o VA (volume alveolar). A capacidade vital inspiratória forçada (CVIF) também deve ser apresentada no laudo para conferência da qualidade do exame, uma vez que sempre deverá se encontrar o mais próximo possível da capacidade vital medida (CVIF/CV ≥ 85%-90%). Como comprovação da qualidade técnica o gráfico da manobra escolhida deve constar em laudo.

Os exames da pletismografia e da DCO devem ser realizados simultaneamente a uma espirometria de boa qualidade. Idealmente o teste completo deve ser solicitado (Figura 11.3).

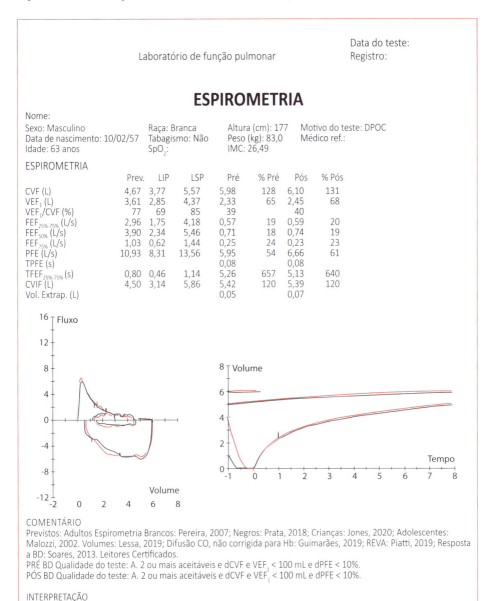

Figura 11.2. *Exemplo de relatório final da espirometria.*

# PROVA DE FUNÇÃO PULMONAR COMPLETA

Laboratório de função pulmonar

Data do teste:
Registro:

Nome:
Sexo: Masculino  Raça: Branca  Altura (cm): 177  Motivo do teste: DPOC
Data de nascimento: 10/02/57  Tabagismo: Não  Peso (kg): 83,0  Médico ref.:
Idade: 63 anos  $SpO_2$:  IMC: 26,49

### ESPIROMETRIA

| | Prev. | LIP | LSP | Pré | % Pré | Pós | % Pós |
|---|---|---|---|---|---|---|---|
| CVF (L) | 4,67 | 3,77 | 5,57 | 5,98 | 128 | 6,10 | 131 |
| $VEF_1$ (L) | 3,61 | 2,85 | 4,37 | 2,33 | 65 | 2,45 | 68 |
| $VEF_1$/CVF (%) | 77 | 69 | 85 | 39 | | 40 | |
| $FEF_{25\%-75\%}$ (L/s) | 2,96 | 1,75 | 4,18 | 0,57 | 19 | 0,59 | 20 |
| $FEF_{50\%}$ (L/s) | 3,90 | 2,34 | 5,46 | 0,71 | 18 | 0,74 | 19 |
| $FEF_{75\%}$ (L/s) | 1,03 | 0,62 | 1,44 | 0,25 | 24 | 0,23 | 23 |
| PFE (L/s) | 10,93 | 8,31 | 13,56 | 5,95 | 54 | 6,66 | 61 |
| TPFE (s) | | | | 0,08 | | 0,08 | |
| $TFEF_{25\%-75\%}$ (s) | 0,80 | 0,46 | 1,14 | 5,26 | 657 | 5,13 | 640 |
| CVIF (L) | 4,50 | 3,14 | 5,86 | 5,42 | 120 | 5,39 | 120 |
| Vol. Extrap. (L) | | | | 0,05 | | 0,07 | |

### VOLUMES PULMONARES

| | Prev. | LIP | LSP | Pré | % Pré | Pós | % Pós |
|---|---|---|---|---|---|---|---|
| CPT (L) | 6,93 | 5,88 | 7,98 | 9,12 | 131 | 8,81 | 127 |
| CV (L) | 4,67 | 3,77 | 5,57 | 6,19 | 133 | 6,18 | 133 |
| CI (L) | 3,17 | | | 3,91 | 123 | 3,89 | 123 |
| CRF (L) | 3,70 | 2,71 | 4,69 | 5,21 | 141 | 4,92 | 133 |
| VRE (L) | 1,28 | 0,53 | 2,03 | 1,62 | 126 | 1,74 | 136 |
| VR (L) | 2,34 | 1,68 | 3,02 | 2,93 | 125 | 2,63 | 112 |
| VR/CPT (%) | 34 | 28 | 42 | 32 | | 30 | |
| VGT (L) | | | | 7,34 | | 6,96 | |

### RESISTÊNCIA

| | Prev. | LIP | LSP | Pré | % Pré | Pós | % Pós |
|---|---|---|---|---|---|---|---|
| REVA ($cmH_2O$/L/s/L) | 6,24 | 3,87 | 8,61 | 11,36 | 182 | 10,05 | 161 |

*Continua...*

**Figura 11.3.** *Exemplo de relatório final da espirometria, pletismografia e difusão de monóxido de carbono.*

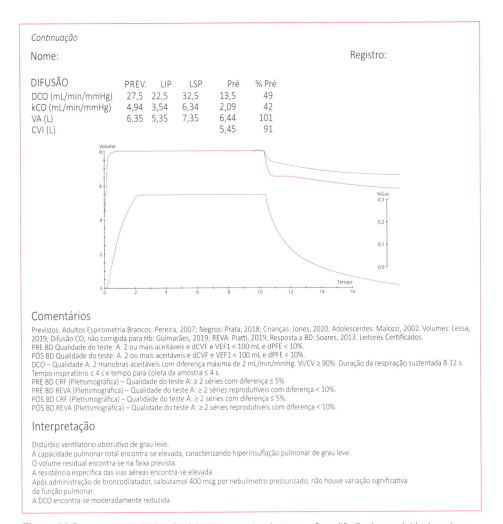

**Figura 11.3.** *Exemplo de relatório final da espirometria, pletismografia e difusão de monóxido de carbono.*

## Frases para os laudos de rotina

A seguir, são apresentadas sugestões de algumas frases que são geralmente utilizadas na rotina para comentários técnicos e interpretação de cada exame e ficam já registradas no sistema, para facilitar o laudo.

## Comentários técnicos

### Frase para valores de referência (impressa em todos os exames):

- Previstos – Espirometria Adultos: Brancos – Pereira, 2007; Negros – Prata, 2018; Crianças: Jones, 2020; Adolescentes: Malozzi, 2002. Resposta a BD: Adultos Soares, 2013. Volumes: Lessa, 2019. Difusão CO, não corrigida para Hb: Guimarães, 2019. Resistência das vias aéreas: Piatti 2012. Leitores certificados.

## Frases da qualidade dos exames

- Espirometria pré-BD

  - Pré-BD – Qualidade do teste A – 2 ou mais aceitáveis e dCVF e $VEF_1$ < 100 mL e dPFE < 10%.
  - Pré-BD – Qualidade do teste B – 2 ou mais aceitáveis e dCVF e $VEF_1$ < 150 mL e dPFE < 10%.
  - Pré-BD – Qualidade do teste C – Apenas uma manobra aceitável, ou mais do que uma aceitável, mas com valores de $VEF_1$ ou CVF com variação entre 150-200 mL e dPFE < 10%.
  - Pré-BD – Qualidade do teste D – Qualidade inadequada. Nenhuma curva aceitável ou CVF, PFE ou $VEF_1$ de qualidade D.

- Espirometria pós-BD

  - Pós-BD – Qualidade do teste A – 2 ou mais aceitáveis e dCVF e $VEF_1$ < 100 mL e dPFE < 10%.
  - Pós-BD – Qualidade do teste B – 2 ou mais aceitáveis e dCVF e $VEF_1$ < 150 mL e dPFE < 10%.
  - Pós-BD – Qualidade do teste C – Apenas uma manobra aceitável, ou mais do que uma aceitável, mas com valores de $VEF_1$ ou CVF com variação entre 150-200 mL ou dPFE < 10%.
  - Pós-BD – Qualidade do teste D – Qualidade inadequada. Nenhuma curva aceitável ou CVF, PFE ou $VEF_1$ de qualidade D.
  - Recusou uso de BD.

- Difusão CO

  - DCO – Qualidade do teste A – 2 manobras aceitáveis com diferença máxima de 2 mL/min/mmHg, VI/CV ≥ 90%, duração da respiração sustentada 8-12 segundos, tempo inspiratório ≤ 4 segundos e tempo para coleta da amostra ≤ 4 segundos.
  - DCO – Qualidade do teste B – 2 manobras aceitáveis com diferença máxima de 3 mL/min/mmHg, VI/CV ≥ 85%, duração da respiração sustentada 8-12 segundos, tempo inspiratório ≤ 4 segundos e tempo para coleta da amostra ≤ 4 segundos.
  - DCO – Qualidade do teste C – Apenas uma curva aceitável, com VI/CV ≥ 85%-90% ou duas de qualidade A mas com diferença > 2 mL/mim/mmHg (expressar valor médio).
  - DCO – Qualidade do teste D – Inaceitável. Um ou mais parâmetros fora dos limites aceitáveis. Valores podem estar subestimados.

- CRF (pletismografia) pré-BD

  - CRF pré-BD – Qualidade do teste A – ≥ 2 séries aceitáveis e diferença entre a maior e a menor ≤ 5%.
  - CRF pré-BD – Qualidade do teste B – 2 séries aceitáveis e diferença entre a maior e menor 5%-10%.
  - CRF pré-BD – Qualidade do teste C – Apenas uma série aceitável.
  - CRF pré-BD – Qualidade do teste D – Nenhuma série aceitável.

- **CRF (pletismografia) pós-BD**
  - CRF pós-BD – Qualidade do teste A – ≥ 2 séries e diferença entre a maior e a menor ≤ 5%.
  - CRF pós-BD – Qualidade do teste B – 2 séries aceitáveis e diferença entre a maior e menor 5%-10%.
  - CRF pós-BD – Qualidade do teste C – Apenas uma série aceitável.
  - CRF pós-BD – Qualidade do teste D – Nenhuma série aceitável.

- **REVA (Pletismografia) pré-BD**
  - REVA pré-BD – Qualidade do teste A – > 2 séries reprodutíveis com diferença < 10%.
  - REVA pré-BD – Qualidade do teste B – 2 séries reprodutíveis com diferença < 10%.
  - REVA pré-BD – Qualidade do teste C – Apenas uma série aceitável.
  - REVA pré-BD – Qualidade do teste D – Nenhuma série aceitável.

- **REVA (Pletismografia) pós-BD**
  - REVA pós-BD – Qualidade do teste A – > 2 séries reprodutíveis com diferença < 10%.
  - REVA pós-BD – Qualidade do teste B – 2 séries reprodutíveis com diferença < 10%.
  - REVA pós-BD – Qualidade do teste C – Apenas uma série aceitável.
  - REVA pós-BD – Qualidade do teste D – Nenhuma série aceitável.

## Interpretação

- **Frases para espirometria**
  - Valores espirométricos dentro da faixa prevista ou de referência.
  - Na suspeita de asma, com espirometria normal e sem variação significativa após uso de broncodilatador, sugerimos teste de broncoprovocação farmacológica com metacolina.
  - Distúrbio ventilatório obstrutivo de grau leve. moderado. acentuado.
  - Distúrbio ventilatório obstrutivo de grau leve, com redução isolada dos fluxos expiratórios.
  - Distúrbio ventilatório obstrutivo de grau leve moderado acentuado com CVF reduzida.
  - Distúrbio ventilatório restritivo de grau leve moderado acentuado.
  - Redução proporcional da CVF e do $VEF_1$ (achado inespecífico), o que pode ser em decorrência de doença restritiva, obstrutiva, obesidade ou combinação dos distúrbios. Após broncodilatador, salbutamol 400 mcg por spray, não houve variação significativa da função pulmonar. Sugerimos pletismografia para melhor definição funcional.
  - Razão $VEF_1$/CVF no limite inferior da normalidade, o que pode ocorrer em indivíduos saudáveis ou pode ser expressão funcional de doença obstrutiva precoce. Na presença de sintomas respiratórios e/ou exposição de risco (como tabagismo), sugerimos pletismografia para maior definição funcional.
  - Razão $VEF_1$/CVF reduzida, sendo associada, porém, com valor de $VEF_1$ normal. Considerar esse achado como variante da normalidade na ausência de doença obstrutiva difusa, tabagismo, sintomas respiratórios e estatura e/ou CVF elevadas.
  - $VEF_1$ isoladamente reduzido. CVF isoladamente reduzida. Correlacionar com dados clínicos. Sugerimos pletismografia com medidas de volumes e resistência específica de vias aéreas para melhor definição funcional.

- CVF e VEF$_1$ no limite inferior da normalidade. Correlacionar com dados clínicos. Sugerimos pletismografia com medidas de volumes e resistência específica de vias aéreas para melhor definição funcional.
- Após broncodilatador, salbutamol 400 mcg por spray, não houve variação significativa da CVF e do VEF$_1$.
- Após broncodilatador, salbutamol 400 mcg por spray, houve elevação significativa do VEF$_1$ e da CVF (igual ou maior a 7% do valor previsto) sem com normalização funcional.
- Espirometria normal. Elevação de VEF$_1$ maior ou igual a 10% do valor predito, o que indica variação significativa, em decorrência de aumento do tônus brônquico, em geral por asma.

• Frases para a pletismografia (volumes)

- A capacidade pulmonar total encontra-se na faixa de referência.
- A capacidade pulmonar total encontra-se reduzida, caracterizando distúrbio ventilatório restritivo, classificado como de grau leve pela redução da CVF.
- A capacidade pulmonar total encontra-se reduzida, caracterizando distúrbio ventilatório restritivo, classificado como de grau moderado pela redução da CVF.
- A capacidade pulmonar total encontra-se reduzida, caracterizando distúrbio ventilatório restritivo, classificado como de grau acentuado pela redução da CVF.
- A capacidade pulmonar total encontra-se elevada, caracterizando hiperinsuflação pulmonar de grau leve.
- A capacidade pulmonar total encontra-se elevada, caracterizando hiperinsuflação pulmonar de grau moderado.
- A capacidade pulmonar total encontra-se elevada, caracterizando hiperinsuflação pulmonar de grau acentuado.
- O volume residual encontra-se na faixa prevista.
- O volume residual encontra-se elevado caracterizando aprisionamento de ar de grau leve.
- O volume residual encontra-se elevado caracterizando aprisionamento de ar de grau moderado.
- O volume residual encontra-se elevado caracterizando aprisionamento de ar de grau acentuado.
- O volume residual encontra-se reduzido.
- A relação VR/CPT está dentro da faixa prevista.
- A relação VR/CPT está elevada.
- Redução proporcional da CVF e do VEF$_1$ com CPT na faixa prevista (distúrbio ventilatório inespecífico).
- VRE reduzido compatível com obesidade.

• Frases para a pletismografia (resistência das vias áreas)

- A resistência das vias aéreas corrigida pelo volume pulmonar está dentro da faixa prevista.
- A resistência das vias aéreas corrigida pelo volume pulmonar se encontra elevada.
- A resistência das vias aéreas corrigida pelo volume pulmonar se encontra reduzida.

- Frases da difusão de monóxido de carbono

- A DCO encontra-se na faixa prevista.
- A DCO encontra-se no limite inferior da faixa prevista.
- A DCO encontra-se levemente reduzida.
- A DCO encontra-se moderadamente reduzida.
- A DCO encontra-se acentuadamente reduzida.
- A DCO encontra-se elevada.

## Referências bibliográficas

1. Pereira CAC, Neder JA. Diretrizes para Teste de Função Pulmonar. J Pneumol. 2002;28(Suppl 3):S1-S238.
2. Graham BL, Brusasco V, Burgos F, et al. 2017 ERS/ATS standards for single-breath carbon monoxide uptake in the lung. Eur Respir J. 2017;49.
3. Wanger J, Clausen JL, Coates A, et al. Standardisation of the measurement of lung volumes. Eur Respir J. 2005;26:511-22.
4. Pereira CA, Sato T, Rodrigues SC. New reference values for forced spirometry in white adults in Brazil. J Bras Pneumol. 2007;33:397-406.
5. Prata TA, Mancuzo E, Pereira CAC, et al. Spirometry reference values for Black adults in Brazil. J Bras Pneumol. 2018;44:449-455.
6. Lessa T, Pereira CAC, Soares MR, et al. Reference values for pulmonary volumes by plethysmography in a Brazilian sample of white adults. J Bras Pneumol. 2019;45:e20180065.
7. Guimarães VP, Miranda DM, Reis MAS, et al. Reference values for the carbon monoxide diffusion (transfer factor) in a brazilian sample of white race. J Bras Pneumol. 2019;45:e20180262.
8. Culver BH, Graham BL, Coates AL, et al. Recommendations for a Standardized Pulmonary Function Report. An Official American Thoracic Society Technical Statement. Am J Respir Crit Care Med. 2017;196:1463-1472.
9. Piatti G, Fasano V, Cantarella G, Tarantola C. Body plethysmographic study of specific airway resistance in a sample of healthy adults. Respirology. 2012;17:976-83.

# Teste de Broncoprovocação com Metacolina

**12**

Carlos Alberto de Castro Pereira ♦ Maria Raquel Soares

## Introdução

Hiper-responsividade brônquica (HRB) pode ser definida como a propensão para resposta broncoconstritora exagerada a um estímulo indutor de estreitamento das vias aéreas. A maioria dos portadores de asma sintomática tem HRB como uma manifestação fundamental da disfunção das vias aéreas. A demonstração da presença de HRB tem papel importante para o diagnóstico de asma em sintomáticos respiratórios com espirometria normal.

Clinicamente, a HRB se manifesta como sintomas de tosse, dispneia, aperto no peito e chiado após exercício, ou com exposição ao ar frio ou outros irritantes ambientais, ou ainda após estimulação mecânica das vias aéreas tais como aquelas que ocorrem com risadas ou com manobras expiratórias forçadas.

## História

A história dos testes diretos de broncoprovocação com histamina e metacolina foi revista.[1] A princípio, os testes foram feitos por administração parenteral e a resposta era monitorizada pela medida da CV. Depois foram empregadas doses progressivas, a resposta sendo medida pelo $VEF_1$, ambos desenvolvidos por Robert Tiffeneau, nos anos 1940 e 1950.[2,3] Em 2000, foi publicada a primeira diretriz sobre teste de broncoprovocação com metacolina pela ATS.[4] Em 2002, a SBPT publicou uma diretriz sobre hiper-responsividade brônquica.[5] Em 2017, a ERS atualizou a diretriz de 2000.[6] Uma diretriz interessante sobre teste de provocação com metacolina foi publicada, mais recentemente, pela Sociedade Francesa de Pneumologia.[7]

## Epidemiologia

A prevalência de HRB na população geral varia nos diferentes estudos, porém, é maior do que a prevalência de asma.[8,9] A distribuição da reatividade brônquica na população geral é unimodal, de modo que a separação entre portadores de HRB e o restante é arbitrária. Os asmáticos situam-se em uma das extremidades dessa distribuição. Asmáticos apresentam responsividade brônquica 10 a 100 vezes maior que a população geral.

Na população geral, HRB se associa com atopia, mesmo na ausência de asma. A prevalência de HRB aumenta com o tabagismo, mesmo em indivíduos com espirometria normal, mas é um fator de risco para o futuro desenvolvimento de DPOC.[10,11] Alguns indivíduos com HRB assintomáticos irão desenvolver asma, especialmente se expostos a fatores sensibilizantes. Estudos epidemiológicos sugerem que a HRB tem ambos, um componente genético e um ambiental.[12] Familiares de asmáticos e pacientes com rinite alérgica têm reatividade brônquica maior, frequentemente na faixa da asma.[13] A prevalência de HRB é maior em obesos. Boa parte deve-se ao maior fechamento das vias aéreas.[14]

## Componentes da hiper-responsividade brônquica

Existem três componentes básicos da HRB.[5] Primeiro, "sensibilidade das vias aéreas" ou "responsividade" que representa a posição da curva dose-resposta relativa à dose do agente usado para provocar a broncoconstrição, com uma dose menor capaz de gerar uma determinada resposta representando maior sensibilidade das vias aéreas. Essa medida de sensibilidade é tipicamente medida pela redução do $VEF_1$, e a mais usada clinicamente. Segundo "reatividade das vias aéreas" é medida pela inclinação da curva dose-resposta, com uma maior inclinação representando reatividade aumentada das vias aéreas. Finalmente, "resposta broncoconstritora máxima" é demonstrada pelo platô que pode ser observado quando maiores doses do agente broncoconstritor não resultam em maior estreitamento das vias aéreas; esse platô está presente em indivíduos normais, mas é perdido em pacientes com asma (Figura 12.1).

Habitualmente, se mede a sensibilidade ou reatividade, expressa em geral por queda de 20% ou mais do $VEF_1$ após inalação do agente provocador. A resposta à metacolina administrada deve ser expressa em dose cumulativa, e não mais em concentração como no passado, desde que essa resposta é mais consistente dentre diversos nebulizadores.[6] Como originalmente descrita, a técnica com diluições sucessivas, fazia uso de um nebulizador com débito fixo de 0,13 mL/min, hoje obsoleto e não mais disponível.

## Fatores que modulam a HRB

A responsividade brônquica é variável ao longo do tempo, que pode estar ausente após controle completo da asma, ou surgir após eventos agudos, como infecções virais de vias aéreas, que pode induzir HRB por 4-6 semanas. Muitos casos de asma se apresentam com sibilância recorrente, que pode ser confundida com episódios repetidos de traqueobronquite. Nesses casos a confirmação de HRB entre os episódios tem relevância clínica. Exposição a

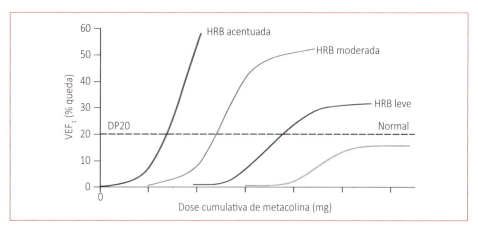

**Figura 12.1.** *Relação dose-resposta no teste de broncoprovocação com metacolina.*

agentes sensibilizantes, como alérgenos, pode aumentar a HRB. Por outro lado, tratamento com medicações anti-inflamatórias, como corticosteroides, pode reduzir a HRB, mas sem suprimi-la na maioria dos casos.

A partir destes dados aceita-se que a HRB tem dois componentes, o primeiro variável e dependente da inflamação das vias aéreas, e o segundo que reflete o assim denominado remodelamento das vias aéreas, pouco alterado pelo tratamento anti-inflamatório. Esses fatores incluem o espessamento das vias aéreas e alterações no conteúdo e propriedades dos elementos estruturais.[15-17]

A HRB é observada em asmáticos com função pulmonar normal, mas o teste de broncoprovocação pode ser negativo em pacientes com vias aéreas de calibre proporcionalmente maior em relação ao volume pulmonar.[18] Em fumantes, como referido anteriormente, a HRB é um fator predisponente para o surgimento de DPOC. Entretanto, na presença de obstrução, o teste tem pouco valor clínico. A redução do calibre das vias aéreas, presente antes da administração do agente broncoconstritor, resulta em redução do raio das vias aéreas, com aumento exponencial da resistência das vias aéreas e queda significativa do $VEF_1$ em resposta ao teste. Esses achados dependem, portanto, de um efeito geométrico, e não necessariamente de uma maior reatividade intrínseca das vias aéreas (Figura 12.2).

### Patogenia da HRB

A despeito de décadas de pesquisa, há pouco consenso sobre os mecanismos subjacentes da HRB na asma. Existem numerosas anormalidades fisiopatológicas associadas com a asma, e é provável que diferentes mecanismos ou uma combinação deles resulte em HRB em diferentes populações de pacientes. A definição de asma como uma doença inflamatória caracterizada pelo estreitamento exagerado das vias aéreas chama imediatamente a atenção para o papel da inflamação das vias aéreas e o papel da musculatura lisa como manifestações da HRB. Em adição, o remodelamento estrutural deve ter um papel importante, incluindo um aumento da massa muscular lisa e alterações de sua contratilidade. Finalmente, existe um interesse renovado no papel do fechamento das vias aéreas como uma causa da HRB, e não meramente como uma consequência.

Para detalhes, ver referências.[16,17,19,20]

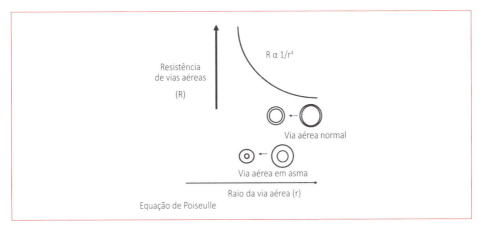

**Figura 12.2.** *Relação entre raio das vias aéreas e resistência ao fluxo em normais e asmáticos.*

## Testes diretos e indiretos

A medida da responsividade das vias aéreas pode ser realizada por meio de dois tipos de estímulos: os diretos e os indiretos. Os estímulos diretos, como o próprio nome indica, atuam diretamente sobre a musculatura brônquica determinando broncoconstrição. Metacolina, histamina e carbacol são exemplos de estímulos diretos. Os estímulos indiretos levam à broncoconstrição por liberação de mediadores de diversas células envolvidas na asma. São exemplos a adenosina, aerossóis não isotônicos de salina, água destilada e manitol. Embora mais específicos para o diagnóstico de asma, tem menor sensibilidade e não são feitos na rotina.

Os testes de broncoprovocação com agentes farmacológicos diretos são os testes de escolha para a medida da responsividade das vias aéreas, tanto em pesquisa quanto na prática clínica. Destes, o mais usado é a metacolina. O carbacol tem efeito semelhante, porém atualmente é pouco disponível.[21] A histamina resulta mais em efeitos colaterais, e é raramente usada atualmente.

O músculo liso das vias aéreas é inervado por neurônios parassimpáticos, que modulam o tônus das vias aéreas, por meio da liberação de acetilcolina das terminações nervosas e atuando primariamente por meio dos receptores muscarínicos M3 para contrair a musculatura lisa das vias aéreas. Devido à meia-vida curta da acetilcolina, seu uso não é prático no teste de broncoprovocação. O cloreto de metacolina é um derivado sintético da acetilcolina, tendo uma maior duração de efeito, e um perfil de segurança aceitável.

## Realização do teste

### Pessoal/técnico e segurança

Se o teste de broncoprovocação por inalação de agentes farmacológicos for realizado por um técnico de laboratório, um médico deve estar presente no local uma vez que reações indesejadas, como broncoconstrição grave, podem eventualmente ocorrer. O profissional responsável pela realização do teste deve ser habilitado na realização de espirometria assim como deve ter recebido treinamento específico em testes de broncoprovocação, conhecendo todas as indicações e contraindicações do exame e ainda estar familiarizado com procedimentos de reanimação e tratamento de broncospasmo grave. Medicação e equipamento de ressuscitação devem ser disponíveis, incluindo epinefrina e atropina para injeção subcutânea bem como ipratrópio e salbutamol por inalação, $O_2$ e oxímetro.[6]

Apesar disso, o TBP é seguro, sem efeitos colaterais graves e pode ser realizado em consultório. Nenhuma morte foi descrita até hoje em decorrência do teste.

Em geral, o broncospasmo causado pela inalação dessas drogas é transitório e facilmente revertido com o uso de broncodilatadores de ação curta. Os pacientes que serão submetidos ao teste devem ser informados sobre essas possibilidades. A ocorrência de reações tardias é incomum e isso pode ser prevenido pelo uso do broncodilatador após o teste.

O paciente pode ser liberado após o $VEF_1$ voltar a 90% do valor pré-teste.

No treinamento, pelo menos 20 testes devem ser feitos pelos técnicos.[4] Técnicos com asma não devem fazer TBP. Na dúvida, o técnico deve ser testado. Desde que o aerossol escapa para o ambiente, a sala onde o teste é realizado deve ser bem ventilada.

Devido à grande disseminação de partículas, o teste de broncoprovocação com metacolina somente poderá ser retomado após controle da pandemia do coronavírus.

## Preparo do paciente para o exame

Quando o paciente for agendar o exame, deve receber um folheto contendo uma lista de medicações que devem ser evitadas antes do teste. Diversos estudos demonstraram que os anti-histamínicos ("antialérgicos") não mudam a resposta à metacolina, embora possam ter um pequeno efeito broncodilatador. Nas vias aéreas, não se demonstrou efeito anticolinérgico e, portanto, testes com metacolina podem ser feitos, sem interrupção desses medicamentos.[5]

O tempo para suspensão das medicações antes do teste com metacolina é mostrado na Tabela 12.1.[6,22]

**Tabela 12.1.** Medicações que podem reduzir a resposta à metacolina e tempo de suspensão

| *Medicação* | *Tempo de suspensão – horas (dias)* |
|---|---|
| Beta-agonistas de curta duração em dose convencionais (ex.: salbutamol, 200 mcg) | 6 horas |
| Beta-agonistas de longa duração (ex.: salmeterol) | 36 horas (3 dias) |
| Beta-agonistas de ultra longa duração (ex.: indacaterol, olodaterol, vilanterol) | 48 horas (4 dias) |
| Ipratrópio (Atrovent 40 mcg) | 12 horas |
| Agentes muscarínicos de longa duração (tiotrópio, umeclidíneo) | ≥ 168 horas (7 dias) |
| Teofilina oral | 12-24 horas |
| Corticosteroides inalados + broncodilatador de longa duração | 24 horas |

O paciente também deve ser orientado a não ingerir álcool 4 horas antes e não deve fumar 1 hora antes do teste. Ao contrário do sugerido no passado, ingestão de café, chá, chocolates, não interfere no resultado do exame e seu uso é permitido no dia do teste.[6]

Corticosteroides inalados e antileucotrienos não interferem no resultado de maneira significativa e não necessitam ser suspensos, a menos que a intenção seja a retirada da medicação, pela demonstração de ausência de HRB. Nesses casos, sugere-se que o teste seja realizado após 4-8 semanas de suspensão.

Vacinação para influenza não muda a resposta à metacolina.

Alguns fatores podem elevar a reatividade brônquica, tais como a inalação de alérgenos, inalação de irritantes respiratórios e agentes ocupacionais, e infecções respiratórias.

## Preparação no dia do teste

1) O técnico deve verificar se as recomendações para suspensão de medicações foram seguidas.

2) Presença de contraindicações deve ser verificada (Tabela 12.2).

3) Questionário respiratório específico deve ser aplicado antes do exame (ver anexo).

4) Explicar o teste ao paciente e os possíveis sintomas, mas dizer que o teste é seguro. Evitar dizer que o teste irá desencadear uma crise de asma. O paciente deve relacionar os sintomas que porventura surgirem durante o teste com as queixas que motivaram a solicitação do exame e anotar no questionário.

O que dizer: "Este teste não causa um ataque de asma, mas esta inalação pode ser associada com falta de ar leve, tosse, aperto no peito e chiado. Muitos indivíduos nada sentem.

Se acontecerem sintomas, são leves, duram apenas alguns minutos, e desaparecem após a inalação de um broncodilatador. É raro estreitamento acentuado dos brônquios. Isso pode dar forte falta de ar, porém, se isso ocorrer, você será imediatamente tratado".

5) O paciente deve esvaziar a bexiga antes do teste, já que potencialmente os agentes colinérgicos induzem urgência miccional (embora rara nas doses usuais) e o esforço expiratório pode resultar em incontinência urinária, principalmente em mulheres idosas.

**Tabela 12.2.** Contraindicações para o teste de broncoprovocação

| |
| --- |
| • **Limitação ao fluxo aéreo** |
| $VEF_1$ < 60% do previsto em crianças e adultos (ou 1,5 L em adultos) |
| • **Qualidade da espirometria** |
| Não realização de teste aceitáveis e reprodutíveis antes e durante o teste |
| • **Problemas cardiovasculares** |
| Enfarte do miocárdio ou AVC nos últimos 3 meses |
| Hipertensão não controlada (> 200 × 100 mmHg) |
| Aneurisma de aorta |
| Cirurgia ocular recente ou risco de pressão intracraniana elevada |
| • **Geral** |
| Incapacidade de realizar inalações adequadas, de maneira consistente |

*Gravidez e amamentação são contraindicações relativas.*

## Fatores que afetam a resposta ao teste

### • Geração do aerossol

Como a medida da HRB por meio da inalação de agentes farmacológicos envolve testes do tipo dose-resposta, é de extrema importância que os mesmos sejam executados cuidadosamente para garantir a confiabilidade e utilidade dos resultados. Sendo um teste inalatório, o resultado da broncoprovocação por estas drogas pode ser influenciado por diversos fatores metodológicos. Em geral, a dose liberada para ao trato respiratório inferior depende do débito do nebulizador, tamanho das partículas do aerossol geradas e vários fatores fisiológicos, tais como padrão respiratório e permeabilidade das vias aéreas. É recomendado que os nebulizadores gerem aerossóis com uma faixa de tamanho das partículas (diâmetro aerodinâmico de massa mediana) entre um e cinco micras. Isso minimiza a deposição de partículas grandes na peça bucal, orofaringe, bem como perdas do aerossol devido à exalação de partículas menores que um mícron.

A distribuição dos aerossóis dentro do pulmão é influenciada pelo volume inspiratório e fluxo, volume pulmonar no início da inalação do aerossol, e tempo de sustentação da respiração. Inalação em altos volumes pulmonares ou durante respirações profundas lentas com sustentação da respiração no final da inspiração facilitam a deposição de partículas na periferia pulmonar. Em contraste, a respiração rápida facilita a deposição em vias aéreas centrais. O paciente deve ser instruído a respirar de maneira usual, com a boca aberta por meio de máscara ou pela peça bucal, com uso de clipe nasal.

Existem dois métodos de liberação de aerossol: dosímetro e nebulizador de jato.

Embora dosímetros possam ser usados para liberar a metacolina em volume corrente, em geral, esses dispositivos liberam uma dose fixa para inalação profunda, até a CPT, com sustentação da respiração. Esta inspiração máxima pode abolir o broncospasmo em portadores de HRB leve/moderada, resultando em testes falso-negativos em muitos casos.[23]

O método com nebulizador de jato envolve a geração contínua de um aerossol durante a respiração em volume corrente[24] (Figura 12.3).

O nebulizador de jato utiliza o efeito Bernoulli, no qual a solução sobe em um tubo capilar por pressão negativa, onde a solução é quebrada pelo jato de gás em pequenas partículas. A maioria dos nebulizadores de jato incorpora um sistema de anteparos nos quais as partículas maiores impactam antes de deixar o nebulizador. Partículas pequenas de 1-10 mµ de tamanho são assim produzidas.

Os determinantes mais importantes do volume de aerossol liberado para o pulmão com esse método são o tempo de inalação e o débito do nebulizador, o que significa que a dose total cumulativa é o maior determinante da resposta. Mantendo-se constantes a frequência respiratória, o volume corrente e o fluxo inspiratório por um intervalo fixo de tempo, assegura-se uma liberação reprodutível.

A dose total do aerossol liberado por esse método é igual ao produto do tempo inspiratório/tempo total do ciclo respiratório (presume-se 0,40) × débito do nebulizador (mL/min), e a concentração do inalante. O primeiro fator é em geral ignorado, mas recomenda-se que o paciente "respire normalmente, sem interrupções" durante o teste.

O débito do nebulizador originalmente descrito (Wright) era fixo de 0,13 mL/min, mas esse nebulizador não existe mais. Atualmente os nebulizadores de jato têm débito maior. É comum observar-se hoje débitos em dobro deste, por exemplo com nebulizadores de jato, ligados a compressores ICEL, que têm débito em torno de 0,27 mL/min. Isso significa que a dose fornecida será aproximadamente duas vezes maior do que a descrita no protocolo original.

- Débito do nebulizador

Cada laboratório deve fazer uso de alguns nebulizadores de jato com débito semelhante (± 10% em pelo menos três medidas repetidas de cada nebulizador) e ± 10% de diferença entre 3-4 nebulizadores a serem utilizados. O fabricante pode fornecer o débito, mas ainda assim os volumes liberados podem ser bastante variáveis.

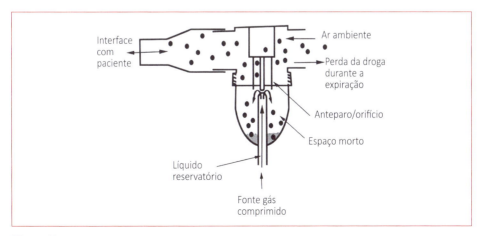

**Figura 12.3.** *Nebulizador de jato.*
Fonte: Modificada de https://arelabs.com/pharmaceutical-aerosol/aerosol-device-design/jet-nebulizer-flow-diagram/

Para isso, os reservatórios ("copinhos") são pesados com 3-5 mL de soro fisiológico em balança de precisão, antes e após nebulização para o ar por 120 segundos cronometrados. Para repetição de cada medida o volume original deve ser refeito. Os dispositivos com débito fora dos valores já referidos devem ser descartados. Pode-se usar como gerador de fluxo um compressor usual. O débito de outras fontes, tais como de gases provenientes de cilindros ou de fluxômetros de parede são imprecisos.

Os nebulizadores ultrassônicos têm débito altamente variável e não devem ser usados. O débito do nebulizador varia de modelo para modelo e de unidade para unidade e pode variar com o tempo.[25]

Um grupo de autores sugeriu que o método de pesagem para medição do débito não é correto, desde que perda da solução ocorre por evaporação.[26] O método sugerido é indisponível e complexo. Entretanto, esse efeito ocorria mais com o hoje obsoleto nebulizador de Wright. Quando asmáticos leves e normais foram separados por doses cumulativas calculadas por pesagem, com nebulizadores de jato mais modernos, os dois grupos foram claramente diferenciados por cálculo de dose cumulativa.[21]

Nos últimos anos tornou-se claro que a resposta deve levar em conta a dose provocativa (DP) expressa em dose cumulativa liberada para o paciente e não mais a concentração da metacolina, desde que os resultados são mais reprodutíveis.[27-29]

Os sistemas de função pulmonar permitem facilmente a introdução das diluições usadas e do débito do nebulizador (usualmente a média das médias dos nebulizadores antes determinada, com diferenças de ± 10%). Com isso, o sistema calcula a relação dose-resposta.

O volume de solução do aerossol colocado no reservatório do nebulizador pode influenciar significativamente o débito de volume. Durante o uso, inevitavelmente alguma evaporação ocorre, e a solução remanescente torna-se mais concentrada. Isso pode ser minimizado pelo uso de um volume padrão em excesso daquele requerido e tempos de operação curtos. O uso de um volume de no mínimo três mL (idealmente cinco) para a respiração é satisfatório. Por esse motivo deve-se desprezar o conteúdo após a nebulização de cada diluição e encher novamente o reservatório.

O débito atual de cada nebulizador deve ser medido inicialmente e em intervalos regulares. Recomenda-se que após 20 usos o débito seja reavaliado.[4]

• Função pulmonar basal

Existe uma associação entre responsividade das vias aéreas e calibre basal das vias aéreas.[18,30] Uma via aérea de menor calibre irá responder com uma queda percentual maior a uma determinada dose de um agente broncoconstritor se comparada a uma via aérea de maior calibre (Figura 12.2).

Alternativamente, vias aéreas hiper-responsivas têm menor calibre basal. A associação entre função pulmonar basal e grau de resposta é observada na população geral – indivíduos normais têm DP20 maior quando o $VEF_1$ é maior e vice-versa, porém, para propósitos clínicos um ponto de corte único é suficiente.[30] Em populações clínicas, a associação parece ser mais forte em DPOC do que em asma. Embora crianças recebam dose proporcional maior para o seu tamanho, é incerto se as doses em crianças devem ser corrigidas para o tamanho.

• Escolha do parâmetro para avaliar a resposta

A obstrução ao fluxo aéreo pode ser documentada de várias maneiras. Dois tipos de medidas precisam ser distinguidos: aquelas precedidas por uma inspiração profunda até a capacidade pulmonar total (CVF, $VEF_1$ e PFE), e aquelas sem uma inspiração profunda (resistência ou condutância das vias aéreas), desde que a inspiração profunda pode causar broncodilatação (em normais e asmáticos leves) ou broncoconstrição (asmáticos moderados/graves).[23]

As respostas fisiológicas aos aerossóis inalados podem ser quantificadas por uma variedade de testes de função pulmonar. Para quantificar o grau de responsividade das vias aéreas, a experiência tem mostrado que os testes espirométricos simples são usualmente adequados. O $VEF_1$ é a variável mais usada na avaliação da resposta no TBP, por sua fácil interpretação fisiopatológica, sua boa reprodutibilidade e facilidade de medida por equipamentos relativamente baratos.

A espirometria deve seguir as normas (ver espirometria). Apenas o $VEF_1$ pode ser obtido, de modo que se pode interromper a expiração após 2-3 segundos. Entretanto alguns pacientes têm queda proporcional do $VEF_1$ e da CVF com relação $VEF_1$/CVF preservada, o que indica fechamento de vias aéreas. Asmáticos com queda proporcional da CVF e $VEF_1$ têm em geral doença mais grave, em comparação com aqueles com queda maior ou isolada do $VEF_1$.[31]

Em normais e asmáticos leves, a inspiração profunda da manobra que precede a CVF pode causar broncodilatação.[23,32] Como o teste é feito em suspeita de asma, como a responsividade brônquica esperada em geral não é acentuada, poderão ocorrer testes falso-negativos, com abolição do broncospasmo em alguns pacientes.

Cockcroft et al. em seu trabalho original, de 1992, avaliou 500 estudantes universitários por meio de teste com histamina inalada. Em indivíduos com sintomas recentes, e com concentração de histamina ≤ 8 mg/mL, os autores encontraram que o teste teve 100% de sensibilidade, 93% de especificidade e 100% de valor preditivo negativo.[33] Essa afirmação tornou-se dogma, e muitos ainda afirmam que um TBP negativo exclui o diagnóstico de asma. Posteriormente, os mesmos autores reconheceram que a inspiração profunda com o uso de dosímetros pode resultar em testes falso-negativos, porém, na manobra da CVF também uma inspiração profunda antecede a medida do $VEF_1$, que pode abolir o broncospasmo, fato reconhecido por Orehek et al. em 1981.[32]

Em diversos estudos, a taxa de testes falso-negativos em asmáticos situa-se entre 10%-30%, portanto, um teste negativo não exclui o diagnóstico de asma.[34-37] Como existem diversas condições associadas com HRB, um teste positivo não é conclusivo para o diagnóstico de asma. Teste positivo indica asma na presença de elevada probabilidade clínica e/ou presença de HRB acentuada no teste ou reprodução dos sintomas que o paciente apresenta ao final do exame.[38]

Com a crescente disponibilidade de equipamentos de oscilometria forçada no Brasil, a medida da resistência das vias aéreas pode ser facilmente obtida, e poderá substituir a medida do $VEF_1$. Em crianças e adultos sugere-se que aumento de ≥ 40% na R5 é significativo.[39,40]

Um estudo mostrou que após a inalação de metacolina, os sintomas se correlacionaram com o aumento da resistência das vias aéreas pela oscilometria, mas não com o $VEF_1$.[41]

A resistência pode também ser medida por pletismografia. A vantagem é a inclusão de medidas dos volumes pulmonares. Em um estudo de portadores de tosse crônica, demonstrou-se que em um grupo com teste de metacolina negativo, e tosse durante o teste, houve hiperinsuflação pulmonar, com elevação do volume residual e redução da capacidade inspiratória pela pletismografia.[42]

## Teste com metacolina[5,6]

A metacolina é um fármaco colinérgico que leva à constrição por estimulação de receptores muscarínicos M3 da musculatura lisa brônquica. A metacolina é apresentada sob forma de pó seco, que pode ser encontrada em ampolas seladas contendo 100 mg do pó (*Provocholine*, Methapharm Inc.), ou sob forma de pó industrial. Ambas parecem funcionar de modo equivalente.[5] O pó é muito higroscópico e deve ser conservado seco em um *freezer*. As soluções de metacolina devem ser preparadas por um farmacêutico usando-se técnica estéril. O pó deve ser diluído em solução salina, com ou sem fenol. As ampolas ou frascos devem ser estocados em refrigerador em torno de 4 °C. As soluções são estáveis por quatro meses.

As soluções devem ser aquecidas à temperatura ambiente antes do início do teste.[6] A concentração muda se a solução não fica à temperatura ambiente. A solução que permanece no nebulizador depois do uso se concentra por evaporação e não deve ser reutilizada.

## Protocolo de administração da metacolina inalada por nebulizador de jato durante dois minutos

O teste requer os seguintes equipamentos: nebulizador do tipo jato capaz de gerar um aerossol com diâmetro aerodinâmico mediano das partículas de um a quatro micra, fonte de ar comprimido, clipe nasal e soluções de metacolina retiradas do refrigerador 30 minutos antes do teste.

As diluições da metacolina devem ser duplas, de 0,125 a 4,0 mg/mL: 0,125, 0,25, 0,5, 1,0, 2,0 e 4,0 mg/mL.

Após checar todas as possíveis contraindicações e uso de drogas que possam interferir com o resultado do teste, executar os seguintes passos:

- Instrua o paciente sobre o teste, como descrito anteriormente.

  Reforce a importância da realização correta das manobras para o $VEF_1$.

  Aplique um clipe nasal.

- Registre manobras de CVF ou até que o paciente seja capaz de realizar três manobras de $VEF_1$ aceitáveis e duas reprodutíveis. Calcule o maior valor para o $VEF_1$, o qual deverá ser considerado como o valor pré-teste. Calcule, a partir desse valor, uma queda de 20% (valor pós-teste a ser atingido). Muito ocasionalmente, em pacientes com acentuada HRB, o esforço da inspiração profunda pode produzir broncoconstrição. Nesse caso, caberá ao médico decidir se o teste deve continuar.

- Se o $VEF_1$ for < 1,5 L, ou 60% do previsto, não prossiga o teste sem a presença e autorização médica. Nunca realize o teste se o $VEF_1$ for menor ou igual a 1,0 L.

- A inalação pode ser feita tanto por máscara facial bem ajustada quanto por peça bucal. Os resultados são semelhantes.

- O primeiro aerossol a ser administrado ao paciente pode ser solução salina, a qual atuará como controle. Coloque 3 mL de solução salina isotônica no nebulizador. Instrua o paciente a inalar a solução, ventilando em volume corrente, durante dois minutos. Muitos autores consideram esta fase dispensável, e na rotina não a realizamos, desde que se houver queda significativa do $VEF_1$ com o diluente, o mesmo irá ocorrer com a primeira diluição inalada. Exatamente após 120 segundos, interrompa a nebulização.

  O recente consenso da ERS sugere que o tempo de nebulização com os novos nebulizadores, que geram débitos maiores que os antigos, poderia ser reduzido para 60 segundos.[6] Mantemos a inalação por 120 segundos, o que pode resultar em maior reprodutibilidade na liberação da dose. A maior liberação de doses com cada concentração, nas diluições sugeridas, não tem resultado em maior broncospasmo.

- Meça o $VEF_1$ 30 e 90 segundos após interrompida a nebulização. Obtenha um $VEF_1$ aceitável, mas não exceda três tentativas. Em cada dose, anote o maior $VEF_1$ de curvas aceitáveis. Se o $VEF_1$ cair menos que 20%, esvazie o nebulizador, adicione 3 mL da próxima concentração e repita a sequência descrita anteriormente.

  Interrompa o teste se o $VEF_1$ diminuir mais do que 20% ou cair abaixo de 1,0 L. Se o $VEF_1$ cair abaixo de 1,5 L, consulte o médico antes de progredir com o teste.

  Entretanto, tente não induzir ou influenciar o paciente. O **intervalo entre as doses deve ser de 5 minutos**, desde que queda maior do $VEF_1$ pode ser mais tardia. Se uma tendência progressiva para queda, ou valores próximos da queda de 20% são observados, a manobra espirométrica pode ser repetida após período de espera de até cinco minutos.

- A concentração do primeiro aerossol é 0,125-0,25 mg/mL. As doses subsequentes são o dobro da dose anterior. Repita os mesmos passos utilizados até o $VEF_1$ diminuir 20% ou chegar a menos do que 1,5 L ou até que a concentração mais alta tenha sido administrada.

  Se o $VEF_1$ diminuir 20%, interrompa o teste e administre 200 mcg de salbutamol.

  O paciente deve ser orientado a interromper a inalação se os sintomas forem relevantes. Aguarde 10 minutos para medir um novo $VEF_1$. Após o teste o paciente deve deixar o laboratório se houver recuperação funcional ($VEF_1$ pelo menos 90% do basal).

## Considerações

Os critérios de aceitação e reprodutibilidade devem ser preenchidos na espirometria inicial. Se os critérios de reprodutibilidade não são alcançados o teste não deve ser realizado.

Uma diminuição de 20% ou mais no $VEF_1$ é considerado um teste positivo. A diminuição deve ser sustentada. Medidas espirométricas adicionais podem ser necessárias para distinguir uma redução atual de variabilidade das manobras. Se o teste é negativo, a próxima dose maior é administrada e as medidas repetidas.

Em cada concentração, o paciente deve ser observado e questionado para a percepção de sintomas tais como aperto no peito ou chiado.

Entretanto, diluições **durante o teste** não devem ser "puladas", o que poderia ser feito na ausência de queda do $VEF_1$. A omissão de concentrações maiores resulta em pontos-de-corte maiores, e diferentes daqueles classicamente estabelecidos, o que dificulta a interpretação do teste.[5]

Após as doses, o $VEF_1$ é medido. O cálculo da DP20 poderia ser derivado do menor ou do maior $VEF_1$ após o teste, mas o maior valor deve ser preferido porque irá excluir eventual falta de colaboração em alguma manobra.

## Cálculo da DP20

O melhor $VEF_1$ é plotado contra a dose e uma curva dose-resposta construída, somando-se as doses progressivamente à medida que são fornecidas. Muitos espirômetros computadorizados têm programas abertos, em que se pode colocar as diluições e as doses cumulativas, o sistema calculando automaticamente a DP20.

A dose é expressa como dose cumulativa, em mg de metacolina. A curva começa em 100% e o último ponto dos dados deve estar em 80% do controle ou abaixo. Desta curva, a DP20, a dose provocativa de agonista necessária para uma queda de 20% no $VEF_1$, é facilmente calculada pelo computador (Figura 12.4).

A classificação da intensidade da resposta é mostrada na Tabela 12.3.

Diversos estudos mostraram que a dose de metacolina, expressa como dose cumulativa, dá resultados mais consistentes quando comparados à expressão da resposta pela concentração, devendo, portanto, ser a PC20 abandonada.[28,29]

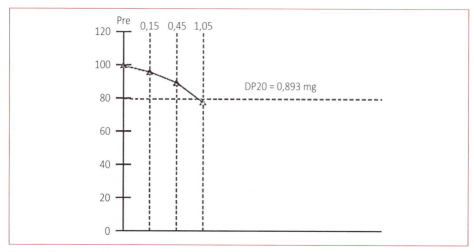

**Figura 12.4.** *Teste de broncoprovocação com metacolina e cálculo da DP20.*

**Tabela 12.3.** Classificação do grau de hiper-responsividade brônquica de acordo com a DP20

| Dose cumulativa (DP20) | Interpretação |
|---|---|
| > 8 mg | Normal |
| 4-8 mg | HRB limítrofe |
| 2-4 mg | HRB leve |
| 1-2 mg | HRB moderada |
| < 1 mg | HRB acentuada |

*DP20-dose provocativa resultante em queda de 20% ou mais % do $VEF_1$.*

## Interpretação do teste e indicações

O teste de broncoprovocação com metacolina é utilizado para aumentar ou diminuir a probabilidade de asma. O desempenho do teste é prejudicado pela ausência de um teste que possa ser considerado o padrão-ouro para diagnóstico de asma.

Embora o conceito de responsividade anormal das vias aéreas se tenha originado dentro do contexto de nossa compreensão da asma e sua labilidade associada das vias aéreas, é discutível se responsividade anormal e asma são entidades equivalentes. A prevalência de HRB na população geral excede a prevalência da asma e tem distribuição unimodal.[43]

Deve ser enfatizado que o teste dá informação apenas a respeito do estado da responsividade das vias aéreas.[44] Responsividade anormal em um paciente com tosse como único sintoma pode sugerir um diagnóstico de asma, ou pode refletir a patologia transitória que ocorre em condições inflamatórias autolimitadas das vias aéreas. A responsividade das vias aéreas pode na verdade variar ao longo do tempo em um indivíduo e, por esta razão, as medidas podem ser vistas como relevantes ao estado atual do paciente, não a eventos remotos ou futuros.

No momento atual, os TBP são mais bem utilizados como medidas diagnósticas auxiliares, com resultados que devem ser interpretados no contexto dos achados clínicos.

Algumas considerações devem ser feitas. O valor diagnóstico ótimo do teste ocorre quando a probabilidade pré-teste de asma se situa entre 30% e 70%.[6] Para estudos epidemiológicos de prevalência de asma, portanto, o teste tem pouco valor, desde que a prevalência da doença é baixa. Sintomas atuais compatíveis com asma aumentam a probabilidade deste diagnóstico (Figura 12.5).

Em um estudo realizado no Centro Diagnóstico Brasil, um questionário dirigido para fatores, possivelmente, relacionados com a presença de HRB, foi aplicado em 300 pacientes encaminhados para teste com metacolina. A probabilidade de um teste positivo diminuiu com a idade e aumentou com menores valores de $VEF_1$. O relato de dois ou mais ataques de chiado, presença de rinite, e, especialmente a presença de distúrbio obstrutivo antes do teste (em grau leve) elevou a probabilidade de testes positivos (Tabela 12.4).[45] Presença de distúrbio obstrutivo, leve em todos os casos, teve alto valor para resposta positiva com metacolina, e na ausência de suspeita de DPOC tem grande valor diagnóstico.

Um estudo mostrou que em sintomáticos respiratórios com $VEF_1$ > 70%, é preferível fazer teste de broncoprovocação, em comparação ao teste de reversibilidade com broncodilatador (Sensibilidade TBP = 70 *vs.* 20% para a resposta ao broncodilatador).[46] Se o teste de reversibilidade com BD é realizado e é negativo, o doente precisa retornar para realizar o teste de broncoprovocação.

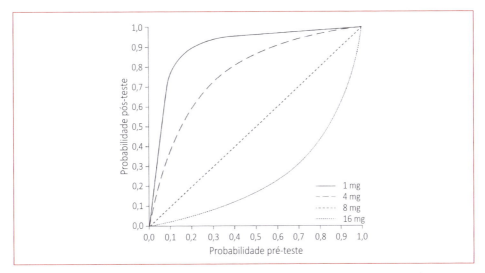

**Figura 12.5.** *Probabilidades pré- e pós-teste de asma após teste com metacolina expressa em doses cumulativas.*
Fonte: Modificada da referência Coates et al. Eur Respir J. 2017;49.

**Tabela 12.4.** Teste de broncoprovocação com metacolina em 300 casos sintomáticos respiratórios – 129 com testes positivos (resultado de análise multivariada)

| Variável | HR | IC 95% | p |
|---|---|---|---|
| Idade (-) | 0,97 | 0,95-0,99 | 0,0001 |
| $VEF_1$(%) basal (-) | 0,96 | 0,94-0,98 | 0,001 |
| Ataques aliviados com BD | 2,12 | 1,18-3,81 | 0,012 |
| Rinite | 3,93 | 2,20-7,0 | 0,0001 |
| Distúrbio ventilatório obstrutivo | 10,0 | 3,71-27,00 | 0,0001 |

*Fonte: Baseada em Soares MR e Pereira CAC. J Bras Pneumol. 2016; 42 (supl.1R): R246, P0478.*

## Gravidade da asma

Embora o grau de reatividade brônquica se correlacione com a gravidade da asma, a correlação é pobre e resulta em pequeno valor preditivo em casos individuais. Existe considerável superposição na responsividade entre grupos de pacientes que requerem apenas terapia ocasional e aqueles que são esteroide-dependentes.[47-49]

Em um estudo de 200 adultos com asma de início há < 1 ano, a presença de HRB moderada/acentuada e polipose nasal indicaram que a doença é persistente, sem remissão.[50]

O uso de medidas de reatividade brônquica como uma maneira de **seguir o curso da asma** não está estabelecido. Uma proporção importante de pacientes controlados com o tratamento de asma persiste com HRB.[51]

Em pacientes tidos como portadores de asma grave, um teste negativo deve indicar a busca de diagnóstico alternativo (ex.: disfunção de cordas vocais, ataques de hiperventilação/pânico, frequentemente tratados em pronto-socorro com inalações de broncodilatador).

## Tosse crônica

Existem três subgrupos reconhecidos de tosse relacionada à asma.[52] A asma clássica é caracterizada por variabilidade ao fluxo aéreo e HRB. A espirometria é, portanto, uma investigação obrigatória. A tosse variante de asma (TVA) foi descrita há mais de 40 anos, e consiste de tosse crônica, HRB e resposta a tratamento dirigido para asma.[53] Em estudos prospectivos de tosse crônica TVA é observada em torno de 25% dos casos. A terceira forma é a chamada bronquite eosinofílica que é considerada por alguns como uma forma de asma e por outros como não asmática.[54] Bronquite eosinofílica sem asma causa em torno de 10% dos casos de tosse isolada crônica em centros terciários. Medida de eosinófilos no escarro poderia ser de auxílio diagnóstico, porém *é complexa e pouco disponível.*

Se estas síndromes clínicas representam entidades distintas ou são parte de um contínuo de condições associadas com tosse e inflamação eosinofílica das vias aéreas permanece controverso. Além disso, não se sabe se os pacientes se movem de uma categoria para outra ao longo do tempo. Esses três grupos respondem a tratamento anti-inflamatório, em geral incluindo corticosteroide inalado em doses elevadas por 2-4 semanas.

TBP falso-negativo na presença de asma foi discutido previamente.

A situação se torna mais complicada pela demonstração que em pacientes com tosse crônica, o TBP pode ser negativo, se avaliado pelo $VEF_1$, mas positivo com demonstração de desenvolvimento de aprisionamento de ar e aumento da resistência das vias aéreas quando realizado por pletismografia.[42]

Além disso, presença de tosse noturna, após esforços físicos, com piora após inalação de poeiras ou irritantes, ou em ambientes com ar frio, que poderiam sugerir HRB, não foram associados com maior positividade no TBP em nosso estudo.[45] Esses achados, tidos como sugestivos de asma, não têm especificidade. Nos últimos anos ficou claro que esses fatores de piora da tosse são indicativos da chamada "síndrome da hipersensibilidade" à tosse, em decorrência de hipersensibilidade vagal aferente por diversos fatores, não implicando presença de HRB.[52]

Estas dúvidas se refletem nos consensos sobre tosse. Os consensos da ACCP e da ERS sugerem que TBP seja incluído na investigação da tosse crônica, ou que um tratamento empírico com corticosteroide seja realizado.[52,55]

Deve-se lembrar que rinossinusite é a causa mais comum de tosse crônica e esta possibilidade deve ser afastada antes que o TBP seja aplicado. Em um estudo, após exclusão de casos com rinossinusite, o teste de metacolina positivo teve elevado valor preditivo para resposta a corticosteroide inalado em portadores de tosse crônica.[56]

### Dispneia crônica de causa não aparente

Dispneia de causa não aparente é caracterizada por falta de ar de > 8 semanas de duração não esclarecida após cuidadosa história e exame físico e com radiografia de tórax, espirometria, ECG e exames básicos de sangue (Hb, T3/T4, creatinina, BNP) normais. Em muitos casos, uma extensa investigação cardiocirculatória é realizada inicialmente, mas as causas mais comuns são as doenças pulmonares.

Diversos estudos mostraram que o teste mais útil a ser realizado após esses testes básicos é o TBP, sendo a asma a causa mais frequente.[57-62]

A história clínica não mostra os achados característicos de asma, apenas dispneia que surge ou se agrava com esforços.

Indivíduos obesos têm HRB e asma com maior frequência, em comparação com o restante da população. Obesos com dispneia sem causa aparente podem ter várias causas para esse sintoma, incluindo HRB, de modo que o TBP está indicado na ausência de obstrução ao fluxo aéreo, incluindo presença de CVF reduzida.[62]

O TBP tem sido relegado nos últimos anos nos algoritmos de investigação da dispneia crônica.[63] Em um estudo, o teste cardiopulmonar de exercício poderia ser evitado em 25% dos casos, se o TBP fosse realizado antes.[59]

### Asma ocupacional e síndrome da disfunção reativa das vias aéreas (SDRVA)

A HRB deve estar presente para caracterização da SDRVA. Na asma ocupacional, os testes de provocação específicos fornecem a melhor evidência da associação entre exposição suspeita e sintomas respiratórios. Contudo, os testes de provocação específicos não são facilmente disponíveis na prática clínica. Um teste de broncoprovocação inespecífico negativo em paciente recentemente exposto virtualmente exclui o diagnóstico de asma ocupacional.[64] O TBP deve ser repetido após afastamento do ambiente de trabalho.

### Referências bibliográficas

1. Cockcroft DW, Davis BE, Blais CM. Direct bronchoprovocation test methods: history 1945-2018. Expert Rev Respir Med. 2019;13:279-289.
2. Tiffeneau R, Beauvallet M. Broncho-constriction par aérosols acétyl-cholinques. Test pour la mesure de l'insuffisance respiratoire [Bronchoconstriction by acetyl choline aerosols: test for measuring respiratory insufficiency]. Bull Mém Soc Med., des Hôpitaux de Paris. 1945;61:107-108.

3. Tiffeneau R. Hypersensibilité cholinergo-histaminique pulmonaire de l'asthmatique [Cholinergic-histaminic pulmonary hypersensitivity of asthma; relationship with pulmonary allergen hypersensitivity]. Acta Allergol Suppl (Copenh). 1958;5:187-221.

4. Crapo RO, Casaburi R, Coates AL, et al. Guidelines for methacholine and exercise challenge testing-1999. Am J Respir Crit Care Med. 2000;161:309-32.

5. Rubin AS, Pereira CAC, Neder JA, Fiterman J, Pizzichini MM. Hiper-responsividade brônquica. J Pneumol 2002; 28 (Supl 3). P 101-121.

6. Coates AL, Wanger J, Cockcroft DW, et al. ERS technical standard on bronchial challenge testing: general considerations and performance of methacholine challenge tests. Eur Respir J. 2017;49. pii: 1601526.

7. Plantier L, Beydon N, Chambellan A, et al. Recommandations pour le test de provocation bronchique à la méthacholine en pratique clinique, à partir de l'âge scolaire [Guidelines for methacholine provocation testing]. Rev Mal Respir. 2018;35:759-775.

8. Trigg CJ, Bennett JB, Tooley M, et al. A general practice-based survey of bronchial hyperresponsiveness and its relation to symptoms, sex, age, atopy, and smoking. Thorax 1990; 45:866-72.

9. Schwartz J, Schindler C, Zemp E, et al. Predictors of methacholine responsiveness in a general population. Chest. 2002; 122:812-820.

10. Brutsche MH, Downs SH, Schindler C, et al. Bronchial hyperresponsiveness and the development of asthma and COPD in asymptomatic individuals: SAPALDIA cohort study. Thorax. 2006; 61:671-677.

11. de Marco R, Accordini S, Marcon A, et al. Risk factors for chronic obstructive pulmonary disease in a European cohort of young adults. Am J Respir Crit Care Med. 2011; 183:891-897.

12. Howard TD, Wiesch DG, Koppelman GH, et al. Genetics of allergy and bronchial hyperresponsiveness. Clin Exp Allergy 1999;29(suppl 2):86-9.

13. Townley RJ, Ryo UY, Kolotkin BM, et al. Bronchial sensitivity to methacholine in current and former asthmatic and allergic rhinitis patients and control subjects. J Allergy Clin Immunol 1975; 56:429- 42.

14. Burgess JA, Matheson MC, Diao F, et al. Bronchial hyperresponsiveness and obesity in middle age: insights from an Australian cohort. Eur Respir J. 2017; 50:1602181.

15. Busse WW, Lemanske RF Jr. Asthma. N Engl J Med. 2001; 344:350-362.

16. Boulet LP. Physiopathology of airway hyperresponsiveness. Curr Allergy Asthma Rep. 2003; 3:166-171.

17. Chapman DG, Irvin CG. Mechanisms of airway hyper-responsiveness in asthma: the past, present and yet to come. Clin Exp Allergy. 2015; 45:706-719.

18. Kraemer R, Smith HJ, Sigrist T, Giger G, Keller R, Frey M. Diagnostic accuracy of methacholine challenge tests assessing airway hyperreactivity in asthmatic patients - a multifunctional approach. Respir Res. 2016; 17:154.

19. An SS, Fredberg JJ. Biophysical basis for airway hyperresponsiveness. Can J Physiol Pharmacol. 2007; 85:700-714.

20. Chapman DG, Berend N, King GG, Salome CM. Increased airway closure is a determinant of airway hyperresponsiveness. Eur Respir J. 2008; 32:1563-1569.

21. Ribeiro M, Silva RCC, Pereira CAC. Resposta ao carbacol em normais e asmáticos leves medida por espirometria e pletismografia. J Pneumol 1992; 18 (supl 2):8.

22. Davis BE, Blais CM, Cockcroft DW. Methacholine challenge testing: comparative pharmacology. J Asthma Allergy. 2018; 11:89-99.

23. Cockcroft DW, Davis BE. The bronchoprotective effect of inhaling methacholine by using total lung capacity inspirations has a marked influence on the interpretation of the test result. J Allergy Clin Immunol 2006; 117:1244–1248.

24. Cockcroft DW. Measurement of airway responsiveness to inhaled histamine and methacholine: method of continuous aerosol generation and tidal breathing inhalation. In Hargreave FE, Woolcock AJ, editors: Airway responsiveness, Mississauga, 1985, Astra.

25. Merkus PJ, van Essen-Zandvliet EE, Parlevliet E, et al. Changes of nebulizer output over the years. Eur Respir J 1992; 5:488-91.

26. Coates A, Culver B, Cockcroft D, et al. Characterizing nebulizer performance for methacholine challenge tests. Am J Respir Crit Care Med. 2018; 198:988-990.

27. Drotar DE, Davis BE, Cockcroft DW. Dose versus concentration of methacholine. Ann Allergy Asthma Immunol 1999; 83:229-30.

28. Coates AL, Dell SD, Cockcroft DW, Gauvreau GM. The $PD_{20}$ but not the $PC_{20}$ in a methacholine challenge test is device independent. Ann Allergy Asthma Immunol. 2017; 118:508-509.

29. Dell SD, Bola SS, Foty RG, Marshall LC, Nelligan KA, Coates AL. Provocative dose of methacholine causing a 20% drop in FEV1 should be used to interpret methacholine challenge tests with modern nebulizers. Ann Am Thorac Soc. 2015; 12:357-363.

30. O'Connor GT, Sparrow D, Weiss ST. Normal range of methacholine responsiveness in relation to prechallenge pulmonary function. Chest 1994; 105:661-6.

31. Abisheganaden H, Chan CC, Chee CB, et al. Methacholine-induced fall in forced vital capacity as a marker of asthma severity. Respir Med 1999; 93:277-82.

32. Orehek J, Nicoli MM, Delpierre S, et al. Influence of the previous deep inspiration on the spirometric measurement of provoked bronchoconstriction in asthma. Am Rev Respir Dis 1981; 123:269.

33. Cockcroft DW, Murdock KY, Berscheid BA, Gore BP. Sensitivity and specificity of histamine PC20 determination in a random selection of young college students. J Allergy Clin Immunol. 1992; 89:23-30.

34. Liem JJ, Kozyrskyj AL, Cockroft DW, et al. Diagnosing asthma in children: what is the role for methacholine bronchoprovocation testing? Pediatr Pulmonol 2008; 43:481-9.

35. Sverrild A, Porsbjerg C, Thomsen SF, et al. Airway hyper-responsiveness to mannitol and methacholine and exhaled nitric oxide: a random-sample population study. J Allergy ClinImmunol 2010; 126:952-8.

36. McGrath KW, Fahy JV. Negative methacholine challenge testing subjects who report physician-diagnosed asthma. Clin Exp Allergy 2011; 41:46-51.

37. Kim M-H, Song W-J, Kim T-W, et al. Diagnostic proper-ties of the methacholine and mannitol bronchial challenge tests: a comparison study. Respirol 2014; 19:852-6.

38. Bohadana AB, Wild P, Izbicki G. Symptom evaluation during the methacholine test: Does it add to the interpretation of the test results based on the $PC20FEV_1$? Clin Respir J. 2018; 12:1536-1544.

39. Galant SP, Komarow HD, Shin HW, Siddiqui S, Lipworth BJ. The case for impulse oscillometry in the management of asthma in children and adults. Ann Allergy Asthma Immunol. 2017; 118:664-671.

40. Short PM, Anderson WJ, Manoharan A, Lipworth BJ. Usefulness of impulse oscillometry for the assessment of airway hyperresponsiveness in mild-to-moderate adult asthma. Ann Allergy Asthma Immunol. 2015; 115:17-20.

41. Mansur AH, Manney S, Ayres JG. Methacholine-induced asthma symptoms correlate with impulse oscillometry but not spirometry. Respir Med. 2008; 102:42-49.

42. Sood N, Turcotte SE, Wasilewski NV, et al. Small-airway obstruction, dynamic hyperinflation, and gas trapping despite normal airway sensitivity to methacholine in adults with chronic cough. J Appl Physiol (1985). 2019; 126:294-304.

43. Cockcroft DW, Berscheid BA, Murdock KY. Unimodal distribution of bronchial responsiveness to inhaled histamine in a random human population. Chest 1983; 83:751-4.

44. Pauwels R, Joos G, Van der Straeten M. Bronchial hyperresponsiveness is not bronchial hyperresponsiveness is not bronchial asthma. Clin Allergy 1988; 18:317-21.

45. Soares MR, Pereira CAC. J Bras Pneumol. 2016; 42 (supl.1R): R246, P0478.

46. Louis R, Bougard N, Guissard F, Paulus V, Henket M, Schleich F. Bronchodilation test with inhaled salbutamol *versus* bronchial methacholine challenge to make an asthma diagnosis: Do they provide the same information? J Allergy Clin Immunol Pract. 2020; 8:618-625.e8.

47. Juniper EF, Frith PA, Hargrave FE. Airways responsiveness to histamine and methacholine: relationship to minimum treatment to control symptoms of asthma. Thorax 1981; 36:575.

48. Josephs LK, Gregg I, Holgate ST. Does non-specific bronchial responsiveness indicate the severity of asthma? Eur Respir J 1990; 3:220-7.

49. Weiss ST, Van Natta ML, Zeiger RS. Relationship between increased responsiveness and asthma severity in the childhood asthma management program. Am J Respir Crit Care Med 2000; 172:50-6.

50. Westerhof GA, Coumou H, de Nijs SB, Weersink EJ, Bel EH. Clinical predictors of remission and persistence of adult-onset asthma. J Allergy Clin Immunol. 2018; 141:104-109.

51. Thomas B, Chay OM, Allen JC Jr, et al. Concordance between bronchial hyperresponsiveness, fractional exhaled nitric oxide, and asthma control in children. Pediatr Pulmonol. 2016; 51:1004-1009.

52. Morice AH, Millqvist E, Bieksiene K, et al. ERS guidelines on the diagnosis and treatment of chronic cough in adults and children. Eur Respir J. 2020; 55:1901136.

53. Corrao WM, Braman SS, Irwin RS. Chronic cough as the sole presenting manifestation of bronchial asthma. N Engl J Med 1979; 300: 633–637.

54. Gibson PG, Dolovich J, Denburg J, et al. Chronic cough: eosinophilic bronchitis without asthma. Lancet 1989; 1:1346–1348

55. Gibson P, Wang G, McGarvey L, et al. Treatment of Unexplained Chronic Cough: CHEST Guideline and Expert Panel Report. Chest. 2016; 149:27-44.

56. Ribeiro M, De Castro Pereira CA, Nery LE, Beppu OS, Silva CO. A prospective longitudinal study of clinical characteristics, laboratory findings, diagnostic spectrum and outcomes of specific therapy in adult patients with chronic cough in a general respiratory clinic. Int J Clin Pract. 2006; 60:799-805.

57. Pratter MR, Abouzgheib W, Akers S, Kass J, Bartter T. An algorithmic approach to chronic dyspnea. Respir Med. 2011; 105:1014-1021.

58. DePaso WJ, Winterbauer RH, Lusk JA, Dreis DF,Springmeyer SC. Chronic dyspnea unexplained by history, physical examination, chest roentgenogram, and spirometry. Analysis of a seven-year experience. Chest 1991;100: 1293-9.

59. Martinez FJ, Stanopoulos I, Acero R, Becker FS, Pickering R, Beamis JF. Graded comprehensive cardiopulmonary exercise testing in the evaluation of dyspnea unexplained by routine evaluation. Chest 1994; 105:168-74.

60. Pratter MR, Curley FJ, Dubois J, Irwin RS. Cause and evaluation of chronic dyspnea in a pulmonary disease clinic. Arch Intern Med. 1989; 149:2277-2282.

61. Niven AS, Weisman IM. Diagnosis of unexplained dyspnea. In: Mahler DA, O'Donnell (Eds) Dyspnea, 2th Ed, Boca Raton; 2005: 207-263.

62. Bersácola SH, Pereira CAC, Cruz da Silva RC, Ladeira RM. Dispneia crônica de causa indeterminada: avaliação de um protocolo de investigação em 90 pacientes. J Pneumol 1998; 24:283-297.

63. Bostwick D, Hatton ND, Mayeux J, et al. The approach to the patient with chronic dyspnea of unclear etiology. Adv Pulm Hypertension 2018; 16:103-11.

64. Pralong JA, Lemière C, Rochat T, L'Archevêque J, Labrecque M, Cartier A. Predictive value of nonspecific bronchial responsiveness in occupational asthma. J Allergy Clin Immunol. 2016; 137:412-416.

# Espirometria em Pediatria

Marina Buarque de Almeida ♦ Diego Djones Brandenburg

## Função pulmonar na infância

A espirometria é um método diagnóstico muito utilizado para avaliação funcional das crianças, especialmente com doenças pulmonares ou submetidas a algum procedimento e/ou intervenção terapêutica com repercussão ventilatória, assim como nas crianças portadoras de doenças crônicas que possam ter impacto na função pulmonar, como por exemplo a doença falciforme dentre tantas outras. Serve também para acompanhar o crescimento e desenvolvimento do sistema respiratório das crianças. É importante recordarmos que os adultos jovens, após seus 22 a 24 anos, iniciam um processo de envelhecimento e deterioração da função pulmonar ao longo da vida. Enquanto na criança, a perspectiva é completamente diferente, uma vez que observamos uma maturação e crescimento pulmonar que também se expressa no aumento de fluxos e volumes pulmonares ao longo dos anos e que pode estar associada a uma redução ou até remissão de sintomas respiratórios.[1]

Considerando as características especiais da criança, algumas adaptações devem feitas para que o sucesso do exame seja alcançado. Por se tratar de um exame que demanda colaboração e coordenação dos pacientes, é importante que tenhamos um ambiente amigável e acolhedor, com profissionais treinados para o trato com a criança. Os equipamentos para espirometria em escolares e pré-escolares, em geral, não diferem dos adultos. Já as provas de função pulmonar em lactente são realizadas sob sedação e requerem outro tipo de cenário, equipamento e entendimento fisiopatológico, e por isso não serão abordadas aqui. Critérios de aceitação e reprodutibilidade, diagnósticos e classificação da gravidade, bem como valores de referência da espirometria na criança também devem ser adaptados e exploraremos essas questões adiante. No entanto, cabe destacar desde já que a espirometria é um exame exequível a partir dos 3 anos de idade com taxas de sucesso superiores a 70-80% entre pré-escolares e superior à 90% em escolares quando realizada em condições satisfatórias por profissionais treinados.[2]

## Indicações e contraindicações

Todo método diagnóstico tem como premissa básica responder a uma pergunta clínica. Com a espirometria não é diferente. Por isso quanto mais clara for a solicitação do exame, mais apurada será a resposta que ele traz. As indicações e contraindicações da espirometria em crianças são muito semelhantes às dos adultos, excetuando, obviamente, as indicações laborais. No entanto, especificamente nas crianças, o monitoramento do crescimento e eventuais fatores de risco pré- e perinatais associados à redução da função pulmonar devem ser monitorados.

As principais indicações da espirometria em crianças incluem:[3,4]

- Avaliar a natureza e gravidade de doenças pulmonares.
- Verificar se há anormalidades em pacientes com sintomas respiratórios como tosse crônica ou outros como sibilância recorrente.
- Avaliar a responsividade brônquica.
- Avaliar a resposta a determinada intervenção terapêutica.
- Avaliação de risco para procedimentos diagnósticos, cirurgias e anestesia geral.
- Monitorar potenciais paraefeitos pulmonares por quimioterapia e radioterapia.
- Avaliação prognóstica e determinação de manejo clínico na evolução e seguimento longitudinal de doenças pulmonares crônicas (p.ex.: fibrose cística, asma, displasia broncopulmonar).
- Avaliação de doenças de outros órgãos e sistemas que também afetam os pulmões e ou a caixa torácica, como doenças hematológicas, doenças do tecido conectivo, deformidades torácicas, etc.
- Avaliação e seguimento do desenvolvimento pulmonar em pacientes com outras condições clínicas mesmo na ausência de sinais e sintomas respiratórios como no seguimento de crianças prematuras.
- Seguimento evolutivo de pacientes com condições específicas como pós-transplante pulmonar e de medula óssea.
- Medidas ou desfechos em estudos clínicos e epidemiológicos.
- Avaliar deficiência ou invalidez.

Cabe destacar que não há uma idade correta para indicar a espirometria em crianças, mas sim, um momento adequado, que ocorre quando a criança que tem uma indicação clínica para a realização do teste se encontra motivada a fazê-lo e coordenada para executar as manobras de expiração forçada. As contraindicações para a realização da espirometria são relativas e incluem: hemoptise, angina ou dor ventilatório dependente, descolamento de retina, neurocirurgia ou cirurgia torácica recente, crise hipertensiva, edema pulmonar, diarreia, ou qualquer condição clínica que impeça o paciente de realizar manobras expiratórias forçadas e máximas.[4]

A espirometria não possibilita o diagnóstico direto de nenhuma patologia específica, ela apenas descreve as limitações de fluxo aéreo e volume pulmonar e corrobora o diagnóstico clínico caracterizando distúrbios ventilatórios obstrutivos, restritivos, combinados ou inespecíficos e exames normais, que pode ainda, ter ou não, uma resposta significativa aos broncodilatadores de curta ação ou mesmo reversibilidade completa do distúrbio basal.[5]

## Realização do teste de capacidade vital lenta (CV) e capacidade vital forçada (CVF)

Antes mesmo de realizarmos as provas de função pulmonar e especificamente a espirometria, devemos atentar para algumas condições de preparo do paciente para que tenhamos condições ideais de realização. Lembramos que esses critérios não são impeditivos para a realização do exame, mas devem ser mencionados no relatório final caso estejam presentes.

Destacamos as seguintes:[3,4]

- Estar há duas semanas livre de quadros infecciosos respiratórios.
- Estar sem hemoptise nos últimos 7 dias.
- Suspender medicamentos: SABA (salbutamol) 6 horas, SAMA (brometo de ipratrópio) 12 horas, LABA (salmeterol ou formoterol) 24 horas, Ultra-LABA (vilanterol) 36 horas e LAMA (tiotrópio) 36-48 horas. Antileucotrienos: 24 horas antes. Não há necessidade de suspender corticoide inalatório ou sistêmico ou antibióticos.
- Evitar alimentações volumosas antes do exame.
- Não tomar chá, café ou bebidas estimulantes antes do exame.
- Repousar por 5-10 minutos antes do exame ou até 30 minutos caso tenha realizado atividade física intensa.
- Não fumar ou consumir bebidas alcoólicas no dia do exame.
- Vir com vestimentas confortáveis, evitando roupas justas e apertadas.

É importantíssimo que o peso e a estatura da criança sejam aferidos no momento do exame, preferencialmente com balança e estadiômetro calibrados e obedecendo a técnica correta, e que não seja apenas referido pelo paciente ou responsável.[6] Diante da impossibilidade de aferição da estatura, uma alternativa é a medida da envergadura, por exemplo em pacientes impossibilitados de manter-se em pé como por exemplo nos estágios mais avançados de algumas doenças neuromusculares. Nesse caso, no paciente impúbere, usaremos a medida da envergadura no lugar da estatura e após a puberdade faremos uma correção, para o sexo feminino envergadura dividida por 1,03 e no sexo masculino envergadura dividida por 1,06.[7] Dados como nome, identificação, data de nascimento, sexo biológico ao nascimento e etnia autodeclarada também precisam ser corretamente inseridos. O abastecimento do *software* dos espirômetros com informações fidedignas é determinante para a estimativa de valores da normalidade e consequente resultado do teste, independente do modelo do espirômetro ou da equação de predição.

Quanto à execução da manobra espirométrica, sugere-se que seja realizada preferencialmente em ambiente amigável e convidativo, devendo o técnico realizar a demonstração da manobra quase de modo teatral, mais do que simplesmente descrever com palavras a manobra a ser executada. Para a obtenção de curvas satisfatórias é comum que seja necessário um adequado encorajamento por parte do técnico de espirometria. Pode ser realizado com o paciente sentado (que é a preferência da maioria dos serviços) ou em pé (pode ser a preferência principalmente de pré-escolares), mantendo a cabeça em posição neutra e geralmente com clipe nasal (em pré-escolares o uso é facultativo).[8] Demonstrar o equipamento evitando movimentos bruscos, permitir que a criança toque no equipamento e eventualmente o coloque na boca. Atentar para a abertura dos dentes e selo dos lábios ao redor do bucal. Realizar manobras expiratórias de pico de fluxo expiratórios previamente e manobras expiratórias lentas e máximas para garantir o entendimento e coordenação da criança para execução da espirometria.

O uso de telas de incentivo pode ajudar na obtenção de curvas satisfatórias. Técnicos experientes e pacienciosos devem conquistar a confiança do paciente sem gerar ansiedade e poderão inclusive julgar se tal recurso auxilia (ou atrapalha) na obtenção de boas manobras espirométricas.[8]

A manobra de CV lenta deve preceder a CVF e é obtida por meio de repetidas manobras ins e expiratórias a volume corrente seguida de uma inspiração profunda, até a capacidade pulmonar total, e subsequente expiração de maneira lenta, contínua, ininterrupta e máxima, até o volume residual. Dessa manobra é obtido o espirograma do qual são determinados a CV, capacidade inspiratória (CI), volume de reserva inspiratório (VRI) e volume de reserva expiratório (VRE).

A manobra de CVF caracteriza-se pela mesma manobra de CV, porém, de modo forçado, com pico de expiração máximo e abrupto, seguido de sustentação de esforço expiratório máximo, livre de artefatos, até que o fluxo expiratório vá lentamente reduzindo até chegar a zero. Em crianças, dificilmente o tempo expiratório alcançará 6 segundos. Em geral esta manobra pode durar apenas 3 segundos ou até menos em crianças menores. Por isso a importância de se utilizar critérios de aceitabilidade e reprodutibilidade modificados para crianças, especialmente nos pré-escolares.

### Critérios de aceitação e reprodutibilidade[2-4,8,9]

De modo geral para escolares e principalmente adolescentes os critérios de aceitabilidade e reprodutibilidade seguirão o padrão de exigência conforme na espirometria de adultos. Descrevemos abaixo algumas particularidades de faixa etária pediátrica, com observações mais minuciosas para a faixa etária dos pré-escolares onde temos várias adaptações.

As manobras devem seguir uma inspiração máxima seguida por uma pausa inspiratória a qual não deve exceder 3 segundos. O início da expiração deve ser sem hesitação com evidência de esforço máximo (tanto inspiratório como expiratório), e com estímulo vigoroso de modo a manter a expiração máxima e mantida. Para caracterização de esforço expiratório inicial adequado, considera-se que o volume retroextrapolado deve ser menor que 12,5% da CVF ou 80 mL (o que for maior) (Figura 13.1).

Para um bom controle de qualidade, as curvas fluxo-volume e volume-tempo devem ser inspecionadas, preferencialmente em tempo real, durante a realização das mesmas, para permitir sua correção. Nelas, devemos ter a evidência de um bom pico de fluxo e término adequado. Além disso devemos excluir curvas com artefatos como listados na Figura 13.2 e Tabela 13.1. A duração satisfatória da expiração em adultos e adolescentes é de 6 segundos

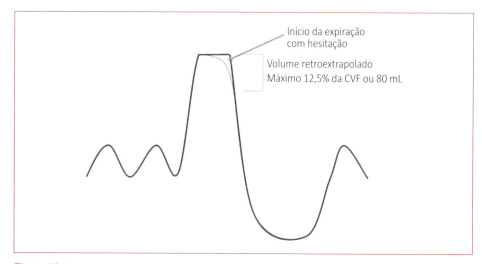

**Figura 13.1.** *Para pré-escolares volume retroextrapolado deve ser < 12,5% da CVF.*

com menos de 50 mL sendo exalados nos 2 últimos segundos, mas em escolares aceita-se 3 segundos com término adequado que atinja o platô no último segundo. Já em pré-escolares o tempo dificilmente atinge 2 segundos, que pode ser, até mesmo, menor que 1 segundo e mesmo assim, representar uma manobra satisfatória, uma vez que o tempo expiratório aumenta significativamente com a idade. Explica-se esse fenômeno pois as crianças pequenas têm volume pulmonar absoluto menor e com vias aéreas proporcionalmente mais largas, portanto a expiração forçada ocorre em tempo mais curto, muitas vezes menor até que 1 segundo. Outra maneira de avaliar o adequado término da manobra expiratória em pré-escolares é determinar que o fluxo no momento do término da manobra não seja superior a 10% do pico de fluxo expiratório (Figura 13.3).

Devido às características específicas da criança pré-escolar, já mencionadas anteriormente, o $VEF_1$ pode se comportar de modo semelhante ao $VEF_3$ ou $VEF_6$ em adultos, e por vezes, ser igual a CVF e perder sua utilidade. Portanto, em pré-escolares usamos o $VEF_t$, geralmente $VEF_{0,5}$ ou $VEF_{0,75}$ como substitutivo ao tradicional $VEF_1$, além dos índices derivados da relação $VEF_1/CVF$, no caso $VEF_{0,5}/CVF$ e $VEF_{0,75}/CVF$.

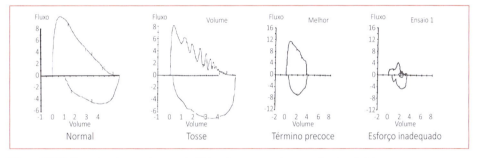

**Figura 13.2.** *Exemplos de manobras expiratórias. Curva normal e exemplos de artefatos.*

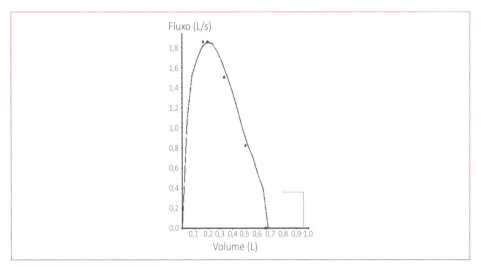

**Figura 13.3.** *A avaliação do término da manobra expiratória em pré-escolares. O fluxo expiratório no momento da interrupção da manobra não deve ser superior a 10% do pico de fluxo expiratório.*

**Tabela 13.1.** Critérios de aceitabilidade e reprodutibilidade das manobras espirométricas em crianças

| Critérios de aceitabilidade | |
|---|---|
| • Ausência de artefatos (Figura 13.1) | • Tosse<br>• Fechamento de glote<br>• Término precoce do esforço<br>• Esforço insuficiente<br>• Vazamento de ar<br>• Obstrução da peça bucal |
| • Início do esforço adequado | • Para crianças de 6-12 anos: volume retroextrapolado < 5% da CVF ou < 100 mL se CVF < 1.000 mL<br>• Para pré-escolares volume retroextrapolado < 12,5% da CVF (Figura 13.2) |
| • Manobra expiratória satisfatória (término adequado) | • Duração da expiração de 3 segundos ou presença de platô no último segundo na curva volume-tempo<br>• Pré-escolares fluxo no término da manobra < 10% do pico de fluxo expiratório. (Figura 13.3) |
| **Critérios de reprodutibilidade** | |
| • Depois de três curvas aceitáveis, avaliar reprodutibilidade | • As duas maiores medidas de CVF não podem diferir mais de 150 mL ou 5% da CVF ou < 100 mL se CVF < 1.000 mL<br>• As duas maiores aferições de VEF1 não podem diferir mais de 5% ou < 100 mL se CVF < 1.000 mL<br>• Se ambos critérios encontrados, essa sessão pode ser finalizada<br>• Caso contrário seguir as até um total máximo de oito manobras (Figura 13.4) |

*Fonte: Adaptada de Jat et al.[3]*

Para um adequado controle de qualidade existem critérios e categorias definidas.[10] O ideal é obtermos três testes aceitáveis e dois reprodutíveis, em escolares e adolescentes. Em adultos, as duas maiores CVF e $VEF_1$ não devem diferir mais que 150 mL entre si, mas em pacientes com CVF ≤ 1,0 L, os valores não devem diferir mais que 100 mL.[11] Os três maiores picos de fluxos expiratórios das curvas selecionadas devem diferir menos que 10%. Em crianças pelos menores volumes pulmonares essa diferença deve ser no máximo de 5%. Nos pré-escolares os critérios de reprodutibilidade são modificados. Devemos obter duas curvas aceitáveis, onde CVF e $VEF_t$ não difiram 100 mL ou 10% do maior valor obtido. Se esses critérios não forem obtidos em até oito tentativas, deve-se interromper o teste e utilizar as três melhores curvas para escolha dos parâmetros (Figura 13. 4).[4,11] Caso o pré-escolar tenha realizado uma única curva tecnicamente satisfatória, mas seja incapaz de produzir outra curva com reprodutibilidade, o laboratório poderá emitir o laudo baseado nesta única manobra, desde que o técnico esteja convencido da excelência da manobra. Uma importante observação é que o laudo do exame do pré-escolar deve relatar o número de manobras que foram satisfatórias e a reprodutibilidade dos resultados encontrados.[8]

## Padrões

A simples inspeção das curvas fluxo-volume e volume tempo já podem nos ajudar a identificar padrões, ou pelo menos sugerir o padrão do distúrbio ventilatório. Esses padrões mais típicos se evidenciam de maneira clara principalmente nas curvas fluxo-volume, onde pode ser nítido o padrão de curva obstrutiva e de curva restritiva aos olhos treinados e habituados.

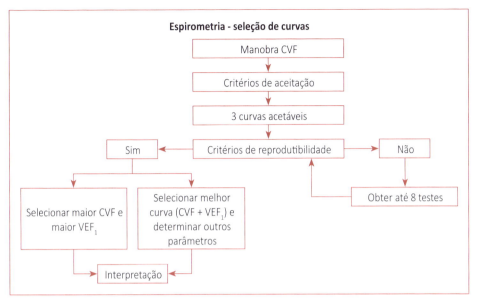

**Figura 13.4.** *Fluxograma de realização da espirometria.*

## Espirometria normal

Um exame pode ser descrito como normal quando os valores de todas as variáveis obtidas estão acima do limite inferior da faixa do previsto (LIP). O LIP deve ser utilizado de acordo com a equação de predição adotada como referência para determinada população. A utilização de valores lineares, como o tradicional ponto de corte de 80% para $VEF_1$ e $VEF_1$/CVF, podem determinar um subdiagnóstico de DVO, especialmente em crianças onde o LIP do valor de referência em algumas equações para pré-escolares pode chegar a mais de 85% para a relação $VEF_1$/CVF. O inverso pode ocorrer em pacientes idosos, levando ao sobrediagnóstico de DVO e perda da especificidade do teste, pois nesses pacientes, o LIP da relação $VEF_1$/CVF pode ser menor que 70%.

## Distúrbio ventilatório obstrutivo (DVO)

Há redução desproporcional dos fluxos máximos com respeito ao volume máximo expirado (Figura 13.5). $VEF_1$ e/ou $VEF_1$/CVF estão reduzidos com CV(F) dentro de limites da normalidade independente da manifestação de sintomas ou comorbidades do paciente. Quando a relação $VEF_1$/CV(F) estiver reduzida e o $VEF_1$ ainda estar dentro de limites da normalidade poderá considerar-se o diagnóstico de DVO caso o paciente seja sintomático ou diagnosticado com asma, especialmente quando acompanhado de resposta significativa ao broncodilatador. Esta ponderação deve-se ao fato de que alguns atletas ou pacientes com elevada estatura e potência muscular podem ter uma redução fisiológica dos fluxos expiratórios ($VEF_1$ normal com $VEF_1$/CV(F) reduzida). Quando somente o $FEF_{25\%-75\%}$ estiver abaixo do normal, pode-se considerar DVO leve, especialmente quando acompanhado de sintomas sugestivos de doença obstrutiva ou resposta significativa ao broncodilatador. A relação $FEF_{25\%-75\%}$/CVF é muito mais importante para diagnóstico de doenças obstrutivas em crianças em comparação aos adultos. Se disponível, sugere-se corroborar os achados com avaliação da resistência de vias aéreas, CPT e VR.

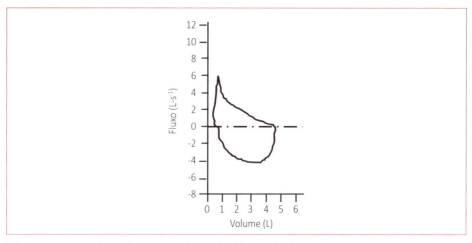

**Figura 13.5.** *Curva fluxo-volume com padrão de distúrbio ventilatório obstrutivo.*

### Distúrbio ventilatório restritivo (DVR)

O diagnóstico definitivo de DVR é pela redução da capacidade pulmonar total (CPT), não aferida na espirometria. Mas podemos inferir pela espirometria quando a capacidade vital (CV) e a CVF estão reduzidas associado a $VEF_1/CVF$ e $FEF_{25\%-75\%}/CVF$ normais ou elevados (Figura 13.6). Na presença desses achados, recomenda-se a complementação do estudo funcional pela medida da capacidade pulmonar total, seja pela técnica de diluição de gases ou por pletismografia corporal total.

### Distúrbio ventilatório combinado

Ocorre quando há coexistência de obstrução e restrição. Definido por $VEF_1/CV$ e CPT reduzidos (Figura 13.7). Na espirometria pode apresentar-se com ou padrão de DVO com

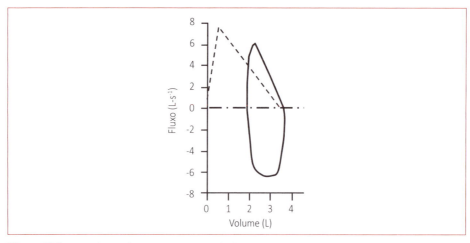

**Figura 13.6.** *Curva fluxo-volume com padrão de distúrbio ventilatório restritivo.*

diminuição da CV(F). No entanto, quando a diferença entre o percentual do previsto para a CVF e o $VEF_1$ for superior a 25% sugere um DVO com redução da CVF por influência do aprisionamento aéreo. E quando essa diferença (CVF%-$VEF_1$%) for menor que 25% pode ser atribuído tanto ao aprisionamento aéreo como a combinação do DVO com DVR.

### Distúrbio inespecífico ou indeterminado

Ocorre uma redução proporcional entre CVF e $VEF_1$, e na espirometria o valor de $VEF_1$/CVF encontra-se normal. Entretanto, não ocorre de fato restrição, pois a CPT é normal. Nesses casos, a realização da medida de volumes pulmonares completos é mandatória para sua adequada caracterização.

### Resposta a BD

Uma parte importante do exame é a avaliação da reversibilidade da limitação do fluxo com uso de medicamentos. É um dado importante que complementa as informações dadas pelo teste espirométrico. Habitualmente, opta-se pela administração de uma dose padrão de broncodilatador de curta ação em aerossol, e avalia-se o quanto ocorre de incremento nos dados objetivos obtidos na espirometria. Depois que o paciente realizou as três curvas aceitáveis, o medicamento é administrado (por ex.: 400 mcg de salbutamol em nebulímetro pressurizado administrado com espaçador). Depois de 15 minutos realiza-se mais três manobras aceitáveis.[11,12]

A resposta ao BD é um capítulo à parte em pediatria, primeiro pois estamos falando de volumes pulmonares proporcionalmente menores, segundo porque tal resposta pode variar imensamente a depender da patologia de base. Em crianças asmáticas, estudo de Bussamra et al.[13] mostrou um incremento de 365 mL, valor bem superior àquele considerado significativo pela ATS, conforme descrevo a seguir. Em contrapartida, estudo que avaliou resposta ao BD em 1.041 crianças e adolescentes no estudo CAMP, com mediana de idade de 8,9 anos sugere que o valor de 8% de incremento do $VEF_1$ em relação ao basal seria a melhor escolha que 12%. Nesse estudo, Tse et al.[14] verificaram que o ponto de corte de 12% teria baixa sensibilidade nessa população de crianças e adolescentes asmáticos e sugerem que incremento de 8%

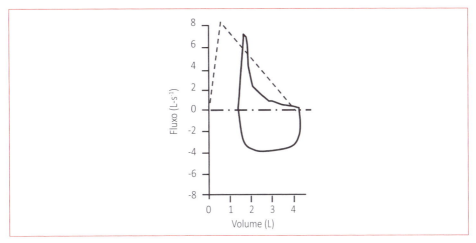

**Figura 13.7.** *Curva fluxo-volume com padrão de distúrbio ventilatório combinado.*

tem melhor especificidade e sensibilidade, principalmente no grupo de pacientes dessa faixa etária que tem $VEF_1$ < 80%. A sensibilidade e especificidade de 8% de resposta ao BD caem no grupo com $VEF_1$ > 80%.

Já em outras patologias como fibrose cística, bronquiolite obliterante, dentre tantas outras, muitas vezes a criança apresenta volumes pulmonares pequenos, ficando difícil usar critérios padronizados para a avaliação da resposta broncodilatador. Nesses casos pode ser interessante o acompanhamento evolutivo longitudinal espirométrico com a avaliação da resposta broncodilatadora.

Nos documentos da ATS/ERS um incremento de 12% e 200 mL no $VEF_1$ após o broncodilatador é considerada uma resposta broncodilatador significativa.[12] No paciente com DVO um incremento de 7% ou mais do $VEF_1$ em relação ao valor previsto, também é considerada uma resposta positiva.[7] No paciente com dados espirométricos normais, sem achados compatíveis com DVO, mas com um incremento de 10% do $VEF_1$ em relação ao basal pode-se inferir aumento do tônus broncomotor, e esse achado deve ser ressaltado no laudo.[7]

## Graduação de gravidade

De acordo com documentos da ATS/ERS a gravidade do distúrbio ventilatório obstrutivo, baseia-se fundamentalmente no percentual predito do $VEF_1$ (Tabela 13.2)[12] e na presença de $VEF_1$ normal, mas $FEF_{25\%-75\%}$ abaixo de 70% do predito, consideramos uma DVO leve, independente do valor encontrado.[7,11]

**Tabela 13.2.** Classificação de gravidade do distúrbio ventilatório obstrutivo (DVO)

| Gravidade do DVO | $VEF_1$ % |
|---|:---:|
| Leve | LIP-70 |
| Moderado | 60-69 |
| Moderadamente grave | 50-59 |
| Grave | 35-49 |
| Muito grave | < 35 |

*Fonte: Adaptada de Pellegrino R, et al.[12]*

Entretanto, acreditamos que o uso do escore Z, considerando que valores anormais serão aqueles abaixo do percentil 5 para aquela determinada população, o que corresponde a um escore Z de -1,645 é o modo mais adequado de se identificar de fato os pacientes que apresentam alguma anormalidade na espirometria. O valor desse escore Z de -1,645, é o limite inferior da normalidade, que deve ser mencionado nos laudos das espirometrias, conforme sugerido na publicação de Culver et al.[10] Dessa modo, o ideal é que na apresentação dos resultados, existam tabelas conforme o exemplo da Tabela 13.3.

## Valores de referência

Para correta interpretação dos achados espirométricos o ideal é que os valores de referência usados como padrão de normalidade sejam de fato representativos e adequados à população na qual o paciente está inserido.[15] Por muitos anos, os laboratórios de espirometria usavam padrões de normalidade de pacientes pediátricos e adolescentes internacionais, dados

**Tabela 13.3.** Exemplo de laudo com valores espirométricos obtidos, limite inferior da normalidade (LIP), escore z, valores previstos pré- e pós-broncodilatador, valor do incremento pós-BD e percentual desse incremento

| | Pré-BD | | | | Pós-BD | | | | |
| --- | --- | --- | --- | --- | --- | --- | --- | --- | --- |
| | Melhor | LIP | Escore Z | %previsto | Melhor | Escore Z | %previsto | Mudança | Mudança% |
| CVF | 2,21 | 1,72 | 0,425 | 106% | 2,41 | 1,061 | 116% | 200 mL | 9% |
| $VEF_1$ | 1,55 | 1,53 | -1,333 | 84% | 2,06 | 0,882 | 111% | 510 mL | 33% |
| $VEF_1/CVF$ | 0,70 | 0,81 | -3,933 | | 0,85 | -0,857 | | | 15% |
| $FEF_{25\%-75\%}$ | 1,09 | 1,56 | -3,291 | 48% | 2,20 | -0,156 | 96% | | 102% |
| $FEF_{25\%-75\%}/CVF$ | 0,49 | 0,74 | 1,248 | 22% | 0,91 | -0,739 | 84% | | 85% |

*Valor de referência: Jones et al. 2020[15]*
*Fonte: Adaptada de Culver et al.[10]*

esses que muitas vezes não representavam de fato a população brasileira. Em 2012, ocorreu a publicação de valores de normalidade da *Global Lung Function Iniciative* (GLI) de pacientes saudáveis, que abrangia a população de pré-escolar até idosos, dos 3 aos 95 anos, e dessa maneira, esses valores passaram a ser usados de modo mais corrente, especialmente nas pesquisas e publicações internacionais.[15] Entretanto, as equações do GLI não contemplaram indivíduos sadios da África e nem da América Latina e, portanto, não validadas para uso na população brasileira para os adolescentes e adultos, a maioria dos laboratórios manteve os preditos da SBPT, de 2002.[7] Recentemente, Jones et al. publicaram os valores de referência de espirometria para crianças brasileiras de 3 a 12 anos[16], com uma amostra ampla e representativa de indivíduos das etnias branca, negra e parda, a qual, acreditamos que seja atualmente a melhor opção para ser usada como referência de normalidade desta faixa etária pediátrica.

## Referências bibliográficas

1. McGeachie MJ, Yates KP, Zhou X, Guo F, Sternberg AL, Van Natta ML, et al. Patterns of Growth and Decline in Lung Function in Persistent Childhood Asthma. N Engl J Med 2016; 374:1842-52.
2. Veras TN, Pinto LA. Viabilidade da realização de espirometria em pré-escolares. J Bras Pneumol 2011; 37:69-74.
3. Jat KR. Spirometry in children. Prim Care Respir J 2013; 22:221-9.
4. Rodrigues JC, Cardieri JMA, Bussamra MHCF, Nakaie CMA, Almeida MB, Silva Fº LVF, et al. Provas de função pulmonar em crianças e adolescentes. J Pneumol 2002;28(Supl3):S207-21.
5. Stocks J, Kirkby J, Lum S. How to avoid misinterpreting lung function tests in children: a few practical tips. Paediatr Respir Rev 2014; 15:170-80.
6. Miller MR, Crapo R, Hankinson J, Brusasco V, Burgos F, Casaburi R, et al. ATS/ERS Task Force. General considerations for lung function testing. Eur Respir J 2005; 26:153-61.
7. Pereira CAC. Espirometria. J Pneumol 2002;28(Supl3):S1-82.
8. Beydon N, Davis SD, Lombardi E, Allen JL, Arets HG, Aurora P, et al. An Official American Thoracic Society/European Respiratory Society Statement: Pulmonary Function Testing in Preschool Children. Am J Respir Crit Care Med 2007; 175:1304-45.
9. Moore VC. Spirometry: step by step. Breathe 2012; 8:232-40.
10. Culver BH, Graham BL, Coates AL, Wanger J, Berry CE, Clarke PK, et al. ATS Committee on Proficiency Standards for Pulmonary Function. Recommendations for a Standardized Pulmonary Function Report. An Official American Thoracic Society Technical Statement. Am J Respir Crit Care Med 2017; 196:1463-72.

11. Miller MR, Hankinson J, Brusasco V, Burgos F, Casaburi R, Coates A, et al. ATS/ERS Task Force. Standardisation of spirometry. Eur Respir J 2005; 26:319-38.

12. Pellegrino R, Viegi G, Brusasco V, Crapo RO, Burgos F, Casaburi R, et al. Interpretative strategies for lung function tests. Eur Respir J 2005;26:948-68.

13. Bussamra MH, Cukier A, Stelmach R, Rodrigues JC. Evaluation of the magnitude of the bronchodilator response in children and adolescents with asthma. Chest 2005; 127:530-5.

14. Tse SM, Gold DR, Sordillo JE, Hoffman EB, Gillman MW, Rifas-Shiman SL, et al. Diagnostic accuracy of the bronchodilator response in children. J Allergy Clin Immunol. 2013; 132:554-9.

15. Quanjer PH, Stanojevic S, Cole TJ, Baur X, Hall GL, Culver BH, et al. ERS Global Lung Function. Multi-ethnic reference values for spirometry for the 3–95-yr age range: the global lung function 2012 equations. Eur Respir J 2012; 40:1324-43.

16. Jones MH, Vidal PCV, Lanza FC, Silva DCFMF, Pitrez PM, Olmedo APBF, et al. Valores de referência de espirometria para crianças brasileiras. J Bras Pneumol 2020;46:e20190138.

# 14

# Teste de Exercício Cardiopulmonar

Eloara Vieira Machado Ferreira Alvares da Silva Campos ✦ Roberta Pulcheri Ramos

## Introdução

O teste de exercício cardiopulmonar (TECP) vem ganhando cada vez mais espaço para avaliação de atletas (amadores ou profissionais), mas seu objetivo principal é avaliação da intolerância ao exercício ou investigação de dispneia. Entende-se por intolerância ao exercício a incapacidade de um indivíduo em realizar uma atividade física. Assim, o TECP é capaz de diferenciar respostas fisiológicas em indivíduos saudáveis de fisiopatológicas que limitam o exercício em doentes, assim como, avaliar prognóstico e resposta a intervenções. De modo a compreender os mecanismos envolvidos na intolerância ao exercício, o TECP incremental em rampa, em cicloergômetro, foi idealizado para avaliar de maneira integrativa, frente a uma resposta linear do consumo de oxigênio ($\dot{V}O_2$), as respostas ventilatórias, cardiocirculatórias e musculares de maneira a entender a captação/utilização de oxigênio ($O_2$) e a produção/remoção do gás carbônico ($CO_2$).[1,2] Os tecidos exigem uma oferta contínua de oxigênio a uma taxa necessária para as demandas metabólicas; assim, os requisitos musculares aumentam significativamente com o exercício físico. O transporte do oxigênio ambiental para as mitocôndrias depende da captação adequada de oxigênio nos pulmões e posterior distribuição periférica impulsionada pelo coração. Desse modo, qualquer alteração no caminho entre o ar que entra pelas vias respiratórias até as mitocôndrias pode ocasionar redução de oferta periférica de $O_2$.[1]

## Ajustes metabólicos

Para que ocorra a contração muscular, é necessário o fornecimento de energia para o músculo a partir da hidrólise de fosfato de alta energia (Pi) e ressíntese do ATP, havendo aumento progressivo da exigência pelo músculo durante o exercício.[2] O estoque de ATP no organismo é reduzido, suficiente somente para poucas contrações musculares, sendo assim, há a necessidade de produzir "novo" ATP (ressíntese), importante nas fases iniciais do exercício, que acontece nos primeiros 30 segundos, pela hidrólise aeróbia da fosfocreatina (PCr)[3,4] (Figura 14.1). Além disso, a energia será produzida durante o exercício pelas vias aeróbias (por meio da fosforilação oxidativa mitocondrial, principalmente às custas da utilização de carboidratos e de lipídios, além da quantidade de oxigênio disponível no ar inspirado) quanto anaeróbias (substratos energéticos não dependente de $O_2$) (Figura 14.1). Ambas dependem da intensidade do exercício e do tipo de fibra muscular envolvida [oxidativas rápidas (IIa) e lentas (I), e não oxidativas rápidas (IIx)].[1,5]

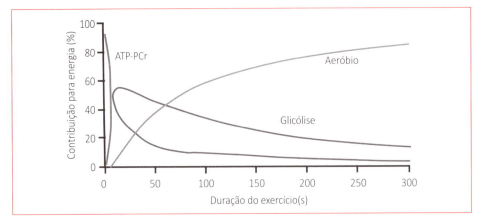

**Figura 14.1.** *Contribuição relativa do sistema de energia para a suplementação de energia total para duração máxima do exercício. A fosfocreatina (ATP-PCr) é responsável pela produção rápida de energia nos primeiros segundos do exercício, seguido de um período curto de glicólise anaeróbia até a formação de ATP por vias oxidativas (aeróbias), que, apesar de mais eficiente, tem um tempo mais longo para sua formação.*
*Fonte: Adaptada da referência 3.*

$$ATP + H_2O \xrightarrow{\text{ATPase}} ADP + Pi + H^+ + \text{energia}$$

Onde, ATP = adenosina trifosfato; $H_2O$ = água; ADP = adenosina difosfato; ATPase = enzima conversora; Pi = fosfato inorgânico; $H^+$ = íons hidrogênio.

De maneira simplificada, a via aeróbia utiliza o glicogênio ou a glicose pela via de Embden-Meyerhof (citossol) para produção de energia, por meio da redução de $NAD^+$ em $NADH+H^+$ e produção de piruvato (que posteriormente entrará na mitocôndria para produzir energia via Ciclo de Krebs).[1,5] Para formação de energia por essa via, apesar de ser mais demorada, é a que sustenta a atividade física prolongada. Se houver acúmulo de $NADH+H^+$ no citossol pela ausência de $O_2$ disponível, o piruvato irá se transformar em ácido lático, que será rapidamente revertido em lactato por meio do tamponamento pelo bicarbonato (glicólise anaeróbia), mas com produção de pouca energia. Essa conversão, além de produzir lactato, libera $CO_2$ e água e, a partir do ponto em que o tampão bicarbonato for consumido, haverá acúmulo de íons H+ e acidose metabólica. Ao contrário da via aeróbia, a via anaeróbia fornece energia rapidamente, entretanto à custa de alto gasto de substrato energético e acidose metabólica. Outras vias acontecem simultaneamente dependendo do substrato envolvido e interferindo na quantidade de ATP produzido.[1,5,6]

$$\text{Piruvato} \xrightarrow{NADH + H^+} H^+Lac^- + Na^+HCO_3^- = Lac^- + H_2O + CO_2$$

Onde, NADH = nicotinamida adenina dinucleotídeo; $H^+$ = íon hidrogênio; $H^+Lac^-$ = ácido lático; $Na^+HCO_3^-$ = bicarbonato de sódio; $Lac^-$ = lactato; $H_2O$ = água; $CO_2$ = gás carbônico.

A depender do nível de exercício, a razão de troca respiratória (RER), que é a relação entre a produção de $CO_2$ ($\dot{V}CO_2$) e o consumo de $O_2$ ($\dot{V}O_2$) estará reduzida ou aumentada. Em repouso, o metabolismo celular consome mais $O_2$ do que produz $CO_2$, desse modo, o RER será entre 0,7-0,9 e estará relacionado com maior valor de acordo com o maior consumo de carboidratos. Ao longo do exercício, à medida que há produção de lactato e liberação extra de $CO_2$, há o aumento dessa relação, alcançando valores no pico do exercício em geral acima de 1,10.[6]

## Δ$\dot{V}O_2$/ ΔWR

O $\dot{V}O_2$-carga pode ser entendido como a eficiência do trabalho aeróbio. É independente de sexo, idade, compleição física e condicionamento aeróbio, sendo sua resposta uniforme Δ$\dot{V}O_2$/ΔWR ~10 mL/min/W (variando entre 9,0-12 mL/min/W), devendo ser analisada a inclinação da resposta durante todo o período da carga após iniciar o aumento do $\dot{V}O_2$.[2,7,8] Em indivíduos obesos[9], devido à necessidade de aumento do $\dot{V}O_2$ para movimentação externa do corpo sobre o ergômetro e o peso sobre a caixa torácica com maior estímulo da ventilação, essa inclinação está deslocada para cima, que pode ou não, estar aumentada (Δ$\dot{V}O_2$/ΔWR > 14 mL/min/W).[9]

A redução da inclinação da relação $\dot{V}O_2$-carga traduz em redução da oferta ou utilização periférica de $O_2$ e a mudança da inclinação ao longo do exercício com tendência a platô, aumento da carga com pouca ou nenhuma modificação do $\dot{V}O_2$, com sugere a presença de disfunção cardiocirculatória.[2,7]

## $\dot{V}O_2$ máximo ($\dot{V}O_{2max}$)

O $\dot{V}O_{2max}$ é o maior $\dot{V}O_2$ atingido a despeito do aumento da carga ao longo do tempo e reflete a capacidade aeróbica de um indivíduo.[6] Graficamente, observa-se um platô na curva do $\dot{V}O_2$-tempo, entretanto, esse achado é pouco encontrado (mais comum em atletas). Desse modo, na maioria dos TECP observamos o $\dot{V}O_{2PICO}$, que é o maior $\dot{V}O_2$ atingido em um teste máximo. O $\dot{V}O_2$ depende da oferta e da extração periférica $O_2$, como demonstrado pelo princípio de Fick.[10]

$$\dot{V}O_2 = DC \times C(a-v)O_2$$

Onde: $\dot{V}O_2$ = consumo de oxigênio; DC = débito cardíaco; $C(a-v)O_2$ = diferença arteriovenosa de oxigênio.

*Mas o que entendemos como oferta e extração?* A oferta depende da captação de $O_2$ pelos pulmões, da passagem de $O_2$ pela membrana alveolocapilar, do transporte pela hemoglobina e pela função cardíaca. A extração está relacionada à difusão de $O_2$ do capilar para a célula e da célula para a mitocôndria e da utilização do $O_2$ pela mitocôndria.[10] Sendo assim, alterações em qualquer ponto dessa cadeia poderá alterar o $\dot{V}O_2$, como anemia, doenças cardiovasculares, doenças pulmonares e/ou da vasculatura pulmonar, miopatias, sedentarismo, intoxicação exógena ou alta altitude.[11] Logo, o $\dot{V}O_{2max}$ poderá estar reduzido em qualquer destas situações. Vale ressaltar que um TECP pode estar alterado independente do $\dot{V}O_{2max}$ estar dentro dos valores previstos para a população. O valor esperado para indivíduos saudáveis e sedentários em cicloergômetro é $\dot{V}O_{2PICO}$ > 83% do previsto.[8]

## Limiar de lactato (LL) e ponto de compensação respiratório (PCR)

O limiar de lactato (LL) é definido como o início do acúmulo sustentado de lactato sanguíneo, traduzindo a predominância do metabolismo anaeróbio, ou seja, quando as vias oxidativas são insuficientes para fornecer energia para manter o exercício. Nesse momento, há o consumo do bicarbonato sanguíneo sem mudança do pH. Entretanto, a partir do momento em que o tampão bicarbonato não é mais suficiente, ocorre liberação de íons $H^+$ e redução do pH (acidose lática) e maior estímulo da ventilação para compensar a homeostasia. Esse ponto é chamado de ponto de compensação respiratório (PCR).[12]

O TECP avalia o LL e o PCR de maneira não invasiva, por meio das mudanças das respostas de trocas gasosas (V-slope) e ventilatórias.[12-14]

*V-slope:* o $\dot{V}O_2$ e o $\dot{V}CO_2$ aumentam de forma linear na fase inicial do exercício até o ponto em que o lactato aumenta progressivamente. A partir desse momento, o extra $CO_2$ da conversão do ácido lático tamponado acrescenta-se à produção de $CO_2$ muscular, aumentando mais rapidamente o $\dot{V}CO_2$. Ao plotar-se o $\dot{V}O_2$ (eixo X) e o $\dot{V}CO_2$ (eixo Y), ocorre a inflexão da reta em direção ao eixo Y, determinando-se o LL. [13]

*Limiar ventilatório:* na fase inicial do exercício até o início do incremento do lactato, a $\dot{V}E$ é predominantemente controlada pelo estímulo da produção de $CO_2$ ($\dot{V}CO_2$) com resposta linear entre eles. A partir desse ponto, há aumento proporcional da $\dot{V}E$ em relação ao $\dot{V}CO_2$ e ao extra $CO_2$ da conversão do tamponamento do ácido lático, entretanto, a $\dot{V}E$ se torna excessiva para o $\dot{V}O_2$, aumentando a relação $\dot{V}E/\dot{V}O_2$ e a pressão expiratória final de $O_2$ ($P_{EF}O_2$) simultaneamente ao platô da resposta do $\dot{V}E/\dot{V}CO_2$ e da $P_{EF}CO_2$, denominado de tampão isocápnico, plotados pelo tempo ou pela carga. Esse momento marca alterações ventilatórias para determinação não invasiva do LL. Prosseguindo-se no exercício, quando o pH cai devido a acidose lática, há aumento da $\dot{V}E$ por estímulo da acidose, desse modo, há aumento da relação $\dot{V}E/\dot{V}CO_2$ e redução da $P_{EF}CO_2$, determinando o PCR. [12,14,15]

*E qual a importância da determinação dos limiares?* Quanto mais condicionado e treinado o indivíduo for, mais próximo o consumo de oxigênio no limiar de lactato ($\dot{V}O_{2\ LL}$) será do $\dot{V}O_{2max}$ previsto e o $\dot{V}O_2$ no ponto de compensação respiratório ($\dot{V}O_{2\ PCR}$) do $\dot{V}O_{2max}$. O comprometimento da oferta (principalmente) e/ou redução da utilização periférica de $O_2$ acarretará em produção precoce de lactato com menor $\dot{V}O_2$ naquele ponto, ou seja, maior dependência da produção de energia das vias anaeróbicas com consequente redução da tolerância ao exercício. Dependendo da gravidade do paciente, o LL pode ser indeterminado.[1,16]

## Ajustes cardiocirculatórios

De volta ao princípio de Fick, o $\dot{V}O_2$ aumenta linearmente com o DC, atingindo valores de ~25-30 L/min ou maior em atletas bem treinados. Mas, o aumento do fluxo sanguíneo durante o exercício depende do volume sistólico (VS) e da frequência cardíaca (FC), com o VS aumentando até próximo ao LL onde atinge seu valor máximo seguido do aumento linear da frequência cardíaca (FC) para demanda metabólica, fator preponderante para o aumento do DC após o LL (entrada do estímulo simpático) (Figura 14.2).[2,16]

### Pulso $O_2$ ($\dot{V}O_2/FC$)

Durante o TECP, a avaliação cardiocirculatória é analisada de maneira indireta, principalmente em relação ao VS:

$$\dot{V}O_2 = (FC \times VS) \times C(a\text{-}v)O_2$$

$$\dot{V}O_2/FC = VS \times C(a\text{-}v)O_2$$

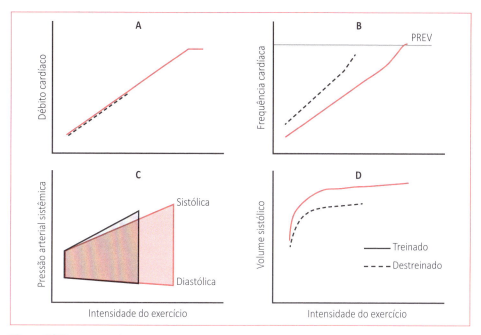

**Figura 14.2.** Ajustes cardiocirculatórios durante o exercício (representação esquemática): o débito cardíaco (DC) **(A)** aumento progressivamente com a intensidade do exercício, já que na fase inicial depende do aumento do volume sistólico **(B)** alcançando o seu máximo próximo ao limiar de lactato. A frequência cardíaca aumenta ao longo de todo o exercício a partir do controle do sistema simpático, a partir de 100 bpm, o estímulo parassimpático é suprimido passando o controle para o sistema simpático. A pressão arterial **(C)** sistólica aumenta com o aumento do DC, mas devido à vasodilatação arteriolar periférica muscular, a diastólica se reduz. O volume sistólico é maior em indivíduos treinados **(D)**.
Fonte: Adaptada da referência 6.

Onde, $\dot{V}O_2$ = consumo de oxigênio; FC = frequência cardíaca; VS = volume sistólico; $C(a-v)O_2$ = conteúdo arteriovenoso de $O_2$; $\dot{V}O_2/FC$ = pulso $O_2$.

O conteúdo arterial de $O_2$ ($CaO_2$) pouco se altera durante o exercício e a extração depende da redução do conteúdo venoso de $O_2$ ($C\dot{V}O_2$), que atinge seu maior valor em baixa carga. Desse modo, assumindo-se o $C(a-v)O_2$ como constante, o pulso de $O_2$ máximo é uma variável com maior dependência do VS e com comportamento hiperbólico ao longo do tempo (Figura 14.3A).[2,10,16] Valores reduzidos e especialmente com platô precoce da sua curva (Figura 14.3B) ou queda no pico do exercício, sugerem a presença de comprometimento cardiovascular central.[10,17] Vale ressaltar, que doenças com comprometimento importante da extração periférica de $O_2$ também podem reduzir o pulso $O_2$.[16] Um ponto importante que sempre deve ser questionado ao paciente é o uso de medicação cronotrópica negativa, o que aumenta falsamente o valor do pulso $O_2$ em decorrência da redução da resposta da FC (denominador da razão).

## ΔFC/Δ$\dot{V}O_2$

Como mencionado, a FC (eixo Y) aumenta linearmente com o aumento do $\dot{V}O_2$ (eixo X) no protocolo incremental. A FC é independente do condicionamento, mas reduz com a idade. A resposta da FC é maior após 100 bpm quando há a entrada do estímulo simpático e

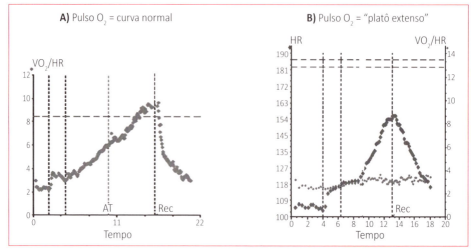

**Figura 14.3.** Comportamento do pulso $O_2$ ($\dot{V}O_2$/HR) durante: **(A)** Indivíduo saudável apresenta aumento progressivo ao longo do exercício com comportamento hiperbólico após o limiar de lactato. A morfologia da curva pode ter um comportamento mais linear atingindo o pico sem a presença da desaceleração do pulso $O_2$. **(B)** Paciente com disfunção cardiocirculatória central grave: platô extenso na curva do pulso $O_2$ com débito cardíaco dependente do aumento da frequência cardíaca (HR) para manutenção do exercício.
Fonte: Arquivo pessoal – SEFICE.

retirada completa do parassimpático.[1] Em situações em que há redução do VS, a resposta da FC para o $\dot{V}O_2$ é mais inclinada, que pode ocorrer mudança da inclinação ao longo do TECP ou aumento desde o início do exercício, de maneira a aumentar o DC. Essa resposta é chamada de resposta taquicárdica para a demanda metabólica ao exercício (aumento da relação $\Delta FC/\Delta \dot{V}O_2$ bat/L) e é independente do valor alcançado da FC.[2,11,16]

### Oxygen uptake efficiency slope (OUES)

O *OUES* é a inclinação da eficiência da captação de oxigênio (*oxygen uptake efficiency slope*) e representa a taxa de aumento do $\dot{V}O_2$ em resposta a uma determinada $\dot{V}E$ durante o exercício, indicando a eficácia com que o oxigênio é extraído e distribuído para o organismo.[18] É influenciado pelo início da acidose láctica, que é dependente do fluxo sanguíneo para os músculos, da massa muscular e extração e utilização de $O_2$, e pelo espaço morto ($V_{EM}$) pulmonar fisiológico, que por sua vez é afetado pela perfusão e integridade estrutural pulmonar. Incorpora funções cardiovasculares, musculoesqueléticas e respiratórias e é determinado a partir da relação linear do $\dot{V}O_2$ (eixo y) *vs.* o logaritmo de $\dot{V}_E$ (eixo x) durante o exercício, ou seja:

$\dot{V}O_2 = a_{\log 10} \dot{V}_E + b$, onde 'a' é o *OUES* e 'b' é o intercepto. Quanto menor essa relação for, pior o prognóstico cardiovascular.[18–20]

### Ajustes ventilatórios e de trocas gasosas

#### $\dot{V}E$/VVM e avaliação da capacidade inspiratória

Convencionalmente, a avaliação da limitação ventilatória é feita pela análise da relação entre a ventilação minuto ($\dot{V}_E$) de pico com a ventilação voluntária máxima ($\dot{V}_E$/VVM). Essa relação aumentada pode refletir aumento da demanda ventilatória (numerador do índice), redução da capacidade (denominador do índice) ou ambos.[1] O aumento da $\dot{V}_E$ depende do aumento do volume corrente ($V_C$) e do aumento da frequência respiratória (*f*) durante o exercício (Figura 14.4).

Atualmente, a análise qualitativa da curva fluxo-volume (Figura 14.5) durante o exercício pode permitir um maior refinamento na avaliação da limitação ventilatória por fornecer dados dinâmicos sobre a gravidade das anormalidades da mecânica ventilatória e sua contribuição à limitação ao exercício. A medida da capacidade inspiratória (CI) durante o esforço também é uma técnica útil que pode indicar hiperinsuflação dinâmica nas situações de declínio no decorrer do teste.[1] Assim, o aumento anormal do volume pulmonar expiratório final (VPEF) durante o esforço pode ser indicativo de limitação ao fluxo expiratório. Considerando que a capacidade pulmonar total (CPT) pouco se modifica durante o exercício, as mudanças no VPEF poderão ser refletidas por variações na CI. Em indivíduos saudáveis, o VPEF se mantém inalterado ou diminui levemente durante o esforço, enquanto

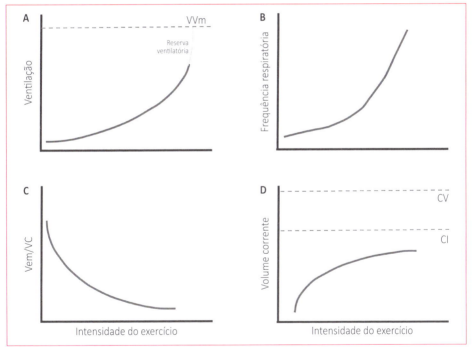

**Figura 14.4.** *Ajustes ventilatórios durante o exercício (representação esquemática): o ventilação minuto ($\dot{V}_E$)* **(A)** *aumento progressivamente com a intensidade do exercício mantendo níveis de reserva ventilatória em torno de 20% em relação à ventilação voluntária máxima (VVM), quanto mais destreinado for o indivíduo, maior será a reserva, quanto mais treinado, menor ou mesmo ausente. Em intensidade leve a moderada, a $\dot{V}_E$ depende do aumento do volume corrente* **(B)**, *em geral até 70% da capacidade inspiratória (CI) e a partir da redução da taxa desse aumento, ocorre aumento progressivo da frequência respiratória* **(C)**. *O volume do espaço morto como fração do volume corrente ($V_{EM}/V_C$)* **(D)** *reduz hiperbolicamente com a intensidade do exercício e depende da redução do espaço morto fisiológico e aumento do volume corrente que ocorre principalmente até o limiar de lactato.*
Fonte: Adaptada da referência 6.

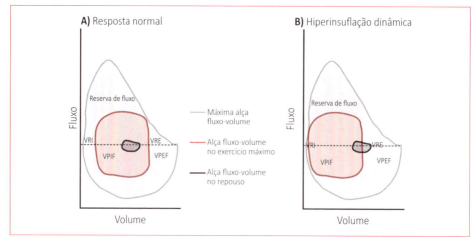

**Figura 14.5.** *Relação entre a alça fluxo-volume no pico do exercício e os limites máximos de geração de fluxo para um dado volume – a máxima alça fluxo volume de repouso. Em indivíduos saudáveis, há ampla reserva de fluxo e volume ins e expiratórios na atividade máxima, com manutenção do volume de reserva ins (VRI) e expiratório (VRE), não sendo a resposta ventilatória o limitante para o exercício na maioria das pessoas **(A)**. Em pacientes com doença obstrutiva, há redução do VRI e volume pulmonar inspiratório final (VPFI) ao longo do exercício, aproximando-se da capacidade pulmonar total (CPT) e aumento anormal do VRE e do volume pulmonar expiratório final (VPEF) **(B)**.*
Fonte: Adaptada da referência 6.

o volume corrente ($V_C$) se eleva e a CI permanece estável ou até mesmo aumenta. Ou seja, a redução da CI pode indicar limitação ventilatória por hiperinsuflação dinâmica, desde que não haja fraqueza concomitante de musculatura respiratória.[21]

### Relação Δ$\dot{V}$E/Δ$\dot{V}$CO$_2$

A resposta ventilatória ao esforço depende de diversos estímulos, principalmente metabólicos, com objetivo principal de manter o pH arterial em níveis fisiológicos. O volume minuto expirado ($\dot{V}_E$) é responsável por eliminar o $CO_2$ produzido pelo metabolismo, sendo maior quanto maior for a taxa de produção de $CO_2$ ($\dot{V}CO_2$), menor for o ponto de ajuste sanguíneo da $PaCO_2$ e maior for o espaço morto ($V_{EM}$) em relação ao volume corrente ($V_C$), conforme mostrado na equação a seguir[22] (Figura 14.6).

$$\dot{V}_E = 863 \times \dot{V}CO_2 / PaCO_2 (1-V_{EM}/V_C)$$

Onde: $\dot{V}_E$ representa o volume minuto expirado; $\dot{V}CO_2$ representa a liberação pulmonar de $CO_2$; $PaCO_2$ representa a pressão arterial de $CO_2$; $V_{EM}$ corresponde ao volume do espaço morto e $V_C$ corresponde ao volume corrente. O fator constante 863 é necessário em vez da pressão barométrica padrão ao nível do mar de 760 mmHg para a pressão atmosférica porque a $\dot{V}CO_2$ é descrita em temperatura padrão (273 K) e o $\dot{V}_E$ é descrito em temperatura corporal (310 K). Reformulando a equação acima, a relação $\dot{V}E/\dot{V}CO_2$ pode ser expressa da seguinte maneira:

$$\dot{V}E/\dot{V}CO_2 = 863 / PaCO_2 (1-V_{EM}/V_C)$$

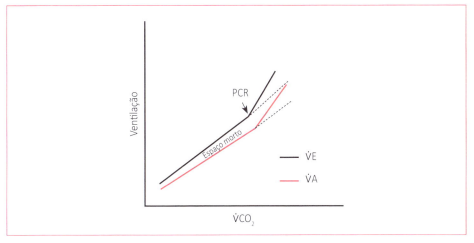

**Figura 14.6.** *A ventilação $\dot{V}_E$ aumenta linearmente com a taxa de liberação de $CO_2$ ($\dot{V}CO_2$) até o ponto de compensação respiratória (PCR), quando o estímulo da acidose metabólica estimula o aumento da $\dot{V}E$. A inclinação da relação $\dot{V}E/\dot{V}CO_2$ e o intercepto dessa resposta linear serão maiores quanto maior for a ventilação do espaço morto como fração do volume corrente ($V_{EM}/V_C$) e menor for o ponto de ajuste da pressão parcial arterial de $CO_2$ ($PaCO_2$). Quanto maior for o $V_{EM}/V_C$ maior a diferença entre a $\dot{V}_E$ total e a ventilação alveolar $\dot{V}A$.*
Fonte: Adaptada da referência 6.

Durante o exercício incremental, espera-se uma melhora da eficiência ventilatória no início do teste devido recrutamento alveolar e aumento do $V_C$ com consequente redução da relação $V_{EM}/V_C$ (ou seja, pelo aumento do denominador). O aumento do $V_C$ é possibilitado pelo incremento no volume pulmonar inspiratório final e pequena redução no volume pulmonar expiratório final.[1]

Ao se analisar o aumento da $\dot{V}E$ em relação à liberação de $CO_2$, observa-se que é linear nas fases iniciais do exercício. Com o incremento da carga, após o tamponamento isocápnico, a manutenção da homeostasia dependerá da elevação da $\dot{V}E$ à custa predominantemente de aumento da $f$, chamado de PCR, momento em que a relação $\Delta\dot{V}E/\Delta\dot{V}CO_2$ muda de inclinação.[12]

Desse modo, a avaliação da relação $\Delta\dot{V}E/\Delta\dot{V}CO_2$ até o ponto de compensação respiratória pode trazer importantes implicações clínicas visto que há influência de apenas dois determinantes até esse momento: a) o ponto de ajuste da $PaCO_2$ (ou seja, os níveis de $CO_2$ no sangue arterial que são regulados centralmente) e b) o espaço morto.[23]

Assim, em situações de aumento crônico do comando neural ventilatório, como em doenças respiratórias associadas a hipoxemia ou doenças cardiovasculares que levam a estímulos de receptores centrais e periféricos, há redução do ponto de ajuste da $PaCO_2$ e, consequentemente, aumento da relação $\Delta\dot{V}_E/\Delta\dot{V}CO_2$ durante o exercício (pelo aumento da ventilação alveolar para manter a $PaCO_2$ em níveis reduzidos).[23] Do mesmo modo, em doenças que levam a aumento do espaço morto, parte da $\dot{V}_E$ é "desperdiçada" em áreas que não contribuem para a eliminação de $CO_2$, o que também aumenta a relação $\Delta\dot{V}_E/\Delta\dot{V}CO_2$.

E o que pode levar à redução da relação $\Delta\dot{V}_E/\Delta\dot{V}CO_2$? Relembrando os dois determinantes dessa variável, é fácil concluir que estará reduzida se os níveis de $CO_2$ estiverem ajustados para níveis suprafisiológicos, ou seja, em pacientes que hipoventilam cronicamente. De fato, pacientes com síndrome da hipoventilação e obesidade ou síndrome da apneia obstrutiva do sono, podem apresentar valores reduzidos de $\Delta\dot{V}_E/\Delta\dot{V}CO_2$ durante o esforço.[24]

Em geral, fazemos inferência sobre o aumento do $V_{EM}$ pelo aumento da relação $\dot{V}_E/\dot{V}CO_2$, mas para conseguirmos de fato diferenciar qual o mecanismo relacionado ao aumento dessa relação, é necessário coleta de gasometria arterial em repouso e durante o exercício. A equação de Bohr modificada para o cálculo do ($V_{EM}/V_C$), estabelece que:[6,25]

$$V_{EM}/V_C = PaCO_2 - PECO_2 / PaCO_2$$

Em que $V_{EM}/V_C$ é a relação do volume do espaço morto pelo volume corrente, a $PECO_2$, representa a pressão expiratória mista de $CO_2$ e a $PaCO_2$, a pressão arterial de $CO_2$. Logo, quanto menor for a $PECO_2$ em relação a $PaCO_2$, maior será o $V_{EM}$ como fração do $V_C$, já que mais sangue passaria sem contato com o ar alveolar, ou seja, mais unidades com alta relação ventilação/perfusão (V/Q). A relação $V_{EM}/V_C$ declina hiperbolicamente com o exercício incremental (de 0,28-0,35 no repouso para 0,20-0,25 próximo ao LL, atingindo o valor 0,20 ou menor no exercício máximo) devido ao aumento acentuado do $V_C$ no exercício leve a moderado[6,22] (Figura 14.4C). Em situações em que há o aumento do $V_{EM}/V_C$, há um aumento do gradiente arterial-expirado final de $CO_2$ ($P_{a\text{-}EF}CO_2$), com diferença positiva durante o exercício. Desse modo, deve-se tomar cuidado com "estimativas não invasivas" da relação $V_{EM}/V_C$, habitualmente subestimando os valores reais, uma vez que a $PaCO_2$ é substituída pela $P_{EF}CO_2$.[26]

## $P_{EF}CO_2$

A concentração de $CO_2$ aumenta durante a expiração conforme o ar do espaço morto anatômico é eliminado e, progressivamente, é enriquecido com $CO_2$ dos alvéolos. Desse modo, as maiores pressões parciais de $CO_2$ são encontradas no final da expiração ($P_{EF}CO_2$). Em um pulmão ideal, essa pressão é bem próxima da $PaCO_2$ (diferença $P_{a\text{-}ET}CO_2$ próxima de zero e atingindo valores negativos no exercício) Em situações de redução do ponto de ajuste da $PaCO_2$ (hiperventilação alveolar), há redução da $P_{EF}CO_2$ por conta da redução da pressão alveolar média de $CO_2$, refletindo hipocapnia no sangue arterial. Além disso, quando há aumento do espaço morto, o ar alveolar proveniente das áreas pulmonares normais é "diluído" com o ar proveniente das áreas de espaço morto, pobres em $CO_2$, reduzindo, portanto, a pressão parcial de $CO_2$ que é lida ao final da expiração, aumentando positivamente a diferença $P_{a\text{-}EF}CO_2$. Por fim, em situações de intensa taquipneia, também pode haver redução da $P_{EF}CO_2$ sem qualquer distúrbio V/Q. Isso ocorre pela redução do tempo expiratório, não havendo "tempo" para leitura do ar alveolar.[11,27]

### Oximetria de pulso

A oximetria de pulso é uma ferramenta rápida e não invasiva para avaliar a oxigenação durante o esforço, adicionando informações relevantes aos achados concomitantes de respostas ventilatórias.[1] Entretanto, a avaliação somente da oximetria de pulso, e não da $PaO_2$ durante o exercício, limita a análise de hipoxemia induzida pelo exercício, uma vez que a $PaO_2$ pode ter um amplo intervalo para a mesma $SpO_2$ e é influenciada pela curva de dissociação da hemoglobina.[28] O TECP pode ser complementado com medida direta das trocas gasosas (utilizando-se uma linha arterial ou coleta de sangue arterializado de lobo de orelha) durante o repouso e exercício, com avaliação da hipoxemia e do aumento do gradiente alvéolo-arterial de $O_2$ para determinar a presença de distúrbio V/Q, alterações difusionais ou presença de *shunt*.[29]

## Eletrocardiograma e pressão arterial sistêmica

O eletrocardiograma (ECG) faz parte da avaliação integrativa do TECP e deve ser analisado em relação a alterações do segmento ST sugestivas de isquemia e/ou presença de arritmias. Pacientes que apresentem arritmias ventriculares ou supraventriculares sustentadas durante o exercício devem ter o exame interrompido.[30] A discussão da ergometria foge do escopo deste capítulo, cabendo leitura de outras referências.

O TECP idealmente deve ser iniciado com o paciente normotenso. Fisiologicamente, a pressão arterial sistólica deve aumentar durante o exercício, o que reflete o funcionamento adequado da bomba cardíaca, enquanto a pressão arterial diastólica deve ficar estável ou reduzir, refletindo o comportamento adequado da bomba muscular (Figura 14.2).

## Respostas subjetivas

O exercício é geralmente limitado por sintomas de dispneia, desconforto nas pernas ou combinação de ambos, que pode ser avaliados por escalas validadas para uso durante o esforço, como a escala de Borg.

## Protocolo

O TECP pode ser realizado em cicloergômetro ou em esteira, mas com algumas diferenças entre eles.[31] O $\dot{V}O_{2max}$ é menor no cicloergômetro, uma vez que utiliza menos grupamentos musculares do que na esteira para avaliação do exercício e apoio do tronco e membros superiores; em geral, atinge um maior estresse metabólico com relação RER (razão de troca respiratória) mais elevada. É mais seguro para ser realizado em pacientes, permite a análise da carga e possui maior facilidade para obtenção de sangue para avaliar as trocas gasosas e o comportamento do lactato. Contudo, se a hipoxemia induzida por exercício for um objetivo primordial, a dessaturação é maior na esteira do que em cicloergômetro.[32]

A demanda metabólica de $O_2$ (utilização de $O_2$) depende da intensidade do exercício e sua resposta ocorre de acordo com a distribuição da carga ao longo do tempo (WR). Durante o exercício, existe um tempo de trânsito entre o que acontece no músculo (respiração celular) até o que é lido pelo aparelho (respiração externa), sendo esperado um atraso entre 30-40 segundos para indivíduos saudáveis, sendo mais lento para pacientes quanto maior a gravidade.[2] O protocolo ideal é em rampa rapidamente incremental, em cicloergômetro, o que significa que há distribuição homogênea da carga ao longo do tempo e com o mesmo incremento durante todo o teste, obtendo-se um teste com duração de 8-12 minutos, de modo a se obter uma resposta linear do $\dot{V}O_2$ (essa mesma linearidade pode ser obtida com protocolo em degrau com aumento da carga a cada 2 minutos) (Figura 14.7A). Protocolos com incremento da carga muito rápido ou muito lento podem subestimar o $\dot{V}O_2$ máximo.[7,33] Em geral, para homens saudáveis, o protocolo escolhido é de 15 a 25 W/min e, para mulheres, 10-20 W/min.[1] Destaca-se que para a interpretação das respostas durante o teste, deve-se utilizar os previstos para população brasileira.[6,8,34]

Protocolos em carga constante, com mesma carga durante todo o exercício, são utilizados para avaliação da cinética do $\dot{V}O_2$, de trocas gasosas em estado estável e de intervenção (carga acima da potência crítica (maior carga que o indivíduo tolera o exercício por tempo prolongado)[6,34] (Figura 14.7B). Nesses, podem ser feitos para avaliar o efeito do pós-reabilitação ou otimização do tratamento farmacológico, para que seja atingido um tempo de tolerância ao exercício ($t_{LIM}$) entre 3-8 minutos (para DPOC, por exemplo, 75% ± 5% da carga pico).[35] Nesse último protocolo, podem ser também avaliados a melhora do Borg (dispneia e fadiga de membros inferiores) ou aumento da CI.

Existem diversos protocolos utilizados em ergometria para avaliação de isquemia miocárdica em esteira rolante, entretanto não devem ser transportados para a ergoespirometria devido a mudanças súbitas e intensas, modificando a linearidade da resposta do $\dot{V}O_2$ e os ajustes cardiocirculatórios e ventilatórios durante o exercício. O protocolo com menor variabilidade para TECP incremental em esteira é o de Balke modificado (Figura 14.8A): velocidade constante (3,2-4,8 km/h) com incrementos iguais de inclinação (1 a 2,5%) a cada 1 ou 2 minutos; em pacientes, a velocidade ideal (marcha acelerada) deve ser atingida gradualmente em 2 a 3 min.[6,36] Um protocolo mais recente desenvolvido para esteira em indivíduos sedentários com resposta linear do $\dot{V}O_2$, semelhante a rampa em cicloergômetro, é o protocolo de Porszasz (Figura 14.8B), com aumento simultâneo da velocidade e da inclinação de acordo com o nível de aptidão ou gravidade da doença.[37]

O TECP não invasivo é considerado como nível 1 de complexidade na avaliação durante o exercício, mas pode ser associado com medidas invasivas, como coleta de gasometria arterial (por linha arterial ou sangue arterializado de lobo de orelha), chamado de nível 2, ou simultaneamente com avaliação hemodinâmica invasiva, nível 3.[29] Medidas não invasivas de débito cardíaco ou de extração periférica de oxigênio também podem ser associadas a esse exame.[38,39]

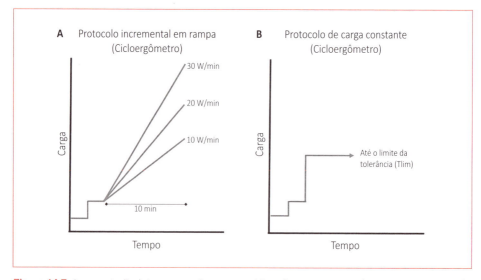

**Figura 14.7.** *Representação do incremento da carga em cicloergômetro em protocolo em rampa incremental* **(A)** *para uma resposta linear do consumo de oxigênio ao longo do exercício. Protocolo em carga constante* **(B)**.
*Fonte: Adaptada da referência 6.*

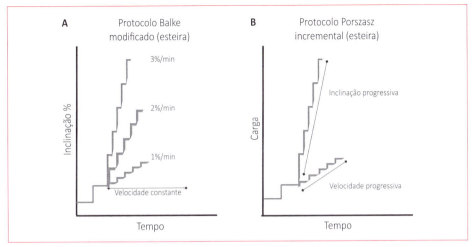

**Figura 14.8.** *Representação do aumento da velocidade e inclinação em protocolos em esteira com resposta linear do consumo de oxigênio ao longo do exercício próximo à resposta obtida em cicloergômetro.*
*(A) Protocolo de Balke modificado: velocidade constate com incremento progressivo da inclinação "rampa".*
*(B) Protocolo de Porszasz: aumento simultâneo da velocidade e da inclinação ao longo do exercício.*
Fonte: Adaptada das referências 6 e 37.

## Segurança

De maneira geral, o risco de complicações durante a realização do TECP é baixo (2-5 casos/100.000), entretanto, quanto maior a gravidade da doença, maior o risco de eventos. Desse modo, é importante uma triagem para avaliar descompensação da doença de base, hospitalização recente, sinais de baixo débito cardíaco ou doenças agudas. Nenhum TECP pode ser realizado sem a presença de material para reanimação cardiorrespiratória e de pessoal treinado.[31,40] Na Tabela 14.1, temos a descrição de alterações para interrupção do TECP.

**Tabela 14.1.** Indicações para interrupção do teste de exercício cardiopulmonar relacionado a eventos adversos desencadeados pelo esforço

| |
|---|
| • Dor torácica sugestiva de isquemia |
| • Alterações isquêmicas no ECG |
| • Ectopia complexa (arritmias) |
| • Bloqueio atrioventricular de 2º e 3º graus |
| • Queda da PAS > 20 mmHg *(atenção se > 10 mmHg)* do maior valor do teste |
| • Hipertensão: PAS > 250 mmHg e/ou PAD > 120 mmHg |
| • Dessaturação < 80% com sinais e sintomas de hipoxemia grave |
| • Sinais de falência respiratória |
| • Palidez cutânea |
| • Perda de coordenação |
| • Confusão mental |
| • Tontura ou pré-síncope |

*ECG = eletrocardiograma; PAS = pressão arterial sistêmica sistólica; PAD = pressão arterial sistêmica diastólica.*
Fonte: Adaptada da referência 31.

## Aplicação clínica

O TECP incremental deve ser interpretado de acordo com a probabilidade pré-clínica do teste e com os exames complementares já realizados. Esse exame não faz diagnóstico de doenças, mas avalia a limitação ao exercício por meio da integração das engrenagens pulmão-coração--músculo direcionando a investigação, especialmente em pacientes com dispneia desproporcional ou de origem indeterminada.[1] O exame deve ser avaliado de maneira qualitativa e quantitativa, ou seja, deve-se avaliar os nove gráficos (Figura 14.9) em relação ao comportamento e morfologia das curvas e os valores máximos e submáximos de acordo com o previsto para a população analisada. A avaliação deve ser dividida entre respostas metabólicas ($\dot{V}O_{2\,PICO}$, $\dot{V}O_{2\,LL}$ e *slope* $\dot{V}O_2/WR$), cardiocirculatórias ($FC_{PICO}$, pulso $O_2$, *slope* $FC/\dot{V}O_2$, e recuperação da FC no 1º min), ventilatórias ($\dot{V}_E/VVM$, $f$ e $V_C$) e trocas gasosas ($\dot{V}_E/\dot{V}CO_2$, $P_{EF}CO_2$ e $SpO_2$) e subjetivas (sensação de dispneia e fadiga de membros inferiores pela escala de Borg e outros sintomas, como angina ou lipotimia/tontura).(11) Outros gráficos poderão ser utilizados para completar a avaliação dos nove gráficos, para análise das respostas cardiocirculatória, *OUES*, e para as respostas ventilatória (VRI, CI e CPT). Na Tabela 14.2, temos os pontos de corte sugeridos para análise do TECP considerando a idade e o sexo do paciente a ser analisado.[41]

*E como saber se o paciente realizou um teste máximo ou submáximo?* Lembrar que o TECP incremental é um teste limitado por sintomas, e na dependência da limitação ao exercício, pode não alcançar critérios considerados como teste máximo, por ex., $\dot{V}O_{2PICO} > 100\%$ previsto, $FC_{max} > 85\%$ previsto, relação RER > 1,05, PCR determinado e/ou medida de lactato acima de 8 mmol/L pós-exercício.[40,42]

## Obesidade

Tradicionalmente, a obesidade tem sido associada à diminuição da aptidão cardiorrespiratória medida pelo pico de $\dot{V}O_2$ durante o TECP. No entanto, vários estudos em adultos obesos saudáveis mostram que a maioria não mostra descondicionamento cardiorrespiratório e uma parte dessa discrepância se deve ao uso da correção do $\dot{V}O_2$ pelo peso (mL/kg/min).[43] O paciente obeso porta uma grande massa corporal e, para que consiga movimentar-se contra a gravidade, pelo trabalho gerado, paga um alto custo metabólico ($\dot{V}O_2$ e $\dot{V}CO_2$), cardiovascular e ventilatório, desde o início do exercício.[24,44] Apesar disso, o $\dot{V}O_2$ é proporcional ao aumento da carga ou pode estar aumentado, mas devido ao custo metabólico e ergonômico elevado, atinge uma carga pico reduzida. Desse modo, deve-se avaliar o $\dot{V}O_2$ em porcentagem do previsto e não pelo peso, o que subestimaria o $\dot{V}O_2$ em mL/kg/min e, caso esteja aumentado desproporcionalmente à carga, deve-se avaliar a capacidade aeróbica por essa última.[11] O *drive* ventilatório está aumentado nos obesos, entretanto, em pacientes com hipoventilação relacionada à obesidade, o aumento do ponto de ajuste da $PaCO_2$ (hipercapnia) associada à constrição mecânica durante o exercício, acarreta em uma resposta ventilatória reduzida (padrão de hipoventilação com redução da $\dot{V}E/\dot{V}CO_2$ e $P_{EF}CO_2$ elevada) mesmo em presença de acidose lática.[11,24]

## Insuficiência cardíaca (IC) (Figura 14.10)

Conforme descrito anteriormente, o $\dot{V}O_{2PICO}$ avalia a capacidade aeróbica e depende da oferta (VS e FC) e da utilização e extração muscular de $O_2$, que é dependente da concentração de hemoglobina. A medida que há maior gravidade da IC, há uma redução progressiva do fluxo periférico $O_2$ (dependente do DC, mas não da fração de ejeção) com

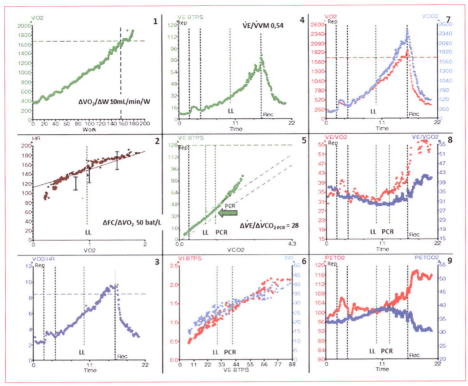

**Figura 14.9.** *TECP incremental em indivíduo saudável. Painel 1: Relação entre o consumo de oxigênio ($\dot{V}O_2$) e a carga aplicada($\Delta\dot{V}O_2/\Delta W$ 10 mL/min/W); Painel 2: Relação entre a frequência cardíaca e o consumo de oxigênio ($\Delta FC/\Delta\dot{V}O_2$ 50 bat/L); Painel 3: pulso de oxigênio ($\dot{V}O_2/FC$) em relação ao tempo (--- linha tracejada roxa = 100% prev); Painel 4: ventilação minuto ($\dot{V}E$) em relação ao tempo (observe a "reserva ventilatória" no final do esforço: ainda havia amplo espaço para incremento da $\dot{V}_E - \dot{V}_E/VVM$ 0,54); Painel 5: relação entre a VE e a liberação pulmonar de dióxido de carbono ($\dot{V}CO_2$): observe o incremento linear até o ponto de compensação respiratória (PCR) – a partir desse ponto, não há mais compensação da acidose, sendo esse, um importante estímulo ventilatório adicional – assim, é importante que a medida da relação $\Delta\dot{V}_E/\Delta\dot{V}CO_2$ seja feita até o PCR; Painel 6: comportamento fisiológico do volume corrente da frequência respiratória durante o teste; Painel 7: comportamento do $\dot{V}O_2$ e $\dot{V}CO_2$ em relação ao tempo [observar $\dot{V}O_{2PICO}$ ligeiramente acima do 100% previsto (--- linha tracejada vermelha) e limiar de lactato dentro do esperado 56% $\dot{V}O_{2max}$ previsto); Painel 8: comportamento fisiológico dos equivalentes ventilatórios para oxigênio ($\dot{V}_E/\dot{V}O_2$) e dióxido de carbono ($\dot{V}_E/\dot{V}CO_2$) em relação ao tempo; Painel 9: comportamento fisiológico das pressões expiratórias finais de $CO_2$ e $O_2$ em relação ao tempo.*
LL = limiar de lactato; PCR = ponto de compensação respiratório; Rep = fase do repouso, entre as duas linhas tracejadas pretas após o repouso é carga zero "roda livre"; Rec = início da recuperação (fim do exercício).
Fonte: Arquivo pessoal – SEFICE.

máxima extração muscular na tentativa de manter o consumo adequado de $O_2$ durante o exercício, mas sendo progressivamente menor quando maior a gravidade da IC.[45] Contudo, nas fases avançadas da doença, ao surgir a depleção muscular e a sarcopenia, a extração também poderá estar comprometida. Essas alterações ocorrem tanto na IC com fração de ejeção reduzida (ICFEr) quanto preservada (ICFEp). Vale ressaltar que o $\dot{V}O_{2PICO}$ é um

**Tabela 14.2.** Pontos de corte sugeridos para análise do teste de exercício cardiopulmonar considerando-se idade e sexo do paciente

| | 20 anos | | 40 anos | | 60 anos | | 80 anos | |
|---|---|---|---|---|---|---|---|---|
| | Homens | Mulheres | Homens | Mulheres | Homens | Mulheres | Homens | Mulheres |
| **Metabólico** | | | | | | | | |
| $\dot{V}O_{2PICO\,(\%prev)}$ | > 83 | > 83 | > 83 | > 83 | > 83 | > 83 | > 83 | > 83 |
| $\Delta\dot{V}O_2/\Delta WR$ (mL/kg/min) | > 9,0 | > 8,5 | > 9,0 | > 8,5 | > 9,0 | > 8,5 | > 9,0 | > 8,5 |
| $\dot{V}O_2 LL$ (%$\dot{V}O_{2PICO}$ prev) | > 35 | > 40 | > 40 | > 40 | > 45 | > 50 | > 55 | > 60 |
| **Cardiocirculatório** | | | | | | | | |
| $FC_{PICO}$ (bpm) | > 175 | > 170 | > 160 | > 155 | > 150 | > 145 | > 130 | >125 |
| Pulso $O_2$ (mL/min/bat) | > 12 | > 10 | > 10 | > 8 | > 9 | > 7 | > 7 | > 6 |
| $\Delta FC/\dot{V}O_2$ (bat/L/min) | < 60 | < 85 | < 70 | < 90 | < 80 | < 100 | <90 | < 105 |
| **Ventilatório e trocas gasosas** | | | | | | | | |
| $\dot{V}E_{PICO}/VVM$ | < 0,80 | < 0,75 | < 0,80 | < 0,75 | < 0,80 | < 0,75 | < 0,80 | < 0,75 |
| $\dot{V}E_{LL}/VVM$ | < 0,35 | < 0,40 | < 0,40 | < 0,40 | < 0,45 | < 0,45 | < 0,50 | < 0,50 |
| $\Delta\dot{V}E/\Delta\dot{V}CO_2$ | < 28 | < 28 | < 28 | < 30 | < 30 | < 32 | < 32 | < 32 |
| $\dot{V}E/\dot{V}CO_{2\,NADIR}$ | < 30 | < 32 | < 32 | < 34 | < 32 | < 34 | < 34 | < 34 |
| $f_{PICO\,(irpm)}$ | < 50 | < 50 | < 50 | < 50 | < 45 | < 50 | < 45 | < 45 |
| $f/V_{C\,PICO}$ | < 28 | < 30 | < 28 | < 30 | < 28 | < 35 | < 30 | < 40 |
| $V_C/CI_{PICO}$ | < 0,70 | < 0,75 | < 0,70 | < 0,75 | < 0,70 | < 0,75 | < 0,70 | < 0,75 |
| $P_{EF}CO_{2\,LL}$ (mmHg) | > 43 | > 41 | > 41 | > 40 | > 39 | > 39 | > 37 | > 37 |
| $SpO_{2\,PICO}$ (%) | > 93 | > 93 | > 93 | > 93 | > 93 | > 93 | > 93 | > 93 |
| $SpO_{2\,REP\text{-}PICO}$ (%) | < 5 | < 5 | < 5 | < 5 | < 5 | < 5 | < 5 | < 5 |

$\dot{V}O_2$ = consumo de oxigênio; $\dot{V}CO_2$ = produção de gás carbônico; WR = carga; PICO = pico do exercício; LL = limiar de lactato; FC = frequência cardíaca; $\dot{V}E$ = ventilação minuto; VVM = ventilação voluntária máxima; f = frequência respiratória; $V_C$ = volume corrente; CI = capacidade inspiratória; $P_{EF}CO_2$ = pressão expiratória final de $CO_2$; $SpO_2$ = saturação de pulso da oxigênio. Com permissão do Prof. JA Neder.

*Fonte: Adaptada da referência 41.*

marcador prognóstico na IC mas deve ser considerado na presença de um teste máximo; em situações de teste submáximo, outras variáveis devem ser avaliadas, como: o *OUES*, $\dot{V}O_{2\,LL}$ e as respostas ventilatórias.[20,46-48] A ineficiência ventilatória (aumento da relação $\dot{V}_E/\dot{V}CO_2$) reflete um alto *drive* ventilatório, com consequente redução do ponto de ajuste do $CO_2$, e pela hipoperfusão pulmonar por aumento da pressão hidrostática intrapulmonar com congestão pulmonar e, posteriormente, disfunção do VD, resultando em piora da relação ventilação-perfusão com elevado $V_{EM}/V_C$. Esses dois fatores contribuem para a inclinação acentuada da relação $\dot{V}_E/\dot{V}CO_2$.[23,45,46,48] Além disso, é importante analisar o ritmo da resposta, uma vez que pacientes com IC podem evoluir com instabilidade ventilatória, que é a ventilação oscilatória no exercício, VOE.[49] (semelhante ao ritmo de Cheyne-Stokes), onde a redução do DC e o atraso circulatório durante o exercício resultam em aumento do *drive* ventilatório estimulados pelo aumento da atividade ergorreflexa (estímulo metabólico muscular) e quimiorreceptores (centrais e periféricos) que detectam níveis aumentados de

# Teste de Exercício Cardiopulmonar    249

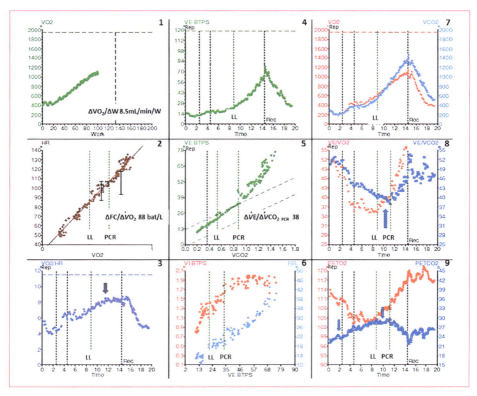

**Figura 14.10.** *TECP incremental em indivíduo com limitação cardiocirculatória. Painel 1: Relação entre o consumo de oxigênio ($\dot{V}O_2$) e a carga aplicada($\Delta\dot{V}O_2/\Delta W$ 8,5 mL/min/W) no limite inferior da normalidade; Painel 2: Relação entre a frequência cardíaca e o consumo de oxigênio ($\Delta FC/\Delta\dot{V}O_2$ 88 bat/L); Painel 3: pulso de oxigênio ($\dot{V}O_2/FC$) em relação ao tempo - observe o platô precoce (--- linha tracejada roxa = 100% prev); Painel 4: ventilação minuto ($\dot{V}_E$) em relação ao tempo; Painel 5: relação entre a VE e a liberação pulmonar de dióxido de carbono ($\dot{V}CO_2$), acima dos valores de referência; Painel 6: comportamento fisiológico do volume corrente da frequência respiratória durante o teste; Painel 7: comportamento do $\dot{V}O_2$ e $\dot{V}CO_2$ em relação ao tempo (--- linha tracejada vermelha = 100% prev) (observar $\dot{V}O_2$ máximo reduzido e limiar de lactato precoce em 30% $\dot{V}O_{2max}$ previsto); Painel 8: comportamento dos equivalentes ventilatórios para oxigênio ($\dot{V}E/\dot{V}O_2$) e dióxido de carbono ($\dot{V}E/\dot{V}CO_2$) em relação ao tempo (valor elevado do $\dot{V}E/\dot{V}CO_2$ no limiar de lactato = 40 ; Painel 9: comportamento das pressões expiratórias finais de $CO_2$ e $O_2$ em relação ao tempo (observar o valor reduzido da $P_{EF}CO_2$ desde o repouso 24 mmHg atingindo 27 mmHg no limiar de lactato). Observar nos painéis 8 e 9 os sinais associados de ventilação excessiva: há o aumento da resposta ventilatória em relação ao esperado em indivíduos saudáveis, como visto na Figura 14.1.*
LL = limiar de lactato; PCR = ponto de compensação respiratório; Rep = fase do repouso, entre as duas linhas tracejadas pretas após o repouso é carga zero "roda livre"; Rec = início da recuperação (fim do exercício).
Fonte: Arquivo pessoal – SEFICE.

$PaCO_2$ local; consequentemente, o aumento da $\dot{V}_E$ resultará em redução da $PaCO_2$ desencadeando hipopneia relativa, com mudanças cíclicas na $PaCO_2$ e $PaO_2$, marca registrada da VOE, que deve estar presente em mais de 60% do exercício e com uma amplitude de pelo menos 15% da ventilação minuto. A presença desse achado confere um pior prognóstico nos pacientes com IC.[45,50]

Entre os parâmetros do TECP, o $\dot{V}O_{2PICO}$ e a inclinação da relação $\dot{V}_E/\dot{V}CO_2$ foram reconhecidos e validados como ferramentas para avaliar a gravidade da IC, discriminar o prognóstico a curto e longo prazo e para selecionar pacientes para transplante (Tx) cardíaco[46,51,52] (Tabela 14.3). Na avaliação prognóstica, o $\dot{V}O_{2PICO}$ é utilizado na estratificação para sobrevida livre de suporte circulatório e transplante em 3 anos: classes de Weber A, B, C e D correspondendo ao $\dot{V}O_{2PICO}$ > 20 mL/kg/min (97%), 16 a 20 mL/kg/min (93%), 10 a 16 mL/kg/min (83%) e <10 mL/kg/min (64%), respectivamente.[48] Para a relação $\dot{V}_E/\dot{V}CO_2$, os pontos de corte para avaliação de gravidade para pacientes livres de eventos em 2 anos foram: classe ventilatória I, II III e IV, relação $\dot{V}E/\dot{V}CO_2$ < 29 (97,2%), 30 a 35,9 (85,2%), 36 a 44,9 (72,3%) e > 45 (44,2%), respectivamente.[53] Em uma análise retrospectiva recente sobre a importância do TECP nos últimos 20 anos[54], em uma amostra de 6.083 pacientes com ICFEr, comparando-se quatro períodos diferentes em virtude da mudança do tratamento para IC (1993-2000; 2001-2005; 2006-2010; 2011-2015), nos últimos 10 anos, os valores de corte para $\dot{V}O_{2PICO}$ e *slope* $\dot{V}_E/\dot{V}CO_2$ foram semelhantes para avaliar o risco de morte por causa cardíaca, transplante cardíaco urgente e assistência ventricular esquerda em 1 ano.[54] A redução progressiva do $\dot{V}O_{2PICO}$ significa maior risco para os eventos e ao contrário para a interpretação do *slope* $\dot{V}E/\dot{V}CO_2$, com valores de corte para 10% de risco em 1 ano do $\dot{V}O_{2PICO}$ 10,8 mL/min/kg e *slope* $\dot{V}E/\dot{V}CO_2$[43] e, para 20%, $\dot{V}O_{2PICO}$ 4,0 e 5,0 mL/min/kg e *slope* $\dot{V}E/\dot{V}CO_2$ 59 e 57, respectivamente, sendo os últimos valores raramente medidos e observados e que conferem um risco muito alto em 1 ano.

**Tabela 14.3.** Determinantes prognósticos da insuficiência cardíaca esquerda (IC) em 1 ano de seguimento

| Determinantes prognósticos na IC (mortalidade 1 ano) | Baixo risco < 5% | Risco intermediário 5-20% | Alto risco > 20% |
|---|---|---|---|
| $V'O_{2PICO}$ | > 20 mL/kg/min | 14-20 mL/kg/min (ou 12-20 mL/kg/min sem uso de betabloqueador) | < 14 mL/kg/min (com betabloqueador) < 12 mL/kg/min (sem betabloqueador) |
| $V'E/V'CO_2$ *slope* | < 30 VOE (-) | 30-36 | > 36 VOE (+) |
| $V'O_{2\,LL}$ | > 9 mL/kg/min | 9- 11 mL/kg/min | < 11 mL/kg/min |
| OUES PAS $RFC_1$ | | | < 1,4 < 120 mmHg < 6 bpm |

$\dot{V}O_{2PICO}$ = consumo de oxigênio no pico do exercício; slope $\dot{V}E/\dot{V}CO_2$ = inclinação da ventilação minuto pela produção de gás carbônico; LL = limiar de lactato; OUES = inclinação da eficiência da captação de $O_2$; PAS = pressão arterial sistêmica sistólica; $RFC_1$ = recuperação da frequência cardíaca no 1º minuto; VOE = ventilação oscilatória durante o exercício.

Fonte: Adaptada da referência 45.

Outros marcadores utilizados na IC que avaliam maior gravidade são: redução do $\dot{V}O_{2\,LL}$ < 9 mL/kg/min, redução do *OUES* < 1,4, lentificação da recuperação da FC no 1º minuto ($RFC_1$) < 6 bpm e comportamento deprimido da pressão sistólica < 120 mmHg durante o exercício.[55] Apesar do pulso $O_2$ ter relação com a redução do VS, sua análise fica prejudicada devido o uso de medicações cronotrópicas negativas (como betabloqueadores e antiarrítmicos), com pseudonormalização de sua curva.[17,56] Por fim, o achado de redução do pulso $O_2$ no pico do exercício com concomitante aumento da inclinação da relação FC/$\dot{V}O_2$ (na ausência de arritmia) e mudança da inclinação para baixo da relação $\dot{V}O_2$/WR sugerem a presença de isquemia (obstrutiva ou de demanda) e precedem as alterações eletrocardiográficas no segmento ST (Figura 14.11).[57,58]

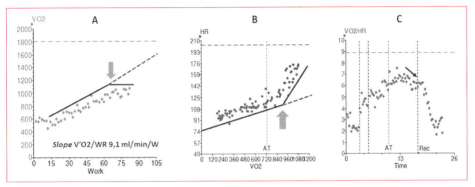

**Figura 14.11.** *Alterações sugestivas de isquemia durante o exercício. Observem a resposta normal nas fases iniciais do exercício e modificação das respostas no final do exercício, com redução do pulso $O_2$ ($\dot{V}O_2$/HR)* **(A)** *concomitante ao aumento da inclinação da relação FC/$\dot{V}O_2$* **(B)** *e mudança da inclinação para baixo da relação $\dot{V}O_2$/WR* **(C)** *(setas).*
$VO_2$ = consumo de oxigênio; FC (HR) = frequência cardíaca; WR = carga.
Fonte: Arquivo pessoal – SEFICE.

### Hipertensão pulmonar

A fisiopatologia da intolerância ao exercício na HP é semelhante à IC, contudo, as respostas são mais acentuadas para a mesma gravidade pela avaliação funcional pela *New York Heart Association (NYHA)*, devido ao maior comprometimento da vasculatura pulmonar. A princípio ocorre redução progressiva da complacência vascular pulmonar seguida de aumento da resistência vascular pulmonar e da pressão arterial pulmonar (pela redução do calibre dos vasos, diminuição da área capilar e/ou presença de trombos), acarretando no aumento do $V_{EM}/V_C$ e aumento do *drive* ventilatório, por redução da perfusão pulmonar e, por último, desacoplamento ventrículo-arterial, disfunção progressiva das câmaras direitas e falência cardíaca. Outras alterações que envolvem a limitação do exercício são o estímulo de quimiorreceptores, aumento da atividade simpática, comprometimento muscular oxidativo e presença de *shunt*.[27]

O aumento da relação $\dot{V}_E/\dot{V}CO_2$ e a redução da $P_{EF}CO_2$ podem ocorrer nas fases iniciais da doença, antes da redução do $\dot{V}O_{2PICO}$, que pode ser utilizadas na investigação de dispneia como triagem para HP. Entretanto, deve ser analisada com cautela, uma vez que várias doenças podem aumentar a relação $\dot{V}_E/\dot{V}CO_2$, sendo importante avaliar junto a probabilidade pré-teste ao exame (afastar causas de maior prevalência de dispneia por exames em repouso). Em um estudo avaliando a presença de limitação ao exercício em 130 pacientes, encontrou-se o valor da $\dot{V}E/\dot{V}CO_{2\,LL}$ > 34 (com sensibilidade 79%, especificidade 88% e acurácia 85%) para o diagnóstico de doença vascular pulmonar, em uma avaliação concomitante com o $\dot{V}O_{2PICO}$ (%pred), $\dot{V}O_{2\,LL}$ (%pred) e a reserva ventilatória ($\dot{V}E/VVM$).[59] Na esclerodermia, doença com alta prevalência para HAP, na avaliação de 174 pacientes com suspeita de HAP, foi demonstrado que um $\dot{V}O_{2PICO}$ > 18,7 mL/kg/min, a probabilidade de HAP era baixa e, se relação $\dot{V}_E/\dot{V}CO_2 > 45$, probabilidade era alta. Naqueles pacientes com $\dot{V}O_{2PICO}$ reduzido, $P_{EF}CO_2$ no pico reduzida e nadir da relação $\dot{V}_E/\dot{V}CO_2$ elevada, considerar a possibilidade de HAP ou comorbidades associadas.[60]

Para estratificação de risco para HAP, as principais variáveis utilizadas para mortalidade em 1 ano são o $\dot{V}O_{2pico}$ e o *slope* $\dot{V}E/\dot{V}CO_2$ ou sua razão[61-63] (Tabela 14.4). A redução do $\dot{V}O_{2PICO}$ (seja em mL/kg/min ou em porcentagem do previsto) tem relação com maior gravidade e pior prognóstico, sendo considerada umas das variáveis para avaliação de risco, piora da sobrevida e do tempo de piora clínica.[64] Nos pacientes considerados baixo risco (*NYHA* I/II, índice cardíaco > 2,5 L/min/m² e pressão de átrio direito < 8 mmHg) e clinicamente estáveis após 1 ano do tratamento, aqueles com $\dot{V}O_{2PICO} > 15,7$ mL/kg/min (> 60% prev) não apresentaram eventos clínicos de piora em 3 anos.[65] Em uma revisão baseada em evidências sobre a utilização do TECP em HAP, Pinkstaff et al. demonstraram que o $\dot{V}O_{2max}$ é um marcador prognóstico, entretanto, a relação $\dot{V}_E/\dot{V}CO_2$ demonstra ser um preditor mais robusto.[66] Ou seja, quanto mais elevada for essa relação, $\dot{V}E/\dot{V}CO_{2\,LL}$ ou nadir elevada ou quando analisada por sua inclinação (*slope*) até o PCR ou até o pico do exercício pior a sobrevida.[67] Vale ressaltar que esses valores podem ser mais elevados naqueles pacientes com sinais de *shunt* direita-esquerda induzido pelo exercício, já que a persistência desse sinal após intervenção terapêutica está associada a pior sobrevida.[27] *E como avaliamos essa alteração no TECP?* Na transição repouso-exercício, há uma redução súbita da $P_{EF}CO_2$ com redução progressiva ao longo do exercício e aumento súbito concomitante da $P_{EF}O_2$, da relação $\dot{V}E/\dot{V}O_2$ e $\dot{V}E/\dot{V}CO_2$, aumento do RER, que pode ou não estar associado com dessaturação, que pode ocorrer mais tardiamente ao longo o exercício. Essas alterações podem ser vistas em qualquer momento do TECP (Figura 14.12).

**Tabela 14.4.** Determinantes prognósticos da hipertensão arterial pulmonar (HAP) em 1 ano de seguimento

| Determinantes prognósticos na HAP (mortalidade 1 ano) | Baixo risco < 5% | Risco intermediário 5-10% | Alto risco > 10% |
|---|---|---|---|
| CF NYHA | I, II | III | IV |
| TECP | V'O$_2$ pico > 15 mL/kg/min (> 65% pred) V'E/V'CO$_2$ *slope* < 36 | V'O$_2$ pico 11- 15 mL/kg/min (35-65% pred) V'E/V'CO$_2$ *slope* 36-44,9 | V'O$_2$ pico < 11 mL/kg/min (< 35% pred) V'E/V'CO$_2$ *slope* ≥ 45 |

CF NYHA = classe funcional pela New York Heart Association; TECP = teste de exercicio cardiopulmonar; $\dot{V}O_{2PICO}$ = consumo de oxigênio no pico do exercício; slope $\dot{V}E/\dot{V}CO_2$ = inclinação da ventilação minuto pela produção de gás carbônico. Fonte: Adaptada da referência 60.

Outros marcadores do TECP relacionados ao pior prognóstico são a redução da pressão expiratória final de $CO_2$, quanto menor, maior a gravidade.[27] É essencial analisar a morfologia da curva, ou seja, curva normal com valores reduzidos, resposta em platô até o PCR, declínio progressivo ou redução abrupta na transição repouso-exercício, sendo os dois últimos padrões com pior prognóstico e podem ser vistos tanto na HAP quanto na HPTEC (Figura 14.13).[68] Do ponto de vista cardiocirculatório, a lenta recuperação da frequência cardíaca no primeiro minuto após o término do exercício ($RFC_1 < 18$ bpm), a redução da eficiência da captação do

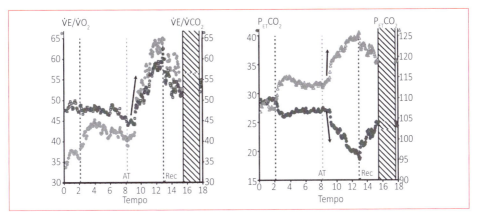

**Figura 14.12.** *Sinais sugestivos de shunt direita-esquerda (discretas na transição repouso-exercício) ao longo do exercício (seta) em paciente com hipertensão arterial pulmonar idiopática.*
$\dot{V}O_2$ = consumo de oxigênio; $\dot{V}CO_2$ = produção de $CO_2$; $\dot{V}E$ = ventilação minuto; $P_{ET}CO_2$ = pressão expiratória final de $CO_2$; $P_{ET}O_2$ = pressão expiratória final de $O_2$.
Fonte: Arquivo pessoal – SEFICE.

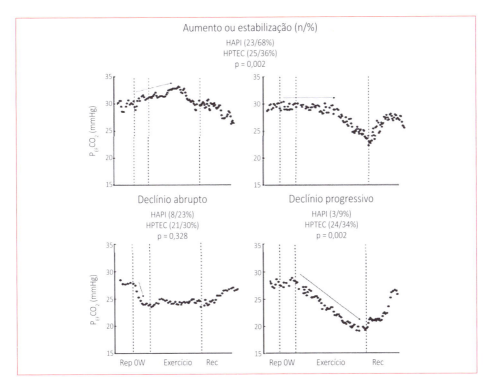

**Figura 14.13.** *Comportamento da pressão expiratória final de $CO_2$ ($P_{EF}CO_2$) durante o exercício e relação com gravidade da hipertensão pulmonar.*
HAPI = hipertensão arterial pulmonar idiopática; HPTEC = hipertensão pulmonar tromboembólica crônica; rep = repouso; 0W = roda livre; rec = recuperação; $P_{EF}CO_2$ = pressão expiratória final de $CO_2$. Com permissão do autor Ramos PR.
Fonte: Adaptada da referência 68.

oxigênio ($OUES$ < 0,54), o incremento reduzido do pulso $O_2$ e o comportamento deprimido da pressão arterial sistólica (PAS < 120 mmHg) no pico do exercício.[62,69-71]

### Pré-operatório e transplante

Em pacientes submetidos a cirurgia de maior porte e, especialmente, pacientes com comorbidades associadas, o TECP é uma das ferramentas utilizadas para avaliação de risco pré-operatório. Para cirurgia de ressecção pulmonar em pacientes oncológicos (lobectomia, bilobectomia ou pneumectomia), o TECP está indicado para pacientes com risco aumentado de alteração cardiológica na avaliação pré-operatória pelo escore *ThRCRI* ou naqueles com VEF1 e/ou DCO estimado para o pós-operatório (ppo) < 60%.[72] Entretanto, pela ACCP 2013, o teste da escada ou o *shuttle walking test* poderiam ser utilizados em uma etapa anterior ao TECP para pacientes com VEF1ppo e/ou DCOppo entre 30%-60%[73] (Figura 14.14).

*E como avaliar o TECP no pré-operatório de ressecção pulmonar?* O $\dot{V}O_{2max}$ é a principal variável preditora para complicações respiratórias e mortalidade, já que que um $\dot{V}O_{2max}$ > 20 mL/kg/min ou 75% previsto confere um baixo risco e < 10 mLkg/min ou 35% previsto, alto risco. Em uma revisão posterior, Sallati & Brunelli sugerem que além do $\dot{V}O_{2max}$, para pacientes em risco intermediário, a relação $\dot{V}E/\dot{V}CO_2$ acima de 35, ou seja, naqueles pacientes com ventilação excessiva para a demanda metabólica, conferiria um risco maior nesse subgrupo[72] (Figura 14.14). Entretanto, vale a ressalva de que, para pacientes cardiopatas, quanto maior o valor do $\dot{V}E/\dot{V}CO_2$, pior o prognóstico, mas para pacientes com DPOC, essa variável está

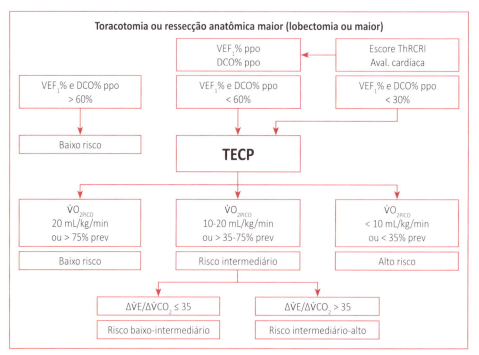

**Figura 14.14.** *Avaliação pré-operatória para cirurgia de ressecção pulmonar baseada na avaliação cardíaca, da função pulmonar em repouso e teste de exercício cardiopulmonar incremental. Vide texto para maiores detalhes.*

Fonte: Adaptada da referência 72.

aumentada em pacientes em estadiamento I e II, mas para pacientes mais graves, em estadiamento IV, ocorre o oposto, ou seja, há um redução da relação $\dot{V}E/\dot{V}CO_2$, demonstrando a presença de hipoventilação durante o exercício por alteração da mecânica respiratória, dessa maneira, a relação $VE/\dot{V}CO_2$ deve-se analisada individualmente em pacientes com DPOC.[53,74]

Com relação a cirurgias intra-abdominais, cirurgia hepática, pancreática e reparo de aneurisma de aorta abdominal (AAA), recomenda-se o TECP na avaliação pré-operatória e a melhor variável preditora para complicações pós-operatórias é o $\dot{V}O_{2\,LL}$ e para AAA, $\dot{V}O_{2PICO}$[75,76] (Tabela 14.5).

O TECP não é considerado como exame complementar para indicação de transplante pulmonar, ao contrário do transplante cardíaco, em que a redução do $\dot{V}O_{2PICO}$ está entre os fatores de risco para indicação de transplante.[77,78] Nessa situação, a análise do $\dot{V}O_{2PICO}$ deve ser considerada dentro de um contexto específico: teste máximo ou submáximo, uso de betabloqueadores, idade, sexo e obesidade (Tabela 14.6).

**Tabela 14.5.** Avaliação pré-operatória para cirurgia intra-abdominal utilizando-se o teste de exercício cardiopulmonar

| | **Particularidades** | $\dot{V}O_{2PICO\ (mL/kg/min)}$ | $\dot{V}O_{2LL\ (mL/kg/min)}$ |
|---|---|---|---|
| Cirurgia intra-abdominal | Mortalidade | - | < 10,9 |
| | Morbidade (complicações) | - | < 10,1 |
| | Pacientes devem ser tratados com cautela | | 10,1- 12 |
| Cirurgia pancreática | Dias de internação e morbidade | - | < 10,1 |
| Transplante hepático e ressecção | Sobrevida em 90 dias | - | < 9,0 |
| | Sobrevida em 3 anos | - | 11,5 |
| | Admissão na UTI | - | < 9,9- 11,0 |
| Correção de aneurisma de aorta abdominal | Sobrevida em 90 dias | 15,0 | - |

$\dot{V}O_{2PICO}$ = consumo de oxigênio no pico do exercício; LL = limiar de lactato.
*Fonte: Adaptada das referências 75 e 76.*

**Tabela 14.6.** Indicação de transplante cardíaco utilizando-se variáveis do teste de exercício cardiopulmonar

| | **Particularidades** | $\dot{V}O_{2PICO}$ **(teste máximo e RER > 1,05)** | **Recomendação e nível de evidência** |
|---|---|---|---|
| IC avançada | Uso de betabloqueador | ≤ 12 mL/kg/min | I B |
| | Sem betabloqueador | ≤ 14 mL/kg/min | I B |
| IC refratária* | Pacientes < 50 anos e mulheres | ≤ 50% previsto | IIa B |
| | IMC > 30 kg/m² | ≤ 19 mL/kg/min (ajustado para massa magra) | IIa B |

*IC refratária e relação $\dot{V}E/\dot{V}CO_2$ > 35, particularmente se $\dot{V}O_{2PICO}$ ≤ 14 mL/kg/minuto e/ou TECP submáximo (RER < 1,05) (recomendação e nível de evidência IIb B).
IC = insuficiência cardíaca; $\dot{V}O_{2PICO}$ = consumo de oxigênio no pico do exercício; slope $\dot{V}E/\dot{V}CO_2$ = inclinação da ventilação minuto pela produção de gás carbônico; RER = razão de trocas gasosas.
Fonte: Adaptada da referência 77.*

## Doença pulmonar obstrutiva crônica (Figura 14.15)

Em pacientes com DPOC, o tempo de esvaziamento pulmonar (determinado pelo produto entre resistência e complacência) é prolongado, situação que pode piorar durante o

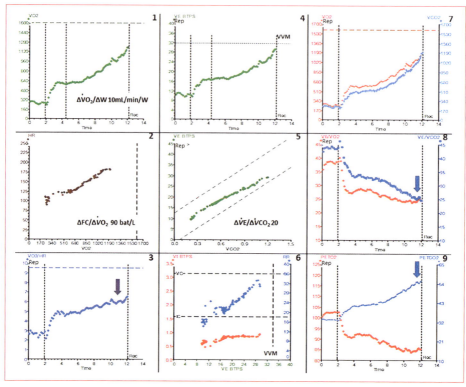

**Figura 14.15.** TECP incremental em indivíduo com limitação ventilatória. Painel 1: Relação entre o consumo de oxigênio ($\dot{V}O_2$) e a carga aplicada($\Delta \dot{V}O_2/\Delta W$ 10 mL/min/W); Painel 2: Relação entre a frequência cardíaca e o consumo de oxigênio ($\Delta FC/\Delta \dot{V}O_2$ 90bat/L); Painel 3: pulso de oxigênio ($\dot{V}O_2$/FC) em relação ao tempo - a interrupção precoce por limitação ventilatória impede a exclusão de limitação cardiocirculatória associada (--- linha tracejada roxa = 100% prev); Painel 4: ventilação minuto ($\dot{V}_E$) em relação ao tempo [observe a redução da "reserva ventilatória" no final do esforço: há pouco espaço para o aumento da $\dot{V}_E$ em relação a ventilação voluntária máxima (VVM), culminando em interrupção do exercício por dispneia); Painel 5: relação entre a $\dot{V}_E$ e a liberação pulmonar de dióxido de carbono ($\dot{V}CO_2$) com valor reduzido ($\Delta \dot{V}_E/\Delta \dot{V}CO_2$ 20bat/L) - observar a redução da inclinação a partir da metade da reta; Painel 6: comportamento do volume corrente em platô e maior dependência da frequência respiratória para aumentar a $\dot{V}_E$; Painel 7: comportamento do $\dot{V}O_2$ e $\dot{V}CO_2$ em relação ao tempo (--- linha tracejada vermelha = 100% prev) (observar $\dot{V}O_{2\,PICO}$ reduzido); Painel 8: comportamento alterado dos equivalentes ventilatórios para oxigênio (VE/CO_2) e dióxido de carbono ($\dot{V}_E/\dot{V}CO_2$) em relação ao tempo (observar o declínio progressivo dos equivalentes com limiares indeterminados); Painel 9: comportamento das pressões expiratórias finais de $CO_2$ e $O_2$ em relação ao tempo (observar o valor elevado atingido pela $P_{EF}CO_2$ 55 mmHg no pico do exercício). Observar nos painéis 8 e 9 os sinais associados de hipoventilação e/ou falência ventilatória: não há o aumento da resposta ventilatória esperado em indivíduos saudáveis, como visto na Figura 14.1.

LL = limiar de lactato; PCR = ponto de compensação respiratório; Rep = fase do repouso, entre as duas linhas tracejadas pretas após o repouso é carga zero "roda livre"; Rec = início da recuperação (fim do exercício).
Fonte: Arquivo pessoal – SEFICE.

exercício, quando há um aumento da demanda ventilatória e redução ainda maior do tempo expiratório. Como resultado, ocorre elevação do volume pulmonar expiratório final (VPEF) e redução da CI e do volume de reserva inspiratório (VRI). Em seguida ao aumento progressivo de carga, a redução do VRI atinge um valor "crítico" que, uma vez atingido, determina platô no $V_C$, estando associado ao aumento da dispneia e interrupção do exercício ("limiar de O'Donnell").[79] Adicionalmente, a aproximação do $V_C$ à CPT também contribui para dispneia por levar o paciente a ventilar na parte superior da curva pressão × volume, situação onde os músculos respiratórios estão em desvantagem mecânica por necessitaram gerar elevadas pressões para se obter pequeno aumento no $V_C$.

Com relação às trocas gasosas, outros parâmetros do TECP, além da $\Delta\dot{V}_E/\Delta\dot{V}CO_2$, também podem ser utilizados para avaliar as respostas ventilatórias na DPOC, como o nadir e intercepto da relação $\dot{V}E/\dot{V}CO_2$.[80] O nadir é o valor mais baixo do equivalente $\dot{V}_E/\dot{V}CO_2$ em relação ao tempo. Em indivíduos normais, o nadir equivale ao $\dot{V}_E/\dot{V}CO_{2LL}$. Assim, quando o LL é precoce ou o teste apresenta curta duração, com impossibilidade de identificar o LL, o nadir $\dot{V}_E/\dot{V}CO_2$ pode estar superestimado. Pacientes com DPOC nem sempre atingem o PCR e podem não apresentar aumento da $\dot{V}_E$ no pico do exercício devido à limitação mecânica. Nesses casos, o nadir $\dot{V}_E/\dot{V}CO_2$ equivale ao valor no pico do exercício. Pacientes tabagistas sintomáticos com VEF$_1$ preservado podem apresentar elevação do nadir $\dot{V}_E/\dot{V}CO_2$, sugerindo alteração precoce das respostas ventilatórias que podem contribuir para dispneia e intolerância ao exercício, indicando distúrbio V/Q por aumento do VEM, ou presença de doença microvascular.[74,81]

Por fim, intercepto é o ponto no eixo Y ($\dot{V}E$) no qual a $\dot{V}CO_2$ é zero. Diferente da relação $\Delta\dot{V}_E/\Delta\dot{V}CO_2$ ou do nadir $\dot{V}_E/\dot{V}CO_2$, o intercepto $\Delta\dot{V}_E/\Delta\dot{V}CO_2$ não apresenta influência de mecanismos dinâmicos durante o exercício.[80] Neder et al. demonstraram recentemente que pacientes com diagnóstico de DPOC Gold 1 e 2 apresentam aumento da $\Delta\dot{V}E/\Delta\dot{V}CO_2$. No entanto, com a progressão e maior gravidade da doença (Gold 3 e 4), há redução da $\Delta\dot{V}E/\Delta\dot{V}CO_2$ e aumento do intercepto dessa relação, como resultado de alterações mecânicas graves que levam a falência muscular e/ou aumento do ponto de ajuste de PaCO$_2$. Diferente dos parâmetros $\Delta\dot{V}E/\Delta\dot{V}CO_2$ e seu intercepto, o nadir $\dot{V}E/\dot{V}CO_2$ pode estar aumentado, mas se mantém estável com a gravidade da DPOC. Desse modo, observa-se dissociação entre o comportamento de $\Delta\dot{V}E/\Delta\dot{V}CO_2$ e do seu intercepto com a gravidade da DPOC.[80]

Recentemente, foi demonstrado que os marcadores dinâmicos de alteração da mecânica ventilatória e de trocas gasosas são mais sensíveis para indicar dispneia e limitação durante o esforço, visto que muitos pacientes com DPOC e VE/VVM preservada podem apresentar dispneia intensa.[82] Desse modo, o valor clínico do TECP em pacientes com DPOC pode ser incrementado com a avaliação sistemática de outros índices de limitação ventilatória e de trocas gasosas.

## Doenças pulmonares intersticiais

O principal achado no TECP de pacientes com doenças pulmonares intersticiais é a inabilidade de aumento adequado do $V_C$ durante o esforço pela complacência pulmonar reduzida. Por outro lado, há aumento do comando neural ventilatório devido estímulos pulmonares e periféricos. A resposta ventilatória excessiva é obtida pelo incremento preferencial da frequência respiratória (padrão ventilatório taquipneico). É importante destacar que a reserva ventilatória ($\dot{V}_E$/VVM) encontra-se preservada em muitos pacientes com DPI, não só pela interrupção precoce por dispneia gerada pelo padrão taquipneico mas também pela subestimativa da VVM obtida por equações em pacientes com doenças fibrosante.[83–85]

Desse modo, a análise isolada da $\dot{V}_E$/VVM não fornece avaliação adequada da limitação ventilatória, de maneira semelhante ao observado na DPOC. Semelhante a esses doentes, pacientes com DPI também podem apresentar restrição ao aumento do volume corrente durante o exercício, com platô precoce no $V_C$ à medida que o VRI "crítico" é atingido.[86] Essa situação pode ser ainda mais agravada na DPI, na qual muitos pacientes já apresentam redução de CI e VRI desde o repouso. Além dos mecanismos restritivos inerentes ao acometimento intersticial, muitos pacientes com DPI podem apresentar limitação ao fluxo aéreo em decorrência do envolvimento das pequenas ou grandes vias aéreas.[87,88]

Assim, apesar de algumas diferenças fisiopatológicas, DPI e DPOC compartilham mecanismos de limitação ao exercício, principalmente a inabilidade em aumentar adequadamente o $V_C$ de acordo com a demanda metabólica. Desse modo, a via final desses mecanismos (hiperinsuflação dinâmica na DPOC ou a redução da CPT e do VRI nas doenças fibrosantes) é a ocorrência de dispneia por reduzida capacidade ventilatória no esforço.

Além das modificações de mecânica e padrão ventilatório, as alterações de trocas gasosas também são fenômenos marcantes nesses pacientes. Durante o esforço, as alterações V/Q e de difusão são exacerbadas pela redução da pressão venosa mista de $O_2$, contribuindo para dessaturação. Além da hipoxemia, a redução do ponto de ajuste de $PaCO_2$ contribui para aumento das respostas ventilatórias e sensação de dispneia.[89]

Por fim, destaca-se que limitação cardiocirculatória foi descrita em pacientes com DPI, porém em coortes heterogêneas, algumas sem exclusão de comorbidades cardiovasculares ou hipertensão pulmonar. Por outro lado, pacientes com limitação ventilatória podem apresentar interrupção precoce durante o esforço, o que inviabiliza a identificação de anormalidades cardiocirculatórias.

## Broncospasmo induzido pelo exercício

Broncospasmo induzido pelo exercício (BIE) é o estreitamento transitório das vias aéreas inferiores após exercícios moderados a intensos. Embora BIE ocorra mais comumente em indivíduos com relato anterior de asma, também é possível em indivíduos sem história prévia de doenças obstrutivas.

A resposta é expressa pelo declínio percentual do $VEF_1$ registrado dentro de 30 minutos após o esforço em relação ao valor basal (usualmente após 5, 10, 15, 20 e 30 minutos do esforço máximo). O protocolo ideal para avaliar BIE é aquele que determine elevados incrementos de ventilação minuto, ou seja, testes de carga constante acima do limiar de lactato ou testes incrementais máximos. Em atletas, é importante que a modalidade de exercício seja a mesma utilizada nos treinamentos, dando-se atenção para fatores ambientais, como a temperatura da sala. O valor usado para diagnosticar BIE é > 10%, sendo a gravidade classificada como leve (10%-25%), moderada (26%-49%) ou grave (≥ 50%).[90]

## Respiração disfuncional

Padrão respiratório errático associado a sintomas compatíveis com hiperventilação (formigamento, dormência perioral, tontura) podem ser causa de dispneia. Não há consenso na definição dos achados dessa doença, mas as principais características são padrão caótico de respiração com tendência a oscilações alternadas de $V_C$ e $f$, com clara dissociação entre ventilação e demanda metabólica, além de elevação do coeficiente respiratório, muitas vezes em repouso.[91,92] Importante destacar que o mecanismo principal de dispneia é a mudança do padrão ventilatório, não sendo necessária a presença de hiperventilação alveolar. O padrão errático de ventilação disfuncional pode estar presente em doenças cardiopulmonares crônicas, contribuindo para a limitação ao esforço (Figura 14.16).

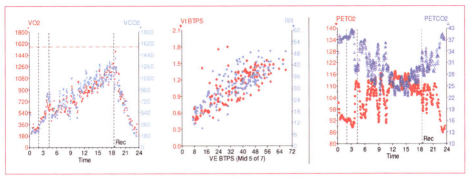

**Figura 14.16.** *Respiração disfuncional. Padrão de resposta errático da ventilação. Observar na transição repouso-exercício hiperventilação excessiva com redução progressiva da $P_{ET}CO_2$ e aumento dos equivalentes respiratórios (semelhante ao descrito em casos graves de hipertensão pulmonar), entretanto, a partir de 35-40W esse padrão se inverte adotando um comportamento fisiológico durante o exercício, assemelhando-se ao que ocorre após o limiar de lactato.*
$\dot{V}O_2$ = consumo de oxigênio; $\dot{V}CO_2$ = produção de $CO_2$; $\dot{V}E$ = ventilação minuto; $V_T$ = volume corrente; RR = frequência respiratória; $P_{ET}CO_2$ = pressão expiratória final de $CO_2$; $P_{ET}O_2$ = pressão expiratória final de $O_2$.
Fonte: Arquivo pessoal – SEFICE.

### Reabilitação cardiopulmonar

O treinamento físico é um dos pilares da reabilitação pulmonar e a eficácia de sua resposta deve ser analisada objetivamente em relação ao desempenho do exercício, que podem ser avaliados por testes de campos ou em laboratório pelo TECP (esteira ou cicloergômetro).[93]

O TECP incremental é utilizado para determinação dos mecanismos de intolerância ao exercício e os objetivos do treinamento de acordo com os sintomas e a gravidade da doença, por exemplo, treinamento inicial abaixo ou acima do limiar de lactato, presença de reserva ventilatória ou nível de dessaturação. Espera-se um aumento de > 4W ou 1,5-2,0 mL/kg/min no $\dot{V}O_{2PICO}$ (diferença mínima clinicamente importante). Entretanto, para avaliar a melhora do tempo de tolerância ao exercício ($t_{LIM}$), um teste de carga constante (*endurance*) basal acima da potência crítica (75% ± 5% da carga) deve ser realizado com duração de 3-8 min. Considera-se como significante resposta na avaliação pós-treinamento de 100-105 segundos ou 33% em pacientes com DPOC.[35] Outras variáveis analisadas em cicloergômetro são: dispneia e ventilação minuto em *isotime* (mesmo tempo no teste basal e no pós-reabilitação), bem como o aumento da capacidade inspiratória (reflexo de menor hiperinsuflação dinâmica).[93] As mesmas análises podem ser feitas após intervenção medicamentosa.

### Conclusão

O TECP está cada vez mais sendo usado para fins clínicos, principalmente na avaliação de pacientes com doenças cardiopulmonares crônicas. Visto que o desempenho ao exercício não pode ser confiavelmente previsto por testes de função pulmonar em repouso, o TECP é uma ferramenta útil que fornece uma avaliação detalhada das respostas fisiopatológicas durante o esforço, por meio de uma análise integrada do sistema cardiovascular, respiratório, metabólico e muscular periférico, além das respostas neurossensoriais.

## Referências bibliográficas

1. Wasserman K, Hansen JE, Sue DY, Stringer WW, Sietsema KE, Sun XG, et al. Principles of Exercise Testing and Interpretation. 5th ed. Philadelphia, Lippincott Williams & Wilkins; 2011.

2. Ward SA. Determinants of the physiological systems responses to muscular exercise in healthy subjects. 5th ed. Sheffield, United Kingdom: European Respiratory Society; 2018. 1–33.

3. Gastin PB. Energy System Interaction and Relative Contribution During Maximal Exercise. Sports Med. 2001; 31:725–41.

4. Yoshida T. The Rate of Phosphocreatine Hydrolysis and Resynthesis in Exercising Muscle in Humans using 31P-MRS. J Physiol Anthrop Appl Human Sci. 2002; 21:247–55.

5. Hargreaves M, Spriet LL. Exercise Metabolism: Fuels for the Fire. Cold Spring Harb Perspect Med. 2018;8: a029744.

6. Neder JA, Nery LE. Teste de Exercício Cardiopulmonar. J Pneumol. 2002; 28 (supl 3)166-206.

7. Whipp B, Ward S, Rossiter H. Pulmonary O2 Uptake during Exercise: Conflating Muscular and Cardiovascular Responses. Med Sci Sport Exer. 2005; 37:1574–85.

8. Neder JA, Nery LE, Castelo A, Andreoni S, Lerario MC, Sachs A, et al. Prediction of metabolic and cardiopulmonary responses to maximum cycle ergometry: a randomised study. Eur Resp J. 1999; 14:1304–13.

9. Wasserman K, Whipp BJ. Exercise physiology in healthy and disease. Am Rev Respir Dis. 1975; 112:219–49.

10. Stringer WW, Hansen JE, Wasserman K, Wasser K. Cardiac output estimated noninvasively from oxygen uptake during exercise. J Appl Physiol. 1997; 82:908–12.

11. Neder JA, Berton DC, Rocha A, Arbex FF, Alencar MCN, Helena Degani-Costa L, et al. Abnormal patterns of response to incremental CPET. In: Clinical Exercise Testing. 5th ed. 2018. p. 34–58.

12. Beaver WL, Wasserman K, Whipp BJ. Bicarbonate buffering of lactic acid generated during exercise. J Appl Physiol. 1986; 60:472–8.

13. Beaver WL, Wasserman K, Whipp BJ. A new method for detecting anaerobic threshold by gas exchange. J Appl Physiol. 1986; 60:2020–7.

14. Wasserman K. Breathing during Exercise. N Engl J Med. 1978; 298:780–5.

15. Whipp BJ. Physiological mechanisms dissociating pulmonary CO2 and O2 exchange dynamics during exercise in humans. Exp Physiol. 2007; 92:347–55.

16. Agostoni P, Cattadori G. Patterns of cardiopulmonary response to exercise in cardiac diseases. Clinical Exercise Testing. 2018. 146–159.

17. Belardinelli R. Exercise-induced myocardial ischaemia detected by cardiopulmonary exercise testing. Eur Heart J. 2003; 24:1304–13.

18. Baba R, Nagashima M, Goto M, Nagano Y, Yokota M, Tauchi N, et al. Oxygen uptake efficiency slope: A new index of cardiorespiratory functional reserve derived from the relation between oxygen uptake and minute ventilation during incremental exercise. J Am Coll Cardiol. 1996; 28:1567–72.

19. Hollenberg M, Tager IB, Francisco S, California B. Oxygen Uptake Efficiency Slope: An Index of Exercise Performance and Cardiopulmonary Reserve Requiring Only Submaximal Exercise. J Am Coll Cardiol. 2000; 36:194–201.

20. van Laethem C, Bartunek J, Goethals M, Nellens P, Andries E, Vanderheyden M. Oxygen uptake efficiency slope, a new submaximal parameter in evaluating exercise capacity in chronic heart failure patients. Am Heart J. 2005;149:175–80.

21. O'Donnell DE, James MD, Milne KM, Neder JA. The Pathophysiology of Dyspnea and Exercise Intolerance in Chronic Obstructive Pulmonary Disease. Clin Chest Med. 2019; 40:343–66.

22. Sun XG, Hansen JE, Garatachea N, Storer TW, Wasserman K. Ventilatory efficiency during exercise in healthy subjects. Am J Respir Crit Care Med. 2002; 166:1443–8.

23. Sue DY. Excess Ventilation during Exercise and Prognosis in Chronic Heart Failure. Am J Respir Crit Care Med. 2011; 183:1302–10.

24. Lin CK, Lin CC. Work of breathing and respiratory drive in obesity. Respirology. 2012; 17:402–11.

25. Bourgoin P, Baudin F, Brossier D, Emeriaud G, Wysocki M, Jouvet P. Assessment of bohr and enghoff dead space equations in mechanically ventilated children. Respir Care. 2017; 62:468–74.

26. Lewis DA, Sietsema KE, Casaburi R, Sue DY. Inaccuracy of Noninvasive Estimates of VD/VT in Clinical Exercise Testing. Chest. 1994; 106:1476–80.

27. Yasunobu Y, Oudiz RJ, Sun X-G, Hansen JE, Wasserman K. End-tidal PCO2 Abnormality and Exercise Limitation in Patients With Primary Pulmonary Hypertension. Chest. 2005; 127:1637–46.

28. Hansen JE, Sue DY, Wasserman K. Predicted Values for Clinical Exercise Testing. Am Rev Respir Dis. 1984; S49-55.

29. Berry NC, Manyoo A, Oldham WM, Stephens TE, Goldstein RH, Waxman AB, et al. Protocol for exercise hemodynamic assessment: Performing an invasive cardiopulmonary exercise test n clinical practice. Pulm Circ. 2015; 5:610–8.

30. Fletcher GF, Ades PA, Kligfield P, Arena R, Balady GJ, Bittner VA, et al. Exercise standards for testing and training: A scientific statement from the American heart association. Circulation. 2013; 128:873–934.

31. ATS/ACCP Statement on Cardiopulmonary Exercise Testing. Am J Respir Crit Care Med. 2003; 167:211–77.

32. Hsia D, Casaburi R, Pradhan A, Torres E, Porszasz J. Physiological responses to linear treadmill and cycle ergometer exercise in COPD. Eur Respir J. 2009:34:605–15.

33. Zhang YY, Johnson MC, Chow N. Effect of exercise testing protocol on parameters of aerobic function. Med Sci Sports Exerc.1991;23:625–30.

34. Ferretti G, Fagoni N, Taboni A, Bruseghini P, Vinetti G. The physiology of submaximal exercise: The steady state concept. Respir Physiol Neurobiol. 2017; 246:76–85.

35. Puente-Maestu L, Palange P, Casaburi R, Laveneziana P, Maltais F, Neder JA, et al. Use of exercise testing in the evaluation of interventional efficacy: an official ERS statement. Eur Respir J. 2016; 47:429–60.

36. Balke B, Ware R. An experimental study of physical fitness of Air Force personnel. U S Armed Forces Med J. 1959; 10:675–88.

37. Porszasz J, Casaburi R, Somfay A, Woodhouse LJ, Whipp BJ. A Treadmill Ramp Protocol Using Simultaneous Changes in Speed and Grade. Med Sci Sports Exerc. 2003; 35:1596–603.

38. Ferreira EM, Ota-Arakaki JS, B. Barbosa P, Siqueira ACB, Bravo DM, Kapins CEB, et al. Signal-morphology impedance cardiography during incremental cardiopulmonary exercise testing in pulmonary arterial hypertension. Clin Physiol Funct Imag. 2012; 32:343–52.

39. Iannetta D, Qahtani A, Mattioni Maturana F, Murias JM. The near-infrared spectroscopy-derived deoxygenated haemoglobin breaking-point is a repeatable measure that demarcates exercise intensity domains. J Sci Med Sport. 2017; 20:873–7.

40. Clinical exercise testing with reference to lung diseases: indications, standardization and interpretation strategies. Eur Respir J. 1997; 10:2662–89.

41. Neder JA, Tomlinson AR, Baba TG, O'Donnell D. Pulmonary Function Testing. Principles and Practice. Respiratory Medicine. Ch 11. New York: Humana Press; 2018. 219–248.

42. Radtke T, Crook S, Kaltsakas G, Louvaris Z, Berton D, Urquhart DS, et al. ERS statement on standardisation of cardiopulmonary exercise testing in chronic lung diseases. Eur Respir Rev. 2019; 28:180101

43. Bernhardt V, Babb TG. Exertional dyspnoea in obesity. Eur Respir Rev. 2016; 25:487–95.

44. Whipp BJ, Davis JA. The Ventilatory stress of Exercise in Obesity. Am Rev Respir Dis. 1984;129:S90–2.

45. Malhotra R, Bakken K, D'elia E, Lewis GD. Cardiopulmonary Exercise Testing in Heart Failure. JACC Heart Fail. 2016;607–16.

46. Corrà U, Piepoli MF, Adamopoulos S, Agostoni P, Coats AJS, Conraads V, et al. Cardiopulmonary exercise testing in systolic heart failure in 2014: The evolving prognostic role A position paper from the committee on exercise physiology and training of the heart failure association of the ESC. Eur J Heart Fail. 2014; 16:929–41.

47. Gitt AK, Wasserman K, Kilkowski C, Kleemann T, Kilkowski A, Bangert M, et al. Exercise Anaerobic Threshold and Ventilatory Efficiency Identify Heart Failure Patients for High Risk of Early Death. Circulation. 2002; 106:3079–84.

48. Woods PR, Bailey KR, Wood CM, Johnson BD. Submaximal exercise gas exchange is an important prognostic tool to predict adverse outcomes in heart failure. Eur J Heart Fail. 2011; 13:303–10.

49. Sun X-G, Hansen JE, Beshai JF, Wasserman K. Oscillatory Breathing and Exercise Gas Exchange Abnormalities prognosticate Early Mortality and Morbidity in Heart Failure. J Am Coll Cardiol. 2010; 55:1814–23.

50. Dhakal BP, Lewis GD. Exercise oscillatory ventilation: Mechanisms and prognostic significance. World J Cardiol. 2016; 8:258-266.

51. Agostoni P, Corrà U, Cattadori G, Veglia F, la Gioia R, Scardovi AB, et al. Metabolic exercise test data combined with cardiac and kidney indexes, the MECKI score: A multiparametric approach to heart failure prognosis. Int J Cardiol. 2013; 167:2710–8.

52. Corrà U, Agostoni PG, Anker SD, Coats AJS, Crespo Leiro MG, de Boer RA, et al. Role of cardiopulmonary exercise testing in clinical stratification in heart failure. A position paper from the Committee on Exercise Physiology and Training of the Heart Failure Association of the European Society of Cardiology. Eur J Heart Fail. 2018; 20:3–15.

53. Arena R, Myers J, Abella J, Peberdy MA, Bensimhon D, Chase P, et al. Development of a Ventilatory Classification System in Patients with Heart Failure. Circulation. 2007; 115:2410–7.

54. Paolillo S, Veglia F, Salvioni E, Corrà U, Piepoli M, Lagioia R, et al. Heart failure prognosis over time: how the prognostic role of oxygen consumption and ventilatory efficiency during exercise has changed in the last 20 years. Eur J Heart Fail. 2019; 21:208–17.

55. Lim JG, McAveney TJ, Fleg JL, Shapiro EP, Turner KL, Bacher AC, et al. Oxygen pulse during exercise is related to resting systolic and diastolic left ventricular function in older persons with mild hypertension. Am Heart J. 2005; 150:941–6.

56. Chaudhry S, Arena R, Wasserman K, Hansen JE, Lewis GD, Myers J, et al. Exercise-Induced Myocardial Ischemia Detected by Cardiopulmonary Exercise Testing. Am J Cardiol. 2009; 103:615–9.

57. Tran DL, Lau EMT, Celermajer DS, Davis GM, Cordina R. Pathophysiology of exercise intolerance in pulmonary arterial hypertension. Respirology. 2018; 23:148–59.

58. Sun X-G, Hansen JE, Oudiz RJ, Wasserman K. Exercise Pathophysiology in Patients with Primary Pulmonary Hypertension. Circulation. 2001;104: 429–35.

59. Dumitrescu D, Nagel C, Kovacs G, Bollmann T, Halank M, Winkler J, et al. Cardiopulmonary exercise testing for detecting pulmonary arterial hypertension in systemic sclerosis. Heart. 2017; 103:774–82.

60. Galiè N, Humbert M, Vachiery JL, Gibbs S, Lang I, Torbicki A, et al. 2015 ESC/ERS Guidelines for the diagnosis and treatment of pulmonary hypertension. Eur Heart J. 2016; 37:67–119.

61. Deboeck G, Scoditti C, Huez S, Vachiéry J-L, Lamotte M, Sharples L, et al. Exercise testing to predict outcome in idiopathic versus associated pulmonary arterial hypertension. Eur Respir J. 2012; 40:1410–9.

62. Wensel R, Opitz CF, Anker SD, Winkler J, Höffken G, Kleber FX, et al. Assessment of Survival in Patients with Primary Pulmonary Hypertension. Circulation. 2002; 106:319–24.

63. Wensel R, Francis DP, Meyer FJ, Opitz CF, Bruch L, Halank M, et al. Incremental prognostic value of cardiopulmonary exercise testing and resting haemodynamics in pulmonary arterial hypertension. Int J Cardiol. 2013; 167:1193–8.

64. Badagliacca R, Papa S, Poscia R, Valli G, Pezzuto B, Manzi G, et al. The added value of cardiopulmonary exercise testing in the follow-up of pulmonary arterial hypertension. J Heart Lung Transpl. 2019; 38:306–14.

65. Pinkstaff SO, Burger CD, Daugherty J, Bond S, Arena R. Cardiopulmonary exercise testing in patients with pulmonary hypertension: clinical recommendations based on a review of the evidence. Exp Rev Respir Med. 2016; 10:279–95.

66. Ferreira EV, Ota-Arakaki JS, Ramos RP, Barbosa PB, Almeida M, Treptow EC, et al. Optimizing the evaluation of excess exercise ventilation for prognosis assessment in pulmonary arterial hypertension. Eur J Prev Cardiol. 2014; 21:1409–19.

67. Oudiz RJ, Midde R, Hovanesyan A, Sun X-G, Roveran G, Hansen JE, et al. Usefulness of Right-to-Left Shunting and Poor Exercise Gas Exchange for Predicting Prognosis in Patients With Pulmonary Arterial Hypertension. Am J Cardiol. 2010; 105:1186–91.

68. Ramos RP, Ferreira EVM, Valois FM, Cepeda A, Messina CMS, Oliveira RK, et al. Clinical usefulness of end-tidal $CO_2$ profiles during incremental exercise in patients with chronic thromboembolic pulmonary hypertension. Respir Med. 2016; 120:70–7.

69. Ramos RP, Ota-Arakaki JS, Alencar MC, Ferreira EVM, Nery LE, Neder JA. Exercise oxygen uptake efficiency slope independently predicts poor outcome in pulmonary arterial hypertension. Eur Respir J. 2014; 43:1510–2.

70. Ramos RP, Arakaki JSO, Barbosa P, Treptow E, Valois FM, Ferreira EVM, et al. Heart rate recovery in pulmonary arterial hypertension: Relationship with exercise capacity and prognosis. Am Heart J. 2012; 163:580–8.

71. Groepenhoff H, Vonk-Noordegraaf A, van de Veerdonk MC, Boonstra A, Westerhof N, Bogaard HJ. Prognostic Relevance of Changes in Exercise Test Variables in Pulmonary Arterial Hypertension. Plos One. 2013;8:e72013.

72. Salati M, Brunelli A. Risk Stratification in Lung Resection. Curr Surg Report. 2016; 4:37.

73. Brunelli A, Kim AW, Berger KI, Addrizzo-Harris DJ. Physiologic Evaluation of the Patient with Lung Cancer Being Considered for Resectional Surgery. Chest. 2013; 143: e166S-e190S.

74. Neder JA, Arbex FF, Alencar MCN, O'Donnell CDJ, Cory J, Webb KA, et al. Exercise ventilatory inefficiency in mild to end-stage COPD. Eur Respir J. 2015; 45:377–87.

75. Moran J, Wilson F, Guinan E, McCormick P, Hussey J, Moriarty J. Role of cardiopulmonary exercise testing as a risk-assessment method in patients undergoing intra-abdominal surgery: A systematic review. Br J Anaesth. 2016; 116:177–91.

76. Hartley RA, Pichel AC, Grant SW, Hickey GL, Lancaster PS, Wisely NA, et al. Preoperative cardiopulmonary exercise testing and risk of early mortality following abdominal aortic aneurysm repair. Br J Surg. 2012; 99:1539–46.

77. Mehra MR, Canter CE, Hannan MM, Semigran MJ, Uber PA, Baran DA, et al. The 2016 International Society for Heart Lung Transplantation listing criteria for heart transplantation: A 10-year update. J Heart Lung Transplant. 2016; 35:1–23.

78. Weill D, Benden C, Corris PA, Dark JH, Davis RD, Keshavjee S, et al. A consensus document for the selection of lung transplant candidates: 2014—An update from the Pulmonary Transplantation

Council of the International Society for Heart and Lung Transplantation. J Heart Lung Transpl. 2015; 34:1–15.

79. Casaburi R, Rennard SI. Exercise Limitation in Chronic Obstructive Pulmonary Disease. The O'Donnell Threshold. Am J Respir Crit Care Med. 2015; 191:873–5.

80. Neder JA, Berton DC, Arbex FF, Alencar MC, Rocha A, Sperandio PA, et al. Physiological and clinical relevance of exercise ventilatory efficiency in COPD. Eur Respir J. 2017; 49:1602036.

81. O'Donnell DE, Laveneziana P, Webb K, Neder JA. Chronic Obstructive Pulmonary Disease. Clin Chest Med. 2014; 35:51–69.

82. Neder JA, Berton DC, Marillier M, Bernard A-C, O'Donnell DE. Inspiratory Constraints and Ventilatory Inefficiency Are Superior to Breathing Reserve in the Assessment of Exertional Dyspnea in COPD. COPD. 2019; 16:174–81.

83. Hansen JE, Wasserman K. Pathophysiology of Activity Limitation in Patients with Interstitial Lung Disease. Chest. 1996; 109:1566–76.

84. Gläser S, Noga O, Koch B, Opitz CF, Schmidt B, Temmesfeld B, et al. Impact of pulmonary hypertension on gas exchange and exercise capacity in patients with pulmonary fibrosis. Respir Med. 2009; 103:317–24.

85. Bye PT, Anderson SD, Woolcock AJ, Young IH, Alison JA. Bicycle endurance performance of patients with interstitial lung disease breathing air and oxygen. Am Rev Respir Dis. 1982; 126:1005–12.

86. Faisal A, Alghamdi BJ, Ciavaglia CE, Elbehairy AF, Webb KA, Ora J, et al. Common Mechanisms of Dyspnea in Chronic Interstitial and Obstructive Lung Disorders. Am J Respir Crit Care Med. 2016; 193:299–309.

87. Baldi BG, Albuquerque ALP, Pimenta SP, Salge JM, Kairalla RA, Carvalho CRR. Exercise Performance and Dynamic Hyperinflation in Lymphangioleiomyomatosis. Am J Respir Crit Care Med. 2012; 186:341–8.

88. Heiden GI, Sobral JB, Freitas CSG, Pereira de Albuquerque AL, Salge JM, Kairalla RA, et al. Mechanisms of Exercise Limitation and Prevalence of Pulmonary Hypertension in Pulmonary Langerhans Cell Histiocytosis. Chest. 2020 (Online ahead of print).

89. Costa CM, Neder JA, Verrastro CG, Paula-Ribeiro M, Ramos R, Ferreira EM et al. Uncovering the mechanisms of exertional dyspnoea in combined pulmonary fibrosis and emphysema. Eur Respir J. 2020; 55:1901319.

90. Weiler JM, Brannan JD, Randolph CC, Hallstrand TS, Parsons J, Silvers W, et al. Exercise-induced bronchoconstriction update—2016. J Allergy Clin Immunol. 2016; 138:1292-1295.e36.

91. Depiazzi J, Everard ML. Dysfunctional breathing and reaching one's physiological limit as causes of exercise-induced dyspnoea. Breathe. 2016; 12:120–9.

92. Neder JA, Hirai DM, Jones JH, Zelt JT, Berton DC, O'Donnell DE. A 56-Year-Old, Otherwise Healthy Woman Presenting with Light-headedness and Progressive Shortness of Breath. Chest. 2016;150: e23–7.

93. Spruit MA, Singh SJ, Garvey C, Zu Wallack R, Nici L, Rochester C, et al. An official American thoracic society/European respiratory society statement: Key concepts and advances in pulmonary rehabilitation. Am J Respir Crit Care Med. 2013;188.

# Teste de Caminhada de Seis Minutos

Maria Raquel Soares

## Introdução

O teste de caminhada de 6 minutos (TCAM6) é uma medida prática e objetiva da capacidade funcional de exercício.[1,2] É amplamente aceito e utilizado para avaliação clínica do estado funcional de pacientes com doenças cardiopulmonares de moderada a acentuada gravidade.[1-4] O teste baseia-se no parâmetro fundamental da distância percorrida (DCAM6) durante um tempo especificado.[4] A avaliação do comportamento da saturação periférica de oxigênio ($SpO_2$) durante o TCAM6 é outro parâmetro mais recentemente considerado para avaliação.[2] Trata-se de um teste simples, bem tolerado, que requer equipamentos de baixo custo e reflete um nível submáximo de esforço, que é mais compatível com o esforço requerido para as atividades físicas da vida diária.[2] O TCAM6 fornece dados confiáveis e reprodutíveis que auxiliam em medidas de comparações pré e pós-tratamento, na avaliação do estado funcional e na previsão de morbidade e mortalidade para várias doenças.[2,5-10]

Historicamente, testes de distância foram primeiramente defendidos por Balke[11] em 1963, como um meio de avaliar a aptidão física. Kenneth H. Cooper[12] usou mais tarde um teste de corrida de 12 minutos em oficiais aviadores saudáveis da força aérea americana, e demonstrou uma forte correlação da distância percorrida obtida por um teste em esteira com o consumo máximo de oxigênio. McGavin fez modificações adicionais para o teste em 1976, e usou um teste de caminhada de 12 minutos para avaliar incapacidade em pacientes com doença pulmonar obstrutiva crônica (DPOC).[13] Os trabalhos posteriores determinaram a eficácia e reprodutibilidade do teste de caminhada em intervalos menores de tempo e, eventualmente, o tempo de 6 minutos tornou-se o protocolo mais amplamente aceito.[14]

## Protocolos

Durante o TCAM6, o indivíduo é solicitado a caminhar o mais longe possível por 6 minutos. Em um esforço para padronizar o protocolo, em 2002, a *American Thoracic Society (ATS)* publicou orientações específicas sobre a utilização do TCAM6 e da metodologia para sua realização.[4] Aspectos técnicos do teste foram bem definidos, incluindo principalmente um corredor em linha reta, plano, com uma superfície dura e medindo no mínimo 30 metros, além de descrição de equipamentos necessários, preparação do paciente, e instruções detalhadas para sua realização. A referência da ATS abordou também a necessidade de instruções padronizadas ao paciente, antes e durante o teste, para eliminar o efeito de incentivo (que já havia sido comprovado previamente por Guyatt et al.,[15] e esse ponto é universalmente aceito na grande maioria dos protocolos desde então.

Em 2014, foi publicada uma norma técnica da *European Respiratory Society* (ERS) e ATS para a realização de testes de caminhada em campo, incluindo o TCAM6, que incluiu as mesmas instruções roteirizadas, realçando alguns pontos específicos como: a importância do comprimento mínimo do corredor de 30 metros (distâncias mais curtas exigem que o indivíduo inverta a direção com mais frequência perdendo na DCAM6 ao final do tempo corrido) e definem que o uso de esteira não é recomendado (quando comparado com o método de corredor padrão, a DCAM6 é significativamente menor quando esteira é usada).[2,16,17] No entanto, apesar dessa recomendação internacional ser mantida, mais recentemente trabalhos vem sendo realizados na tentativa de comprovar que a DCAM6 em corredores com comprimentos menores podem ser comparados com a encontrada com o corredor de 30 metros.[18,19]

Outra questão importante é que nas diretrizes da ATS, de 2002[4], era recomendado medir a frequência cardíaca (FC) e a percepção da dispneia pela escala de Borg[20] no início e no final do teste e medida opcional da $SpO_2$ nesses dois momentos. Já na norma técnica da ERS/ATS de 2014, a recomendação passou a ser que a $SpO_2$ seja medida de maneira contínua durante o teste.[2] Os autores alegam que as medidas de $SpO_2$ durante o TCAM6 são confiáveis, desde que seja obtido um sinal de pulso adequado.[3] No entanto, chama a atenção que a alteração na $SpO_2$ pode ser mais variável em pacientes com doença pulmonar intersticial (DPI) associada à esclerose sistêmica (ES) pelo envolvimento cutâneo associado. Trabalhos com oxímetro de testa favorecem esse método nesses casos para realização do TCAM6.[21] No entanto, oxímetros de testa possuem uma porção descartável levando ao aumento do custo e ainda são de difícil acesso. Nossa sugestão é sempre tentar usar o oxímetro comum no dedo polegar para esses casos, onde o fluxo sanguíneo pode ser maior e produzir um bom sinal.

O TCAM6 pode ser seguro sem monitoramento contínuo da $SpO_2$.[22] No entanto, o monitoramento constante da $SpO_2$ durante o TCAM6 é necessário para obter uma medida precisa da dessaturação induzida pelo exercício, já que a menor $SpO_2$ frequentemente não ocorre ao final do teste e o nadir da $SpO_2$ é que deve ser anotado para análise.[23,24] O TCAM6 é, inclusive, considerado mais sensível na identificação de dessaturação induzida por exercício em comparação com o teste de exercício cardiopulmonar (TECP).[25]

## Efeito de aprendizado

Apesar de sua excelente confiabilidade, há fortes evidências de um efeito de aprendizado para o TCAM6 quando dois ou mais testes são realizados. Em uma revisão sistemática, treze estudos em pacientes com DPOC mostraram uma melhora média combinada no segundo TCAM6 de 26,3 metros.[3] Essa estimativa não muda ao incluir apenas o subgrupo de estudos onde os dois testes são realizados em 24 horas (26,1 m). O maior estudo (n = 1.514) para resolver esse problema relatou um intervalo de confiança de 95% para o efeito de aprendizado de 24-29 m.[26] Poucos dados estão disponíveis em outras doenças respiratórias crônicas. Portanto, o efeito de aprendizado médio no segundo TCAM6 está dentro dessa faixa e é improvável que dados adicionais mudem essa conclusão.

No entanto, o efeito aprendizado no TCAM6 só é grande o suficiente para ser clinicamente importante quando o TCAM6 é usado para avaliar a resposta ao tratamento ou mudanças ao longo do tempo. Nessas situações, dois testes devem ser realizados e a maior DCAM6 registrada.[27] Onde o TCAM6 é usado como uma medida única para estadiar a doença ou avaliar o risco (por exemplo, probabilidade de hospitalização ou mortalidade), a magnitude do efeito do aprendizado é menos importante e um teste apenas pode ser suficiente. Porém, os médicos devem estar atentos ao efeito de aprendizado se a DCAM6 estiver se aproximando de limiares predefinidos nos quais as decisões de tratamento podem ser baseadas; nessa situação, a repetição do teste deve ser considerada.[28,29]

## Uso de oxigênio suplementar durante o TCAM6

A dessaturação de oxigênio é comumente observada durante o TCAM6 em pacientes com doenças pulmonares. Estudos que compararam TCAM6 com e sem oxigênio mostraram um aumento da DCAM6 ao caminhar com suplementação de oxigênio em pacientes com DPOC (diferença média de 12–59 m).[30-32] A diferença é maior quando o cilindro de oxigênio não é carregado pelo paciente.[33,34]

Finalmente, embora uma metodologia padrão tenha sido proposta, existem muitas versões do protocolo usadas em vários centros. A mensagem mais importante talvez seja usar o mesmo protocolo estritamente padronizado ao comparar pacientes ou acompanhar o mesmo paciente antes e depois da intervenção no mesmo centro.[8]

Embora não haja informações sobre os riscos de dessaturação, é recomendado que os testes sejam interrompidos se a $SpO_2$ cair para < 80%.[3]

## Aplicações clínicas do TCAM6

Para se estabelecer as indicações adequadas para TCAM6, é importante entender o que o teste se propõe a medir. O objetivo primário do teste é determinar a maior distância que o paciente é capaz de percorrer andando em um trajeto plano, na velocidade que ele escolher, em um período de 6 minutos. Não é um teste de *performance*, ou seja, não dá nenhuma informação acerca do desempenho atlético do examinado. Não permite o estabelecimento da causa subjacente à limitação ao exercício físico; para isso, é necessário o TCPE.[35]

O TCAM6 é, por definição, um teste de *endurance*, ou seja, um teste submáximo. Como demonstrado na Figura 15.1, para a maioria dos pacientes com doença leve à moderada, a demanda metabólica é inferior à máxima obtida em um teste incremental (como o *teste de shuttle* e o TECP); portanto, os limites máximos não são habitualmente atingidos nesses casos – o que é chamado de "efeito teto" do teste. Entretanto, para um grupo de pacientes mais graves, o TCAM6 pode ser considerado um teste "quase-máximo", já que o dispêndio metabólico-energético durante o teste se aproxima do máximo limitado por sintomas nesses pacientes.[36-39]

Apesar da limitação descrita anteriormente, o TCAM6 quando realizado seguindo um protocolo padrão, pode fornecer informações dos indicadores da capacidade funcional por meio da DCAM6, da integridade da troca gasosa intrapulmonar (por meio do comportamento da $SpO_2$), do estresse cardiovascular (pela frequência cardíaca) e do estresse sensorial (pelos escores de dispneia e fadiga, associados a um esforço submáximo).[40]

Assim, o TCAM6 tem suas indicações bem estabelecidas para comparações antes e depois de intervenções, para medida da capacidade funcional e para predizer prognóstico, principalmente nas seguintes doenças: DPOC, doenças pulmonares intersticiais (DPI), hipertensão pulmonar (HP) e na insuficiência cardíaca (IC). O TCAM6 tem também importante papel na avaliação pré-operatória de cirurgia cardíaca, de ressecção e redutora de volume pulmonar e em casos de transplante pulmonar. Em 2016, a ERS publicou uma recomendação oficial sobre o uso dos testes de exercício na avaliação de eficácia intervencionista nas

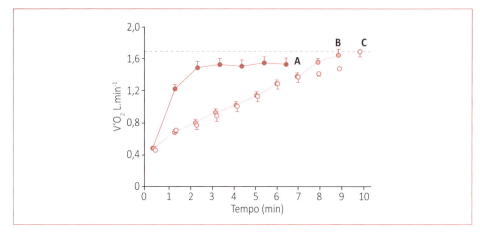

**Figura 15.1.** *Dispêndio metabólico (VO$_2$ = consumo de oxigênio) em três modalidades distintas de testes de exercício em pacientes com DPOC moderada à grave:* **(A)** *teste de caminhada de seis minutos;* **(B)** *Shuttle teste incremental; e* **(C)** *teste cardiopulmonar de exercício.*
Fonte: Baseada em Puente-Maestu. Eur Respir J. 2016;47:429-60.

doenças citadas e incluiu uma revisão de literatura extensa do TCAM6 como um desfecho importante.[39] A seguir, comentaremos alguns estudos seminais do emprego do TCAM6 na DPOC, nas DPIs, na HP e na IC.

Na DPOC, Celli et al. conduziram um estudo multicêntrico.[41] e identificaram quatro principais preditores de mortalidade: índice de massa corpórea (IMC), grau de obstrução das vias aéreas, grau de dispneia e capacidade de exercício (DCAM6). Com isso, os autores criaram o índice BODE (do inglês: ***B****ody mass index, degree of airflow **O**bstruction, degree of **D**yspnea, and **E**xercise capacity*), que provou ser melhor que o volume expiratório forçado no primeiro segundo (VEF$_1$) em predizer o risco de morte por causas respiratórias em pacientes com DPOC. Depois, outros estudos também relataram que a DCAM6 é um preditor de sobrevida independente em pacientes graves, melhor do que outros marcadores tradicionais de gravidade da doença, como idade, IMC e o VEF$_1$.[42,43] Um valor na DCAM6 < 350 metros nesses pacientes está associado ao aumento da mortalidade.[44] O TCAM6 também tem seu papel bem definido na avaliação pré e pós-reabilitação pulmonar em pacientes com DPOC.[45]

Nas DPIs, o valor da dessaturação durante o TCAM6 foi avaliado em 83 pacientes com fibrose pulmonar idiopática (FPI) e 22 com pneumonia intersticial inespecífica (PINE).[46] Pacientes que tiveram dessaturação durante o teste de caminhada, definida por SpO$_2$ ≤ 88%, independente do padrão histopatológico, tiveram sobrevida em 4 anos de 34,5% comparado a 69,1% daqueles que não apresentaram dessaturação. Nas DPIs, a DCAM6 se correlaciona com o VO$_2$ máximo, medido por teste incremental, qualidade de vida, dispneia, volumes pulmonares e difusão de monóxido de carbono (DCO).[47-49]

Em um artigo de revisão recente, os autores fazem relevantes considerações da relação da DCAM6 com a mortalidade, realçando sua importância na avaliação tanto das comorbidades como também da qualidade de vida em pacientes com FPI.[50]

Três estudos avaliaram a DCAM6 basal como variável independente associada com a mortalidade na FPI, sugerindo valores de corte de 181 m, 207 m e 212 m.[51-53] Um estudo relacionou menor DCAM6 basal com a presença de hipertensão pulmonar em DPIs e, consequentemente, com pior prognóstico.[54]

Em uma análise *post hoc* de um ensaio clínico,[55] a DCAM6 basal e a queda da DCAM6 na semana 24 foram significativamente associadas com a mortalidade em um ano. Pacientes com declínio na DCAM6 > 50 m tiveram risco de mortalidade 4,27 vezes maior. Uma análise subsequente do mesmo banco de dados mostrou que a DCAM6 basal inferior a 250 m foi associada com uma mortalidade em um ano duas vezes maior (razão de risco de 2,12).[10]

Valores de DCAM6 < 330 m e < 70% do valor previsto associaram-se à menor sobrevida em pacientes com FPI no Brasil.[56]

Em indivíduos submetidos a TCAM6, uma velocidade de recuperação mais lenta da frequência cardíaca (FC) após o término do teste se associa com maior mortalidade. Pacientes com FPI e com queda da FC ≤13 batimentos por minuto após TCAM6, tiveram risco de morte 5,2 vezes maior em comparação aos pacientes com recuperação mais rápida da FC.[57] Esse achado reflete a presença de hipertensão pulmonar.[58]

Na ES, o TCAM6 desperta interesse, tanto por sua possível aplicação na presença de DPI, quanto na avaliação de portadores de hipertensão pulmonar, situação na qual o teste é amplamente utilizado. Embora o TCAM6 seja sensível à presença de complicações cardiovasculares e pulmonares da ES, os pacientes são também limitados por disfunção musculoesquelética e dor.[59] Na ES, tal como na FPI, a $SpO_2$ em teste de exercício prediz a sobrevida.[60] O risco de morte durante tempo mediano de seguimento de 7,1 anos foi 2,4 vezes maior nos pacientes com $SpO_2$ no exercício abaixo de 89%.

Na HP, pacientes com doença idiopática e média de idade de 37 anos que seriam submetidos a tratamento apresentaram uma DCAM6 média de 297 metros, que comparada com 655 metros do grupo controle de idade correspondente, mostrou um grave declínio na capacidade funcional para caminhar. Nesse trabalho, menor DCAM6 se correlacionou significativamente com a classe funcional mais baixa e menor consumo de oxigênio de pico ($VO_2$ pico), demonstrando que a DCAM6 é um marcador de gravidade do estado funcional em um grupo de doentes relativamente jovens.[61] Outros grandes estudos também demonstraram que a DCAM6 é um fator independente de mortalidade em pacientes com HP idiopática em tratamento e a DCAM6 tornou-se um desfecho habitual estudado na maioria dos ensaios clínicos com drogas novas[62-65] e recomendada para a estratificação de risco multidimensional nessa condição. Valores de corte atuais de DCAM6 basal já foram derivados dos registros de HP da América do Norte e Europa variando de 165 a 440 m. Estudo recente em centro de referência no Brasil, após análises de Cox ajustadas para idade, sexo e etiologia da hipertensão arterial pulmonar mostraram que DCAM6 < 250 m e > 400 m foram associadas respectivamente a maior e menor risco de mortalidade por todas as causas e transplante.[66]

No entanto, essa relação entre a DCAM6 e mortalidade não é vista em pacientes com HP idiopática sem tratamento, onde a dessaturação durante o TCAM6 sugere ser um melhor preditor – em um trabalho, para cada ponto diminuído na percentagem da $SpO_2$ no TCAM6, houve um aumento de 26% no risco de morte.[67] Também vem sendo questionado o verdadeiro papel da DCAM6 para avaliação dos pacientes com HP leve, uma área que ainda necessita mais pesquisas para melhor definição.[68]

Uma revisão recente avaliou toda a literatura para o TCAM6 na IC,[8] mas já era bem documentado que a DCAM6 tem uma relação inversa com a classificação da classe funcional segundo a *New York Heart Association (NYHA)*,[69] e está fortemente correlacionada com o

$VO_2$ pico, que é um importante marcador de prognóstico e tempo de transplante cardíaco nessa população. Vários autores relataram que uma DCAM6 menor que 300 m é um forte indicador do aumento da mortalidade.[70] No entanto, outros não confirmaram essa relação e sugerem que $VO_2$ pico é um melhor preditor de sobrevida, particularmente em longo prazo.[71] A DCAM6 sugere fornecer informações úteis quanto ao prognóstico para pacientes com doença leve a moderada, enquanto o TCPE é mais informativo em pacientes com IC grave, que serão encaminhados para transplante cardíaco. A DCAM6 não é um marcador sensível de mudança na sequência de terapia médica para a IC.[72] Efeitos mais claros de melhora sobre a capacidade de exercício funcional são vistos após a reabilitação cardíaca.[73]

As contraindicações absolutas do TCAM6 estão apresentadas na Tabela 15.1.[2]

**Tabela 15.1.** Contraindicações do teste de caminhada de seis minutos

| *Contraindicações absolutas* | *Contraindicações absolutas* |
|---|---|
| • Infarto agudo do miocárdio (3-5 dias), angina instável, arritmias não controladas que causam sintomas ou comprometimento hemodinâmico, síncope, endocardite ativa, miocardite ou pericardite aguda, estenose aórtica grave sintomática, insuficiência cardíaca não controlada, suspeita de aneurisma dissecado | • Estenose coronariana principal esquerda ou equivalente, cardiopatia valvular com estenose moderada, hipertensão arterial grave em repouso não tratada (200 mmHg sistólica, 120 mmHg diastólica), taquiarritmias ou bradiarritmias, bloqueio atrioventricular de alto grau, cardiomiopatia hipertrófica, hipertensão pulmonar significante |
| • Embolia pulmonar aguda ou infarto pulmonar, trombose das extremidades inferiores | • Gravidez avançada ou complicada |
| • Asma não controlada, edema pulmonar, $SpO_2$ em repouso < 85% em ar ambiente*, insuficiência respiratória aguda | • Anormalidades eletrolíticas |
| • Transtorno não cardiopulmonar agudo que pode afetar o desempenho do exercício ou ser agravado pelo exercício (por exemplo, infecção, insuficiência renal, tireotoxicose), deficiência mental que leva à incapacidade cooperar | • Comprometimento ortopédico que impede de caminhar |

*Para pacientes que farão TCAM6 sem uso oxigênio.*

## Diferença minimamente significativa

Uma vez realizado o teste, o aspecto mais crítico da interpretação da DCAM6 envolve uma perspectiva, tanto intraindividual, como interindividual. Na prática clínica, o desafio mais frequente é o de classificar adequadamente a capacidade funcional remanescente de um paciente que não tem um teste prévio e que não apresenta uma DCAM6 gravemente reduzida ou então, claramente normal. Como o paciente, nesse caso, não pode ser seu próprio controle ao longo do tempo, restam duas opções: comparar a DCAM6 com intervalos de gravidade doença-específicos ou compará-la com valores de referência. A questão se torna mais complexa em relação à interpretação intraindividual das variações da DCAM6, haja vista a ampla variabilidade dos valores sugeridos para o que é chamado de diferença mínima clinicamente importante (DMCI); ou seja, a menor diferença em um desfecho de interesse que pacientes percebam como importante e que levem o paciente, ou seu médico, a considerar uma mudança de conduta. Na DPOC, por exemplo, a DMCI para a DCAM6 varia amplamente tanto em valores absolutos (desde 25 até 80 metros) como relativos (de 10% a 40%).[40,45,74] Na FPI, em avaliações longitudinais, a DMCI pode variar de 24 a 45 metros.[55,75] Em 2015, Nathan et al., após análise de 338 pacientes dos grupos placebo de dois estudos com o antifibrótico pirfenidona (CAPACITY 1 e 2), constataram que a DMCI no TC6M foi de 21,7 m e que a variação intraindividual da DCAM6 foi melhor preditora de prognóstico do que a DCAM6 basal.[76]

Considerações metodológicas à parte, muito dessa variabilidade resulta da relação entre a DCAM6 e a capacidade funcional. Na Figura 15.2, é mostrada essa relação. Torna-se claro que a relação é hiperbólica, com redução progressiva da inclinação com o aumento de ambas as variáveis. Isso implica que um paciente na faixa A, com pequena DCAM6 e baixa capacidade funcional, tenha um maior espaço para ganho do que um paciente na faixa C, com elevada DCAM6 e capacidade funcional próxima ao seu teto. Por outro lado, um mesmo ganho absoluto (em metros) será uma fração muito maior do valor basal para o paciente da faixa A do que para o paciente da faixa C. Adicionalmente, ainda falta uma clara noção se essa relação permanece hiperbólica e com a mesma curvatura quando há perda funcional. Poderíamos assumir que uma dada redução absoluta e relativa da DCAM6 representa essencialmente o mesmo declínio da capacidade funcional que seria esperado caso ambos os valores tivessem aumentado? Futuros estudos devem abordar tais aspectos, e, no momento, a melhor alternativa talvez seja reconhecer que a DMCI para a DCAM6 provavelmente dependa da DCAM6 basal (ou de pré-intervenção): menor para os pacientes mais graves, maior (ainda que mais difícil de ser atingida) para os menos graves.[40]

### Valores de referência da DCAM6

Quanto à interpretação do ponto de vista interindividual da DCAM6, valores de referência são de extrema importância para caracterização da presença e classificação da gravidade de diversas doenças.[77]

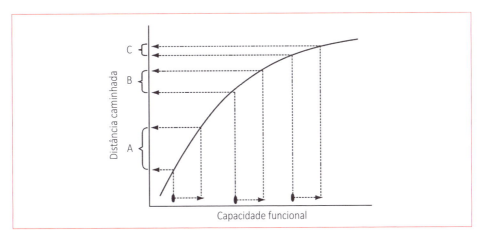

**Figura 15.2.** Relação hiperbólica entre capacidade funcional (CF) e distância caminhada no teste de seis minutos (DCAM6). Notar a redução progressiva da sensibilidade da DCAM6 em refletir variações positivas da CF como resultado de intervenções (intervalo círculo-seta no eixo x).
Fonte: Baseada em Neder JA. J Bras Pneumol 2011;37:1-3.

Desde 1998, com a publicação de Enright et al.[78], têm sido desenvolvidas equações para cálculos de valores previstos. Esses estudos foram conduzidos usando uma ampla variedade de populações e metodologias, assim como o comprimento do corredor variando de 20 a 50 metros e o número de testes de um a quatro. Mas o que se confirma com as publicações de diversos países, como já abordado no *Capítulo 3* deste livro sobre valores de referência para testes de função pulmonar, é que valores para DCAM6 também variam muito em diferentes populações. Em um estudo realizado em 10 centros de sete países, os valores da DCAM6 para indivíduos com idade acima de 40 anos foram determinados e foi observado heterogeneidade geográfica dos valores encontrados, mostrando a necessidade de equações específicas para diversos países.[79]

Desde a publicação das diretrizes de 2002 para TCAM6[4], é discutido que a interpretação do DCAM6 deve idealmente ser feita considerando idade, estatura, peso e sexo, variáveis que afetam independentemente a DCAM6 em adultos saudáveis e que, portanto, devem constar nas equações de referência.

Em 2009, foi publicado um trabalho no Brasil, envolvendo 134 indivíduos, cuja DCAM6 prevista foi determinada considerando-se apenas a idade e o sexo.[80] Na maioria dos estudos, a estatura é uma variável relevante na predição da DCAM6, por estar relacionada com o comprimento do passo, ou seja, a velocidade da caminhada está diretamente relacionada à estatura.

A idade também tem um efeito óbvio na capacidade de exercício e não é surpresa que todas as equações tenham a idade como variável independente. No estudo de Iwama et al.[80] foram incluídos indivíduos com idade de 13 a 84 anos; porém, apenas cinco dos 134 voluntários tinham idade superior a 65 anos. Uma amostra pouco representativa para utilidade dessa equação em pacientes mais velhos com FPI e DPOC, onde o TCAM6 tão bem se aplica, como já discutido anteriormente. O modelo encontrado no estudo explicou conjuntamente 30% da variação total na DCAM6 ($r^2$ = 0,30).

Em 2011, publicamos valores de referência para a DCAM6 em adultos saudáveis em uma idade ampla de 20 a 80 anos e investigamos a influência dos fatores antropométricos e da atividade física habitual na DCAM6.[81] Foram incluídos na análise final 132 indivíduos, sendo 66 do sexo feminino e 66 do sexo masculino e distribuídos homogeneamente por faixa etária. As variáveis antropométricas que se correlacionaram de maneira significativa com a DCAM6 por análise univariada foram idade (r = –0,66; p < 0,01), estatura (r = 0,42; p < 0,01) e IMC (r = –0,37; p < 0,01). O peso isoladamente não se correlacionou de maneira significativa. A atividade física habitual se correlacionou marginalmente com a DCAM6 na análise univariada (r = 0,23; p = 0,07), o que não persistiu na análise multivariada. DCAM6 foi maior nos homens que nas mulheres, mas a diferença não alcançou significância estatística (p = 0,08). Diversos modelos de regressão foram testados para verificar o melhor ajuste dos dados antropométricos com a DCAM6. O modelo quadrático foi o que melhor se ajustou, demonstrando o maior coeficiente de determinação e os menores valores para o 5º percentil dos resíduos. O modelo encontrado explicou conjuntamente 55% da variação total na DCAM6 ($r^2$ = 0,55). A equação para a DCAM6 prevista, envolvendo ambos os sexos, ficou assim estabelecida: **DCAM6 = 511+ altura² × 0,0066 – idade² × 0,030 – IMC² × 0,068 (LI = previsto x 0,81)**, onde a altura é expressa em cm, a idade em anos e o IMC em kg/m².

Em 2013, Brito et al.[82] publicaram novos valores de referência para DCAM6 em 617 adultos saudáveis, com idade variando de 27 a 68 anos no sexo masculino e 31 a 67 anos no sexo feminino. Nesse trabalho, duas equações foram derivadas. Na primeira equação, a análise de regressão mostrou que idade, sexo, e o IMC explicaram 46% da variabilidade na DCAM6 ($r^2$ = 0,46). Surpreendentemente, a estatura (como já discutido anteriormente) não entrou no modelo. Como em nosso estudo o IMC foi uma variável considerada. O peso também afeta a capacidade de exercício e um ponto importante a ser observado é que, na derivação das equações de referência, os indivíduos considerados obesos (IMC ≥ 30 kg/m²) geralmente são excluídos. Daí uma questão ainda permanece aberta na literatura, um indivíduo obeso deve ser comparado a uma DCAM6 prevista com base em um peso "normal" ou a DCAM6 deve ser ajustada ao peso real do indivíduo e avaliada dessa maneira? Até certo ponto, isso já é um problema nas equações atuais previstas para função pulmonar. Por exemplo, o peso geralmente não é um fator considerado nas equações de referência de CVF ou CPT e quando os volumes pulmonares diminuem na presença de obesidade, são considerados anormais. Portanto, incluir o peso (ou IMC) como um fator relevante seja provavelmente a abordagem correta.

Na segunda equação derivada para DCAM6 na mesma amostra de Brito et al.,[82] a variação da frequência cardíaca (ΔFC) foi considerada. A análise de regressão mostrou que idade, sexo, estatura e a ΔFC explicaram 62% ($r^2$ = 0,616) da variabilidade na DCAM6. Durante o TCAM6, quanto maior for a frequência cardíaca máxima, há a expectativa de que a DCAM6 também seja maior. Isso pode ser porque uma frequência cardíaca mais alta pode ser vista como resultado de maior esforço do paciente. No entanto, um efeito conhecido do descondicionamento físico é uma frequência cardíaca mais alta para uma determinada carga de trabalho e, inversamente, indivíduos saudáveis têm uma frequência cardíaca mais baixa para a mesma carga de trabalho. Parece haver, portanto, um pouco de desconexão entre a frequência cardíaca e a DCAM6, o que leva a considerar que essa variável não deve ser incluída nas equações de referência. Por se tratar de indivíduos saudáveis, o coeficiente de determinação pode ter ficado inflado pela inclusão da ΔFC nesse estudo.

Nas Figuras 15.3 e 15.4, são desenhados os valores previstos obtidos por diversas equações de referência para a DCAM6 e realçadas as brasileiras para comparação visual de acordo com os sexos e com o que foi comentado anteriormente.[80]

É realçado também nas figuras anteriores a equação de Enright et al.,[78] derivada de uma coorte americana e ainda mundialmente usada em vários países. Uma observação importante é o quanto os valores encontrados nesse trabalho se diferenciam das nossas equações e, portanto, não devem ser usadas como referência no Brasil.

## Procedimentos para realização do TCAM6

Abaixo detalharemos os procedimentos para realização do TCAM6 de acordo com nossa prática clínica, com base na última diretriz da ATS/ERS[2] e de Lancaster et al.[1]

O teste deve ser realizado em um local de curso silencioso, desobstruído, com no mínimo 30 metros de comprimento e temperatura confortável. Deve haver próximo ao local uma estrutura para atendimento de emergências e o avaliador deve ser apto para essas situações.

O avaliador não deve caminhar com o paciente durante o teste, mas deve se posicionar na metade do caminho, de modo que as medidas de $SpO_2$ e FC possam ser observadas sem influenciar o movimento do paciente.

Os pacientes devem usar roupas confortáveis e sapatos adequados para caminhar. Devem usar suas ajudas de locomoção habituais durante o teste, e isso deve ser documentado no formulário de avaliação. Todas as comorbidades e uso de medicamentos devem ser registrados antes dos testes.

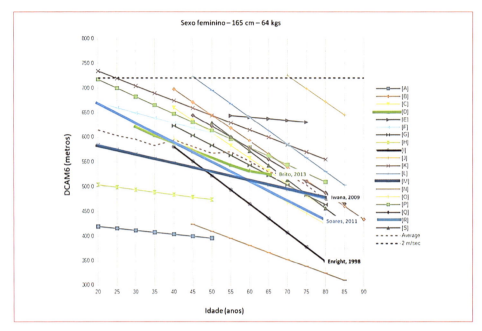

**Figura 15.3.** *Valores previstos obtidos por diversas equações de referência para a DCAM6 desenhados para um indivíduo do sexo feminino, com 165 cm e 64 kg.*
Fonte: Adaptada de Johnston R. https://www.pftforum.com/blog/6mwt-re-visited-now-with-the-mcid/

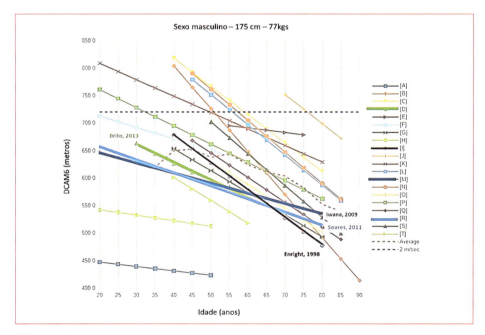

**Figura 15.4.** *Valores previstos obtidos por diversas equações de referência para a DCAM6 desenhados para um indivíduo do sexo masculino, com 175 cm e 77 kg.*
Fonte: Adaptada de Johnston R. https://www.pftforum.com/blog/6mwt-re-visited-now-with-the-mcid/

Quanto aos pacientes que já fazem uso de oxigênio, deve ser mantido o fluxo prescrito. Se o objetivo do teste for comparar a DCAM6 entre testes, qualquer teste subsequente deve ser realizado usando as mesmas condições de oxigênio. Se o fluxo de oxigênio precisar ser aumentado futuramente, isso deve ser anotado na planilha e considerado durante a interpretação dos resultados. O tipo de dispositivo de fornecimento de oxigênio também deve ser anotado no relatório: *por exemplo*, se o paciente utilizou oxigênio líquido (carregou no ombro), ou empurrou ou puxou um cilindro de oxigênio e se o fornecimento foi pulsado ou contínuo. Os avaliadores devem evitar o transporte da fonte de oxigênio sempre que possível; no entanto, se o paciente não puder transportar seu próprio cilindro de oxigênio, o avaliador deve tentar andar um pouco atrás do paciente para evitar definir o ritmo da caminhada. Deve estar claramente documentado como o avaliador ajudou no transporte do oxigênio, para que quaisquer testes de caminhada subsequentes com o mesmo sujeito possam ser realizados da mesma maneira. O oxigênio não deve ser titulado durante nenhum dos testes em que a DCAM6 é mensurada. Se a titulação de oxigênio for desejada, isso deve ser feito durante um teste separado apenas para esse fim.

Para a realização do teste são necessários: uma cadeira posicionada em uma extremidade do corredor de 30 metros (as extremidades marcadas com cones onde a volta deve ser realizada), escala de Borg (Tabela 15.2), esfigmomanômetro, oxímetro de pulso, cronômetro, oxigênio suplementar portátil (caso necessário), prancheta, caneta e formulário específico para anotações (Figura 15.5 e anexo no final do livro).

1. Os pacientes devem descansar em uma cadeira, localizada perto da posição inicial, antes do início do teste por cinco minutos (fase de repouso).
2. Um oxímetro de pulso deve ser usado para medição contínua de $SpO_2$ e FC, devendo ser colocado de modo a obter um sinal de qualidade.
3. As seguintes medidas devem ser obtidas em repouso: $SpO_2$, FC, dispneia e fadiga subjetiva inicial (pela escala de Borg) e pressão arterial sistêmica.
4. Imediatamente antes do teste, o paciente deve ser posicionado na linha de partida.
5. Instrua o paciente da seguinte maneira:

**Tabela 15.2.** Escala modificada de Borg utilizada para avaliação da dispneia e fadiga subjetiva no teste de caminhada de seis minutos

| | |
|---|---|
| 0 | Nenhuma |
| 0,5 | Muito, muito leve |
| 1 | Muito leve |
| 2 | Leve |
| 3 | Moderada |
| 4 | Pouco intensa |
| 5 | Intensa |
| 6 | |
| 7 | Muito intensa |
| 8 | |
| 9 | Muito, muito intensa |
| 10 | Máxima |

# FORMULÁRIO PARA REALIZAÇÃO DO TESTE DE CAMINHADA DE 6 MINUTOS

Nome:_____ Registro:_____  DN:____/____/_____

Suplementação de oxigênio:      ☐ Sim      ☐ Não      Fluxo $O_2$:_____L/min

Dispositivo (fonte):_____ Medicações:_____

Ajuda para caminhar:      ☐ Sim      ☐ Não

Limitações para caminhar/Outros problemas:      ☐ Sim      ☐ Não

    Obs: _____

| Medidas <br> - Inicial <br> - Final <br> - Recuperação | #1 | Após 1 min | #2 | Após 1 min |
|---|---|---|---|---|
| | Data:_____ | Recuperação | Data:_____ | Recuperação |
| | Hora:_____ | | Hora:_____ | |
| Inicial | | | | |
| $SpO_2$% | | | | |
| Final | | | | |
| Inicial | | | | |
| BPM | | | | |
| Final | | | | |
| Inicial | | | | |
| Dispneia | | | | |
| Final | | | | |
| Inicial | | | | |
| Fadiga | | | | |
| Final | | | | |
| Número de paradas | | | | |
| Total de tempo parado | | | | |
| Menor $SpO_2$% | | | | |
| Fatores limitantes | | | | |
| Motivos para paradas | | | | |
| Distância total | | | | |

| DCAM6 | | |
|---|---|---|
| M | #1 | #2 |
| 30 | | |
| 90 | | |
| 120 | | |
| 150 | | |
| 180 | | |
| 210 | | |
| 240 | | |
| 270 | | |
| 300 | | |
| 330 | | |
| 360 | | |
| 390 | | |
| 420 | | |
| 450 | | |
| 480 | | |
| 510 | | |
| 570 | | |
| 600 | | |
| 630 | | |
| 660 | | |
| 690 | | |
| 720 | | |
| 750 | | |
| 780 | | |

Nome do avaliador:

_____

Comentários:

Assinatura:_____

**Figura 15.5.** *Formulário específico para anotações durante a realização do teste de caminhada de seis minutos. Fonte: Adaptada de Lancaster et al. Multidiscip Respir Med. 2018;13:45.*

*"O objetivo desse teste é ver até onde você pode caminhar em 6 minutos. Você deverá andar o mais longe possível nesse corredor, fazendo a volta em torno dos cones. Você tem permissão para desacelerar, parar e descansar conforme necessário, mas o cronômetro continuará contando o tempo. Se desejar, você pode finalizar o teste em qualquer momento. Quando você começar, eu vou me posicionar na metade do caminho, e quando você passar por mim deverá me mostrar o oxímetro. Você pode começar quando estiver pronto."*

6. O cronômetro deve ser iniciado assim que o paciente começar a andar.

7. O avaliador deve se posicionar na metade do caminho e todas as vezes que o paciente passar por ele, deve avaliar a $SpO_2$ e FC, e anotar o número de voltas.

8. O avaliador deve usar um tom de voz uniforme para fornecer as instruções padronizadas apresentadas na Tabela 15.3.

9. Imediatamente após a interrupção do teste, a $SpO_2$ e a frequência de cardíaca devem ser registradas e o paciente deve avaliar sua dispneia e fadiga subjetiva pela escala de Borg (Tabela 15.2). As mesmas medidas devem ser repetidas após o primeiro minuto de recuperação.

**Tabela 15.3.** Instruções padronizadas para cada minuto do teste de caminhada de seis minutos

| | |
|---|---|
| 1 min | Você está indo bem. Você tem 5 minutos para caminhar |
| 2 min | Continue com o bom trabalho. Você tem 4 minutos para caminhar |
| 3 min | Você está indo bem. Você está no meio da caminhada. |
| 4 min | Continue com o bom trabalho. Você tem apenas 2 minutos restantes. |
| 5 min | Você está indo bem. Você tem apenas 1 minuto para caminhar. |
| 6 min | Por favor, pare onde você está. |
| Se o paciente parar durante o teste a cada 30 s. (se $SpO_2 > 85\%$) | Retome a caminhada sempre que achar possível. |

### Razões para o avaliador interromper o teste, de acordo com sinais e sintomas do paciente

- $SpO_2 < 80\%$, dor no peito, dispneia intolerável, câimbras nas pernas, se o paciente estiver cambaleante, com diaforese e aparência pálida.

- Se a $SpO_2$ se recuperar para 85% durante o TCAM6, o paciente pode ser solicitado a recomeçar a caminhada, sempre que achar possível.

- Se um teste for interrompido por algum dos motivos listados anteriormente, o paciente deve sentar-se ou deitar-se em decúbito dorsal, conforme apropriado. Com base no julgamento do avaliador, medir pressão arterial, frequência cardíaca, $SpO_2$ e solicitar avaliação médica.

- Os pacientes devem ser perguntados por que não conseguiram andar mais e o motivo deve ser registrado, caso o teste seja interrompido.

### Repetição do teste

Para estabelecer uma linha de base estável a fim de que uma mudança ao longo do tempo possa ser detectada, dois testes devem ser concluídos. Eles podem ser realizados no mesmo dia, mas deve haver um intervalo de pelo menos 30 minutos entre os testes e as medidas de FC e $SpO_2$ devem ter retornado à linha de base antes do segundo teste.

## Referências bibliográficas

1. Lancaster LH. Utility of the six-minute walk test in patients with idiopathic pulmonary fibrosis. Multidiscip Respir Med. 2018;13:45.

2. Holland AE, Spruit MA, Troosters T, et al. An official European Respiratory Society/American Thoracic Society technical standard: field walking tests in chronic respiratory disease. Eur Respir J. 2014;44:1428-46.

3. Singh SJ, Puhan MA, Andrianopoulos V, et al. An official systematic review of the European Respiratory Society/American Thoracic Society: measurement properties of field walking tests in chronic respiratory disease. Eur Respir J. 2014;44:1447-78.

4. Laboratories ACoPSfCPF. ATS statement: guidelines for the six-minute walk test. Am J Respir Crit Care Med. 2002;166:111-7.

5. Kadikar A, Maurer J, Kesten S. The six-minute walk test: a guide to assessment for lung transplantation. J Heart Lung Transplant. 1997;16:313-9.

6. Solway S, Brooks D, Lacasse Y, Thomas S. A qualitative systematic overview of the measurement properties of functional walk tests used in the cardiorespiratory domain. Chest. 2001;119:256-70.

7. Enright PL. The six-minute walk test. Respir Care. 2003;48:783-5.

8. Giannitsi S, Bougiakli M, Bechlioulis A, Kotsia A, Michalis LK, Naka KK. 6-minute walking test: a useful tool in the management of heart failure patients. Ther Adv Cardiovasc Dis. 2019;13:1753944719870084.

9. Casanova C, Cote C, Marin JM, et al. Distance and oxygen desaturation during the 6-min walk test as predictors of long-term mortality in patients with COPD. Chest. 2008;134:746-52.

10. du Bois RM, Albera C, Bradford WZ, et al. 6-minute walk test distance is an independent predictor of mortality in patients with idiopathic pulmonary fibrosis. Eur Respir J. 2013.

11. Balke B. A simple field test for the assessment of physical fitness. REP 63-6. Rep Civ Aeromed Res Inst US.1963:1-8.

12. Cooper KH. A means of assessing maximal oxygen intake. Correlation between field and treadmill testing. Jama. 1968;203:201-4.

13. McGavin CR, Gupta SP, McHardy GJ. Twelve-minute walking test for assessing disability in chronic bronchitis. Br Med J. 1976;1:822-3.

14. Butland RJ, Pang J, Gross ER, Woodcock AA, Geddes DM. Two-, six-, and 12-minute walking tests in respiratory disease. Br Med J (Clin Res Ed). 1982;284:1607-8.

15. Guyatt GH, Pugsley SO, Sullivan MJ, et al. Effect of encouragement on walking test performance. Thorax. 1984;39:818-22.

16. Stevens D, Elpern E, Sharma K, Szidon P, Ankin M, Kesten S. Comparison of hallway and treadmill six-minute walk tests. Am J Respir Crit Care Med. 1999;160:1540-3.

17. de Almeida FG, Victor EG, Rizzo JA. Hallway versus treadmill 6-minute-walk tests in patients with chronic obstructive pulmonary disease. Respir Care. 2009;54:1712-6.

18. Klein SR, Gulart AA, Venâncio RS, et al. Performance difference on the six-minute walk test on tracks of 20 and 30 meters for patients with chronic obstructive pulmonary disease: validity and reliability. Braz J Phys Ther. 2020

19. Gochicoa-Rangel L, Ramírez-José MC, Troncoso-Huitrón P, et al. Shorter corridors can be used for the six-minute walk test in subjects with chronic lung diseases. Respir Investig. 2020;58:255-261.

20. Borg GA. Psychophysical bases of perceived exertion. Med Sci Sports Exerc. 1982;14:377-81.

21. Wilsher M, Good N, Hopkins R, et al. The six-minute walk test using forehead oximetry is reliable in the assessment of scleroderma lung disease. Respirology. 2012;17:647-52.

22. Park JH, Jegal Y, Shim TS, et al. Hypoxemia and arrhythmia during daily activities and six-minute walk test in fibrotic interstitial lung diseases. J Korean Med Sci. 2011;26:372-8.

23. Chuang ML, Lin IF, Chen SP. Kinetics of changes in oxyhemoglobin saturation during walking and cycling tests in COPD. Respir Care. 2014;59:353-62.

24. Fiore C, Lee A, McDonald C, Hill C, Holland A. Should oxyhaemoglobin saturation be monitored continuously during the 6-minute walk test? Chron Respir Dis. 2011;8:181-4.

25. Poulain M, Durand F, Palomba B, et al. 6-minute walk testing is more sensitive than maximal incremental cycle testing for detecting oxygen desaturation in patients with COPD. Chest. 2003;123:1401-7.

26. Hernandes NA, Wouters EF, Meijer K, Annegarn J, Pitta F, Spruit MA. Reproducibility of 6-minute walking test in patients with COPD. Eur Respir J. Aug 2011;38:261-7.

27. Chandra D, Wise RA, Kulkarni HS, et al. Optimizing the 6-min walk test as a measure of exercise capacity in COPD. Chest. 2012;142:1545-1552.

28. Cote CG, Pinto-Plata VM, Marin JM, Nekach H, Dordelly LJ, Celli BR. The modified BODE index: validation with mortality in COPD. Eur Respir J. 2008;32:1269-74.

29. Spruit MA, Polkey MI, Celli B, et al. Predicting outcomes from 6-minute walk distance in chronic obstructive pulmonary disease. J Am Med Dir Assoc. 2012;13:291-7.

30. Davidson AC, Leach R, George RJ, Geddes DM. Supplemental oxygen and exercise ability in chronic obstructive airways disease. Thorax. 988;43:965-71.

31. Fujimoto K, Matsuzawa Y, Yamaguchi S, Koizumi T, Kubo K. Benefits of oxygen on exercise performance and pulmonary hemodynamics in patients with COPD with mild hypoxemia. Chest. 2002;122:457-63.

32. Jolly EC, Di Boscio V, Aguirre L, Luna CM, Berensztein S, Gené RJ. Effects of supplemental oxygen during activity in patients with advanced COPD without severe resting hypoxemia. Chest. 2001;120:437-43.

33. Woodcock AA, Gross ER, Geddes DM. Oxygen relieves breathlessness in "pink puffers". Lancet. 1981;1:907-9.

34. Crisafulli E, Beneventi C, Bortolotti V, et al. Energy expenditure at rest and during walking in patients with chronic respiratory failure: a prospective two-phase case-control study. PLoS One. 2011;6:e23770.

35. Troosters T, Vilaro J, Rabinovich R, et al. Physiological responses to the 6-min walk test in patients with chronic obstructive pulmonary disease. Eur Respir J. 2002;20:564-9.

36. Hill K, Dolmage TE, Woon L, Coutts D, Goldstein R, Brooks D. Comparing peak and submaximal cardiorespiratory responses during field walking tests with incremental cycle ergometry in COPD. Respirology. 2012;17:278-84.

37. Turner SE, Eastwood PR, Cecins NM, Hillman DR, Jenkins SC. Physiologic responses to incremental and self-paced exercise in COPD: a comparison of three tests. Chest. 2004;126:766-73.

38. Holland AE, Dowman L, Fiore J, Brazzale D, Hill CJ, McDonald CF. Cardiorespiratory responses to 6-minute walk test in interstitial lung disease: not always a submaximal test. BMC Pulm Med. 2014;14:136.

39. Puente-Maestu L, Palange P, Casaburi R, et al. Use of exercise testing in the evaluation of interventional efficacy: an official ERS statement. Eur Respir J. 2016;47:429-60.

40. Neder JA. Six-minute walk test in chronic respiratory disease: easy to perform, not always easy to interpret. J Bras Pneumol. 2011;37:1-3.

41. Celli BR, Cote CG, Marin JM, et al. The body-mass index, airflow obstruction, dyspnea, and exercise capacity index in chronic obstructive pulmonary disease. N Engl J Med. 2004;350:1005-12.

42. Pinto-Plata VM, Cote C, Cabral H, Taylor J, Celli BR. The 6-min walk distance: change over time and value as a predictor of survival in severe COPD. Eur Respir J. 2004;23:28-33.

43. Dajczman E, Wardini R, Kasymjanova G, Préfontaine D, Baltzan MA, Wolkove N. Six minute walk distance is a predictor of survival in patients with chronic obstructive pulmonary disease undergoing pulmonary rehabilitation. Can Respir J. 2015;22:225-9.

44. Cote CG, Casanova C, Marín JM, et al. Validation and comparison of reference equations for the 6-min walk distance test. Eur Respir J. 2008;31:571-8.

45. Lacasse Y, Wong E, Guyatt GH, King D, Cook DJ, Goldstein RS. Meta-analysis of respiratory rehabilitation in chronic obstructive pulmonary disease. Lancet. 1996;348:1115-9.

46. Lama VN, Flaherty KR, Toews GB, et al. Prognostic value of desaturation during a 6-minute walk test in idiopathic interstitial pneumonia. Am J Respir Crit Care Med. 2003;168:1084-90.

47. Eaton T, Young P, Milne D, Wells AU. Six-minute walk, maximal exercise tests: reproducibility in fibrotic interstitial pneumonia. Am J Respir Crit Care Med. 2005;171:1150-7.

48. Baughman RP, Sparkman BK, Lower EE. Six-minute walk test and health status assessment in sarcoidosis. Chest. 2007;132:207-13.

49. Chetta A, Aiello M, Foresi A, et al. Relationship between outcome measures of six-minute walk test and baseline lung function in patients with interstitial lung disease. Sarcoidosis Vasc Diffuse Lung Dis. 2001;18:170-5.

50. Brown AW, Nathan SD. The Value and Application of the 6-Minute-Walk Test in Idiopathic Pulmonary Fibrosis. Ann Am Thorac Soc. 2018;15:3-10.

51. Lettieri CJ, Nathan SD, Browning RF, Barnett SD, Ahmad S, Shorr AF. The distance-saturation product predicts mortality in idiopathic pulmonary fibrosis. Respir Med. 2006;100:1734-41.

52. Caminati A, Bianchi A, Cassandro R, Mirenda MR, Harari S. Walking distance on 6-MWT is a prognostic factor in idiopathic pulmonary fibrosis. Respir Med. 2009;103:117-23.

53. Lederer DJ, Arcasoy SM, Wilt JS, D'Ovidio F, Sonett JR, Kawut SM. Six-minute-walk distance predicts waiting list survival in idiopathic pulmonary fibrosis. Am J Respir Crit Care Med. 2006;174:659-64.

54. Andersen CU, Mellemkjær S, Hilberg O, Nielsen-Kudsk JE, Simonsen U, Bendstrup E. Pulmonary hypertension in interstitial lung disease: prevalence, prognosis and 6 min walk test. Respir Med. 2012;106:875-82.

55. du Bois RM, Weycker D, Albera C, et al. Six-minute-walk test in idiopathic pulmonary fibrosis: test validation and minimal clinically important difference. Am J Respir Crit Care Med. 2011;183:1231-7.

56. Mancuzo EV, Soares MR, Pereira CAC. Six-minute walk distance and survival time in patients with idiopathic pulmonary fibrosis in Brazil. J Bras Pneumol. 2018;44:267-272.

57. Swigris JJ, Swick J, Wamboldt FS, et al. Heart rate recovery after 6-min walk test predicts survival in patients with idiopathic pulmonary fibrosis. Chest. 2009;136:841-8.

58. Swigris JJ, Olson AL, Shlobin OA, Ahmad S, Brown KK, Nathan SD. Heart rate recovery after six-minute walk test predicts pulmonary hypertension in patients with idiopathic pulmonary fibrosis. Respirology. 2011;16:439-45.

59. Garin MC, Highland KB, Silver RM, Strange C. Limitations to the 6-minute walk test in interstitial lung disease and pulmonary hypertension in scleroderma. J Rheumatol. 2009;36:330-6.

60. Swigris JJ, Zhou X, Wamboldt FS, et al. Exercise peripheral oxygen saturation (SpO2) accurately reflects arterial oxygen saturation (SaO2) and predicts mortality in systemic sclerosis. Thorax. 2009;64:626-30.

61. Miyamoto S, Nagaya N, Satoh T, et al. Clinical correlates and prognostic significance of six-minute walk test in patients with primary pulmonary hypertension. Comparison with cardiopulmonary exercise testing. Am J Respir Crit Care Med. 2000;161:487-92.

62. Provencher S, Sitbon O, Humbert M, Cabrol S, Jaïs X, Simonneau G. Long-term outcome with first-line bosentan therapy in idiopathic pulmonary arterial hypertension. Eur Heart J. 2006;27:589-95.

63. Galiè N, Ghofrani HA, Torbicki A, et al. Sildenafil citrate therapy for pulmonary arterial hypertension. N Engl J Med. 2005;353:2148-57.

64. Channick RN, Simonneau G, Sitbon O, et al. Effects of the dual endothelin-receptor antagonist bosentan in patients with pulmonary hypertension: a randomised placebo-controlled study. Lancet. 2001;358:1119-23.

65. Tapson VF, Gomberg-Maitland M, McLaughlin VV, et al. Safety and efficacy of IV treprostinil for pulmonary arterial hypertension: a prospective, multicenter, open-label, 12-week trial. Chest. 2006;129:683-8.

66. Costa GOS, Ramos RP, Oliveira RKF, et al. Prognostic value of six-minute walk distance at a South American pulmonary hypertension referral center. Pulm Circ. 2020;10:2045894019888422.

67. Paciocco G, Martinez FJ, Bossone E, Pielsticker E, Gillespie B, Rubenfire M. Oxygen desaturation on the six-minute walk test and mortality in untreated primary pulmonary hypertension. Eur Respir J. 2001;17:647-52.

68. Degano B, Sitbon O, Savale L, et al. Characterization of pulmonary arterial hypertension patients walking more than 450 m in 6 min at diagnosis. Chest. 2010;137:1297-303.

69. Bittner V, Weiner DH, Yusuf S, et al. Prediction of mortality and morbidity with a 6-minute walk test in patients with left ventricular dysfunction. SOLVD Investigators. Jama.1993;270:1702-7.

70. Zugck C, Krüger C, Dürr S, et al. Is the 6-minute walk test a reliable substitute for peak oxygen uptake in patients with dilated cardiomyopathy? Eur Heart J. 2000;21:540-9.

71. Cahalin LP, Mathier MA, Semigran MJ, Dec GW, DiSalvo TG. The six-minute walk test predicts peak oxygen uptake and survival in patients with advanced heart failure. Chest. 1996;110:325-32.

72. Rasekaba T, Lee AL, Naughton MT, Williams TJ, Holland AE. The six-minute walk test: a useful metric for the cardiopulmonary patient. Intern Med J. 2009;39:495-501.

73. Taylor RS, Long L, Mordi IR, et al. Exercise-Based Rehabilitation for Heart Failure: Cochrane Systematic Review, Meta-Analysis, and Trial Sequential Analysis. JACC Heart Fail. 2019;7:691-705.

74. Holland AE, Hill CJ, Rasekaba T, Lee A, Naughton MT, McDonald CF. Updating the minimal important difference for six-minute walk distance in patients with chronic obstructive pulmonary disease. Arch Phys Med Rehabil. 2010;91:221-5.

75. Holland AE, Hill CJ, Conron M, Munro P, McDonald CF. Small changes in six-minute walk distance are important in diffuse parenchymal lung disease. Respir Med. 2009;103:1430-5.

76. Nathan SD, du Bois RM, Albera C, et al. Validation of test performance characteristics and minimal clinically important difference of the 6-minute walk test in patients with idiopathic pulmonary fibrosis. Respir Med. 2015;109:914-22.

77. Crapo RO. Role of reference values in making medical decisions. Indian J Med Res. 2005;122:100-2.

78. Enright PL, Sherrill DL. Reference equations for the six-minute walk in healthy adults. Am J Respir Crit Care Med. 1998;158:1384-7.

79. Casanova C, Celli BR, Barria P, et al. The 6-min walk distance in healthy subjects: reference standards from seven countries. Eur Respir J. 2011;37:150-6.

80. Iwama AM, Andrade GN, Shima P, Tanni SE, Godoy I, Dourado VZ. The six-minute walk test and body weight-walk distance product in healthy Brazilian subjects. Braz J Med Biol Res. 2009;42:1080-5.

81. Soares MR, Pereira CA. Six-minute walk test: reference values for healthy adults in Brazil. J Bras Pneumol. 2011;37(5):576-83.

82. Britto RR, Probst VS, de Andrade AF, et al. Reference equations for the six-minute walk distance based on a Brazilian multicenter study. Braz J Phys Ther. 2013;17:556-63.

# Função dos Músculos Respiratórios

André Luís Pereira de Albuquerque ♦ Mayra Caleffi Pereira
♦ Pauliane Vieira Santana

### Embasamento clínico e fisiopatológico

Diversas doenças cardiopulmonares têm como apresentação clínica principal, a presença de dispneia na vida diária. Nesse contexto, a musculatura ventilatória tem extrema relevância, pois apresenta relação direta com a gênese da dispneia. Doenças que aumentem a sobrecarga na musculatura ventilatória ou reduzam sua eficiência, ou ambas, resultarão em sintoma mais intenso e eventualmente até falência ventilatória (Figura 16.1). Apesar disso, a avaliação da musculatura ventilatória permanece ausente em muitos pacientes com dispneia de origem indeterminada.

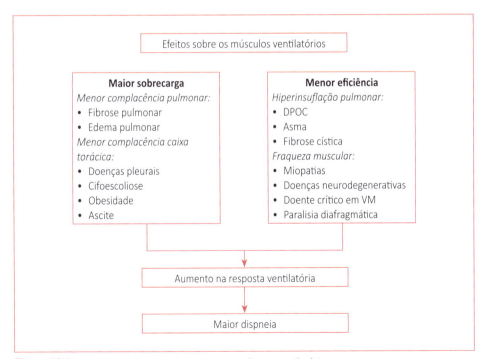

**Figura 16.1.** *Mecanismos de acometimento na musculatura ventilatória.*

### Fraqueza ventilatória nos pacientes ambulatoriais

#### Principais doenças com fraqueza ventilatória

O acometimento da musculatura ventilatória pode ocorrer por diferentes mecanismos, que pode ser por acometimento direto sobre esses músculos ou indiretamente. Muitas doenças crônicas, respiratórias e cardiovasculares, apresentam mecanismos, principalmente, inflamatórios e oxidativos que podem resultar em prejuízo direto no desempenho dos músculos ventilatórios, em uma percentagem considerável desses pacientes.[1-3] As miopatias e as doenças neurodegenerativas, assim como, a paralisia diafragmática, também podem ter um acometimento direto nesses grupos musculares, levando a uma fraqueza ventilatória, por envolvimento do tecido muscular ou da inervação correspondente.[4,5]

Com relação aos efeitos indiretos, esses são relacionados, principalmente, aos diferentes volumes pulmonares. A geração de força sofre influência do comprimento da fibra muscular, que por sua vez, tem alterações dependendo do volume pulmonar. O exemplo mais característico é o aprisionamento aéreo na DPOC, o qual reduz a área de aposição do diafragma no gradeado costal e diminui seu comprimento para gerar força inspiratória.[1] No outro extremo, podemos citar a fibrose pulmonar, na qual o menor volume pulmonar pode aumentar excessivamente o comprimento da fibra diafragmática, também prejudicando sua geração de força.[2] Portanto, é importante destacar que sempre há uma relação entre força ventilatória e volume pulmonar, o que deve ser considerado ou corrigido em toda medida da força inspiratória.

A principal repercussão clínica da fraqueza ventilatória é a maior sensação de dispneia na vida diária. Essa normalmente ocorre aos esforços, mas alguns pacientes mais graves referem também dispneia ao repouso, principalmente em posições corpóreas que aumentam a pressão abdominal sobre a expansão pulmonar (como decúbito dorsal ou amarrar sapatos) e, desse modo, exigindo maior força inspiratória. Entretanto, muitos pacientes com fraqueza ventilatória podem passar anos sem o diagnóstico, justamente porque a repercussão clínica pode se restringir predominantemente aos esforços e a não ser considerada a relação entre dispneia e fraqueza inspiratória. Estudos com DPOC confirmam que a sobrecarga sobre a musculatura inspiratória tem relação direta com a maior sensação de dispneia.[6,7] Ainda nesse aspecto, é fundamental frisar que vários pacientes podem ter força ventilatória preservada ao repouso, mas apresentam uma ineficiência na geração de força ao esforço, com mais dispneia e baixo desempenho. Infelizmente, essa avaliação dinâmica da força ventilatória ao esforço envolve medidas mais complexas e eventualmente invasivas, disponíveis mais em centros de pesquisa.

#### Métodos de avaliação

As medidas de força ventilatória apresentam alguns princípios extremamente relevantes. O primeiro já comentamos anteriormente, que é a relação com volumes pulmonares. Dessa maneira, o volume pulmonar deve sempre ser informado para toda medida de força inspiratória obtida. Como exemplo, a pressão inspiratória máxima (PIMAX) medida no volume residual (VR) é maior do que a medida na capacidade residual funcional (CRF). Outro aspecto determinante na força ventilatória é se essa foi obtida pelo esforço voluntário do paciente (medida volitiva) ou por um estímulo externo e independente da colaboração do paciente (medida não volitiva). As medidas volitivas são as mais usadas e geram maiores valores, mas podem representar mais do que um músculo ventilatório e há risco de subesforço do paciente. As medidas não volitivas têm como vantagem excluir o componente de eventual subesforço e, principalmente, conseguirem avaliar mais especificamente a força gerada por um músculo ventilatório específico (Tabela 16.1). Esse último tem como exemplo a força diafragmática medida após estimulação magnética ou elétrica do nervo frênico nos pacientes com paralisia diafragmática.

**Tabela 16.1.** Descrição das medidas volitivas e não volitivas e seus respectivos testes diagnósticos para fraqueza ventilatória

|  | *Vantagens* | *Limitações* | *Testes* |
|---|---|---|---|
| Medida volitivas | • Fácil aplicação<br>• Maior disponibilidade | • Não representa um músculo<br>• Depende da colaboração do paciente | • Função pulmonar<br>• PIMAX e PEMAX<br>• SNIP<br>• *Sniff*<br>• USG |
| Não volitivas | • Não depende do esforço do paciente<br>• Pode representar um músculo isoladamente | • Menor disponibilidade<br>• Métodos mais específicos, com maior complexidade | • Estímulo magnético ou elétrico sobre o nervo frênico ou T10 (inervação expiratória)<br>• ENM diafragma |

## Métodos volitivos

### Função pulmonar

A função pulmonar não é uma medida específica de força ventilatória, mas pode estar alterada em diversas doenças com fraqueza ins e expiratória. Os achados mais frequentes são redução na capacidade vital forçada (CVF) ou na lenta (CV), redução do pico de fluxo expiratório (PFE), aumento no volume residual (VR). Outra medida que pode ser usada é a medida da ventilação voluntária máxima (VVM). Entretanto, os testes de função pulmonar têm algumas limitações: (1) representam a ação de vários músculos em conjunto e (2) só vão ter seus valores alterados em fraquezas ventilatórias mais avançadas. Um exemplo desse último tópico é a redução da PIMAX, em pacientes com esclerose lateral amiotrófica (ELA), com CVF preservada ou levemente diminuída.[3]

### Pressão inspiratória máxima (PIMAX) e expiratória máxima (PEMAX)

A PIMAX é o método mais usado para medir a força inspiratória.[4] Baseia-se na medida da pressão nas vias aéreas superiores durante uma inspiração máxima. É realizada pelo mano-vacuômetro, que pode ser analógico ou digital. A medida é feita com o paciente sentado, com clipe nasal, usando um bocal com orifício de 2 mm de diâmetro (para evitar fechamento da glote na PIMAX e reduzir a influência dos músculos da boca na PEMAX), solicitando que o paciente realize uma inspiração máxima mantida por 1 a 2 segundos, partindo do volume residual. A manobra deve ser repetida de 3 a 8 vezes, respeitando a reprodutibilidade de 10%, e o maior valor obtido é considerado.[5] A PIMAX sofre efeito de aprendizado, aumentando seu valor após o indivíduo fazer algumas manobras, sendo recomendado, portanto, a realização de cinco manobras antes do início da coleta.

A PEMAX também sugere as mesmas orientações técnicas, só que a manobra expiratória deve partir da capacidade pulmonar total (CPT). Os dois testes são simples, de baixo custo, não invasivos e com valores de referência bem estabelecidos (Tabela 16.2).[6,7] A principal desvantagem é que por tratar-se de uma manobra não intuitiva, depende de colaboração do paciente e, portanto, valores baixos podem subestimar a medida.

Normalmente, para definir a presença de fraqueza inspiratória utiliza-se o valor de 80 $cmH_2O$ para homens e 60 $cmH_2O$ para mulheres.[5] Entretanto, esse limite varia de acordo com a idade, diminuindo para 47 $cmH_2O$ e 43 $cmH_2O$ para homens e mulheres entre 60 e 80 anos.[8]

**Tabela 16.2.** Valores de referência para as medidas de força inspiratória em pacientes ambulatoriais

| Método | Limite inferior de normalidade |
|---|---|
| PIMAX ($cmH_2O$) | -63 (M) /-58 (F)[1] |
| SNIP ($cmH_2O$) | 69 (M) / 62 (F) |
| $Pdi_{sniff}$ ($cmH_2O$) | 111 (M) / 82 (F) |
| $Pdi_{twitch}$ ($cmH_2O$) | 15 |

PIMAX = pressão inspiratória máxima; SNIP = **sniff nasal inspiratory pressure**; $Pdi_{sniff}$ = pressão transdiafragmática durante a manobra de fungar; $Pdi_{twitch}$ = pressão transdiafragmática durante o estímulo magnético do nervo frênico; M = masculino; F = feminino.[1] Considerar correção em relação à idade.[13]

## Pressão inspiratória nasal durante o fungar (SNIP)

O termo SNIP é uma abreviatura do inglês "*sniff nasal inspiratory pressure*", que se traduz por pressão inspiratória medida na narina durante uma manobra inspiratória rápida e profunda similar a fungar (*sniff* no inglês). É um método alternativo e complementar de mensuração da força inspiratória que mede a ação conjunta do diafragma e dos outros músculos inspiratórios.[9] A manobra é, habitualmente, realizada com o indivíduo sentado, com uma narina ocluída pelo plugue nasal, evitando escape de pressão, e a outra narina deve estar totalmente pérvia. Após um período de respiração basal, uma inspiração profunda e rápida deve ser realizada a partir da CRF e com a boca fechada. Um comando verbal vigoroso deve ser aplicado para assegurar que as manobras sejam curtas (≤ 500 ms) e explosivas. Deve-se realizar dez manobras ou mais, caso seja observado um incremento considerável dos valores obtidos nas últimas manobras. O valor a ser considerado é o maior obtido.[5] Em pacientes com obstrução nasal ou distúrbio obstrutivo grave, pode haver subestimação da pressão esofágica gerada.[10]

É uma medida de fácil aplicação, boa reprodutibilidade, baixo desconforto para o paciente, apresenta alta correlação com a pressão esofágica e tem valores de referência bem estabelecidos mesmo para população brasileira.[11] (Tabela 16.2). É considerada uma medida complementar e não substituta à PIMAX no diagnóstico de fraqueza inspiratória. Tem grande aplicabilidade nos pacientes que não conseguem vedar completamente o bocal da PIMAX, o que pode ocorrer em algumas doenças neurológicas.

## Manobra de tosse voluntária

A medida de fluxo expiratório com a tosse foi, a princípio, sugerida como parâmetro relacionado à capacidade de mobilização de secreção pulmonar. Pode ser obtida em um sensor de fluxo portátil, com paciente sentado e se instrui uma máxima inspiração, colocação e vedação do sensor na boca. Na sequência, deve-se fazer uma tosse máxima, repetindo até não haver aumento no valor nas últimas três manobras e com reprodutibilidade de 5%, selecionando o maior valor. Pico de fluxo < 270 $L.min^{-1}$ é relacionado com maior chance de complicações pulmonares durante infecções respiratórias em pacientes com doenças neuromusculares.[5] Indivíduos saudáveis têm valores de 468 a 588 L.min$^{-1}$, com mulheres tendo valores menores do que homens.[12]

## Pressão transdiafragmática (Pdi)

A pressão transdiafragmática (Pdi) é medida pela diferença entre a pressão gástrica (Pga) e a pressão esofágica (Pes) (Pdi = Pga – Pes), e traduz a força gerada especificamente pelo diafragma. A medida da Pdi pode ser realizada pelos diferentes tipos de cateteres, como balão de látex cheio de ar, preenchidos com líquido ou com microtransdutores. A medida dessas pressões é feita de modo invasivo, pela passagem desses cateteres por via nasal até o esôfago distal e o estômago. A posição correta do cateter deve ser confirmada observando as curvas da Pga e Pes, as quais durante a inspiração a Pes negativa-se e a Pga positiva-se, em uma imagem em espelho. Além disso, pode-se confirmar a posição do cateter esofágico pelo teste de Baydur, comparando a Pes com a pressão de boca (Pbo) por meio de um bocal ocluído. Se o posicionamento estiver correto, a Pes deverá variar em pelo menos 80% da Pbo.[4] A Pdi é considerada uma medida volitiva quando realizada durante a respiração normal, com manobras inspiratórias máximas (fungar: *sniff*) ou durante o esforço (Figura 16.2).

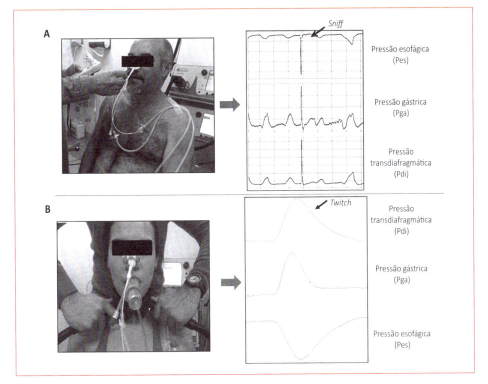

**Figura 16.2.** *(A) Manobra de sniff sendo usada durante a medida de SNIP. O paciente também está com cateter esofágico e gástrico, o que possibilita a medida da Pdi. (B) Estímulo magnético sobre os nervos frênicos bilateralmente. As respectivas variações na Pes (Pressão esofágica), Pga (Pressão gástrica) e Pdi (Pressão transdiafragmática).*

Fonte: Acervo pessoal do autor.

Em casos de fraqueza inspiratória, a Pdi gerada durante a manobra de *sniff* tende a ser diminuída. Em pacientes com paralisia diafragmática unilateral, por exemplo, essa diminuição tem relação com a resposta paradoxal da pressão gástrica, que está relacionada à alteração mecânica na contração diafragmática (Figura 16.3). No entanto, a Pdi é uma medida invasiva, de difícil execução e causa certo desconforto ao paciente, o que dificulta sua utilização na prática clínica. No geral, os valores de Pdi durante a manobra de *sniff* (Pdi$_{sniff}$) variam de 82 a 204 cmH$_2$O, sendo o limite inferior de 82 cmH$_2$O para mulheres e 111 cmH$_2$O para homens.[5]

## Ultrassonografia (USG) do diafragma

A USG do diafragma é um método volitivo, mas não depende tanto do esforço dos pacientes, quando comparada às manobras máximas de força. É um método não invasivo, de fácil aplicação e ganhando cada vez mais aplicabilidade e relevância na avaliação da força ventilatória. Em pacientes ambulatoriais, destaca-se os achados nos pacientes com paralisia diafragmática. O espessamento do diafragma acometido é reduzido, assim como sua mobilidade, mas o que é bastante característico é a incapacidade de aumentar seu espessamento durante uma inspiração máxima (baixa fração de espessamento). A descrição técnica do exame será apresentada mais à frente, na seção de pacientes críticos.

## Métodos não volitivos

### Estímulo magnético do nervo frênico (*twitch*)

O estímulo magnético (*twitch*) consiste na criação de um campo magnético que despolariza o feixe neural e, como consequência, ocorre uma despolarização elétrica sobre o

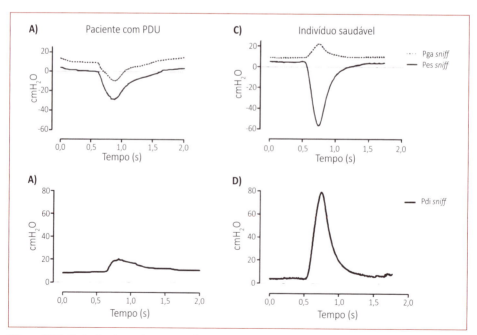

**Figura 16.3.** *Variações da Pes (Pressão esofágica) e Pga (Pressão gástrica), durante manobra de sniff, em pacientes com paralisia diafragmática unilateral (PDU) e indivíduo saudável.*

músculo correspondente. Nesse caso, a contração muscular é involuntária e pode-se atingir a contração máxima de acordo com o aumento da intensidade dos estímulos magnéticos.[13,14] Seu princípio é a criação de um campo magnético sobre o nervo frênico, por meio de um capacitor ligado a uma bobina posicionada na borda posterior do músculo esternocleido-mastoideo, ao nível da cartilagem cricoide. O estímulo pode ser feito uni ou bilateralmente. Habitualmente, a medida é obtida com o paciente na posição sentada, respirando normal-mente por um bucal, e narinas ocluídas com clipe nasal. Os estímulos devem ser disparados ao final de uma expiração tranquila (CRF), com o bucal ocluído. É possível medir as pressões esofágica (Pes), gástrica (Pga) e transdiafragmática (Pdi) geradas durante o estímulo. Além de representar uma mensuração não volitiva, a estimulação magnética é indolor, causa um desconforto mínimo e é tolerado por praticamente todos pacientes. Porém, a desvantagem é a necessidade de inserção de cateteres para se obter a medida de Pdi (Figura 16.2).

Alguns grupos, principalmente em pacientes críticos, utilizam a medida obtida no tubo tra-queal, o que é menos específico como parâmetro de força diafragmática. Valores de referência para a Pdi durante o estímulo magnético do nervo frênico ($Pdi_{Twitch}$) encontram-se na Tabela 16.3.[5]

### Eletromiografia (EMG)

A eletromiografia consiste no estudo da atividade muscular baseado na análise de sinais eletromiográficos. A medida da atividade elétrica gerada pode ser obtida durante uma contra-ção voluntária ou estimulada, ao repouso ou durante o exercício. Pode ser medida por meio de eletrodos colados à pele (eletromiografia de superfície), agulhas finas inseridas na superfície do músculo a ser avaliado (eletromiografia por agulha) e, para a medida da atividade elétrica do diafragma, utiliza-se cateteres esofágicos com eletrodos. O método mais empregado é a EMG de superfície, com os eletrodos colados sobre o músculo após a região ser bem limpa previamente para melhorar a transmissão do sinal elétrico. Muito usado para os músculos inspiratórios aces-sórios e musculatura expiratória abdominal. É um método não invasivo e de simples manuseio, sensível para captar a contração muscular e útil para monitorizações contínuas. Porém, a princi-pal desvantagem é a interferência da atividade de outros grupos musculares.[4]

## Fraqueza ventilatória no paciente crítico

O diafragma é o principal músculo ventilatório e depende da integridade do aparato neuromuscular, incluindo centros cerebrais, nervo frênico, junção neuromuscular e fibras musculares.[15] O diafragma é vulnerável à disfunção em decorrência de lesões que acometem a integridade do aparato neuromuscular. Os pacientes críticos geralmente possuem uma soma de fatores potencialmente lesivos ao diafragma o que justifica a elevada prevalência de disfun-ção diafragmática (DD) nessa população.[16]

A função diafragmática é essencial nos pacientes críticos, especialmente nos pacientes em insuficiência respiratória, que pode ser um limitante no desmame ventilatório.[17] A alta prevalência de DD nos pacientes críticos tem sido demonstrada tanto nos momentos iniciais da doença crítica quanto em fases tardias.[18]

O critério mais bem estabelecido para determinação da DD é a medida da pressão traqueal após estimulação do nervo frênico (*twitch endotracheal pressure* – PetTw). Valores de PetTw < 11 cmH$_2$O são considerados diagnósticos de DD, sendo encontrados em 64% dos pacientes críticos dentro de 24 horas após a intubação e em 63% a 80% naqueles em teste de respiração espontânea para avaliação do desmame.[19,24] Reconhece-se, atualmente, que o

**Tabela 16.3.** Principais referências de valores de mobilidade e espessura diafragmática em indivíduos sadios

| Autor Ano | n | Posição/Probe | Medida | Valores de referência |
|---|---|---|---|---|
| Boussuges 2009 | 210 | Sentado *Probe*-subcostal | Mobilidade, direita | Respiração tranquila - 1,8 ± 0,3 cm (H); - 1,6 ± 0,3 cm (M) Respiração profunda - 7,0 ± 1,1 cm (H); - 5,7 ± 1,0 cm (M) |
| Testa 2011 | 40 | Supino, 45° *Probe*-subcostal anterior | Mobilidade | Respiração tranquila - 1,8 ± 0,8 cm, Respiração profunda - 6,9 ± 1,4 cm, |
| Boon 2013 | 150 | Supino ZOA (8 – 9 EIC) | Espessura<br><br>TE | Espessura CRF: - 3,8 ± 1,5 mm (H); - 2,7 ± 1 mm (M) -LIN CRF: 1,4- 1,7 mm -LIN TE: 1,2-1,3 % |
| Carrillo-Esper 2016 | 109 | Supino ZOA (8 – 9 EIC) | Espessura | Espessura - CRF: 1,6 ± 0,4 mm - 1,4 ± 0,3 mm (M); - 1,9 ± 0,4 mm (H) |
| Cardenas 2017 | 64 | Supino, 45°<br><br>Mobilidade: *Probe*-subcostal anterior<br><br>Espessura: ZOA, na CRF e na CPT | Mobilidade direita<br><br>Espessura direita<br><br>FE | Mobilidade Respiração tranquila: - 1,5 ± 0,4 cm Respiração profunda: - 6,41 ± 1,02 cm (M); - 7,79 ± 0,82 cm (H) Espessura CRF: - 1,9 ± 0,3 mm Espessura CPT: - 4,81 ± 0,95 mm (M); - 5,6 ± 0,9 mm (H) FE: - 169 ± 43% (M); - 204 ± 61% (H) |

*CRF = capacidade residual funcional; CPT = capacidade pulmonar total; ZOA = zona de aposição; EIC = espaço intercostal; H = homens; M = mulheres; FE = fração de espessamento; TE = taxa de espessamento.*

acometimento diafragmático é mais frequente do que a fraqueza muscular periférica nos pacientes críticos.[16]

Recentemente, alguns estudos têm empregado o ultrassom do diafragma (USD) para investigar a prevalência de disfunção diafragmática nos pacientes críticos.[20,21] Nesses estudos, os critérios estabelecidos para diagnóstico de DD foram:

- Redução da excursão do diafragma (< 1,1 cm);
- Redução da fração de espessamento (< 20%).

### Pacientes de risco

A elevada prevalência de DD é um indicativo de que a condição crítica está associada a numerosos mecanismos de lesão diafragmática. Embora a ventilação mecânica seja o fator mais claramente estabelecido, outros fatores comuns como a sepse/resposta inflamatória sistêmica e disfunções orgânicas são descritos, e frequentemente estão simultaneamente presentes (fármacos miotóxicos, distúrbios metabólicos).[28,29] Por se reconhecer que fatores outros além da ventilação mecânica são potencialmente lesivos ao diafragma, prefere-se mais recentemente o termo "disfunção diafragmática do paciente crítico – DDPC".

#### *Disfunção diafragmática induzida pela ventilação mecânica*

O reconhecimento da disfunção diafragmática associada à ventilação mecânica é amplamente estabelecido e estudado. Recentemente, os estudos têm-se aprofundado no entendimento dos mecanismos associados, cunhando-se o termo miotrauma para caracterizar as alterações estruturais agudas do diafragma (atrofia, disfunção contrátil e fraqueza diafragmática) em decorrência da aplicação de suporte ventilatório inadequado.[22] O miotrauma tem sido associado principalmente a três situações distintas: (1) assistência ventilatória excessiva (*over-assistance*), (2) assistência ventilatória insuficiente (*under-assistance*), (3) assincronia paciente-ventilador.[31-33]

### Sepse/resposta inflamatória sistêmica

A sepse/resposta inflamatória sistêmica é o segundo fator mais reconhecido como contribuidor para o desenvolvimento de fraqueza do diafragma. Os estudos tem demonstrado que pacientes críticos, em ventilação mecânica, sépticos, têm reduções acentuadas da força diafragmática (Pdi, Tw – ver conceito a seguir) quando comparados aos pacientes críticos, em ventilação mecânica não infectados.[23] Os mecanismos fisiopatológicos subjacentes observados em estudos animais indicam que a sepse está relacionada a ativação de vias proteolíticas, incluindo calpaínas, caspases e proteassomas.[24,25]

### Repercussões clínicas

A DD está associada a desfechos clínicos desfavoráveis (incremento da morbimortalidade), independentemente do momento do diagnóstico da DD (precoce ou tardia). A DD que ocorre nas fases iniciais da doença crítica está associada a um aumento da mortalidade, embora tenha sido descrita a possibilidade de recuperação da função diafragmática.[23] Admite-se que a DD precoce represente uma maneira de disfunção orgânica reversível, semelhante a outras disfunções orgânicas observadas nos pacientes críticos. Muito provavelmente, o principal fator relacionado é o próprio desuso do diafragma, após início da VM.

A DD diagnosticada mais tardiamente, como por exemplo durante o desmame da ventilação mecânica, é um preditor de VM prolongada e insucesso no desmame da VM.[20,21,26,27] Desfechos tardios como aumento do risco de readmissão hospitalar e aumento de mortalidade foram reportados em paciente com fraqueza diafragmática desmamados da ventilação mecânica que receberam alta da UTI.[38,39]

## Métodos de avaliação

A avaliação da função do diafragma segue negligenciada nos pacientes críticos. Entretanto, particularmente a manutenção da atividade diafragmática apropriada tem potencial de prevenir a lesão diafragmática associada à VM.[28] Assim, a disfunção do diafragma deve ser constantemente questionada nos pacientes críticos, principalmente naqueles com os fatores de risco descritos anteriormente.

## Medidas da força muscular volitiva

### • Medida da pressão inspiratória máxima (PIMAX)

A manobra requer entendimento e cooperação do paciente, o que limita sua interpretação principalmente no paciente crítico. Valores de PIMAX normais ou elevados descartam a hipótese de fraqueza, mas valores baixos de PIMAX podem refletir tanto uma fraqueza inspiratória, quanto uma dificuldade técnica da manobra (esforço inadequado, baixa cooperação). Um estudo nacional sugere uma técnica com esforços repetidos, justamente para evitar a não colaboração.[29]

### • Medida da pressão transdiafragmática (Pdi)

A força diafragmática específica é determinada pela mensuração da pressão transdiafragmática (Pdi) e exige a colocação de cateteres esofágicos e gástricos, empregando ferramentas pouco disponíveis para além dos ambientes de pesquisa. Assim como nos pacientes ambulatoriais, a Pdi é geralmente mensurada durante manobras de esforço inspiratório máximo (Pdi, max) ou em uma manobra de "*sniffing*" (Pdi, *sniff*), ambas demandando a cooperação do paciente. Valores de Pdi,max < 60 $cmH_2O$ costumam ser representativos de fraqueza diafragmática. No entanto, a característica volitiva impõe as mesmas limitações da PIMAX.[4,5]

## *Medidas da força muscular ventilatória* não *volitiva*

### • Medida da pressão endotraqueal após estimulação magnética (Pet, *Twitch*)

A estimulação magnética bilateral do nervo frênico (*Twitch* – Tw) desencadeia uma contração involuntária do diafragma. A medida da Pdi durante o *Twitch* (Pdi,Tw) é considerada o padrão-ouro na mensuração da força diafragmática específica por não exigir a colaboração/compreensão dos pacientes críticos.[30] Entretanto, essa é uma técnica invasiva e largamente indisponível nas UTIs, e sua aplicabilidade é restrita em geral aos ambientes de pesquisa. Valores de Pdi, *Twitch* < 10 $cmH_2O$ são consistentes com o diagnóstico de fraqueza diafragmática.[4,31]

A Pet, *Twitch* é a pressão mensurada na extremidade do tubo endotraqueal, após a estimulação magnética e bilateral do nervo frênico. É considerada um substituto representativo e mais aplicável da Pdi por dispensar a utilização dos balões esofágicos e gástricos. Valores de Pet, *Twitch* < 11 $cmH_2O$ são consistentes com o diagnóstico de fraqueza diafragmática.[31]

### • Medida da pressão de oclusão das vias aéreas (P0.1)

A P0.1 é a pressão desenvolvida na via aérea ocluída 100 ms após o início da inspiração. A mensuração da P0.1 é útil na avaliação do comando respiratório do paciente (medida do esforço inspiratório) e se correlaciona com o trabalho respiratório (WOB) e o produto pressão-tempo (PTP), parâmetros que avaliam a atividade respiratória.[32] Essa medida foi incorporada na maioria dos ventiladores. Também é usado no auxílio diagnóstico de "*under-assistance*" (P0.1 > 3,5 $cmH_2O$).[33]

- ## Eletromiografia do diafragma

A eletromiografia (EMG) consiste no registro da atividade elétrica muscular. A EMG oferece um registro acurado da integração do comando neural.[34] O método mais amplamente empregado para registro da EMG diafragmática é por meio da inserção de um cateter esofágico (uma sonda nasogástrica dedicada com eletrodos que registram a atividade elétrica do diafragma crural – EAdi). Tem-se demonstrado uma ferramenta útil para monitorar a atividade diafragmática quando do uso de um ventilador dedicado, durante um modo específico de ventilação denominado assistência ventilatória com ajuste neural (*neurally adjusted ventilator assistance* – NAVA). Não existe, até o momento, um *cuttoff* para definição de disfunção diafragmática com o uso da EAdi. Um estudo indicou que em indivíduos submetidos a um teste de respiração espontânea para avaliação de desmame, valores maiores de eficiência neuromuscular indicavam maiores chances de sucesso no teste de respiração espontânea.[35]

- ## Uso da ultrassonografia na avaliação do diafragma

O ultrassom do diafragma (USD) tem-se mostrado uma ferramenta útil na avaliação da função diafragmática nos pacientes críticos, com inúmeras vantagens.[36-38] É um método não invasivo, seguro e sem exposição à radiação ionizante. O equipamento é largamente disponível na maioria das UTIs e a técnica do USD é considerada altamente reprodutível e precisa com elevada concordância inter e intraobservador tanto para excursão diafragmática quanto para espessura.

O USD é empregado para acessar a função do diafragma durante sua atividade inspiratória considerando suas características anatômicas e funcionais. Durante a contração, na inspiração, o diafragma se desloca em sentido craniocaudal e encurta e engrossa como resultado da contração muscular. Assim, o USD permite mensurar: (1) A mobilidade (deslocamento craniocaudal da cúpula diafragmática na área subcostal, (2) A espessura e espessamento do diafragma (contração muscular) na zona de aposição.

## Mensuração da mobilidade diafragmática

A mobilidade diafragmática é mensurada quantificando-se o deslocamento craniocaudal das cúpulas diafragmáticas tanto no modo bidimensional (modo B) como no modo unidimensional (modo M). A avaliação mais fácil é do hemidiafragma direito.[36,37,39]

A visão subcostal anterior é o método preferido e mais amplamente empregado para avaliar a mobilidade diafragmática. Com o paciente em posição supina, posiciona-se o transdutor convexo de baixa frequência (2 a 6 MHz) na região subcostal anterior entre as linhas axilar medioclavicular e anterior.[36,37,39] O transdutor é direcionado medial, cranial e dorsalmente, de modo que o feixe de US atinge o terço posterior do diafragma. A janela acústica do fígado permite observar a cúpula do diafragma direito. O hemidiafragma direito aparece como uma linha curva hiperecogênica espessa. Em situações normais, o diafragma desce, excursionando em direção ao transdutor, enquanto em situações anormais (paralisia), o diafragma não excursiona, ou move-se em direção contrária ao transdutor.

Após observar o diafragma em modo B, converte-se para o modo M, e solicita-se ao paciente realizar manobras de respiração tranquila, respiração profunda e *sniff* (Figura 16.4). A amplitude da mobilidade diafragmática pode ser medida pelo modo M.[36,37,39] A paralisia diafragmática é diagnosticada pela ausência de mobilidade durante a respiração tranquila e profunda e pela ausência de mobilidade ou movimento paradoxal ao *sniff*. Em pacientes crí-

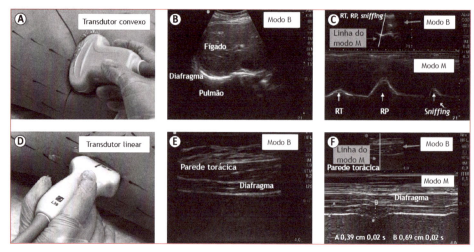

**Figura 16.4. (A)** Medida da excursão do hemidiafragma direito na região subcostal anterior. O transdutor convexo é posicionado abaixo do rebordo costal entre a linha medioclavicular (MCL) e a linha axilar anterior (AAL); **(B)** Aspecto ecográfico do hemidiafragma direito na região subcostal entre MCL e AAL; **(C)** Medição da excursão do diafragma; em modo M, colocação da linha exploratória demonstrando a excursão da expiração até a inspiração durante a respiração tranquila (QB), respiração profunda (DB) e durante a manobra de *sniff*; Em **(D** e **F)** Medida da espessura do hemidiafragma direito; posicionamento do transdutor linear na zona de aposição (ZOA) no 9º espaço intercostal entre a linha axilar anterior e média; **(E)** Aspecto ecográfico do hemidiafragma na ZOA ao fim da expiração; **(F)** Medição da espessura do diafragma. A parte superior da figura exibe o diafragma normal na ZOA, com o modo B, e na parte inferior, o modo M exibe a espessura do diafragma no final de uma expiração silenciosa (Tdi), distância AA e espessura do diafragma no final de uma inspiração máxima (Tdi-max), distância BB.
Fonte: Reproduzida de Santana et al. J Bras Pneumol.2020;46(6):e20200064.

ticos, sob ventilação mecânica, durante testes de respiração espontânea em tubo T ou baixos níveis de pressão de suporte, a fraqueza do diafragma é diagnosticada por uma mobilidade inferior a 1,1 cm[21], com ou sem movimento paradoxal durante o *sniff*.[27]

Nos pacientes críticos, sob ventilação mecânica, a avaliação da mobilidade é válida principalmente na ausência de suporte ventilatório (respiração em modo espontâneo em tubo T ou em uso de baixo suporte ventilatório, pois a insuflação torácica por pressão positiva levará à excursão caudal do diafragma.[38]

## Mensuração da espessura diafragmática e fração de espessamento

A avaliação da espessura diafragmática e da fração de espessamento permite determinar respectivamente, a presença de atrofia e disfunção de contratilidade.[40] Um transdutor linear de alta frequência (7 a 13 MHz) é posicionado na ZOA, entre o 8º e o 9º espaços intercostais, geralmente 0,5 a 2 cm abaixo do seio costofrênico, entre as linhas axilar-anterior e axilar-média.[39,41,42] Observa-se, a uma profundidade de 1,5 a 3 cm, duas camadas ecogênicas paralelas. A linha ecogênica mais superficial é a pleura parietal e a mais profunda é o peritônio. O diafragma é a estrutura hipoecoica delimitada pelas duas membranas hiperecogênicas.[39,41,42] No modo B, a espessura do diafragma é medida a partir do centro da linha pleural até o centro da linha peritoneal, no final de uma expiração tranquila (na capacidade residual funcional

– CRF), e idealmente ao final de uma inspiração máxima (na capacidade pulmonar total – CPT). Posteriormente, a fração de espessamento (FEMAX) é calculada como o aumento percentual da espessura durante a inspiração, conforme ilustrado na fórmula:

$$\text{FEmáx} = \frac{\text{Espessura na CPT} - \text{Espessura na CRF}}{\text{Espessura na FRC}} \times 100$$

Nos pacientes críticos, a fração de espessamento é geralmente avaliada durante a respiração corrente.[38,43] Nessa condição a fração de espessamento é calculada de modo semelhante:

$$\text{FE, VAC} = \frac{\text{Espessura na inspiração} - \text{Espessura na expiração}}{\text{Espessura na expiração}} \times 100$$

Demonstrou-se que o diafragma cronicamente paralisado é fino, atrófico e não se espessa durante a inspiração.[40] No entanto, na paralisia diafragmática aguda ou subaguda, o diafragma pode apresentar espessura normal, mas há redução do espessamento.[44] Em pacientes críticos, sob desmame de ventilação mecânica, durante testes de respiração espontânea em tubo T ou baixos níveis de pressão de suporte, frações de espessamento < 30% predizem maior chance de insucesso do desmame.

## Conclusão

A investigação de fraqueza ventilatória vem ganhando cada vez amis relevância e deve ser sempre lembrada na investigação de dispneia em pacientes ambulatoriais e sem causa definida. Os pacientes em unidades críticas e em uso de ventilação mecânica têm alta prevalência de disfunção do diafragma, com importantes repercussões clínicas. Por fim, os testes com medida de força são complementares e sempre devem ser associados a um contexto clínico.

## Referências bibliográficas

1. Guenette JA, Chin RC, Cheng S, et al. Mechanisms of exercise intolerance in global initiative for chronic obstructive lung disease grade 1 COPD. Eur Respir J. 2014;44:1177-87.
2. Faisal A, Alghamdi BJ, Ciavaglia CE, et al. Common Mechanisms of Dyspnea in Chronic Interstitial and Obstructive Lung Disorders. Am J Respir Crit Care Med. 2016;193:299-309.
3. Tilanus TBM, Groothuis JT, TenBroek-Pastoor JMC, et al. The predictive value of respiratory function tests for non-invasive ventilation in amyotrophic lateral sclerosis. Respir Res. 2017;18:144.
4. Caruso P, Albuquerque AL, Santana PV, et al. Diagnostic methods to assess inspiratory and expiratory muscle strength. J Bras Pneumol. 2015;41:110-23.
5. Laveneziana P, Albuquerque A, Aliverti A, et al. ERS statement on respiratory muscle testing at rest and during exercise. Eur Respir J. 2019;53.
6. Neder JA, Andreoni S, Lerario MC, Nery LE. Reference values for lung function tests. II. Maximal respiratory pressures and voluntary ventilation. Braz J Med Biol Res. 1999;32:719-27.
7. Costa D, Gonçalves HA, Lima LP, Ike D, Cancelliero KM, Montebelo MI. New reference values for maximal respiratory pressures in the Brazilian population. J Bras Pneumol. 2010;36:306-12.
8. Rodrigues A, Da Silva ML, Berton DC, et al. Maximal Inspiratory Pressure: Does the Choice of Reference Values Actually Matter? Chest. 2017;152:32-39.

9. Héritier F, Rahm F, Pasche P, Fitting JW. Sniff nasal inspiratory pressure. A noninvasive assessment of inspiratory muscle strength. Am J Respir Crit Care Med. 1994;150:1678-83.

10. Uldry C, Janssens JP, de Muralt B, Fitting JW. Sniff nasal inspiratory pressure in patients with chronic obstructive pulmonary disease. Eur Respir J. 1997;10:1292-6.

11. Araújo PR, Resqueti VR, Nascimento Junior J, et al. Reference values for sniff nasal inspiratory pressure in healthy subjects in Brazil: a multicenter study. J Bras Pneumol. 2012;38:700-7.

12. Sancho J, Servera E, Díaz J, Marín J. Comparison of peak cough flows measured by pneumotachograph and a portable peak flow meter. Am J Phys Med Rehabil. 2004;83:608-12.

13. Man WD, Moxham J, Polkey MI. Magnetic stimulation for the measurement of respiratory and skeletal muscle function. Eur Respir J. 2004;24:846-60.

14. Similowski T, Fleury B, Launois S, Cathala HP, Bouche P, Derenne JP. Cervical magnetic stimulation: a new painless method for bilateral phrenic nerve stimulation in conscious humans. J Appl Physiol. 1989;67:1311-8.

15. Green M, Moxham J. The respiratory muscles. Clin Sci (Lond). 1985;68:1-10.

16. Dres M, Dubé B-P, Mayaux J, et al. Coexistence and impact of limb muscle and diaphragm weakness at time of liberation from mechanical ventilation in medical intensive care unit patients. Am J Respir Crit Care Med. 2017;195:57-66.

17. Vassilakopoulos T, Zakynthinos S, Roussos C. Respiratory muscles and weaning failure. Eur Respir J. 1996;9:2383-2400.

18. Dres M, Goligher EC, Heunks LM, Brochard LJ. Critical illness-associated diaphragm weakness. Intensive Care Med. 2017;43:1441-1452.

19. Jung B, Moury PH, Mahul M, et al. Diaphragmatic dysfunction in patients with ICU-acquired weakness and its impact on extubation failure. Intensive Care Med. 2016;42:853-861.

20. Jung B, Moury PH, Mahul M, et al. Diaphragmatic dysfunction in patients with ICU-acquired weakness and its impact on extubation failure. Intensive Care Med. 2016;42:853-861.

21. Kim WY, Suh HJ, Hong S-B, Koh Y, Lim C-M. Diaphragm dysfunction assessed by ultrasonography: influence on weaning from mechanical ventilation. Crit Care Med. 2011;39:2627-2630.

22. Goligher EC, Brochard LJ, Reid WD, et al. Diaphragmatic myotrauma: a mediator of prolonged ventilation and poor patient outcomes in acute respiratory failure. Lancet Respir Med. 2019;7:90-98.

23. Demoule A, Jung B, Prodanovic H, et al. Diaphragm dysfunction on admission to the intensive care unit. Prevalence, risk factors, and prognostic impact—a prospective study. Am J Respir Crit Care Med. 2013;188:213-219.

24. Supinski GS, Wang W, Callahan LA. Caspase and calpain activation both contribute to sepsis-induced diaphragmatic weakness. J Appl Physiol. 2009;107:1389-1396.

25. Callahan LA, Supinski GS. Sepsis-induced myopathy. Crit Care Med. 2009;37:S354.

26. Goligher EC, Dres M, Fan E, et al. Mechanical ventilation–induced diaphragm atrophy strongly impacts clinical outcomes. Am J Respir Crit Care Med. 2018;197:204-213.

27. DiNino E, Gartman EJ, Sethi JM, McCool FD. Diaphragm ultrasound as a predictor of successful extubation from mechanical ventilation. Thorax. 2014;69:431-435.

28. Goligher EC, Dres M, Patel BK, et al. Lung and Diaphragm-Protective Ventilation. Am J Respir Crit Care Med. 2020; 202:950-961.

29. Caruso P, Friedrich C, Denari SD, Ruiz SA, Deheinzelin D. The unidirectional valve is the best method to determine maximal inspiratory pressure during weaning. Chest. 1999;115:1096-101.

30. Watson AC, Hughes PD, Louise Harris M, et al. Measurement of twitch transdiaphragmatic, esophageal, and endotracheal tube pressure with bilateral anterolateral magnetic phrenic nerve stimulation in patients in the intensive care unit. Crit Care Med. 2001;29:1325-31.

31. Dres M, Demoule A. Diaphragm dysfunction during weaning from mechanical ventilation: an underestimated phenomenon with clinical implications. Crit Care. 2018;22:73.

32. Telias I, Damiani F, Brochard L. The airway occlusion pressure (P(0.1)) to monitor respiratory drive during mechanical ventilation: increasing awareness of a not-so-new problem. Intensive Care Med. 2018;44:1532-1535.

33. Rittayamai N, Beloncle F, Goligher EC, et al. Effect of inspiratory synchronization during pressure--controlled ventilation on lung distension and inspiratory effort. Ann Intensive Care. 2017;7:100.

34. Schepens T, Fard S, Goligher EC. Assessing Diaphragmatic Function. Respir Care. 2020;65:807-819.

35. Liu L, Liu H, Yang Y, et al. Neuroventilatory efficiency and extubation readiness in critically ill patients. Crit Care. 2012;16:R143.

36. Boussuges A, Gole Y, Blanc P. Diaphragmatic motion studied by m-mode ultrasonography: methods, reproducibility, and normal values. Chest. 2009;135:391-400.

37. Testa A, Soldati G, Giannuzzi R, Berardi S, Portale G, Gentiloni Silveri N. Ultrasound M-mode assessment of diaphragmatic kinetics by anterior transverse scanning in healthy subjects. Ultrasound in medicine & biology. 2011;37:44-52.

38. Matamis D, Soilemezi E, Tsagourias M, et al. Sonographic evaluation of the diaphragm in critically ill patients. Technique and clinical applications. Intensive Care Med. 2013;39:801-10.

39. Cardenas LZ, Santana PV, Caruso P, Ribeiro de Carvalho CR, Pereira de Albuquerque AL. Diaphragmatic Ultrasound Correlates with Inspiratory Muscle Strength and Pulmonary Function in Healthy Subjects. Ultrasound Med Biol. 2018;44:786-793.

40. Gottesman E, McCool FD. Ultrasound evaluation of the paralyzed diaphragm. Am J Respir Crit Care Med.1997;155:1570-4.

41. Boon AJ, Harper CJ, Ghahfarokhi LS, Strommen JA, Watson JC, Sorenson EJ. Two-dimensional ultrasound imaging of the diaphragm: quantitative values in normal subjects. Muscle & nerve. 2013;47:884-9.

42. Carrillo-Esper R, Pérez-Calatayud Á A, Arch-Tirado E, et al. Standardization of Sonographic Diaphragm Thickness Evaluations in Healthy Volunteers. Respir Care. 2016;61:920-4.

43. Goligher EC, Fan E, Herridge MS, et al. Evolution of diaphragm thickness during mechanical ventilation. Impact of inspiratory effort. Am J Respir Crit Care Med. 2015;192:1080-1088.

44. Santana PV, Prina E, Caruso P, Carvalho CR, Albuquerque AL. Dyspnea of unknown cause. Think about diaphragm. Ann Am Thorac Soc. 2014;11:1656-9.

# Apêndice

# ANEXO 1 – Questionário Respiratório

Nome:_____Data:_____/_____/_____

Data de nascimento: _____/_____/_____ Sexo: ( ) M ( ) F Telefone: _____

Diagnóstico da doença pulmonar ou motivo do exame:_____

**1. Tabagismo:**

Nunca fumou ( ) Tabagista atual? Não ( ) Sim ( ) Quantos cigarros/dia há quantos anos? _____

Ex- tabagista? Não ( ) Sim ( ) Com que idade parou de fumar? _____

Quantos cigarros/dia fumava e quantos anos fumou? _____

**2. Sintomas:**

Você habitualmente tosse ou pigarreia pela manhã? Não ( ) Sim ( )

Você habitualmente elimina catarro? Não ( ) Sim ( )

Seu peito chia com frequência? Não ( ) Sim ( )

O chiado melhora com algum remédio? Não ( ) Sim ( ) Qual_____

Já teve 2 ou mais ataques de chiado aliviados com inalação? Não ( ) Sim ( )

**3. Você tem falta de ar?**

<u>Grau 0</u> – Somente com exercícios muito intensos Não ( ) Sim ( )

<u>Grau 1</u> – ao subir escadas ou ladeiras **ou** ao andar depressa no plano Não ( ) Sim ( )

<u>Grau 2</u> – Ao caminhar no próprio passo no plano **ou** dificuldade para acompanhar outra pessoa da mesma idade ao caminhar Não ( ) Sim ( )

<u>Grau 3</u> – Ao andar menos de 100 metros no plano **ou** após andar alguns minutos Não ( ) Sim ( )

<u>Grau 4</u> – Incapaz de sair de casa pela falta de ar **ou** falta de ar para se vestir ou se despir Não ( ) Sim ( )

**4. Doenças pulmonares.**

Já teve alguma doença pulmonar? Não ( ) Sim ( ) Qual? _____

Tem ou teve asma ou bronquite? Não ( ) Sim ( )

Toma algum remédio para asma ou bronquite? Não ( ) Sim ( )

Já se submeteu a alguma cirurgia no tórax ou no pulmão? Não ( ) Sim ( )

Já precisou respirar por aparelho alguma vez? Não ( ) Sim ( )

**5. Outras doenças.**

Tem anemia? Não ( ) Sim ( )

Tem alguma doença cardíaca? Não ( ) Sim ( )

Tem Pressão alta? Não ( ) Sim ( )

Outras doenças do coração? Não ( ) Sim ( ) Qual ou quais? _____

**6. História profissional.** Já trabalhou em ambiente com poeira por um ano ou mais? Não ( ) Sim ( )

Especifique o trabalho _____

**Assinatura:**

Apêndice **301**

## ANEXO 2 – Questionário para realização de Teste de Broncoprovocação    Data ___/ ___/ _____

Nome_____**Idade**_____

Sexo: Masculino ( ) Feminino ( )   Telefone de contato _____

**Motivo do exame:** Tosse _____ Falta de ar _____ Chiado _____Há _____semanas _____ meses_____

**Teve algum destes sintomas nos últimos 7 dias?** Não ( )  Sim ( )

**Usou medicação para os brônquios?** Não ( )  Sim ( )  **Se sim,** há quantas horas atrás? _____

**Qual ou quais?** _____

### Tabagismo

Fuma ou fumou cigarros?  Não ( ) Sim ( )

Se fuma, há quanto tempo você fumou o último cigarro?  Há _____horas

### Sintomas

1. Algum médico lhe disse que você tem asma? Não ( )  Sim ( )
2. Tem irmão(s) ou pais com asma? Não ( )  Sim ( )
3. Teve "bronquite" na infância? Não ( )  Sim ( )
4. Já teve alguma vez chiado, aperto no peito ou falta de ar? Não ( )  Sim ( )
5. Já teve dois ou mais destes ataques? Não ( )  Sim ( )
6. Estes ataques foram aliviados com inalação ou remédio para dilatar os brônquios? Não ( )  Sim ( )
7. Teve chiado, aperto no peito ou falta de ar chiado, nas últimas duas semanas? Não ( )  Sim ( )
8. Tem tosse? Não ( )  Sim ( )
9. Tem rinite alérgica? Não ( )  Sim ( )
10. Tem espirros ou coriza com inalação de poeira? Não ( )  Sim ( )
11. Teve resfriado, gripe ou tosse com catarro nas últimas seis semanas? Não ( )  Sim ( )

### Durante o teste, o paciente teve:

1. Tosse            Não ( )  Sim ( )
2. Falta de ar      Não ( )  Sim ( )
3. Aperto no peito  Não ( )  Sim ( )
4. Chiado           Não ( )  Sim ( )

### Após o teste

Os sintomas que você sentiu durante o exame são semelhantes aos que você sente quando consultou seu médico?

Não ( )  Sim ( )

Especifique _____

_____

**Assinatura:**

_____

# ANEXO 3 – FORMULÁRIO PARA REALIZAÇÃO DO TESTE DE CAMINHADA DE 6 MINUTOS

Nome:_____Registro:_____    DN:____/____/_____

Suplementação de oxigênio:        ☐ Sim        ☐ Não      Fluxo $O_2$:_____L/min

Dispositivo (fonte):_____ Medicações:_____

Ajuda para caminhar:        ☐ Sim        ☐ Não

Limitações para caminhar/Outros problemas:                ☐ Sim            ☐ Não

   Obs: _____

| Medidas - Inicial - Final - Recuperação | #1 | Após 1 min | #2 | Após 1 min |
|---|---|---|---|---|
| | Data:_____ | Recuperação | Data: _____ | Recuperação |
| | Hora:_____ | | Hora:_____ | |
| Inicial | | | | |
| SpO$_2$% | | | | |
| Final | | | | |
| Inicial | | | | |
| BPM | | | | |
| Final | | | | |
| Inicial | | | | |
| Dispneia | | | | |
| Final | | | | |
| Inicial | | | | |
| Fadiga | | | | |
| Final | | | | |

| | | | |
|---|---|---|---|
| Número de paradas | | | |
| Total de tempo parado | | | |
| Menor SpO$_2$% | | | |
| Fatores limitantes | | | |
| Motivos para paradas | | | |
| Distância total | | | |

| DCAM6 | | | |
|---|---|---|---|
| M | #1 | #2 | |
| 30 | | | |
| 90 | | | |
| 120 | | | |
| 150 | | | |
| 180 | | | |
| 210 | | | |
| 240 | | | |
| 270 | | | |
| 300 | | | |
| 330 | | | |
| 360 | | | |
| 390 | | | |
| 420 | | | |
| 450 | | | |
| 480 | | | |
| 510 | | | |
| 570 | | | |
| 600 | | | |
| 630 | | | |
| 660 | | | |
| 690 | | | |
| 720 | | | |
| 750 | | | |
| 780 | | | |

Nome do avaliador:

_____

Comentários:

Assinatura:_____

## ANEXO 4 – VALORES DE REFERÊNCIA PARA A FUNÇÃO PULMONAR NO BRASIL

### Apêndice 4.1. Valores de referência para espirometria, homens adultos brancos

| Tipo equação | Coef. estatura | Coef. idade | Coef. peso | Constante | $r^2$ ajustado | 5º percentil Resíduo (abs. ou médio) | Limite inferior |
|---|---|---|---|---|---|---|---|
| **Sexo masculino, 26-86 anos, estatura 152-192 cm, raça branca (n = 270)** | | | | | | | |
| **Linear** | | | | | | | |
| CVF (L) | 0,0517 | −0,0207 | - | −3,18 | 0,50 | 0,90 | P − 0,90 |
| $VEF_6$ (L) | 0,0521 | −0,0229 | - | −3,179 | 0,53 | 0,87 | P − 0,87 |
| $VEF_1$ (L) | 0,0338 | −0,0252 | - | −0,789 | 0,56 | 0,76 | P- 0,76 |
| CVF (L) | 0,0599 | −0,0213 | −0,0106 | −3,748 | 0,52 | 0,91 | P − 0,91 |
| $VEF_6$ (L) | 0,0593 | −0,0235 | −0,00964 | −3,655 | 0,54 | 0,89 | P − 0,89 |
| $VEF_1$ (L) | 0,0398 | −0,0257 | −0,0077 | −1,201 | 0,56 | 0,76 | P − 0,76 |
| $VEF_1$/CVF (%) | −0,175 | −0,197 | - | 120,3 | 0,24 | 7,6 | P − 7,6 |
| $VEF_1/VEF_6$ (%) | −0,165 | −0,151 | - | 117,1 | 0,18 | 6,9 | P − 6,9 |
| $TFEF_{25\%-75\%}$ | 0,007 | 0,008 | - | - 0,942 | 0,18 | LSP = P + 0,34 | |
| **Logarítmicas** | | | | | | | |
| PFE (L/s) | 0,830 | −0,114 | - | −1,43 | 0,11 | 2,68 | P × 0,76 |
| $FEF_{50}$ (L/s) | - | −0,529 | - | 3,55 | 0,24 | 1,84 | P × 0,60 |
| $FEF_{75}$ (L/s) | - | −1,071 | - | 4,46 | 0,47 | 0,57 | P × 0,60 |
| $FEF_{25-75}$ (L/s) | - | −0,687 | - | 3,93 | 0,34 | 1,50 | P × 0,59 |
| $FEF_{75-85}$ (L/s) | - | −1,169 | - | 4,39 | 0,50 | 0,46 | P × 0,58 |
| $FEF_{50}$/CVF (%) | −1,827 | −0,307 | - | 15,17 | 0,10 | 36% | P × 0,64 |
| $FEF_{75}$/CVF (%) | −1,434 | −0,828 | - | 13,99 | 0,33 | 28% | P × 0,59 |
| $FEF_{25-75}$/CVF (%) | −1,609 | −0,454 | - | 14,39 | 0,18 | 29% | P × 0,64 |
| $FEF_{75-85}$/CVF (%) | −1,212 | −0,923 | - | 12,76 | 0,37 | 8% | P × 0,58 |

*Equações lineares: Estatura × coeficiente – idade × coeficiente – peso × coeficiente ± constante, Exemplo: CVF = estatura × 0,0599 –idade × 0,0213 – peso × 0,0106 - 3,748; Equações logarítmicas: log natural (log estatura × coeficiente – log idade × coeficiente ± constante), Exemplo: PFE = 2,7183(log n estatura × 0,83 - log n idade × 0,114 – 1,432); CVF: Capacidade Vital Forçada; VEF6: volume expiratório forçado nos primeiros 6 segundos; VEF1: volume expiratório forçado no primeiro segundo; $FEF_{25\%-75\%}$: fluxo expiratório forçado entre 25 e 75%; $FEF_{75-85\%}$: fluxo expiratório forçado entre 75 e 85% da CVF; PFE: Pico de Fluxo Expiratório; $FEF_{50\%}$: fluxo expiratório forçado em 50% da CVF; $FEF_{75\%}$: fluxo expiratório após 75% de expiração da CVF; P: Previsto.*

*Referência: Pereira CAC, et al. J Bras Pneumol 2007; 33:397-406.*

## Apêndice 4.2. Valores de referência para espirometria, mulheres adultas brancas

Sexo feminino, 20-85 anos, estatura 137-182 cm, raça branca (n = 373)

| Tipo equação | Coef. estatura | Coef. idade | Constante | $r^2$ ajustado | 5º percentil Resíduo (abs. ou médio) | Limite inferior |
|---|---|---|---|---|---|---|
| **Linear** | | | | | | |
| CVF (L) | 0,0441 | -0,0189 | -2,848 | 0,66 | 0,64 | P – 0,64 |
| $VEF_6$ (L) | 0,0437 | -0,0196 | -2,769 | 0,68 | 0,53 | P – 0,63 |
| $VEF_1$ (L) | 0,0314 | -0,0203 | -1,353 | 0,66 | 0,61 | P – 0,61 |
| $VEF_1$/CVF (%) | -0,140 | -0,158 | 111,5 | 0,17 | -8,5 | P – 8,50 |
| $VEF_1/VEF_6$ (%) | -0,107 | -0,141 | 105,9 | 0,16 | -7,9 | P – 7,90 |
| $TFEF_{25\%-75\%}$ | 0,006 | 0,005 | -0,49 | 0,37 | LSP = P + 0,33 | |
| **Logarítmicas** | | | | | | |
| PFE (L/s) | 1,442 | -0,125 | -4,863 | 0,24 | 1,76 | P × 0,75 |
| $FEF_{50}$ (L/s) | 0,839 | -0,044 | -1,369 | 0,23 | 1,41 | P × 0,56 |
| $FEF_{75}$ (L/s) | 1,097 | -0,952 | -1,922 | 0,49 | 0,49 | P × 0,53 |
| $FEF_{25-75}$ (L/s) | 0,998 | -0,588 | -1,852 | 0,36 | 1,09 | P × 0,57 |
| $FEF_{75-85}$ (L/s) | 1,382 | -1,089 | -3,279 | 0,57 | 0,29 | P × 0,52 |
| $FEF_{50}$/CVF (%) | -1,56 | -0,175 | 13,21 | 0,05 | 41% | P × 0,60 |
| $FEF_{75}$/CVF (%) | -1,303 | -0,683 | 12,66 | 0,28 | 14% | P × 0,56 |
| $FEF_{25-75}$/CVF (%) | -1,401 | -0,319 | 12,73 | 0,11 | 32% | P × 0,61 |
| $FEF_{75-85}$/CVF (%) | -1,02 | -0,819 | 11,30 | 0,37 | 8,6% | P × 0,57 |

*CVF: Capacidade Vital Forçada; VEF6: volume expiratório forçado nos primeiros seis 6; VEF1: volume expiratório forçado no primeiro segundo; $FEF_{25\%-75\%}$: fluxo expiratório forçado entre 25 e 75%; $FEF_{75-85}$: fluxo expiratório forçado entre 75 e 85% da CVF; PFE: Pico de Fluxo Expiratório; $FEF_{50\%}$: fluxo expiratório forçado em 50% da CVF; $FEF_{75\%}$: fluxo expiratório após 75% de expiração da CVF; e P: Previsto Observação: para derivação das equações ver rodapé da Tabela 4.3.*
*Referência: Pereira CAC, et al. J Bras Pneumol 2007; 33:397-406.*

## Apêndice 4.3. Valores de referência para espirometria, homens adultos negros (n = 120). Idade 26-82 anos, estatura 151-187 cm

| Tipo equação | Coef. estatura | Coef. idade | Constante | $r^2$ | Limite inferior |
|---|---|---|---|---|---|
| **Linear** | | | | | |
| CVF (L) | 0,048 | -0,019 | -2,931 | 0,52 | P – 0,78 |
| $VEF_1$ (L) | 0,033 | -0,024 | -0,989 | 0,57 | P – 0,76 |
| $VEF_1$/CVF (%) | -0,134 | -0,189 | 112,0 | 0,26 | P – 8,70 |
| PFR (L/s) | 0,059 | -0,048 | 1,903 | 0,24 | P – 2,67 |
| **Logarítmicas** | | | | | |
| $FEF_{25-75}$ (L/s) | – | -0,670 | 3,735 | 0,42 | P × 0,62 |
| $FEF_{50}$ (L/s) | – | -0,517 | 3,383 | 0,30 | P × 0,62 |
| $FEF_{75}$ (L/s) | – | -0,956 | 3,872 | 0,50 | P × 0,57 |

*P: previsto. Equações lineares: estatura × coeficiente – idade × coeficiente ± constante. Exemplo: CVF = estatura × 0,048 – idade × 0,019 – 2,931 Equações logarítmicas: log natural$^{(log\ estatura\ ×\ coeficiente\ -\ log\ idade\ ×\ coeficiente\ ±\ constante)}$. Exemplo: $FEF_{25\%-75\%}$ = 2,7183$^{(-\ log\ n\ idade\ ×\ 0,670\ +\ 3,735)}$.*
*Referência: Prata TA, et al. J Bras Pneumol 2018;44:449-455.*

## Apêndice 4.4. Valores de referência para espirometria, mulheres adultas negras (n = 123). Idade 20-83 anos, estatura 145-175 cm

| Tipo equação | Coef. estatura | Coef. idade | Constante | $r^2$ | Limite inferior |
|---|---|---|---|---|---|
| **Linear** | | | | | |
| CVF (L) | 0,035 | -0,013 | -1,83 | 0,47 | P – 0,66 |
| $VEF_1$ (L) | 0,025 | -0,017 | -0,69 | 0,56 | P – 0,55 |
| $VEF_1$/CVF (%) | -0,074 | -0,200 | 103,2 | 0,33 | P – 7,8 |
| PFR (L/s) | – | -0,029 | 8,134 | 0,14 | P – 1,77 |
| **Logarítmicas** | | | | | |
| $FEF_{25-75}$ (L/s) | – | -0,625 | 3,32 | 0,37 | P × 0,63 |
| $FEF_{50}$ (L/s) | – | -0,436 | 2,862 | 0,23 | P × 0,61 |
| $FEF_{75}$ (L/s) | – | -1,01 | 3,805 | 0,50 | P × 0,54 |

*P: previsto. Equações lineares: estatura × coeficiente – idade × coeficiente ± constante. Equações logarítmicas: log natural(log estatura × coeficiente - log idade × coeficiente ± constante).*

*Referência: Prata TA, et al. J Bras Pneumol 2018;44:449-455.*

## Apêndice 4.5. Valores de referência para brancos, adultos, para DCO, VA e KCO

| Sexo feminino, 21-92 anos, 140-176, cm estatura, raça branca (n = 120) | | | | | | |
|---|---|---|---|---|---|---|
| | Coef. estatura | Coef. idade | Constante | $r^2$ ajustado | 5º percentil resíduo | Limite inferior |
| DCO (mL/min/mmHg) | 0,244 | 0,087 | 15,32 | 0,53 | 4,18 | P – 4,18 |
| VA (L) | 0,058 | ------- | -5,06 | 0,40 | 0,83 | P – 0,83 |
| kCO ($mL.min^{-1}.mmHg^{-1}.L^{-1}$) | 0,019 | ------- | +0,98 | 0,05 | 1,05 | P – 1,05 |
| Sexo masculino, 25-88 anos, 156-189 cm estatura, raça branca (n = 120) | | | | | | |
| | Coef. estatura | Coef. idade | Constante | $r^2$ ajustado | 5º percentil resíduo | Limite inferior |
| DCO (mL/min/mmHg) | 0,335 | -0,148 | -22,48 | 0,60 | 5,00 | P – 5,00 |
| VA (L) | 0,091 | ------- | -9,76 | 0,56 | 1,00 | P – 1,00 |
| kCO ($mL.min^{-1}.mmHg^{-1}.L^{-1}$) | ------- | -0,019 | 5,03 | 0,25 | 0,82 | P – 0,82 |

*Referência: Guimarães VP, et al. J Bras Pneumol 2019;45(5) e 20180262.*

## Apêndice 4.6. Valores de referência para volumes pulmonares, mulheres adultas brancas

Sexo feminino, 21-92 anos, estatura 140-174 cm, IMC= 18,4-30,4 kg/m², brancas (n = 122)

| Equação | Coef. estatura | Coef. idade | Coef. peso | Constante | r² | EPE |
|---|---|---|---|---|---|---|
| *Linear* | | | | | | |
| CPT (L) | 0,057 | ------ | ------- | - 4,205 | 0,38 | 0,50 |
| CV (L) | 0,038 | 0,016 | ------ | - 1,967 | 0,61 | 0,38 |
| VR (L) | 0,021 | 0,017 | ------- | - 2,60 | 0,32 | 0,38 |
| VR/CPT% | ------- | 0,345 | ------- | 15,58 | 0,50 | 6,1 |
| CRF sem peso | 0,034 | 0,009 | -------- | - 3,381 | 0,17 | 0,45 |
| VRE sem peso | 0,012 | - 0,007 | ------- | - 0,693 | 0,26 | 0,32 |
| CI (L) | 0,014 | - 0,009 | 0,013 | - 0,223 | 0,44 | 0,32 |
| CI/CPT% | - 0,314 | - 0,220 | 0,510 | 89,94 | 0,27 | 6,0 |

*Referência: Lessa T, et al. J Bras Pneumol 2019; 45(3):e20180065.*

## Apêndice 4.7. Valores de referência para volumes pulmonares, homens adultos brancos

Sexo masculino, 25-88 anos, estatura 156-189 cm, IMC= 19,7-30,4 kg/m2, brancos (n = 122)

| Equação | Coef. estatura | Coef. idade | Coef. peso | Constante | r² | EPE |
|---|---|---|---|---|---|---|
| *Linear* | | | | | | |
| CPT (L) | 0,081 | ------ | ------- | - 7,404 | 0,48 | 0,61 |
| CV (L) | 0,064 | 0,02 | ------- | - 5,422 | 0,69 | 0,45 |
| VR (L) | 0,014 | 0,018 | -------- | - 1,273 | 0,32 | 0,41 |
| VR/CPT% | ------- | 0,305 | -------- | 14,723 | 0,53 | 4,7 |
| CRF sem peso | 0,041 | 0,009 | ------- | - 4,123 | 0,18 | 0,58 |
| VRE sem peso | 0,023 | - 0,01 | ------ | - 2,16 | 0,18 | 0,55 |
| CI (L) | 0,018 | - 0,011 | 0,020 | 0,986 | 0,48 | 0,42 |
| CI/CPT% | - 0,360 | - 0,161 | 0,354 | 91,58 | 0,30 | 5,8 |

*Referência: Lessa T, et al. J Bras Pneumol 2019; 45(3):e20180065.*

## ANEXO 5 – RECOMENDAÇÃO SBPT PARA
## LABORATÓRIOS DE FUNÇÃO PULMONAR NA PANDEMIA DE 2020

*Brasília, 28 de maio de 2020.*

Até o atual momento da pandemia da COVID-19 no Brasil, a SBPT seguiu recomendando que nenhum teste de função pulmonar fosse realizado, exceto em algumas situações especiais bem definidas (ex.: pré-operatório complicado de câncer de pulmão, pré-transplante e acompanhamento pós-transplante). Essa recomendação tem sido importante a fim de seguir as normas da OMS de distanciamento social para controle da pandemia e evitar contaminação direta dos nossos pacientes e técnicos pelo vírus através da realização dos exames.

No entanto, atualmente, vários colegas têm solicitado da SBPT discussão sobre quando e como reabrir os laboratórios de função pulmonar. E essa fase é, sem dúvida, a mais complicada para enfrentarmos devido à questão da segurança e menor risco de transmissão possível.

Duas orientações internacionais de grandes sociedades, uma recomendação oficial da ERS (veja aqui a recomendação da ERS[1]) e outra, uma sugestão via e-mail da ATS (veja aqui o webinar da ATS[2]) podem nos ajudar. A recomendação da ERS está muito clara e abrangente para todas as fases da epidemia, por esse motivo fizemos tradução do texto para o português e recomendamos segui-la como principal referência.

Traduzimos também um questionário de triagem para função pulmonar[3] para os pacientes antes da realização da função pulmonar proposto pela ATS por acharmos mais completo, acrescentando algumas perguntas do questionário de triagem da ERS (apresentado como anexo 1 na recomendação original), que sugerimos como um questionário oficial da SBPT para esse fim.

Por utilizarmos na prática clínica uma variedade de equipamentos de fornecedores distintos, a SBPT solicitou de vários deles as normas oficiais de desinfecção dos aparelhos e especificações detalhadas sobre os filtros utilizados e todo esse material segue também disponível para consulta em pasta anexada[4]. É fortemente recomendado utilização de filtros para realização de qualquer exame nessa época.

Paralelamente, como iniciaremos uma atividade que seguirá envolvendo certo risco, no intuito de nos respaldarmos de alguma forma, construímos como sugestão um modelo de Termo de Consentimento Informado (TCI – em anexo)[5], caso queiram fazer uso em seus laboratórios. Esse termo é comumente utilizado para todo procedimento médico de risco. No caso da COVID-19, o risco é tanto para pacientes quanto para quem realizará o exame, de forma que no modelo do TCI há questões assim relacionadas.

Desde já, recomendamos que essa reabertura de laboratórios de função pulmonar seja feita lentamente, com agenda reduzida, método e treinamento de todo o grupo de trabalho, a fim de irmos todos nos identificando e familiarizando com uma nova rotina de realização dos exames, visando prioritariamente a segurança dos nossos pacientes e de nossos técnicos.

Enfim, o momento para exercício da nossa profissão é crítico. A SBPT estará sempre aberta a qualquer discussão sobre o assunto para auxiliar seus sócios nessa nova empreitada, mas infelizmente não há ainda uma regra normatizada a seguir da nossa parte. Através de nossos experts em várias comissões e departamentos, informamos aquilo que acreditamos ser o melhor para nossos associados e seus pacientes. Não são regras de seguimento obrigatório, até mesmo porque nem temos competência jurídica para tal.

Caberá a cada profissional assumir seu caminho, conforme a concordância ou não com as nossas orientações, sua realidade local e, consequentemente, também assumir os riscos envolvidos nessa escolha.

Portanto, essas orientações são provisórias dentro do cenário que temos. Nossos colegas sócios pneumologistas e em especial aqueles com atuação em função pulmonar que quiserem fazer considerações/sugestões/argumentações baseadas em dados científicos ou experiências locais comprovadas, o departamento de função pulmonar estará sempre à disposição.

Abaixo, seguiremos com alguns esclarecimentos de questões específicas sobre a reabertura dos laboratórios de função pulmonar baseados nas recomendações citadas antes.

**Questão 1**: **Quando reabrir os laboratórios de função pulmonar?**

Inicialmente, como o Brasil é um país de proporção continental, não há como definir um tempo ideal de reabertura simultânea para todos os estados ou cidades. Portanto, considere as notícias recentes do Ministério da Saúde para a sua localização: a prevalência está alta ou baixa?

Uma vez identificado a prevalência local da epidemia, escolher então o plano de ação de acordo com as recomendações da ERS.

No entanto, realçamos que o número de testes realizados para COVID-19 no Brasil é muito reduzido. Em publicação recente do *JAMA* (DOI:10.1001/jama.2020.7872) os autores ponderam que uma avaliação precisa da COVID-19 para determinada comunidade requer evidências confiáveis sobre a proporção de pessoas sintomáticas testadas, a proporção de casos assintomáticos, a incidência cumulativa, a proporção de pessoas hospitalizadas e a proporção de óbitos. Ou seja, mesmo munidos da maior informação possível dos dados, ainda há um número de casos de infectados que permanece desconhecido para o panorama geral do Brasil. Preocupa ainda mais a porcentagem de assintomáticos que não temos notificação e que podem seguir transmitindo o vírus. Em um estudo recente a porcentagem de assintomáticos foi de 17,9% (DOI: 10.1021/acsnano.0c02624).

**Questão 2: Todos os testes devem ser reiniciados simultaneamente?**

NÃO. O recomendado pela ERS e ATS é iniciar apenas com espirometria e medida da capacidade de difusão pulmonar.

Pletismografia, se real necessidade, vai depender da segurança de desinfecção da caixa – dependendo, portanto, de cada marca de aparelho e as orientações oficiais de desinfecção.

Teste de esforço cardiopulmonar (TECP) – por não ter filtro e risco de contaminação ambiental pela hiperventilação – a recomendação é de não realizar. Se realmente necessário, realizar em sala única e exclusiva com médico e técnico com EPI completo (já que não é possível distância segura do paciente) e desinfecção completa de sala após realização. Tempo entre testes deve ser calculado após essa limpeza completa e troca também de todos os removíveis e limpezas de superfícies (mínimo uma hora). Não é recomendado uso de filtro para TECP, porque pode resultar em um aumento da resistência ao fluxo de ar à medida que a demanda ventilatória do exercício aumenta e levar a um resultado de teste não confiável.

Teste de Broncoprovocação: pela nebulização e tosse – a recomendação é de não realizar – até mesmo porque não há nenhuma situação médica que esse exame especificamente se caracterize como urgente.

**Questão 3: O questionário de triagem para definição de baixo ou alto risco de COVID-19 para o paciente e para a comunidade (em anexo) deve ser realizado em todo paciente agendado.**

*Para o cálculo do risco final do questionário:*

Será considerado baixo risco para o paciente: Sem novos sintomas. / História de auto monitoramento. / Nenhum contato conhecido com alguém que estava doente. / Os sintomas de produção de tosse ou escarro são consistentes com o processo de doença crônica conhecido ou subjacente.

*O risco para a comunidade será definido pelo serviço de saúde pública local da cidade que o paciente mora, informando que a prevalência local é reduzida.*

Será considerado alto risco para o paciente: Sintomas novos ou múltiplos. / O membro da família está/estava doente. / Temperatura foi de 37graus celsius ou mais, mensurada recentemente ou na chegada. / Trabalha ou mora em casa de repouso. / Faz parte do grupo de "Trabalhador essencial" / Reside com agregado multifamiliar.

*O risco para a comunidade será definido pelo serviço de saúde pública local da cidade que o paciente mora informando que a prevalência local é alta.*

Em situações de alto risco para paciente **ou** comunidade, não realizar exame algum, exceto situações emergenciais que já eram levadas em consideração previamente (Vide segurança nível 1 – recomendação ERS em anexo[1]).

**Questão 4: Para agendar um teste de função pulmonar os pacientes devem ter um teste de COVID-19 negativo antes da visita para o exame?**

Em uma condição ideal sim, mas no Brasil não teremos disponibilidade de teste para todos os pacientes com indicação de realizar função pulmonar. De modo que orientamos aplicar o questionário já citado (calculando o risco final) e realizar uma pré-triagem rigorosa. A maior preocupação de todos é com os casos assintomáticos como já relatado, de modo que mesmo após triagem o exame deve ser realizado com toda a paramentação necessária e cuidados rigorosos de desinfecção.

**Questão 5: Devemos realizar testes de função pulmonar em pacientes suspeitos ou positivo para COVID-19?**

NÃO. Esperar até que eles se recuperem (só realizar 30 dias após recuperação) ou tenham um teste negativo para COVID-19.

**Questão 6: Qual rotina de desinfecção para COVID-19 deve ser adotada em cada serviço?**

A COVID-19 é uma doença recente e ainda há muito desconhecimento sobre o vírus SARS-COV-2, de forma que não existe na literatura até o momento trabalho algum sobre métodos de desinfecção que possa garantir a realização de exames de função pulmonar com isenção completa de risco.

A maior atenção possível deve ser dada para essa questão de desinfecção, sempre levando em consideração o que já temos conhecimento prévio da rotina em procedimentos médicos que envolvem risco maior de contaminação. Dentro do possível, não deixem de discutir com a comissão de controle de infecção de seus respectivos serviços.

Na recomendação da Sociedade Espanhola de Pneumologia[6] há uma sugestão mais detalhada de rotina de desinfecção, por esse motivo, também fizemos a tradução desse documento e deixamos em anexo para consulta.

*Departamento de Função Pulmonar da Sociedade Brasileira de Pneumologia e Tisiologia.*

## Referências e documentos

1. Recomendação da European Respiratory Society sobre a realização de Testes de Função Pulmonar (traduzida para o português).
2. Webinar da American Thoracic Society (ATS) sobre a reabertura dos laboratórios de função pulmonar.
3. Questionário de triagem para testes de função pulmonar.
4. Especificações de marcas de aparelho – desinfecção e filtros.
5. Modelo de Termo de Consentimento Informado (TCI) para função pulmonar.
6. Recomendações de Prevenção de Infecção por Coronavírus nas Unidades de Função Pulmonar pela Sociedade Espanhola de Pneumologia.

# Índice Remissivo

**Obs.:** números em *itálico* indicam figuras; números em **negrito** indicam tabelas e quadros.

## A

Aceitação, critérios de, 55, 56
Aerossol
    dentro do pulmão, distribuição, 208
    geração do, 208
Ajuste
    cardiocirculatório, 236
        durante o exercício, *237*
    ventilatório, 238
        durante o exercício, *239*
Alça
    de fluxo-volume "em dente de serra", *182*
    de resistência, *109*
Algoritmo para separar distúrbio ventilatório
    restritivo de distúrbio ventilatório
    inespecífico pela espirometria, *180*
Anemia, 140, 148
Antileucotrieno, 207
Área das vias aéreas, *24*
Artefatos que não podem conter nos testes, **55**
Asma
    crises de, 73
    diário de pico de fluxo para uso na, *71*
    gravidade da, 216
    homem de 79 anos de idade com diagnóstico
        de, *57, 58*
    monitorização da, 74
    ocupacional, 217
    probabilidades pré- e pós-teste de, *215*
    relacionada ao trabalho, 75
    *versus* DPOC, 125
Asmático, relação entre raio das vias aéreas e
    resistência ao fluxo em normais e em, *205*

## B

Broncodilatador(es)
    de fluxo e de volume, respostas ao, *124*
    expressões e variações após, 116, *117*
    resposta a, 110, 229
        significativa com espirometria normal, *125*
    variação da resposta em normais, 118
    variação do $VEF_1$ e da CVF em adultos
        normais após, **119**
    variação em 190 pacientes com DPOC, após
        400 mcg de salbutamol *spray*, *121*
    variações de resposta ao, **117**
Broncospasmo
    induzido pelo exercício, 258
    induzido por sucessivas manobras de
        espirometria, *63*

## C

Caixa torácica, 16
Cálculo da DP20, 213, *214*
Calibração de volume, 136
Capacidade
    de difusão, 131
    inspiratória, 80, 92
        avaliação da, 238
    pulmonar, *13, 80*
    pulmonar total, 80
        aumentada, causas, **89**
        elevada, 88
        reduzida, 89
    residual funcional, 13, 82, 91
        em obeso, *178*
        manobras para medida, *84*

medida por pletismografia, *84*

vital, 81, 176

   ao longo da vida, evolução, *28*

   expiratória, 43

   inspiratória, 43

   forçada, 44, *45*

   inspiratória, *43*

   lenta, 43

   medidas, 81

Carboxiemoglobina, ajuste para, 141

Carga em cicloergômetro em protocolo em rampa incremental, representação do incremento da, *244*

Ciclo menstrual, 141

Cirurgia

   de ressecção pulmonar, avaliação pré-operatória para, *254*

   redutora de volume, 150

Colapso

   das vias aéreas, padrão de, 72

   pulmonar por pneumotórax traumático, *15*

Combinação de fibrose pulmonar em bases e enfisema em lobos superiores, *147*

Comentário técnico no relatório final, frases para

   para qualidade dos exames, 198-199

   para valores de referência, 197

   interpretação, 199-201

Complacência

   combinada, pulmonar e parede torácica, 16

   da parede torácica, 15

   dinâmica, 19

      queda da, *19*

   estática, 19

   pulmonar, 14

Condutância

   das vias aéreas, *18*

      faixas normais, *106*

   específica das vias aéreas, 19

Constante de tempo, 19

Controles biológicos, 47

Corticosteroides inalados, 207

Crianças, manobra espirométrica em, critérios de aceitabilidade e reprodutibilidade das, **226**

Curva(s)

   de distribuição normal e escore z, *33*

   de fluxo-volume

      análise qualitativa da, 239

      bifásica em portador de estenose de brônquio-fonte, *21*

com padrão de distúrbio ventilatório obstrutivo, *228*

e seus pioneiros, *7*

em "dente de serra", 182

inclinação do ramo descendente da, 174

máximas, 6

normal

   com distúrbio restritivo ou inespecífico, *165*

   indivíduo com obstrução ao fluxo aéreo, *165*

de pressão-volume

   do sistema respiratório, *16*

   paciente com enfisema, *15*

   paciente com fibrose pulmonar, *15*

   pulmões normais, *15*

   pulmonar, *14*

de volume-tempo em dois pacientes com obstrução ao fluxo aéreo, *54*

fluxo-volume e volume-tempo em distúrbio ventilatório restritivo com platô de final de curva precoce, *54*

fluxo-volume onde o ponto final da alça inspiratória coincide com o ponto inicial da expiração máxima, *55*

fluxo-volume, 6, *45*

possivelmente variantes do normal, *59*

volume-tempo e seus pioneiros, *7*

CVF e do VEF$_1$, redução proporcional da, *176*

### D

Dados antropométricos, 48

Débito do nebulizador, 209

Demanda metabólica de O$_2$, 243

Diafragma

   eletromiografia do, 293

   ultrassonografia, 288

Diário de pico de fluxo para uso na asma, *71*

Difusão

   alveolocapilar do oxigênio, *133*

   componentes da, *135*

   de monóxido de carbobono

      com CVF reduzida, 174

      componentes da, 142

      dessaturação de oxigênio no exercício e, 150

      gravidade, classificação para, **156**

      interpretação de acordo com o padrão funcional, *145*

morbidade, prognóstico e, 150
relatório final da, exemplo, *196*
princípio da medida, *137*
do oxigênio, 132
Disfunção
avaliação, 41
avaliação para fins laboratorios, 155
diafragmática induzida pela ventilação
mecânica, 291
Dispêndio metabólico, *268*
Dispersão, 33
dos valores individuais da CVF contra
estatura e idade no sexo masculino,
gráficos de, *34*
em torno da regressão, 34
Dispneia crônica de causa não aparente, 217
Distribição gaussiana dos resíduos e limite
inferior do previsto, *34*
Distúrbio(s)
inespecífico em decorrência de obesidade, *178*
ventilatório combinado, 166, 173, 228
ventilatório inespecífico, 166
ventilatório obstrutivo, 166, 227
controvérsias no diagnóstico, 169
com CVF reduzida, interpretação, *175*
curva fluxo-volume com padrão de, *228*
ventilatório obstrutivo e restritivo com base
na espirometria, classificação, **185**
ventilatório restritivo, 166, 228, 229
curva fluxo-volume com padrão de, *228*
ventilatório restritivo simples, *181*
ventilatório restritivo e inespecífico, 176
Doença(s)
associadas com DCO elevada, 148
obstrutivas, 145
pulmonar(es)
com hipoxemia, 155
intersticiais, 151, 257
intersticiais precoces, 147
obstrutiva crônica, 148, 149, 256
restritivas, 145
vascular pulmonar, 148
DPOC sem o "O", *147*
Dubois, Arthur, 9
e o pletismógrafo, *9*

## E

Efeito Bernoulli, 24
Eletrocardiograma, 243

Eletromiografia, 289
Equação(ões)
de Bohr, 242
de referência, 28
de referência para a DCAM6, valores
previstos obtidos por, *174, 175*
de regressão, 33
Escala para avaliação da dispneia e fadiga
subjetiva no teste de caminhada de seis
minutos, **275**
Esclerose sistêmica, 153
com fibrose discreta, *154*
Esforço
expiratório
máximo, *7*
submáximo, *7*
variável, 60
Espessura diafragmática, mensuração da, 294
Espirometria
ao longo da vida, 28
aspectos técnicos da, 39
broncospasmo induzido por sucessivas
manobras de, *63*
calibração, 46
controle de qualidade, 46
contraindicações, *42*
controle de qualidade, 46
em obstrução ao fluxo aéreo após placebo ou
sem intervenção, variação na, **120**
em pediatria, 221
contraindicações, 221
critérios de aceitação e reprodutibilidade, 224
função pulmonar na infância, 221
graduação de gravidade, 230
indicações, 221
padrões, 226
resposta a BD, 229
testes de capacidade vital lenta e forçada, 222
valores de referência, 230
em repouso, *120*
erros na, *59, 60, 61, 62*
etapas para obtenção até interpretação da, *39*
indicação, 40, *40*
interpretação, algoritmos para, 185
manobra completa da, *51*
normal e obstrução ao fluxo aéreo, exemplo
de caso com, *168*
normal, 146, 227
procedimento do exame, 51
realização da, fluxograma de, *227*

Índice Remissivo

relatório final da, exemplo, *195, 196*
variáveis tabulares para relatório da, **192**
Espirometria, 1
interpretação da, algoritmo, *183*
Espirômetro
calibração, 47
de Hutchinson, *2*
Estatura, posição correta para medida da, *49*
Esteira, representação do aumento da velocidade
e inclinação em protocolos, *245*
Estímulo magnético do nervo frênico, 288
Expiração
final de, 53
máxima, 53

## F

Fator de transferência, 131
$FEF_{25\%-75\%}$ da CVF, *5*
Fibrose, *181*
Fluxo
aéreo, além da espirometria, avaliação da
limitação ao, 108
expiratório
dependência do esforço e, *21*
na manobra expiratória forçada e, *22, 23*
limitação ao, *24*
limitação, 21
por mecanismos diversos, variações do, *24*
interrupção do, *60*
Força(s)
elásticas, 18
muscular ventilatória não volitiva, medidas
da, 292
muscular volitiva, medidas da, 292
Formulário
específico para anotações durante a realização
do teste de caminhada de seis minutos, *276*
para realização do teste de caminhada de 6
minutos, 302
Fração de espessamento, 294
Fraqueza ventilatória
doenças com, 284
métodos de avaliação, 284
no paciente crítico, 389
nos pacientes ambulatoriais, 284
Função(ões)
do diafragma, 291
dos músculos respiratórios, 283
pulmonar, 285

basal, 210
em exposições ocupacionais e
ambientais, 41
laudos de, 165
na infância, 221
na pandemia de 2020, recomendações
SBPT para laboratórios de, 307-310

## G

Gases inertes, diluição de, 85
Glote, fechamento da, 58

## H

Hemidiafragma direito na região subcostal
anterior, medida da excursão, 294
Hidrólise de fosfato de alta energia, 233
Hiperinsuflação dinâmica durante a manobra
de arfar em paciente com obstrução ao fluxo
aéreo, *106*
Hiper-responsividade brônquica, 110, 203
componentes da, 204
brônquica de acordo com a DP20,
classificação do grau, **214**
fatores que modulam a, 204
patogenia da, 205
Hipertensão arterial pulmonar, 150, 153, 251
determinantes prognósticos da, **252**
Hutchinson, John, *2*

## I

Incapacidade, avaliação, 41
Índice
BODE, 268
de assimetria, 30
Inpiração
máxima, 52
máxima após expiração forçada, 54
submáximas, *59*
Insuficiência cardíaca
congestiva, 154
esquerda, determinantes prognósticos da, **250**
Inteligência artificial, 185
Interpretação $VEF_1/CVF$ reduzida com CVF na
faixa prevista, *167*
*Isotime*, 259
Isquemia durante o exercício, alterações
sugestivas de, *251*

## K

Krogh, Marie, *9*

## L

Laudo tabular utilizando o z escore, exemplo de configuração, *193*
Lavagem de nitrôgênio, 85
Lei
    de Boyle, 83
    de Boyle-Mariotte, 8
Limiar
    de lactato, 235
    ventilatório, 236
Limitação ventilatória, avaliação da, 238
Limite
    de predição, *35*
    inferior, 32
    inferior do previsto
        confiança no estabelecimento de normalidade de acordo com a, *35*
        de diversos autores, *172*

## M

Manobra(s)
    completa da espirometria, *51*
    da capacidade vital forçada, procedimentos para, **52**
    da capacidade vital forçada, 41
    de capacidade vital expiratória, medida das, *43*
    de capacidade vital lenta, *81*
        aceitável, critérios, 44
    de cuspir, 70
    de Müller, 139
    de respiração única da medida da DCO, falhas comuns na, *140*
    de *sniff*, 287, *287*
    de tosse voluntária, 286
    de Valsalva, 138
    espirométrica
        classificação da quantidade das, **63**
        em crianças, critérios de aceitabilidade e reprodutibilidade das, **226**
        em pré-escolares, avaliação do término da, *225*
    expiratória, *225*
    expiratória máxima, 21
    inspiratória, 138

para medida do volume de gás torácico após fechamento do obturador, *104*
Mecânica respiratória dinâmica, 17
Médica de captação do CO, aplicações clínicas, 148
Medicamentos que podem reduzir a resposta à metacolina e tempo de suspensão, **207**
Medidas da capacidade residual funcional, resistência das vias aéreas e volume de gás torácico e volumes pulmonares, etapas consecutivas na pletismografia, *103*
Mergulho matinal, 72
Metacolina, teste de broncoprovocação com, 203
Método(s)
    não volitivos, 288
        eletromiografia, 289
        estímulo magnético do nervo frênico, 288
    volitivos, 283
        função pulmonar, 285
        manobra de tosse voluntária, 286
        pressão expiratória máxima, 285
        pressão inspiratória máxima, 285
        pressão inspiratória nasal durante o fungar, 286
        pressão transdiafragmática, 287
        ultrassonografia do difragma, 288
Mobilidade diafragmática, mensuração da, 293
Molécula em uma mistura gasosa, 132
Monóxido de carbono
    difusão do, 9, 131
    medida de captação do, 131
    traçado da captação do, *138*
*Morning dipping,* 72
Musculatura ventilatória, mecanismos de acometimento na, *283*
Músculo respiratório, função dos, 283

## N

Nebulizador de jato, *209*
Nervo frênico, estimulação do, 289
Nitrogênio, lavagem de, 85

## O

Obstrução
    ao fluxo aéreo
        diagnóstico diferencial, 148
        fatores que podem influenciar a determinação da reversibilidade em pacientes com, **120**

simulando distúrbio restritivo pelo aprisionamento de ar, *177*

variabilidade da resposta a placebo em portadores de, 119

de vias aéreas centrais, 107

alças indicativas de obstrução de, *107*

de vias aéreas superiores, 181

padrão de, 166

Oxigênio, difusão do, 132

Oximetria de pulso, 242

*Oxygen uptake efficiency slope*, 238

## P

Pediatria, espirometria em, 221

Peso, medida do, 49

Pico de fluxo expiratório, 69

asma relacionada ao trabalho, 75

dispositivos de medidas, 69

em mulheres adultas brasileiras, **73**

indicações, 72

monitorização da asma, 74

plano de ação, 75

previsto em homens adultos brasileiros, **73**

valores de referência, 76

variabilidade e padrões, 71

Pletismografia, 8, 83

relatório final da, exemplo, *196*

resistência das vias aéreas por, 99

Pneumotacógrafo original de Fleisch, *6*

Ponto de compensação respiratório, 235

Pressão(ões)

arterial sistêmica, 243

barométrica, 48

ajuste para, 141

de oclusão das vias aéreas, medida da, 292

endotraqueal após estimulação magnética, medida da, 292

esofágica, variações, *288*

expiratória máxima, 285

expiratória final de $CO_2$, 242

comportamento da, *253*

gástrica, variações, *288*

inspiratória máxima, 285

medida da, 292

inspiratória nasal durante o fungar, 286

saturda com vapor d'água, 47

transdiafragmática, 287

medida da, 292

Princípio de Fick, 236

Procedimento(s)

do exame de espirometria, 51

para manobras da capacidade vital forçada, **52**

Protocolo de administração da metacolina inalada por nebulizador de jato durante dois minutos, 212

Prova

broncodilatadora, 113

quando realizar, 115

técnica, 113

de função pulmonar

algoritmo de interpretação da, *183*

interpretação, 165

Pulmões, tamanho dos, 79

Pulso $O_2$, 236

comportamento do, *238*

## Q

Questionário

para realização de teste de broncoprovocação, 301

respiratório, 35, 50, 300

## R

Ramos descendentes das curvas de fluxo volume em jovem normal, inclinação dos, *20*

Razão de troca respiratória, 235

Reabilitação cardiopulmonar, 259

Regressão

linear, *35*

não linear, *35*

Relação

entre a alça fluxo-volume no pico do exercício e os limites máximos de geração de fluxo para um dado volume, *240*

$VEF_1/CVF$ fixa

uso do limite inferior da, *171*

$VEF_1/CVF$ e $VEF_1/CV$, queda com a idade das, *170*

$VEF_1/VEF_6$, 173

$VEF_3/CVF$, 174

$\Delta\dot{V}E/\Delta\dot{V}CO_2$, 240

Relatório final, 191

cabeçalho de todos os exames para o, variáveis que devem constar no, **191**

comentários técnicos, 197

difusão de monóxido de carbono, 194

espirometria, 192

frases para os laudos de rotina, 197

pletismografia, 194
Reprodutibilidade, 55
    critérios de, 60
    do PFE, 61
Resistência(s)
    da(s) via(s) aérea(s), 8, *18*
        alças aceitáveis e inaceitáveis para medida
            da, *105*
        cálculo, esquema simplificado, *104*
        contraindicações para a medida da, 107
        faixas normais, *106*
        e volume pulmonar, *100*
        medida, 101, *102*
        por pletismografia, 99
    específica das vias aéreas, 19
Respiração disfuncional, 258, *259*
Resposta
    a broncodilador, 125
    a broncodilatador e metacolina, 125
    inflamatória sistêmica, 291
Ressíntese do ATP, 233
Reversibilidade, parâmetros de, 121
Risco pulmonar pré-operatório, predição de, 155

## S

Sepse, 291
Seringa de calibração, 47
*Shunt* direita-esqueda, sinais sugestivos de, *253*
Siglas e abreviaturas utilizadas, XIX
Síndrome(s)
    da disfunção reativa das vias aéreas, 217
    do bloqueio alveolocapilar, 151
    do pulmão encolhido, *146*
    hepatopulmonar, 148
Sistema de energia para a suplementação de
    energia total para duração máxima do
    exercício, contribuição relativa do, *234*
Sopro explosivo, 53
Superfície alveolar, *24*

## T

Tabagismo, 141
Técnica da medida dos volumes pulmonares, 83
Teoria de velocidade da onda em tubos, 23
Teste(s)
    com broncodilador e tempo de suspensão
        medicações que devem ser suspensas antes
        do, **116**
    com metacolina, 212

de broncoprovocação, 110
    contraindicações para o, **208**
de broncoprovocação com metacolina, *214*,
    203, 300
    asma ocupacional, 217
    casos sintomáticos respiratórios, **216**
    componentes da hiper-responsividade
        brônquica, 204
    diretos e indiretos, 205
    dispneia crônica de causa aparente, 217
    epidemiologia, 203
    fatores que modulam a HRB, 204
    gravidade da asma, 216
    história, 203
    indicações, 214
    interpretação do teste, 214
    protocolo de administração da metocolina
        inalada, 212
    realização do, 206
    relação dose-resposta no, *204*
    síndrome da disfunção reativa das vias
        aéreas, 217
    tosse crônica, 216
de caminhada de seis minutos, 265
    aplicações clínicas do TCAM6, 267
    contraindicações do, **270**
    diferença minimamente significativa, 270
    formulário para, 302
    formulário específico para anotações
        durante a realização do, *276*
    instruções padronizadas para cada minuto
        do, **277**
    procedimentos para realização do, 273
    protocolos, 265
    razões para o avaliador interromper o, 277
    relação hiperbólica entre capacidade
        funcional  e distância caminhada
        no, *271*
    repetição do, 277
    uso de oxigênio suplementar durante do, 267
    valores de referência da DCAM6, 271
de espirometria
    aceitação e e reprodutibilidade para
        seleção dos, *64*
    de boa qualidade, 55
de exercício cardiopulmonar, 254
    avaliação pré-operatória para cirurgia
        intra-abdominal utilizando-se o, **255**
    ajustes cardiocirculatórios, 236
    ajustes metabólicos, 233

ajustes ventilatórios e de trocas gasosas, 239

aplicação clínica, 246

broncospasmo induzido pelo exercício, 258

doença pulmonar obstrutiva crônica, 256

doenças pulmonares intersticiais, 257

eletrocardiograma, 243

em indivíduo com limitação
ventilatória, *256*

hipertensão pulmonar, 251

incremental em indivíduo com limitação
cardiocirculatória, *249*

incremental em indivíduo saudável, *247*

indicação de transplante cardíaco
utilizando-se variáveis do, **255**

indicações para interrupção do, **245**

insuficiência cardíaca, 246

no pré-operatório de ressecção
pulmonar, 254

obesidade, 246

pontos de corte sugeridos para análise
do, **248**

pré-operatório, 254

pressão arterial sistêmica, 243

protocolo, 243

reabilitação cardiopulmonar, 259

respiração disfuncional, 258

respostas subjetivas, 243

segurança, 245

transplante, 254

de função pulmonar
atividades que devem ser evitadas
antes, 48, **48**

história, 1

reversibilidade após broncodilatador
nos, **127**

diagnóstico para fraqueza ventilatória, medidas
volitivas e não volitivas e seus, **285**

diário com seringa de volume, 47

Tosse

crônica, 216

no primeiro segundo, *59*

Tração radial do parênquima sobre o calibre das
vias aéreas em pulmão normal e em enfisema,
efeito da, 101

Transplante, 254

Treinamento físico, 259

Troca gasosa, 238

alveolocapilar, *134*

Tromboembolismo crônico, 155

*Twitch*, 288

## V

Valor(es)

biológicos, 32

da CVF em mulheres brasileiras adultas no
Brasil, distribuição dos, *32*

de mobilidade e espessura diafragmática em
indivíduos sadios, referências de, **290**

de referência, 27

para as medidas de força inspiratória em
pacientes ambulatoriais, **286**

para brancos, adultos, para DCO, VA e
KCO, 305

para função pulmonar no Brasil, 303

de referência para espirometria

homens adultos brancos, 303

homens adultos negros, 304

mulheres adultas brancas, 304

mulheres adultas negras, 304

de referência para volumes pulmonares

homens adultos brancos, 306

mulheres adultas brancas, 306

espirométricos situados na faixa de
referência, 165

previstos

de acordo com diversos autores no sexo
feminino para indivíduos com 160 cm
de estatura, *31*

de acordo com diversos autores no sexo
masculino para indivíduos com 170
cm de estatura, *31*

obtidos por diversas equações de
referência para a DCAM6, *274, 275*

Variabilidade, fontes de, 140

$VEF_1$

fundamentação para a adoção do, *4*

isoladamente reduzido, 173

VEF1% e CPT% em asma e em DPOC,
correlação entre, *88*

$VEF_1/CVF$

abaixo do limite inferior do previsto, 171

reduzido, 173

Ventilação

V̇E aumenta linearmente com a taxa de
liberação de $CO_2$, *241*

volumétrica máxima, medida da, *3*

Via aérea

condutância de, 105

resistência por pletismografia, 99

Volume

corrente, 79

de ar corrente, 79
de gás torácico, 82
de reserva expiratório, 80
    em obesos, *178*
pulmonar, 8, *13, 18*, 79, *80*
    anormalidades nos, 87
    ao longo da vida adulta, variações dos, *82*
    capacidades, 79
    comparação entre os métodos comuns
        para mensuração dos, **87**
    diagnóstico diferencial de restrição de, 151
    e medidas da DCO e da kCO, relação
        enrre, *143*
    em diversas condições, mudanças dos, *93*
    em DPOC, mudanças nos, *92*
    mudanças com a idade, 82
    mudanças com a postura, 87
    estáticos, 13, 79
    gravidade, classificação, 94

medida por diluição de gases, *86*
normal, 146
redução farmacológica do, 93
técnica da medida dos, 83
valores de referência, 94
variabilidde dos, 93
volume, 79
volume por lavagem de nitrogênio por
    respiração múltipla, *86*
residual, 80
    causas de mudanças, **91**
    em adultos, 89
retroextrapolado
    cálculo do, *56*
    de pré-escolares, *224*
V-*slope*, 236
VVM e CV, e volumes expiratórios forçados,
    correlação entre, 5

IMPRESSÃO:

PALLOTTI
GRÁFICA

Santa Maria - RS | Fone: (55) 3220.4500
www.graficapallotti.com.br